Chirurgie maxillo-faciale et stomatologie

• Fractures graves :
- Fracture étage moyen + mandibule « panfaciale »
- Fracture avec brèche ostéoméningée

plancher de l'orbite

- Atteinte articulé dentaire avec contact molaire prématuré et décalage point interincisif inf. du côté fracturé

Palpation douloureuse, mobile et en marche d'escalier fracture crépitant / Emphysème = pneumatisation
Hypoesthésie territoire V2.

② → Le Fort II + III :
- Tb articulé dentaire
- Impotence fonctionnelle
- Épistaxis
- Effacement relief nasal
- Ecchymose en lunette
- Emphysème périorbitaire
- Palpation douloureuse + « marche escalier »
- Hypoesthésie V2
- Rhinorrhée aqueuse
- Diplopie
- Anosmie
- Larmoiement
- Tb visuels

- Diplopie
- Anosmie
- Rhinorrhée aqueuse
- Cécité

⚠ Hypoesthésie du V2

Chez le même éditeur

Dans la même collection

Activité physique et sportive : facteur de santé, par le Collège français des enseignants en médecine et traumatologie du sport et de l'exercice physique (CFEMTSEP). 2019, 96 pages.

Anatomie et cytologie pathologiques, par le Collège français des pathologistes (CoPath) , 3e édition, 2019, 416 pages.

Dermatologie, par le Collège des enseignants en dermatologie de France (CEDEF). 7e édition, 2017, 472 pages.

Endocrinologie, diabétologie et maladies métaboliques, par le CEEDMM (Collège des enseignants d'endocrinologie, diabète et maladies métaboliques). 5e édition, 2021, 568 pages.

Gériatrie, par le Collège national des enseignants de gériatrie (CNEG). 5e édition, 2021, 400 pages.

Gynécologie – Obstétrique, par le Collège national des gynécologues et obstétriciens français (CNGOF). 5e édition, 2021, 696 pages.

Hématologie, par la Société française d'hématologie. 4e édition, 2021, 400 pages.

Hépato-gastro-entérologie, par la Collégiale des universitaires en hépato-gastro-entérologie (CDU-HGE). 4e édition, 2018, 536 pages.

Immunopathologie, par le Collège des enseignants d'immunologie. 2018, 328 pages.

Imagerie médicale – Radiologie et médecine nucléaire, par le CERF (Collège des enseignants de radiologie de France) et le Collège national des enseignants de biophysique et de médecine nucléaire (CNEBMN). 2e édition, 2019, 704 pages.

Immunopathologie, par le Collège des enseignants d'immunologie, 2018, 328 pages.

Maîtriser la LCA en anglais – Méthodologie et entraînement, par le Collège universitaire des enseignants de santé publique (CUESP), 5e édition, 2019, 248 pages.

Médecine cardio-vasculaire, par le Collège national des enseignants de cardiologie (CNEC) et la Société française de cardiologie (SFC), 2019, 560 pages.

Médecine intensive – réanimation, urgences et défaillances viscérales aiguës, par le Collège des enseignants de médecine intensive – réanimation (CEMIR). 7e édition, 2021, 904 pages.

Médecine légale – Médecine du travail, par la Société française de médecine légale, le Collège des enseignants hospitalo-universitaires de médecine et santé au travail. 2019, 272 pages.

Neurochirurgie, par le Collège de neurochirurgie. 2e édition, 2019, 272 pages.

Neurologie, par le Collège des enseignants de neurologie. 6e édition, 2021, 624 pages.

Nutrition, par le Collège des enseignants de nutrition. 4e édition, 2021, 280 pages.

Ophtalmologie, par le Collège des ophtalmologistes universitaires de France (COUF). 4e édition, 2021, 400 pages.

ORL, par le Collège français d'ORL et de chirurgie cervico-faciale. 4e édition, 2017, 432 pages.

Parasitoses et mycoses des régions tempérées et tropicales, par l'Association française des enseignants de parasitologie et mycologie (ANOFEL). 6e édition, 2019, 504 pages.

Pédiatrie, par G. Benoist, le Collège national des professeurs de pédiatrie. 8e édition, 2021, 936 pages.

Rhumatologie, par le Collège français des enseignants en rhumatologie (COFER). 7e édition, 2020, 624 pages.

Santé publique, par le Collège universitaire des enseignants de santé publique (CUESP). 4e édition, 2019, 544 pages.

Urologie, par le Collège français des urologues (CFU). 5e édition, 2021, 448 pages.

Chirurgie maxillo-faciale et stomatologie

Sous l'égide du Collège national des enseignants de chirurgie maxillo-faciale et chirurgie orale

Coordonné par :

Jean-Marc Foletti et Pierre Bouletreau

5e édition

Elsevier Masson

ELSEVIER

Elsevier Masson SAS, 65, rue Camille-Desmoulins, 92442 Issy-les-Moulineaux cedex

www.elsevier-masson.fr

Chirurgie maxillo-faciale et stomatologie, 5e édition, par Jean-Marc Foletti et Pierre Bouletreau, le Collège national des enseignants de chirurgie maxillo-faciale et chirurgie orale.

ISBN : 978-2-294-76582-7

e-ISBN : 978-2-294-76668-8

Table des matières

I Connaissances

Les auteurs

Coordination de l'ouvrage

Jean-Marc Foletti, CHU de la Conception, Marseille.
Pierre Bouletreau, centre hospitalier Lyon-Sud, Lyon.

Collège national des enseignants de chirurgie maxillo-faciale et chirurgie orale

Isabelle Barthélémy, CHU Estaing, Clermont-Ferrand.
Hervé Bénateau, CHU de Caen, Côte de Nacre, Caen.
Chloé Bertolus, groupe hospitalier Pitié-Salpêtrière, Paris.
Muriel Brix, CHU Hôpital central, Nancy.
Cyrille Chossegros, CHU de la Conception, Marseille.
Pierre Corre, Hôtel-Dieu, Nantes.
Joël Ferri, CHRU de Lille, Lille.
Jean-Marc Foletti, CHU de la Conception, Marseille.
Patrick Goudot, groupe hospitalier Pitié-Salpêtrière, Paris.
Laurent Guyot, CHU de la Conception, Marseille.
Natacha Kadlub, hôpital Necker-Enfants malades, Paris.
Boris Laure, CHU Trousseau, Tours.
Frédéric Lauwers, CHU Purpan, Toulouse.
Claire Majoufre, groupe hospitalier Pellegrin-Tripode, Bordeaux.
Jean-Paul Méningaud, hôpital Henri-Mondor, Créteil.
Christophe Meyer, CHU Jean-Minjoz, Besançon.
Arnaud Paré, CHU Trousseau, Tours.
Nathalie Pham Dang, CHU Estaing, Clermont-Ferrand.
Arnaud Picard, hôpital Necker-Enfants malades, Paris.
Gwenaël Raoul, hôpital Roger-Salengro, CHRU de Lille.
Sylvie Testelin, CHU d'Amiens, Amiens.
Olivier Trost, hôpital Charles-Nicolle, Rouen.
Christian Vacher, hôpital Beaujon, Clichy-sur-Seine.
Alexis Veyssiere, CHU de Caen, Côte de Nacre, Caen.
Narcisse Zwetyenga, CHU François-Mitterrand, Dijon.

Avec la collaboration de

Neil Ben Slama, hôpital Charles-Nicolle, Rouen.
Quentin Eyraud, hôpital Henri-Mondor, Créteil.
Nicolas Graillon, CHU de la Conception, Marseille.

Préface

La réforme du deuxième cycle des études médicales imposait une refonte du programme d'enseignement de stomatologie et chirurgie maxillo-faciale.

C'est chose faite avec cette cinquième édition du Référentiel, entièrement repensée sous la direction du Professeur Pierre Bouletreau et du Docteur Jean-Marc Foletti. Cet ouvrage est, une fois encore, une œuvre collective des enseignants de la spécialité. Que tous soient ici chaleureusement remerciés pour leur investissement pédagogique.

Puisse ce Référentiel, en rendant notre spécialité attractive, susciter de nombreuses vocations !

Pr Chloé Bertolus

Présidente du Collège national des enseignants,
de chirurgie maxillo-faciale et chirurgie orale

Avant-propos

Chers lecteurs,

Vous avez entre les mains la 5e édition du Référentiel du Collège de chirurgie maxillo-faciale et chirurgie orale. Vous y trouverez les connaissances nécessaires pour la préparation de vos examens, mais également pour prendre en charge vos patients en situation réelle.

Cet ouvrage est conforme aux exigences de la réforme du deuxième cycle des études médicales. Les chapitres traités ont été modifiés en adéquation avec le programme officiel et l'étudiant peut désormais identifier les connaissances de rang A et B au premier regard ou choisir d'approfondir certaines notions. De nouveaux QCM et dossiers progressifs sont également proposés.

Nous souhaitons rendre hommage aux coordonnateurs et aux auteurs des quatre précédentes éditions, qui ont établi une solide base de connaissances pour les étudiants, richement illustrée et didactique.

Nous espérons aussi nous montrer dignes de la confiance témoignée par nos confrères en nous attribuant la coordination de cet ouvrage.

Nous remercions enfin tous les auteurs de cette 5e édition qui, par leur travail, ont su mettre en valeur la richesse et la diversité de la chirurgie maxillo-faciale.

Bonne lecture !

Jean-Marc Foletti et Pierre Bouletreau

Note de l'éditeur

Dans le respect de la Réforme du deuxième cycle des études médicales (R2C), les connaissances rassemblées dans cet ouvrage sont hiérarchisées en rang A, rang B et rang C à l'aide de balises et d'un code couleur :

A Connaissances fondamentales que tout étudiant doit connaître en fin de deuxième cycle.

B Connaissances essentielles à la pratique mais relevant d'un savoir plus spécialisé que tout interne d'une spécialité doit connaître au premier jour de son DES.

C Connaissances spécifiques à un DES donné (troisième cycle).

Au sein des tableaux de hiérarchisation des connaissances, les objectifs grisés avec astérisque * ne sont pas abordés dans l'ouvrage (dans la version ebook de l'ouvrage, cette information est signalée uniquement par l'astérisque *)

Compléments en ligne : vidéos et banque d'images

Vidéos

Des vidéo sont associées à cet ouvrage. Elles sont indiquées dans la marge par un pictogramme. Pour accéder à ces compléments, connectez-vous sur http://www.em-consulte/e-complement/476582 et suivez les instructions pour activer votre accès.

Vidéo 1. Inspection de la face chez un enfant de 13 ans, après un traumatisme facial.

Vidéo 2. Examen de la motricité faciale chez l'enfant.

Vidéo 3. Examen de la motricité faciale chez l'adulte.

Vidéo 4. Examen oculomoteur (chez un enfant) : étude de la motricité oculaire extrinsèque.

Vidéo 5. Examen de la sensibilité faciale chez l'enfant : vérification de l'intégrité des branches du nerf trijumeau et de la zone de Ramsay-Hunt.

Vidéo 6. Examen de la fonction manducatrice chez l'adulte.

Vidéo 7. Examen de la fonction manducatrice chez l'enfant.

Vidéo 8. Palpation du massif facial osseux chez l'enfant.

Vidéo 9. Palpation du massif facial osseux chez l'adulte.

Vidéo 10. Palpation de l'articulation temporomandibulaire.

Vidéo 11. Examen de la sensibilité faciale à la recherche d'un déficit du nerf trijumeau. L'examen de la sensibilité du massif facial explorera les territoires sensitifs du nerf trijumeau (V) : le rameau ophtalmique (V1) donnant la sensibilité frontale, le rameau maxillaire ou infraorbitaire (V2) la sensibilité de l'étage moyen du visage (pommettes, nez, sillon nasogénien, lèvre et gencive supérieures), et le rameau mandibulaire (V3) la sensibilité de la portion inférieure du visage. Les régions angulomandibulaire et cervicale sont innervées par le plexus cervical superficiel.

Vidéo 12. Examen complémentaire de la sensibilité faciale à la recherche d'un déficit de la branche VII*bis* du nerf facial (intermédiaire de Wrisberg) et du plexus cervical superficiel.

Vidéo 13. La palpation de la région parotidienne et le massage de la glande de l'oreille vers la joue permettent de déceler un écoulement salivaire à l'ostium du conduit parotidien (orifice du canal de Sténon) situé à la face endojugale en regard de la deuxième prémolaire. Purulent, cet écoulement signe l'infection de la glande parotide (parotidite aiguë suppurée).

Vidéo 14. Palpation des aires de projection des glandes salivaires : loge parotidienne et loge submandibulaire.

Vidéo 15. Palpation bidigitale de la glande submandibulaire dans sa loge.

Vidéo 16. Palpation systématique de toutes les aires ganglionnaires cervicales.

Vidéo 17. Inspection du plancher buccal : visualisation de l'ostium du conduit excréteur de la glande submandibulaire (canal de Wharton) : la pression et le massage de la glande permettent d'apprécier la qualité et la quantité de salive qui s'écoule de ces ostiums.

Vidéo 18. La réalisation d'un test au froid permet d'apprécier la réaction de la dent au froid et donc sa vitalité (coton réfrigéré par un aérosol : Cryotest® ou Dentatest®).

Banque d'images

Accédez à la banque d'images de cet ouvrage : l'**ensemble des illustrations** y sont regroupées et accessibles facilement *via* un **moteur de recherche**. Et retrouvez d'autres fonctionnalités. Pour accéder à cette base iconographique, connectez-vous sur http://www.em-consulte/e-complement/4765822 et suivez les instructions pour activer votre accès.

Abréviations

ADAM	Algie dysfonctionnelle de l'appareil manducateur
ALD	Affection de longue durée
ARN	Acide ribonucléique
ATC	Allotransplantation de tissu composite
ATM	Articulation temporomandibulaire
ATP	Adénosine triphosphate
AVC	Accident vasculaire cérébral
CAE	Conduit auditif externe
CBCT	*Cone Beam Computed Tomography*
CMV	Cytomégalovirus
CNEMFO	Complexe naso-ethmoïdo-maxillo-fronto-orbitaire
CRP	Protéine C-réactive
CSC	Carcinome spinocellulaire
DONEF	Dislocation orbito-naso-ethmoïdo-frontale
EBV	Virus d'Epstein-Barr
ECG	Électrocardiogramme
FAMM	*Facial Artery Musculomucosal flap*
FNAC	*Fine Needle Aspiration Cytology*
Hb	Hémoglobine
HBPM	Héparine de bas poids moléculaire
HPV	Papillomavirus humain
HSV	Herpes simplex virus
HTA	Hypertension artérielle
Ig	Immunoglobuline
IMRT	*Intensity-Modulated Radiotherapy*
INCa	Institut national du cancer
IRM	Imagerie par résonance magnétique
LDH	Lactate deshydrogénase
LPM	Lésions bénignes à potentiel malin
MALT	*Mucosa-Associated Lymphoid Tissue*
NFS	Numération-formule sanguine
NICH	*Non-Involuting Congenital Hemangioma*
OIM	Occlusion en intercuspidation maximale
OMS	Organisation mondiale de la Santé
ORL	Oto-rhino-laryngologie
PCR	*Polymerase Chain Reaction*
PGDF	*Platelet-Derived Growth Factor*
PHACE	*Posterior fossa brain malformations, Hemangioma, Arterial lesions, Cardiac abnormalities, and Eye abnormalities*
RC	Rupture capsulaire
RCP	Réunion de concertation pluridisciplinaire
RICH	*Rapidly Involuting Congenital Hemangioma*
ROR	Rougeole, oreillons, rubéole
RVG	Radiovisiogramme
SADAM	Syndrome algodysfonctionnel de l'appareil manducateur
SSM	Mélanome à extension superficielle
TA	Tension artérielle

TCA	Temps de céphaline activée
TBM	Tumeurs bénignes des maxillaires
TDM	Tomodensitométrie
TEP	Tomographie par émission de positons
TNM	*Tumor, Node, Metastasis*
TP	Taux de prothrombine
TS	Temps de sédimentation
UCNT	*Unknown Carcinoma of Nasopharyngeal Type*
UICC	*Union for International Cancer Control*
VADS	Voies aérodigestives supérieures
VHC	Virus de l'hépatite C
VIH	Virus de l'immunodéficience humaine
VS	Vitesse de sédimentation

I

Connaissances

CHAPITRE

1

Anatomie craniofaciale

Objectifs pédagogiques

Présenter un rappel des éléments anatomiques constituant le prérequis nécessaire à la compréhension des situations pathologiques traitées au long de l'ouvrage.

I. Rappels d'anatomie générale

Ⓐ La face est anatomiquement décrite entre la ligne capillaire en haut et la tangente à la pointe du menton en bas. Elle se divise en trois étages (fig. 1.1) : supérieur, moyen, inférieur.

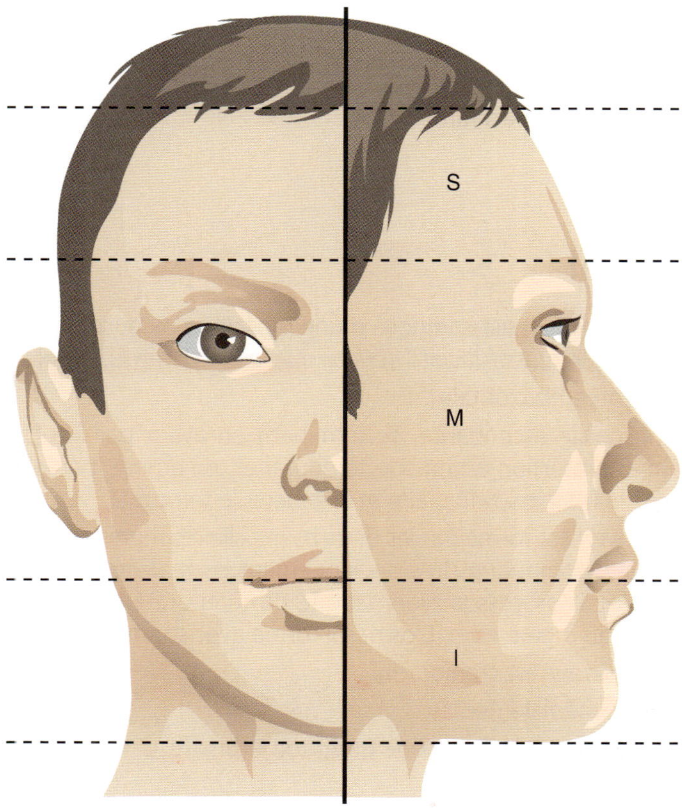

Fig. 1.1. Ⓐ **Les trois étages de la face : supérieur, moyen, inférieur.**
(Dessin de Cyrille Martinet.)

A. La face au sein de l'extrémité céphalique

Crâne et face sont intimement liés :

- la base du crâne est posée sur le pivot vertébral au niveau du foramen magnum (trou occipital) ;
- la face est donc déjetée en avant, suspendue sous l'étage antérieur de cette base ;
- la mandibule, seul os mobile craniofacial, est suspendue sous l'os temporal, pivotant autour de ses deux condyles.

L'ensemble crâne-face est ainsi en équilibre parfait (fig. 1.2) pour répondre aux contraintes de la pesanteur et des forces masticatrices.

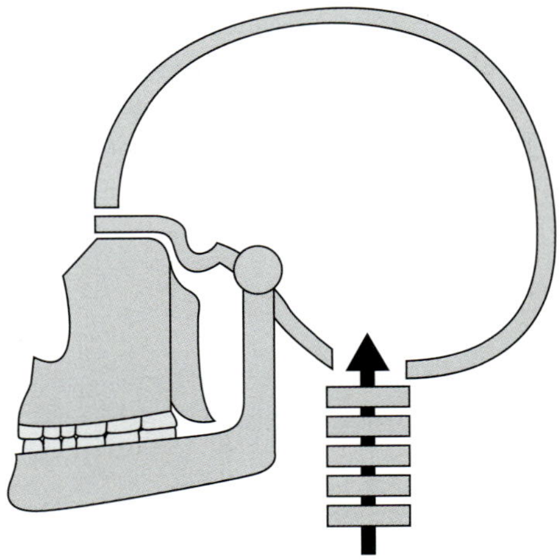

Fig. 1.2. A Équilibre cranio-facio-vertébral.
(Dessin de Cyrille Martinet.)

B. Squelette facial

Le squelette facial (fig. 1.3) est composé d'une mosaïque osseuse dont la mandibule, mobile, constitue à elle seule le *massif facial inférieur*. Elle est répartie en deux entités :

- une portion dentée horizontale ;
- un ramus, ou partie ascendante, se terminant en avant par le processus coronoïde (ou coroné) donnant insertion au muscle temporal et, en arrière, par le condyle articulaire qui s'articule avec la fosse mandibulaire et le tubercule temporal.

Le *massif facial moyen* est formé par les deux os maxillaires réunis autour de l'orifice piriforme. Latéralement, l'os zygomatique (très anciennement os malaire) forme le relief osseux de la pommette et rejoint le processus zygomatique du temporal pour fermer la fosse temporale, coulisse du muscle du même nom. L'os nasal forme avec son homologue le faîte du toit nasal.

Le *massif facial supérieur* est craniofacial :

- ethmoïdofrontal médialement ;
- frontosphénoïdal au niveau du cône et du toit orbitaire ;
- frontozygomatique latéralement.

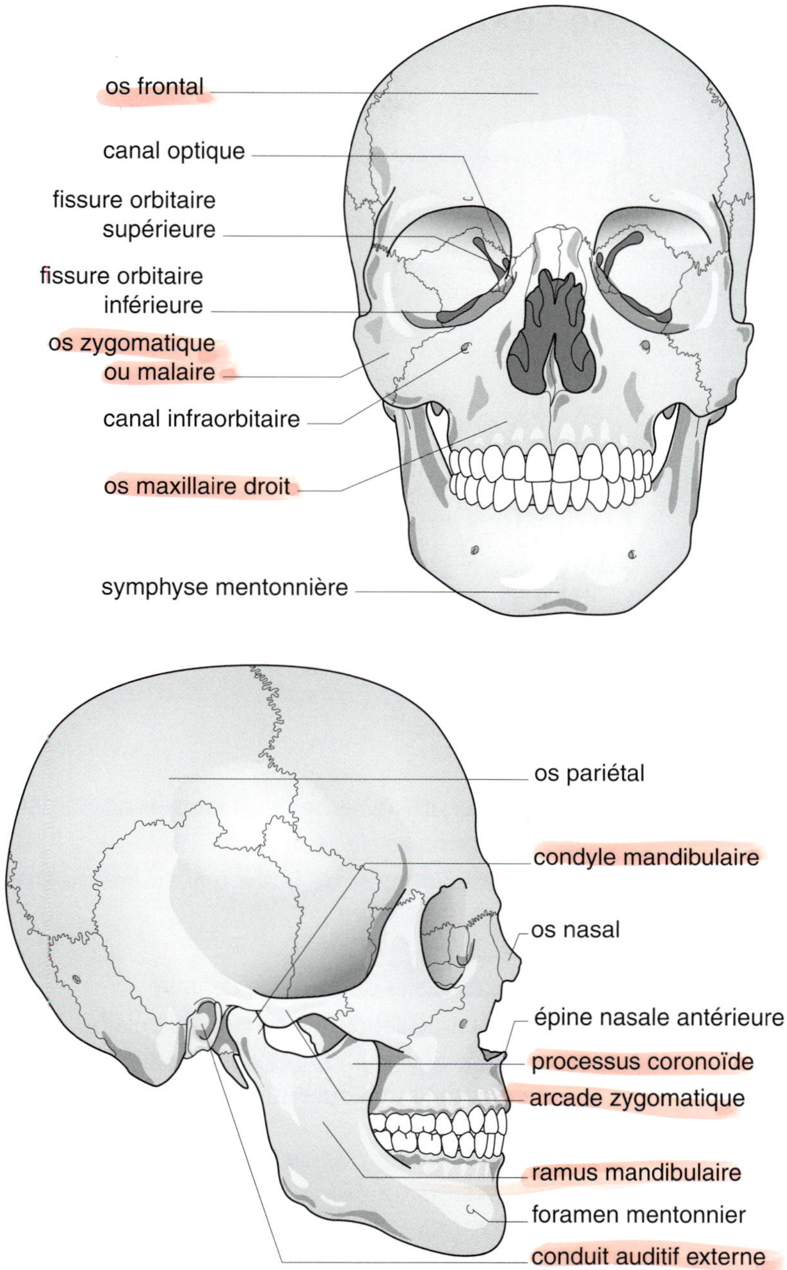

Fig. 1.3. Ⓐ Éléments osseux constitutifs du massif facial.
(Dessin de Cyrille Martinet.)

Le tiers médian facial et les orbites sont donc directement en relation avec l'étage antérieur de la base du crâne, ce qui explique la fréquence des lésions mixtes craniofaciales, qu'elles soient traumatiques, tumorales ou malformatives. La mandibule est également en relation avec le crâne par l'intermédiaire de l'articulation temporomandibulaire (ATM), articulation bicondylaire à ménisque interposé, située juste en avant du méat acoustique externe (ou conduit auditif externe).

Os maxillaires et mandibule — portant respectivement la denture supérieure et inférieure — sont en relation par l'intermédiaire de l'articulé dentaire, système de référence unique et précieux lors des réductions fracturaires (fig. 1.4).

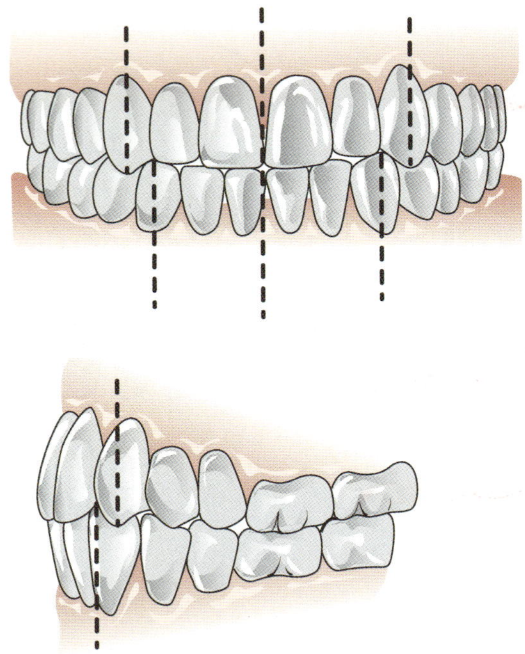

Fig. 1.4. A Articulé dentaire.
(Dessin de Cyrille Martinet.)

La *poutre médiane* (fig. 1.5) est ostéocartilagineuse et est constituée d'arrière en avant par :

- la lame perpendiculaire de l'os ethmoïde ;
- le septum cartilagineux, reposant sur le rail de l'os vomer, lui-même allant, tel un soc de charrue, de l'os sphénoïde aux os maxillaires.

La *mandibule* (fig. 1.6A) s'articule :

- avec les os maxillaires par l'intermédiaire de l'articulé dentaire ;
- avec l'os temporal au niveau de l'articulation temporomandibulaire.

Après une simple rotation en début d'ouverture buccale, le condyle mandibulaire se translate physiologiquement en avant pour obtenir une ouverture buccale complète (fig. 1.6B).

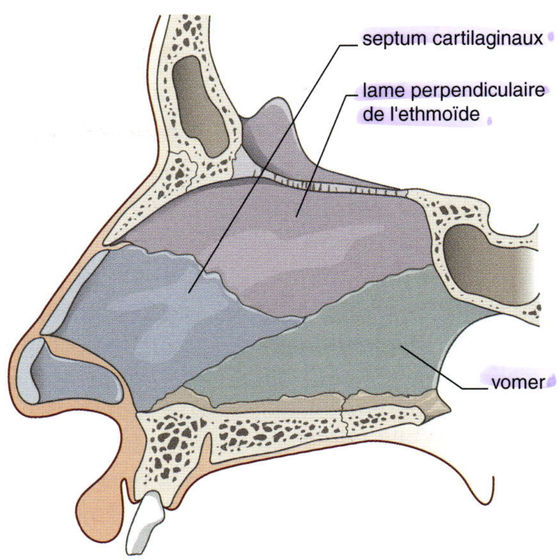

Fig. 1.5. A Poutre médiane septovomérienne.
(Dessin de Cyrille Martinet.)

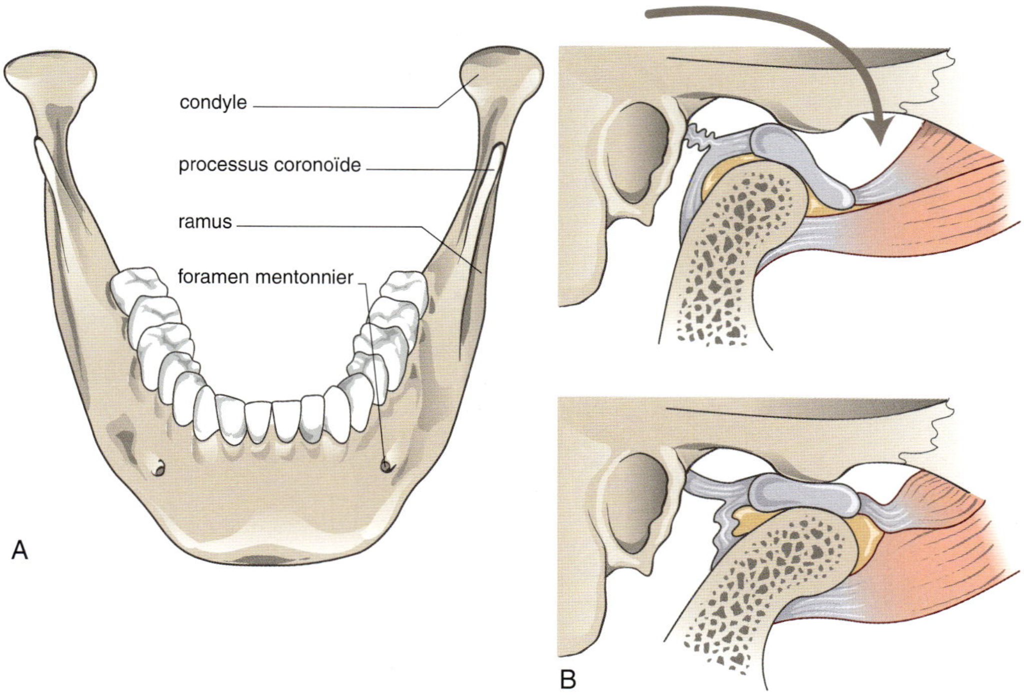

Fig. 1.6. Ⓐ **A. La mandibule. B. Les deux temps de l'ouverture buccale : rotation puis translation.**
(Dessin de Cyrille Martinet.)

C. Biomécanique faciale

Structure pneumatisée, la face présente une architecture à poutres verticales destinées à encaisser les chocs masticateurs, donc verticaux (fig. 1.7). Cette disposition de la trame osseuse explique la fragilité des structures lors de chocs frontaux et la fréquence des fractures secondaires à des traumatismes parfois minimes.

Cette structure cavitaire est constituée de cavités pleines (cavité buccale, orbites) et de cavités vides (cellules ethmoïdales, sinus frontaux, sinus maxillaires) (fig. 1.8).

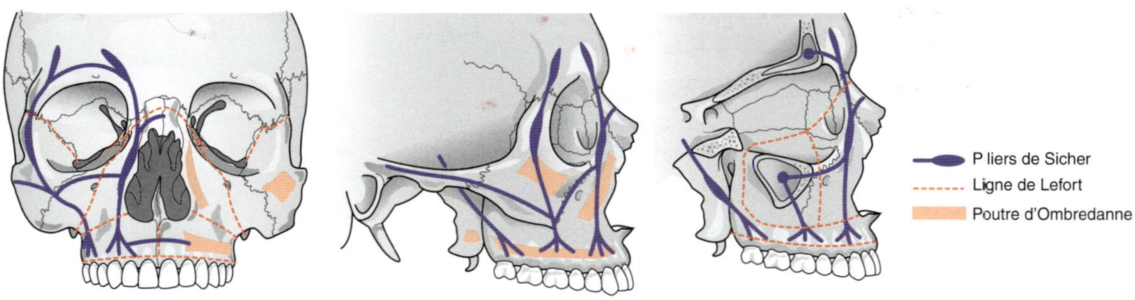

Fig. 1.7. Ⓐ **Piliers et poutres de l'architecture faciale.**
(Dessin de Cyrille Martinet.)

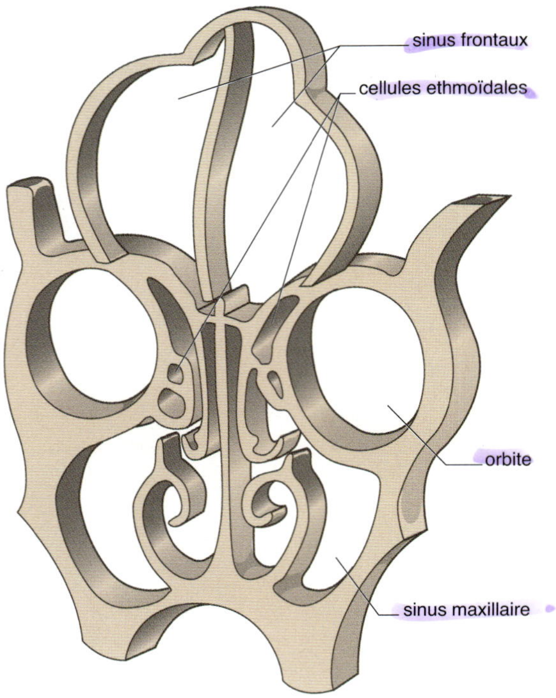

Fig. 1.8. Ⓐ **Structure pneumatisée de la face.**
(Dessin de Cyrille Martinet.)

D. Denture, dentition

Les dents font partie du système alvéolodentaire comprenant :

- le parodonte : ligament alvéolodentaire, os alvéolaire, gencive (l'os alvéolaire naît et meurt avec la dent) ;
- la dent.

La dentition correspond à l'éruption naturelle des dents aux diverses époques de la vie (ce nom a une notion dynamique). La denture est l'ordre dans lequel des dents (naturelles ou artificielles) sont rangées (« une belle denture »).

Les dents évoluent en trois stades (cf. fig. 2.28 au chapitre 2) :

- dentition déciduale, complète à 30 mois ;
- dentition mixte, débutant à 6 ans ;
- dentition définitive, en place à partir de 12 ans.

E. Tégument

Le tégument facial est souple et d'épaisseur inégale — la peau palpébrale est quatre fois moins épaisse que la peau jugale. La coloration est également variable d'un territoire à l'autre ; on peut isoler des zones esthétiques qui devront toujours être considérées dans leur ensemble structural lors des actes chirurgicaux.

Ce tégument est mobilisé par l'action des muscles peauciers (fig. 1.9), dont la résultante des forces marque, avec le temps, les lignes de tension qui deviennent rides (fig. 1.10) : toute cicatrice parallèle à ces lignes de tension sera *a priori* discrète ; toute cicatrice perpendiculaire à ces lignes de tension risque de s'élargir.

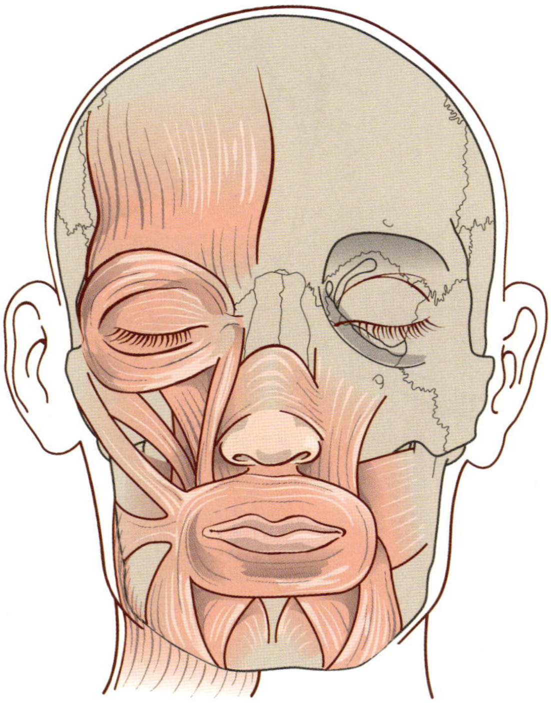

Fig. 1.9. Ⓐ **Muscles peauciers.**
(Dessin de Cyrille Martinet.)

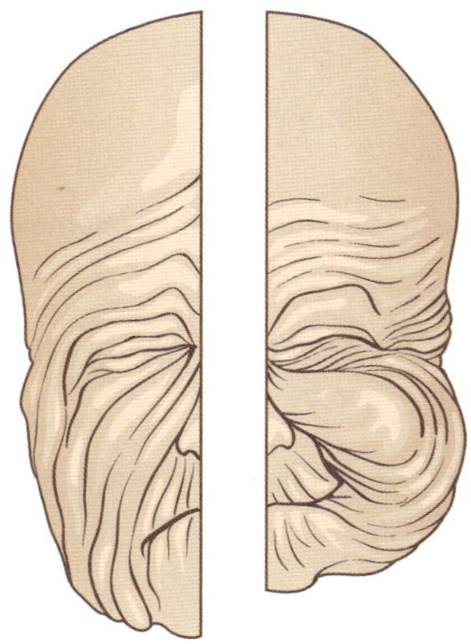

Fig. 1.10. Ⓐ **Lignes de tension.**
(Dessin de Cyrille Martinet.)

F. Vascularisation

Presque toute la face est vascularisée par les branches collatérales ou terminales du système carotidien externe.

Les anastomoses sont nombreuses, ce qui explique l'abondance des saignements en traumatologie faciale, mais aussi l'excellente vascularisation du tégument.

Le carrefour des systèmes carotide interne/carotide externe se situe médialement dans la région orbitonasale. Ces anastomoses doivent toujours être présentes à l'esprit, notamment pour la prise en charge des épistaxis (fig. 1.11).

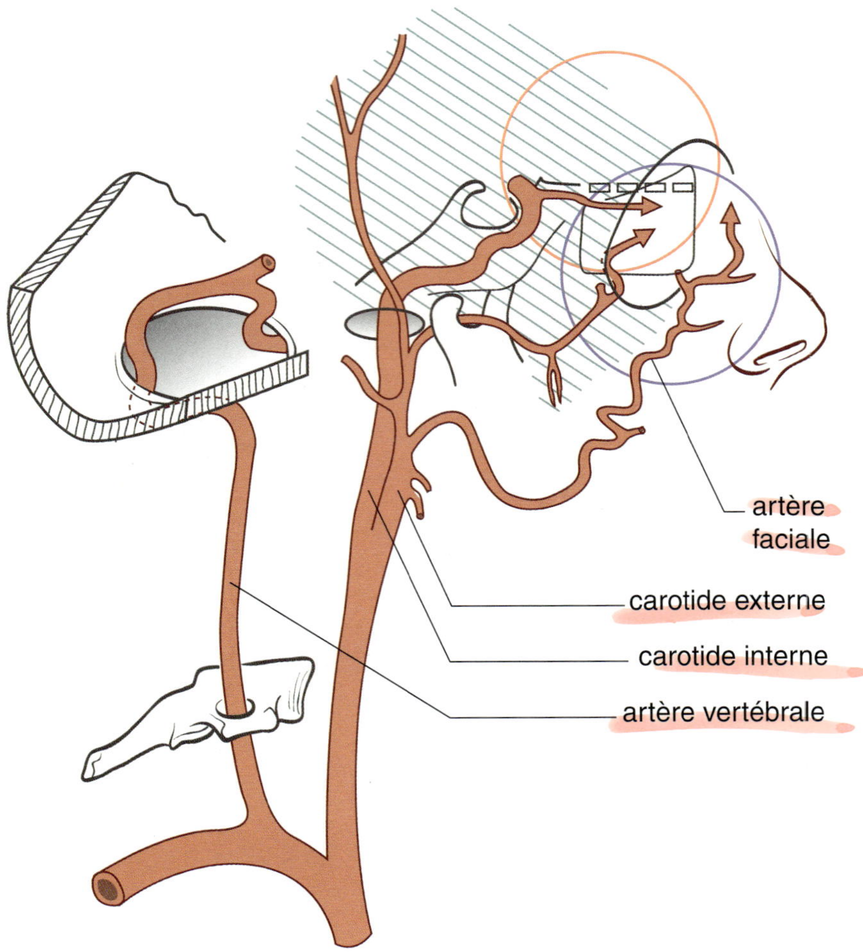

Fig. 1.11. **Ⓐ Carrefour vasculaire entre les systèmes carotide interne et carotide externe (vu du côté droit).** (Dessin de Cyrille Martinet.)

G. Innervation

La fig. 1.12 permet d'observer l'ensemble de l'innervation craniofaciale.

1. Innervation motrice

Innervation des muscles peauciers

Ils sont sous la dépendance du nerf facial (VIIe paire crânienne).

Innervation des muscles masticateurs

Ils sont innervés par le nerf trijumeau (Ve paire crânienne).

Innervation de l'élévateur de la paupière supérieure

Elle est assurée par le nerf oculomoteur (IIIe paire crânienne).

2. Innervation sensitive

Elle est presque entièrement assurée par le trijumeau (V1, V2, V3) ; seuls l'auricule et la région angulomandibulaire dépendent du plexus cervical (fig. 1.13).

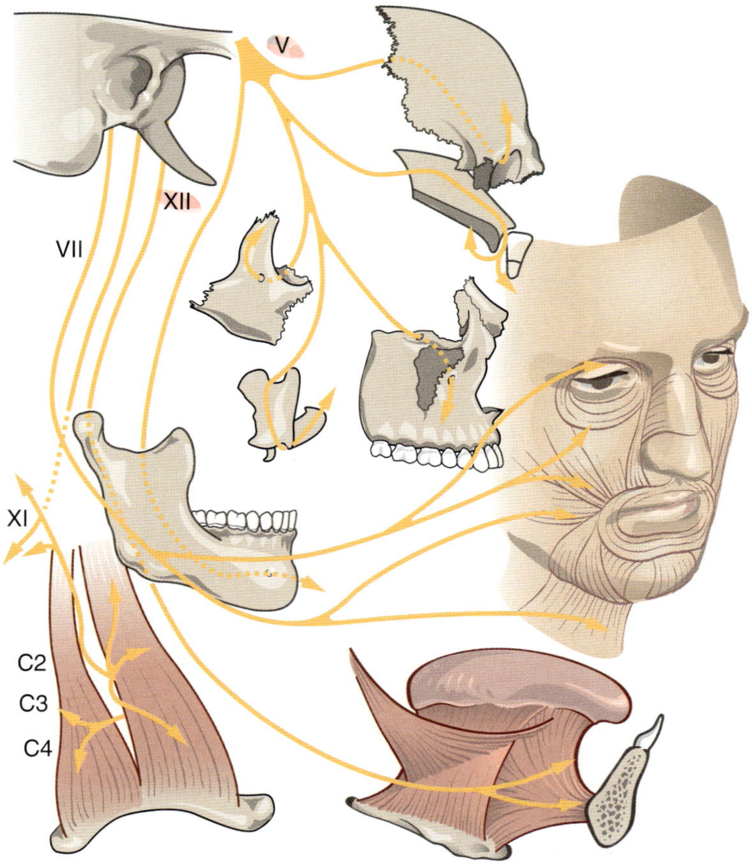

Fig. 1.12. Ⓐ **Innervation faciale.**
(Dessin de Cyrille Martinet.)

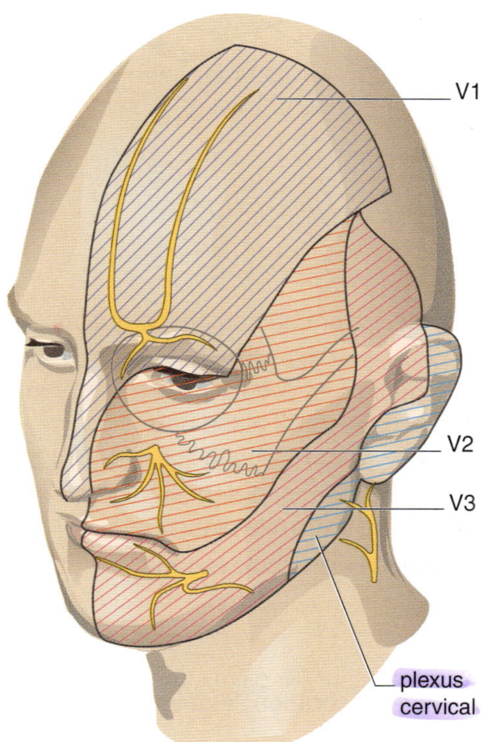

Fig. 1.13. Ⓐ **Territoires d'innervation sensitive.**
(Dessin de Cyrille Martinet.)

H. Muscles masticateurs

Les muscles masticateurs sont représentés dans la fig. 1.14.

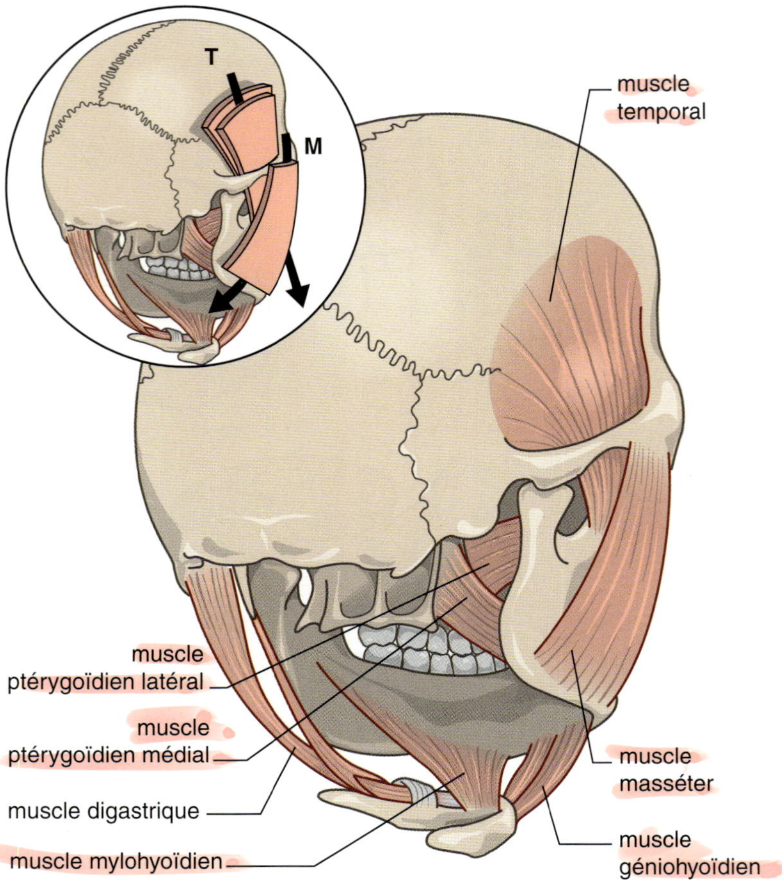

Fig. 1.14. Ⓐ **Muscles masticateurs.**
(Dessin de Cyrille Martinet.)

1. Élévateurs

Les muscles masticateurs élévateurs sont au nombre de quatre :

- temporal, le plus puissant, étalant ses fibres sur la partie squameuse du temporal, puis glissant dans la coulisse temporale en dedans de l'arcade zygomatique, il s'insère sur toute la hauteur du processus coronoïde de la mandibule ;
- masséter et ptérygoïdien médial se disposent de part et d'autre du ramus mandibulaire (masséter latéralement, ptérygoïdien médialement, comme son nom l'indique). Le muscle ptérygoïdien médial participe en outre à la diduction ;
- le ptérygoïdien latéral mobilise la mandibule en mouvements de propulsion et de diduction.

2. Abaisseurs

Jouant un rôle secondaire dans la mastication, les muscles abaisseurs sont au nombre de trois :

- mylohyoïdien ;
- géniohyoïdien ;
- digastrique.

I. Glandes salivaires principales

1. Glande parotide

Paire et symétrique, située dans la loge parotidienne, elle abrite l'arborisation du nerf facial qui émerge du crâne par le foramen stylomastoïdien (fig. 1.15). Son conduit excréteur est le conduit parotidien (canal de Sténon) dont l'ostium s'ouvre à la face interne de la joue, en regard de la deuxième molaire supérieure.

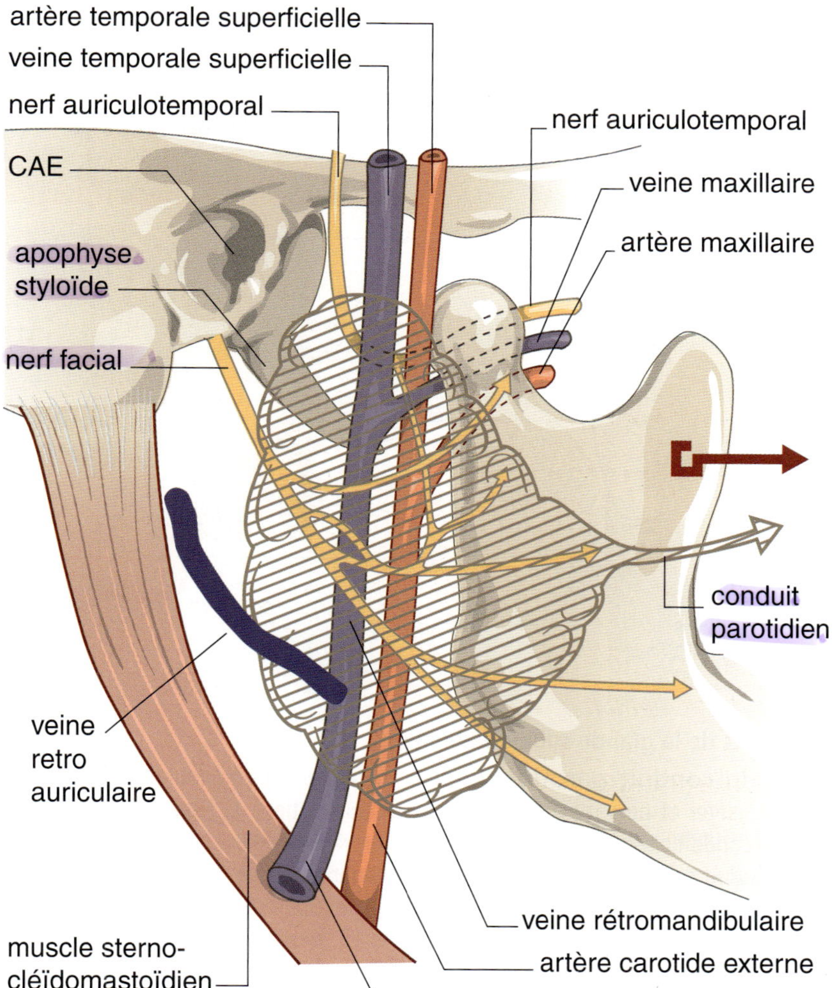

Fig. 1.15. Ⓐ **Loge parotidienne : un crochet tracte le ramus vers l'avant pour dégager la vision de la loge.**
CAE : conduit auditif externe. (Dessin de Cyrille Martinet.)

2. Glande submandibulaire (sous-maxillaire)

Paire et symétrique, elle est située dans la loge submandibulaire, en dedans de la branche horizontale mandibulaire, sous le plancher buccal (fig. 1.16). Son conduit excréteur est le conduit submandibulaire (canal de Wharton) dont l'ostium s'ouvre sur le plancher buccal antérieur juste en dehors du frein lingual.

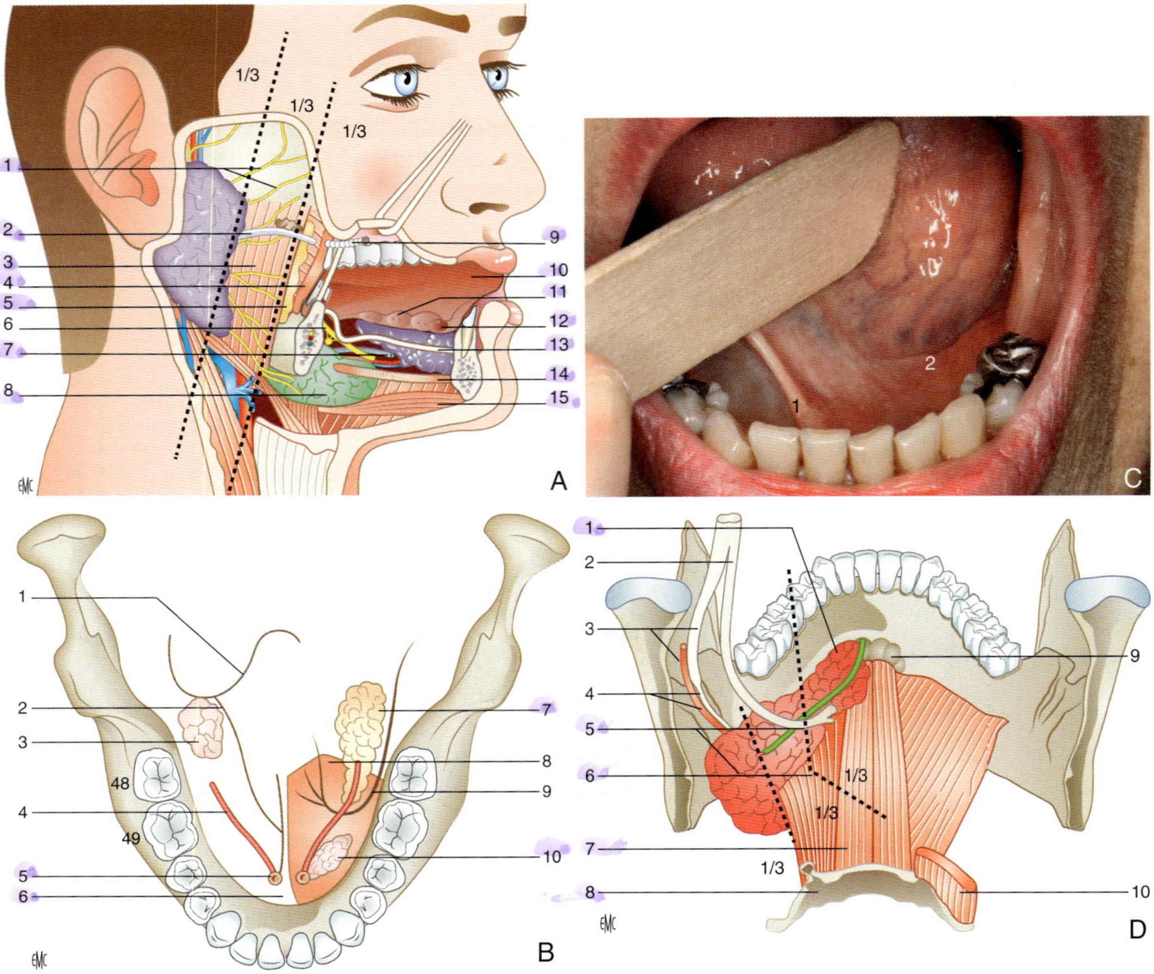

Fig. 1.16. ❹ Rapports de la glande submandibulaire.

A. Les trois tiers du conduit parotidien : tiers postérieur intraglandulaire, tiers antérieur en avant du bord antérieur du masséter et tiers moyen entre les deux autres tiers. 1. Nerf facial (branche temporofaciale) ; 2. glande parotide et conduit parotidien ; 3. muscle masséter ; 4. muscle buccinateur ; 5. corps adipeux de la joue ; 6. nerf lingual ; 7. conduit submandibulaire ; 8. glande submandibulaire ; 9. terminaison du conduit parotidien ; 10. langue ; 11. ostiums des canaux de la glande sublinguale ; 12. ostium du conduit de la langue submandibulaire ; 13. glande sublinguale ; 14. muscle mylohyoïdien ; 15. muscle géniohyoïdien. B. Plancher buccal et glande submandibulaire. 1. Repli palatoglosse ; 2. sillon pelvilingual ; 3. pôle supérieur accessible au doigt endobuccal ; 4. prolongement antéro-interne et conduit submandibulaire ; 5. ostium du conduit submandibulaire ; 6. frein de la langue ; 7. glande submandibulaire ; 8. bord postérieur du muscle mylohyoïdien ; 9. nerf lingual sous-croisant le conduit submandibulaire ; 10. glande sublinguale, crête salivaire. C. Plancher buccal antérieur. 1. Orifice du conduit submandibulaire gauche (caroncule salivaire) ; 2. crête salivaire. D. Les trois tiers du conduit submandibulaire : tiers postérieur intraglandulaire, tiers antérieur en avant du croisement avec le nerf lingual et tiers moyen entre les deux autres tiers. 1. glande sublinguale ; 2. nerf lingual ; 3. nerf alvéolaire inférieur ; 4. pédicule mylohyoïdien ; 5. conduit submandibulaire ; 6. muscle mylohyoïdien ; 7. muscle géniohyoïdien ; 8. os hyoïde ; 9. géni ; 10. muscle hyoglosse. (Source : C. Chossegros, A. Varoquaux, C. Collet. Lithiases et sténoses salivaires. EMC - Chirurgie orale et maxillo-faciale 2015 ; 10(4):1–18.)

Dans sa loge, la glande submandibulaire contracte des rapports étroits avec :

- la branche cervico-faciale du nerf VII ;
- le nerf XII ;
- le nerf lingual ;
- les vaisseaux faciaux.

3. Glande sublinguale

Paire et symétrique, située sous le plancher buccal, elle est la plus petite des glandes salivaires principales. Elle déverse ses sécrétions dans la cavité buccale par une multitude de conduits excréteurs s'ouvrant dans le plancher buccal antérieur.

II. Synthèse topographique – Les régions faciales

L'interdépendance des différentes régions de la face peut être schématisée en cinq sous-ensembles organisés autour d'un pivot central, le sphénoïde (fig. 1.17) :

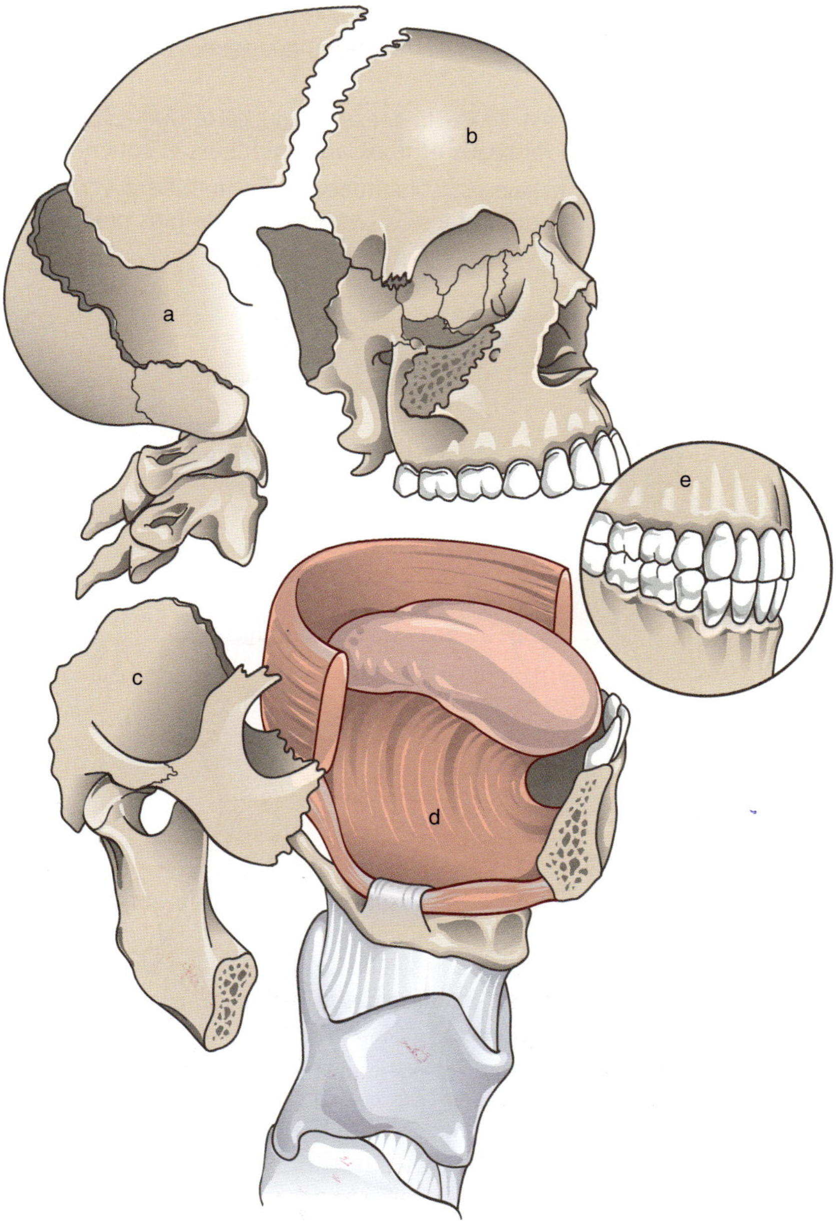

Fig. 1.17. A Régions craniofaciales.
(Dessin de Cyrille Martinet.)

- arrière-crâne : occipitovertébral (a) ;
- avant-crâne : frontofacial (b) ;
- secteur latéral : craniomandibulaire (c) ;
- secteur viscéral : hyo-linguo-mandibulaire (d) ;
- secteur de relation maxillomandibulaire : alvéolodentaire (e).

A. Région centrofaciale

En avant, c'est la proéminence de la pyramide nasale ostéocartilagineuse : le nez osseux est constitué essentiellement par les processus frontaux des os maxillaires (apophyses montantes).

Les os nasaux (os propres) ne forment que le faîte du toit nasal.

Le nez cartilagineux comprend une cloison médiane (ou septum) et deux auvents cartilagineux constitués par les cartilages triangulaires. La pointe du nez est dessinée par les cartilages alaires (fig. 1.18).

La richesse vasculaire du nez est liée à la présence du carrefour carotide interne/carotide externe par l'intermédiaire des vaisseaux ethmoïdaux antérieurs et sphénopalatins (fig. 1.19).

En arrière, la charnière craniofaciale est constituée par l'ethmoïde avec les deux labyrinthes (masses latérales) pneumatisés dont la face externe construit la plus grande partie de la paroi interne des orbites.

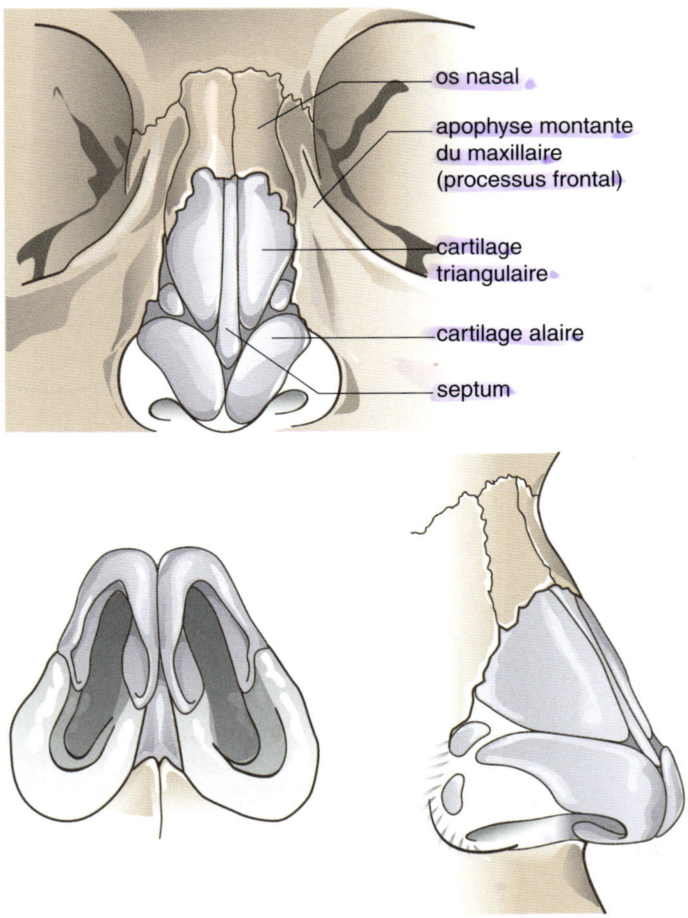

Fig. 1.18. **A Architecture cartilagineuse du nez.**
(Dessin de Cyrille Martinet.)

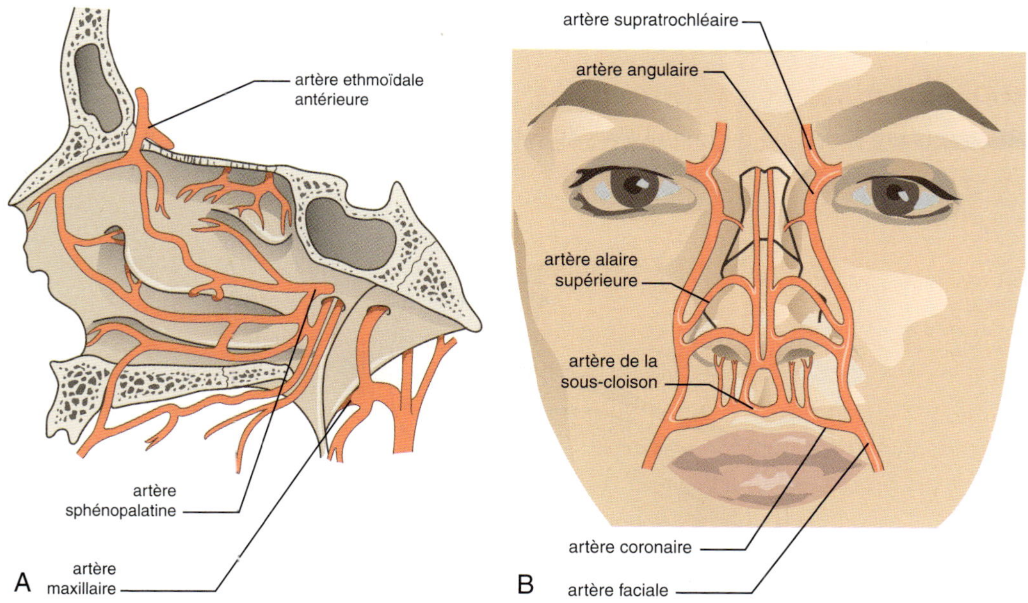

Fig. 1.19. Ⓐ **Vascularisation de la pyramide nasale.**
(Dessin de Cyrille Martinet.)

La lame criblée est traversée par les filets olfactifs et met ainsi directement en relation le nez et l'étage antérieur de la base du crâne.

Enfin, la lame perpendiculaire médiane, sur laquelle s'appuie le septum cartilagineux, forme la cloison postérieure du nez (fig. 1.20).

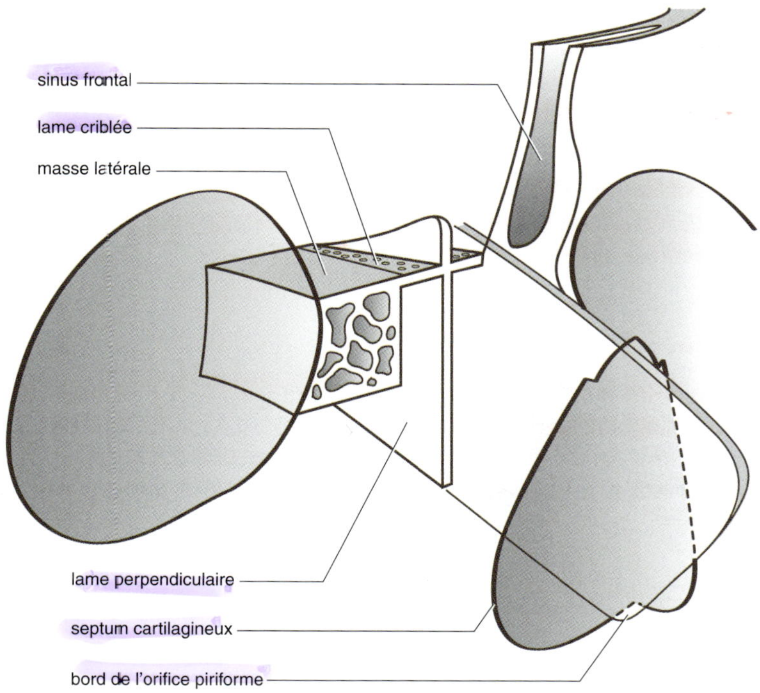

Fig. 1.20. Ⓐ **Charnière craniofaciale médiane.**
(Dessin de Cyrille Martinet.)

B. Région orbitopalpébrale

1. Globe oculaire

Le globe oculaire n'occupe qu'une place très antérieure dans l'orbite osseuse (fig. 1.21).

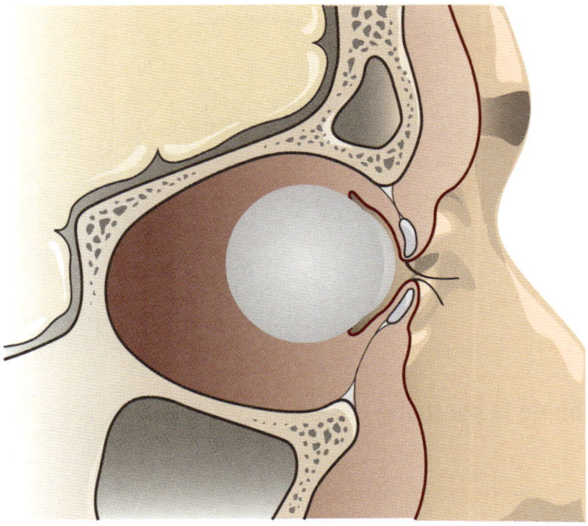

Fig. 1.21. Ⓐ Le globe oculaire dans l'orbite.
(Dessin de Cyrille Martinet.)

2. Système palpébral

Il permet la protection du globe. Dans ce rôle, la paupière supérieure est prééminente. La rigidité palpébrale est assurée par le tarse et la mobilité dépend de deux muscles essentiels (fig. 1.22) :

- le muscle orbiculaire, innervé par le nerf facial, permet la fermeture des deux paupières ;
- le muscle élévateur de la paupière supérieure, innervé par le nerf oculomoteur (III), permet l'ouverture palpébrale par traction sur le tarse.

3. Système lacrymal

La glande lacrymale, située dans l'angle supérolatéral de l'orbite, assure une humidification permanente du globe (fig. 1.23). Les larmes sont ensuite aspirées au niveau des points lacrymaux (ou méats lacrymaux) grâce au balayage palpébral du clignement. Suivant les canalicules, puis le sac lacrymal, ces larmes sont évacuées dans le nez par le conduit lacrymonasal.

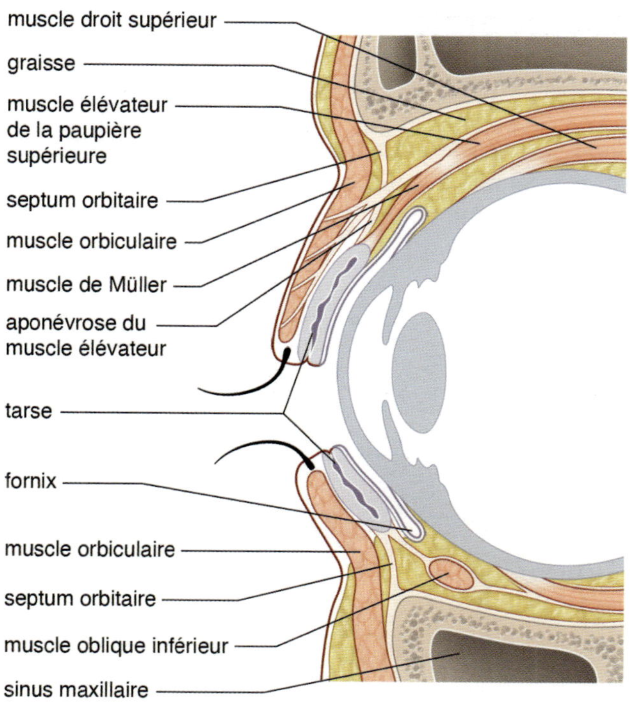

Fig. 1.22. Ⓐ **Système palpébral.**
(Dessin de Cyrille Martinet.)

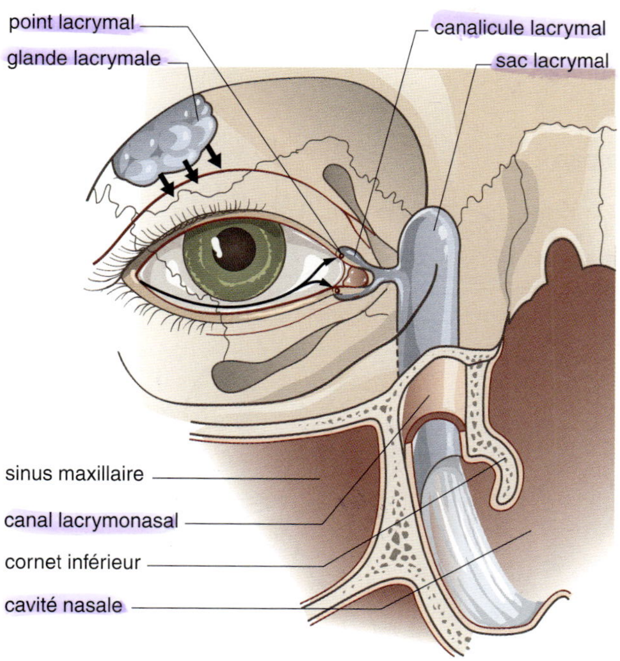

Fig. 1.23. Ⓐ **Système lacrymal.**
(Dessin de Cyrille Martinet.)

C. Auricule (oreille externe)

Cornet acoustique d'architecture complexe, le pavillon est aussi un élément de l'identité individuelle (fig. 1.24).

Sur un plan horizontal, le méat (ou conduit) acoustique externe a une direction de dehors en dedans et un peu d'arrière en avant (fig. 1.25). Sur une coupe verticale frontale, on peut diviser le méat acoustique externe en une partie latérale cartilagineuse et une partie médiale osseuse (fig. 1.26).

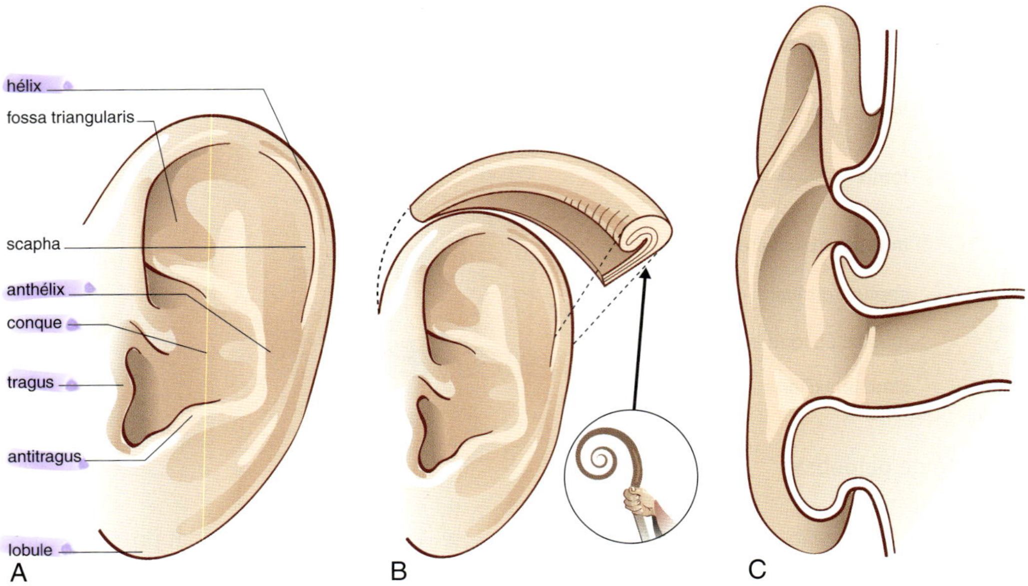

Fig. 1.24. A Architecture de l'auricule.
(Dessin de Cyrille Martinet.)

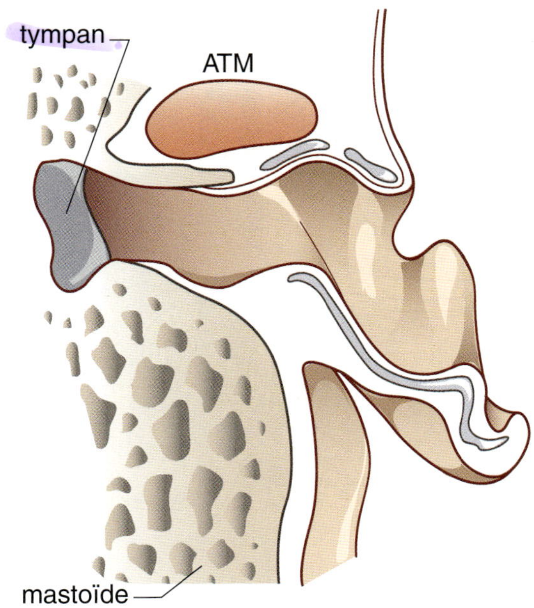

Fig. 1.25. A Orientation du méat acoustique externe dans le plan horizontal.
(Dessin de Cyrille Martinet.)

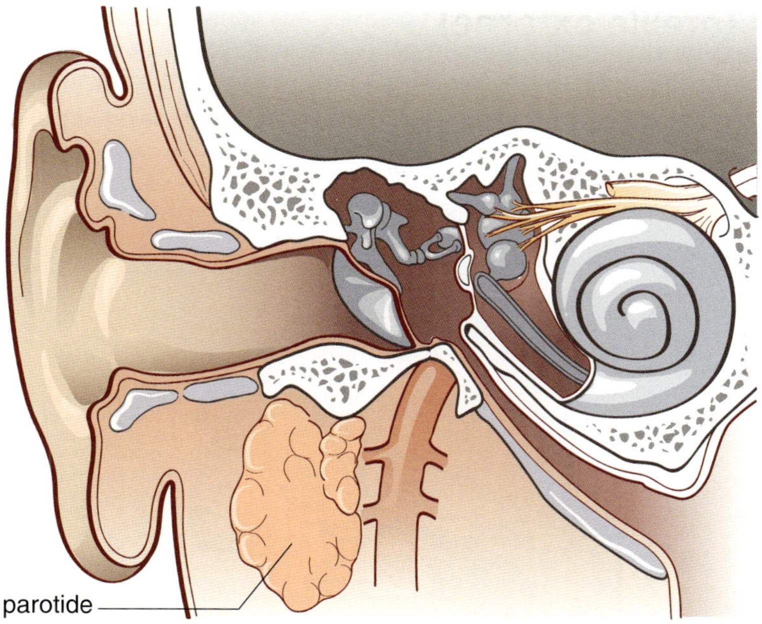

Fig. 1.26. Ⓐ **Méat acoustique externe en coupe frontale.**
(Dessin de Cyrille Martinet.)

C'est le plus souvent au niveau de cette jonction que le conduit se déchire lors des fractures du condyle mandibulaire, ce qui explique l'otorragie fréquente dans ces traumatismes.

Les différents plans du pavillon s'articulent entre eux à environ 90° les uns des autres (fig. 1.27).

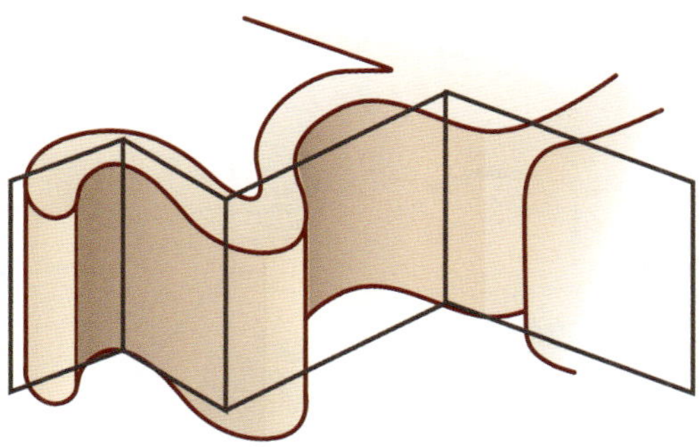

Fig. 1.27. Ⓐ **Articulation à 90° des différents plans de l'auricule.**
(Dessin de Cyrille Martinet.)

Le grand axe du pavillon est à peu près parallèle à la ligne du profil du nez et sa hauteur est comprise entre une horizontale passant par la queue du sourcil et une seconde passant par la lèvre supérieure (fig. 1.28).
Enfin, l'ensemble du pavillon se dégage du plan du crâne selon un angle d'environ 40° (fig. 1.29).

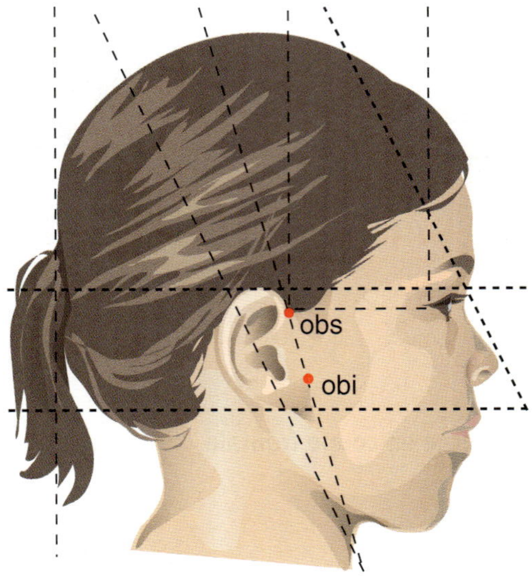

Fig. 1.28. Ⓐ **Place et orientation du pavillon auriculaire.**
(Dessin de Cyrille Martinet.)

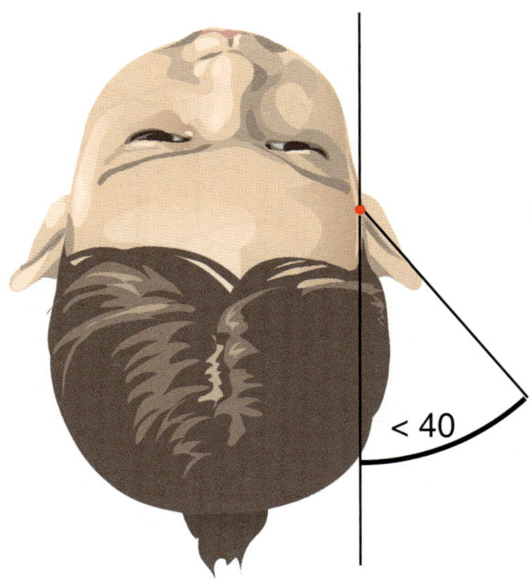

Fig. 1.29. Ⓐ **Angulation du pavillon auriculaire.**
(Dessin de Cyrille Martinet.)

L'innervation sensitive est assurée pour les trois quarts par le rameau auriculaire du plexus cervical superficiel. Seule la conque est innervée par le nerf facial (zone de Ramsay-Hunt) et le tragus par le nerf auriculotemporal, branche du nerf V (fig. 1.30).

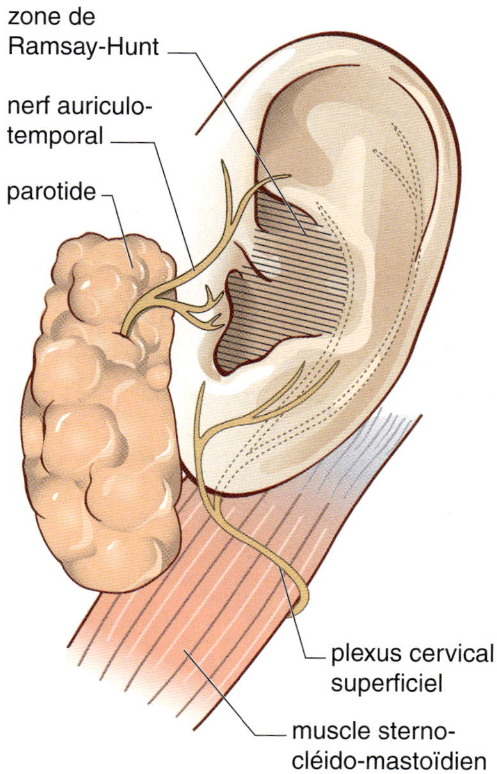

Fig. 1.30. Ⓐ **Innervation sensitive de l'auricule. Le nerf auriculotemporal est une branche sensitive du nerf mandibulaire (V3). La zone de Ramsay-Hunt est innervée par le nerf intermédiaire de Wrisberg (VII*bis*, contingent sensitif du nerf facial VII).**

(Dessin de Cyrille Martinet.)

D. Cavité buccale

Limitée en avant par le sphincter labial, la cavité buccale (fig. 1.31 et 1.32) s'ouvre en arrière sur l'axe aérodigestif du pharynx.

En haut, la cavité buccale et les fosses nasales sont séparées par les lames palatines des os maxillaires, recouvertes de muqueuse, constituant le palais dans la cavité orale et le plancher des fosses nasales, dans la cavité nasale. À la partie postérieure du palais, le voile, structure musculaire complexe, est l'élément indispensable à la modulation des sons, l'incompétence vélopharyngée se traduisant par une voix nasonnée. Il participe à la ventilation de l'oreille moyenne, par l'intermédiaire de la trompe d'Eustache.

La langue occupe l'espace de cette cavité buccale, dans la concavité de l'arche mandibulaire, dont elle est séparée par le plancher buccal, puis la gencive.

Les deux points d'appui osseux des muscles de la langue sont la mandibule en avant et l'os hyoïde plus en arrière.

Les joues constituent les parois latérales. Le muscle buccinateur (allié précieux des trompettistes) est traversé par le conduit parotidien, qui suit ainsi un trajet en baïonnette pour s'ouvrir en regard du collet de la première ou de la deuxième molaire supérieure.

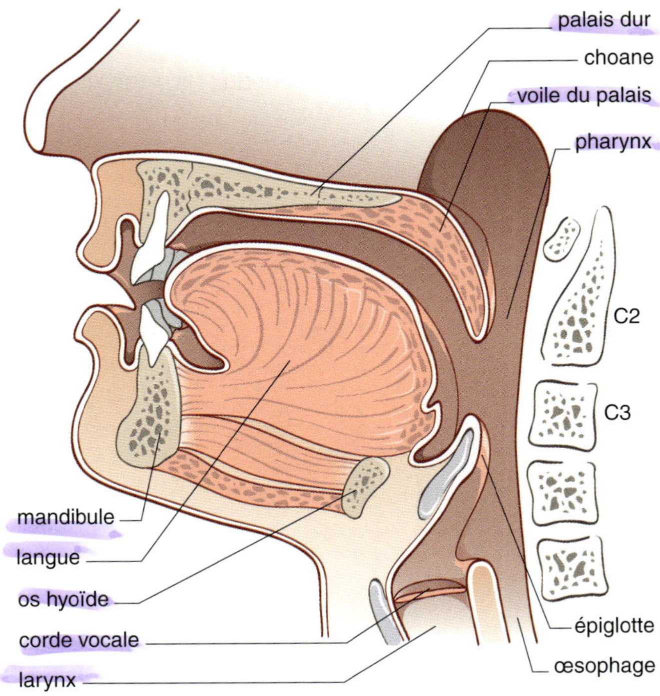

Fig. 1.31. Ⓐ Coupe sagittale de la cavité buccale.
(Dessin de Cyrille Martinet.)

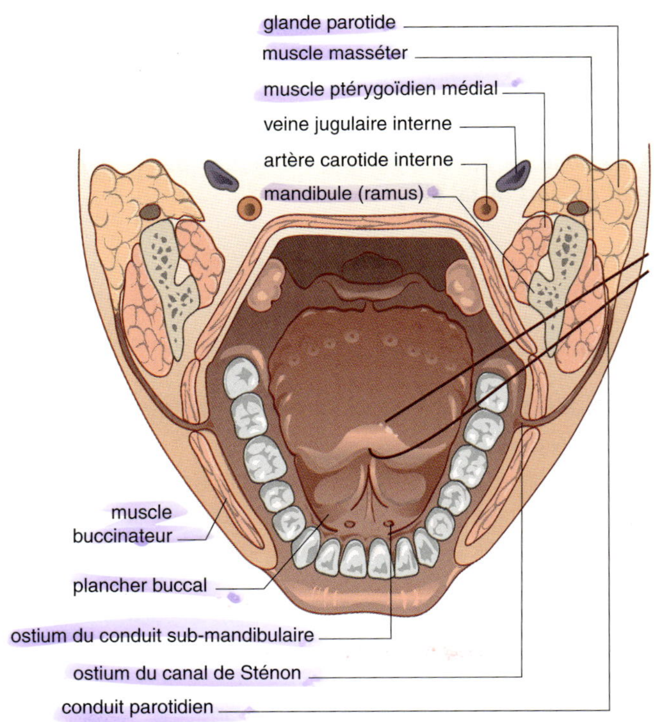

Fig. 1.32. Ⓐ Coupe horizontale de la cavité buccale.
(Dessin de Cyrille Martinet.)

E. Régions profondes de la face

Les régions profondes de la face se situent en arrière du massif maxillozygomatique, en dedans du ramus mandibulaire et en dehors du pharynx. Elles sont représentées par :

- la fosse infratemporale ;
- les espaces latéropharyngés.

La fosse infratemporale comporte elle-même trois parties :

- l'espace rétro-zygomato-maxillaire, occupé par le corps adipeux de la bouche et le processus coronoïde de la mandibule, sur lequel se fixe le tendon du muscle temporal ;
- la fosse ptérygopalatine, entre la tubérosité maxillaire en avant et le processus ptérygoïde en arrière, lieu de passage du nerf et de l'artère maxillaires, où se place l'important ganglion ptérygopalatin ;
- l'espace ptérygoïdien avec le processus ptérygoïde et, étendus de celui-ci au ramus, les muscles ptérygoïdiens latéral (quasi horizontal) et médial (quasi vertical). Y cheminent l'artère maxillaire et ses nombreuses branches de division, le plexus veineux ptérygoïdien et les branches du nerf mandibulaire. Les interstices entre les muscles et les éléments vasculo-nerveux sont comblés par du tissu adipeux.

Les espaces latéropharyngés sont divisés de chaque côté en espace pré- et rétrostylien. L'espace préstylien, en avant du diaphragme stylien, contient la partie profonde de la glande parotide, du tissu cellulaire et, surtout, le corps adipeux parapharyngé. L'espace rétrostylien est une zone de passage vertical entre la base du crâne et le cou. Y cheminent l'artère carotide interne, la veine jugulaire interne et les quatre derniers nerfs crâniens : IX, X, XI, XII.

Points clés

- **Il y a intimité anatomique entre tiers médian facial et étage antérieur de la base du crâne : attention aux risques d'atteinte méningée lors des traumatismes, infections, tumeurs de cette région.**
- **Une référence incontournable de l'architecture osseuse faciale est l'articulé dentaire.**
- **La mimique faciale dépend du nerf facial, sa sensibilité des trois branches (V1, V2, V3) du nerf trijumeau.**

Pour en savoir plus

Bonfils P, Chevallier J-M. Anatomie, tome 3. Paris: Flammarion médecine-sciences; 1998.
Chevrel J-P, Fontaine C. Tête et cou. Anatomie clinique, tome 3. Paris: Springer-Verlag; 1996.
Kamina P. Précis d'anatomie clinique, tome 2. Paris: Maloine; 1990.
Pernkopf E. Atlas of topographical and applied human anatomy. Baltimore-Munich: Urban & Schwarzenberg; 1980.
Rohen JW, Yokochi C. Atlas photographique d'anatomie systématique et topographique. Paris: Vigot; 1991.

CHAPITRE

2

Examen de la face et de la cavité buccale

Objectifs pédagogiques

Savoir examiner un patient présentant une affection oro-maxillo-faciale : débuter par l'interrogatoire, l'examen clinique (inspection, palpation, percussion, auscultation, transillumination), puis envisager des examens paracliniques orientés (radiologiques, sanguins, bactériologiques, anatomopathologiques, etc.).

I. Anatomie pratique de la face et zones d'intérêt chirurgical

Importance de l'examen clinique

A Le squelette facial présente des caractéristiques propres expliquant la dynamique des chocs et les conséquences traumatiques :

- la proéminence de certains reliefs (pavillons auriculaires, nez, os zygomatiques, incisives supérieures, etc.) explique leur atteinte privilégiée en cas de traumatisme facial (fracture des os propres du nez, fracture-enfoncement de l'os de la pommette, fracture alvéolodentaire des incisives centrales supérieures, etc.);
- les cavités du massif facial (orbitaires, sinusiennes frontales, sinusiennes ethmoïdales, sinusiennes maxillaires, fosses nasales, cavité buccale) doivent être explorées lors de l'examen clinique du patient;
- la mandibule est le seul os mobile du massif facial : lors du traumatisme, l'arche mandibulaire absorbe le choc en se déplaçant, se luxant (traumatisme des ATM, contusion méniscale, luxation, etc.) ou se fracturant (choc mentonnier, plaie mentonnière, fracture des condyles mandibulaires et otorragie par fracture de l'os tympanal et plaie des conduits auditifs externes; fracture mandibulaire bi- ou trifocale).

Les éléments nobles des parties molles du visage peuvent être lésés par une plaie et/ou un fragment osseux fracturé venant léser l'élément anatomique voisin — plaie du globe oculaire, contusion ou incarcération d'un muscle oculomoteur, plaie du nerf facial, plaie d'un rameau du nerf trijumeau, contusion ou section du nerf infraorbitaire, plaie du conduit parotidien (canal de Sténon) ou du conduit submandibulaire (canal de Wharton), plaie d'une artère ou d'une veine faciale.

La stomatologie est une spécialité médicochirurgicale s'attachant à l'étude des affections de la cavité buccale, des dents et de ses annexes (glandes salivaires notamment).

Plus récemment, la chirurgie orale s'attache à la prise en charge des affections dentaires, parodontales (dont l'os alvéolaire) et muqueuses buccales.

La chirurgie maxillo-faciale est plus complète, capable d'appréhender les pathologies de la face en tant que squelette osseux et enveloppe cutanéomusculaire. Elle peut ainsi être chirurgie cancérologique, réparatrice, traumatologique, orthognathique, plastique et esthétique des mâchoires et de l'extrémité céphalique.

La séméiologie des affections oro-maxillo-faciales procède des mêmes méthodes d'investigation que celles des autres parties de l'organisme. La méthodologie est fondée sur l'interrogatoire, l'examen clinique (inspection, palpation, percussion, auscultation, transillumination) puis, seulement alors, des examens paracliniques (radiologiques, sanguins, bactériologiques, anatomopathologiques, etc.).

L'examen clinique buccofacial rigoureux et systématique est une étape indispensable de la démarche diagnostique devant une pathologie de la sphère orofaciale. Le caractère parfois impressionnant des traumatismes maxillo-faciaux ainsi que l'œdème important qui s'y associe peuvent parfois rendre cet examen clinique difficile.

II. Interrogatoire

L'interrogatoire doit précéder l'examen du patient. Le sexe, l'âge, les habitudes de vie du patient (profession, tabagisme, alcoolisme, situation familiale), les antécédents personnels et familiaux du patient, ses éventuelles allergies, ses traitements habituels et récents sont consignés dans une observation datée comportant l'identification du praticien. Ses objectifs sont :

- rapporter les signes généraux (asthénie, perte de poids, fièvre, anorexie) ;
- relever les signes fonctionnels (douleurs en l'évaluant sur une échelle de 1 à 10) ;
- préciser les circonstances et l'heure de l'incident en cas de pathologie aiguë (traumatologique, par exemple) ;
- évaluer l'évolutivité de la pathologie dans un cadre chronique (matinale, nocturne, postprandiale, etc.) ;
- énoncer la motivation principale de la consultation.

Cette première étape de l'examen, par sa « rigueur empathique », institue les bases d'une relation de confiance entre le patient et son médecin.

III. Examen clinique

Bilatéral et comparatif, il commence classiquement par l'examen cervico-facial (exobuccal) et se poursuit par l'examen de la cavité buccale et des structures endobuccales. Les données de ces examens guideront la prescription d'examens complémentaires. Enfin, les éventuelles implications médicolégales de cet examen buccofacial doivent être gardées à l'esprit, avec un souci de qualité rédactionnelle de l'observation médicale (date, heure, auteur) résumant les données de cet examen et précisant l'intégrité ou non des éléments nobles du pôle céphalique.

La photographie médicale est essentielle au dossier médical du patient en chirurgie maxillo-faciale (même devant un examen clinique *a priori* normal). Le dossier photographique doit comporter des clichés de face, profil droit et gauche, trois quarts droit et gauche, en plongée et en contre-plongée, ainsi que des photographies endobuccales. Les photographies doivent se faire avec un bon éclairage et les cheveux dégagés. Le patient doit donner son accord à leur réalisation, lorsqu'il est en état de le faire.

A. Examen cervico-facial

1. Inspection cervico-faciale

La face s'étend de la racine des cheveux jusqu'à un plan théorique horizontal passant par le bord basilaire du corps de la mandibule et se subdivise en plusieurs régions mentionnées sur la fig. 2.1.

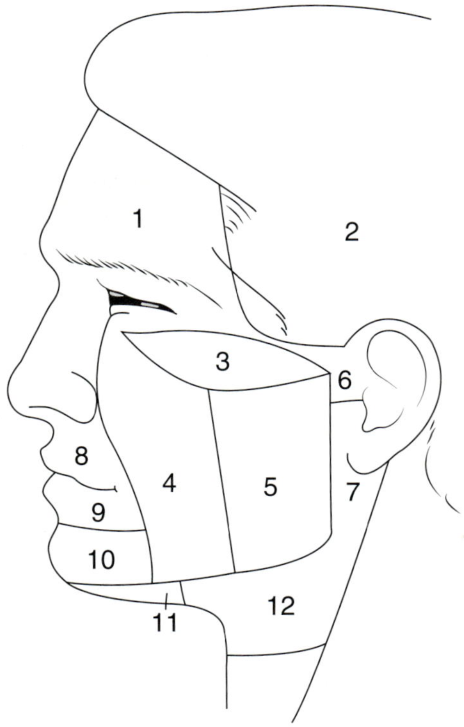

Fig. 2.1. Ⓐ Subdivision de la face et du cou en différentes régions.

1. Frontale; 2. temporale; 3. zygomatique; 4. massétérine (génienne haute et basse); 5. parotidienne; 6. prétragienne; 7. rétromandibulaire; 8. labiale supérieure; 9. labiale inférieure; 10. mentonnière; 11. sous-mentonnière; 12. pharyngomandibulaire.

Inspection statique

L'analyse esthétique globale de la face examinera (vidéo 1) :

- la forme générale du visage;
- la symétrie des éléments marquants du relief du visage (nez, oreilles, lèvres, pommettes, menton);
- l'équilibre et la projection relative des différents étages du massif facial (tiers supérieur, moyen et inférieur) dans les plans frontal et sagittal;
- le parallélisme des lignes bipupillaire et bicommissurale dans les plans frontal et sagittal;
- une anomalie de projection des globes oculaires (exophtalmie ou énophtalmie) : à quantifier en millimètres grâce à un ophtalmomètre (de Hertel, par exemple);
- la distance interpupillaire (son augmentation sera le signe d'un hypertélorisme) et la distance intercanthale (son augmentation sera le signe d'un télécanthus);
- une anomalie de posture de la région cervicocéphalique (torticolis par contracture uni- ou bilatérale des muscles sternocléidomastoïdiens, par exemple).

L'inspection statique recherchera plus précisément les lésions ou anomalies suivantes :

- aspect de la chevelure et des phanères faciaux (cils, sourcils, moustache, etc.) et leur ligne d'implantation (fig. 2.2) ;
- grain et texture du revêtement cutané, anomalie de texture cutanée (érythème, cyanose, angiodysplasie, angiome) (fig. 2.3) ;
- présence d'un œdème ou d'une tuméfaction (localisation, importance) (fig. 2.4) ;
- présence d'une ecchymose (superficielle) ou d'un hématome (profond) (taille, localisation) (fig. 2.5) ;

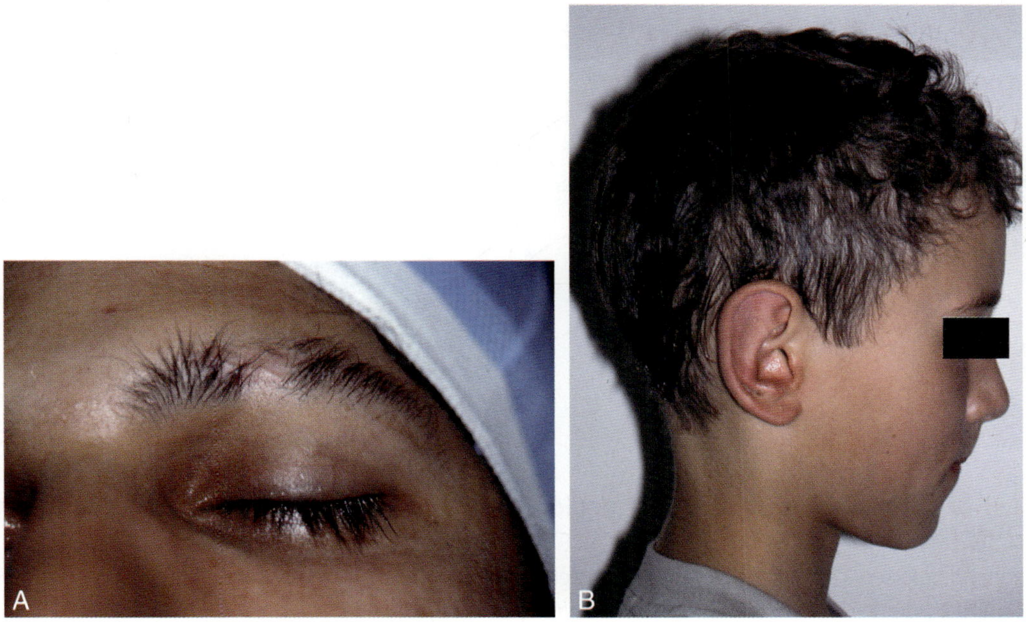

Fig. 2.2. A Aspect de la chevelure et des phanères faciaux.

A. Amputation traumatique de la portion médiane du sourcil gauche. B. Niveau de la ligne d'implantation frontale et occipitale des cheveux.

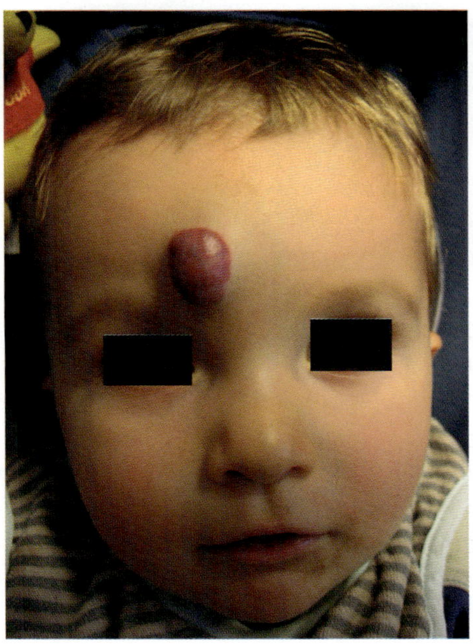

Fig. 2.3. A Inspection, anomalie de texture et couleur cutanée : hémangiome infantile frontal d'un enfant de 1 an.

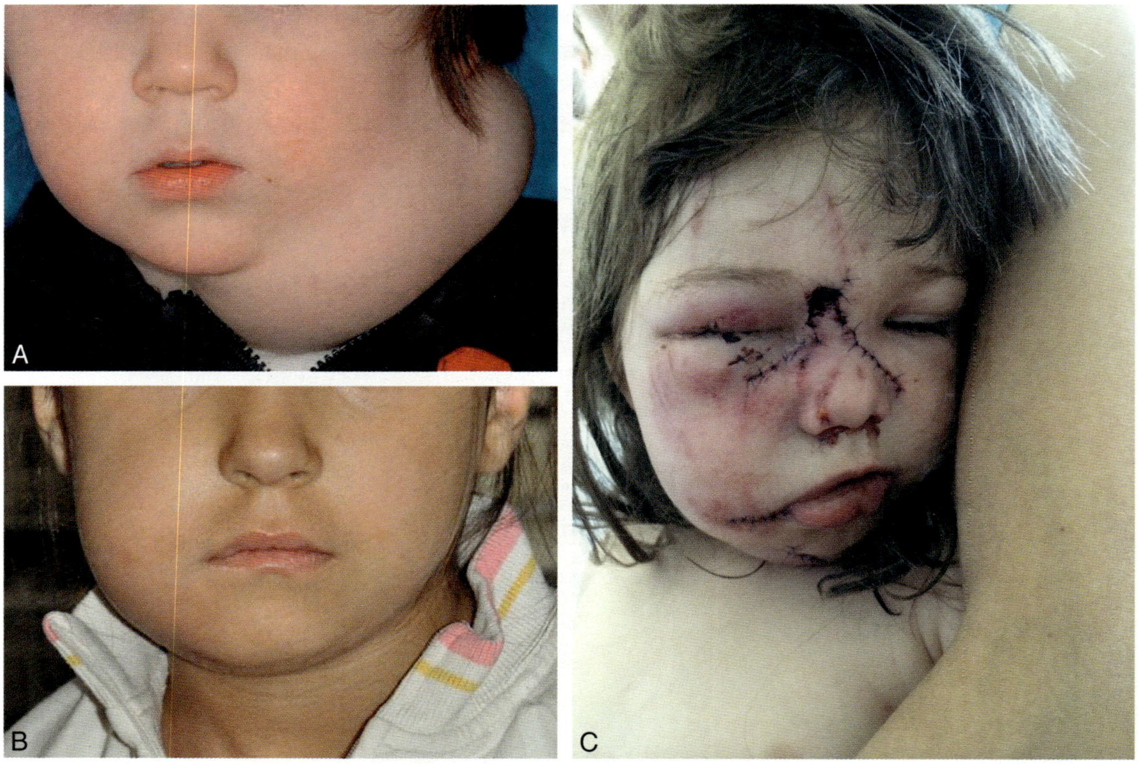

Fig. 2.4. Ⓐ Tuméfaction cervico-faciale (toujours noter sa localisation, son importance, la date et l'heure de l'examen).

A. Lymphangiome cervical gauche. B. Tuméfaction périmandibulaire gauche correspondant à une cellulite génienne basse droite d'origine dentaire (molaire mandibulaire droite). C. Œdème facial post-traumatique.

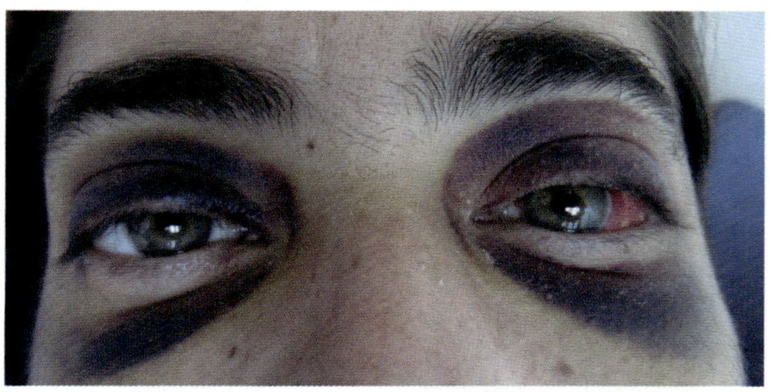

Fig. 2.5. Ⓐ Ecchymose périorbitaire bilatérale en « lunettes ».

- présence d'une ou plusieurs plaies : en noter la localisation, la taille, la profondeur et l'orientation sur un schéma récapitulatif précis et daté (fig. 2.6) ;
- existence d'un écoulement par les orifices naturels du massif facial : noter son caractère muqueux, séreux (otorrhée, rhinorrhée, hypersialie) ou sanglant (otorragie, épistaxis, hématémèse) et son abondance (fig. 2.7).

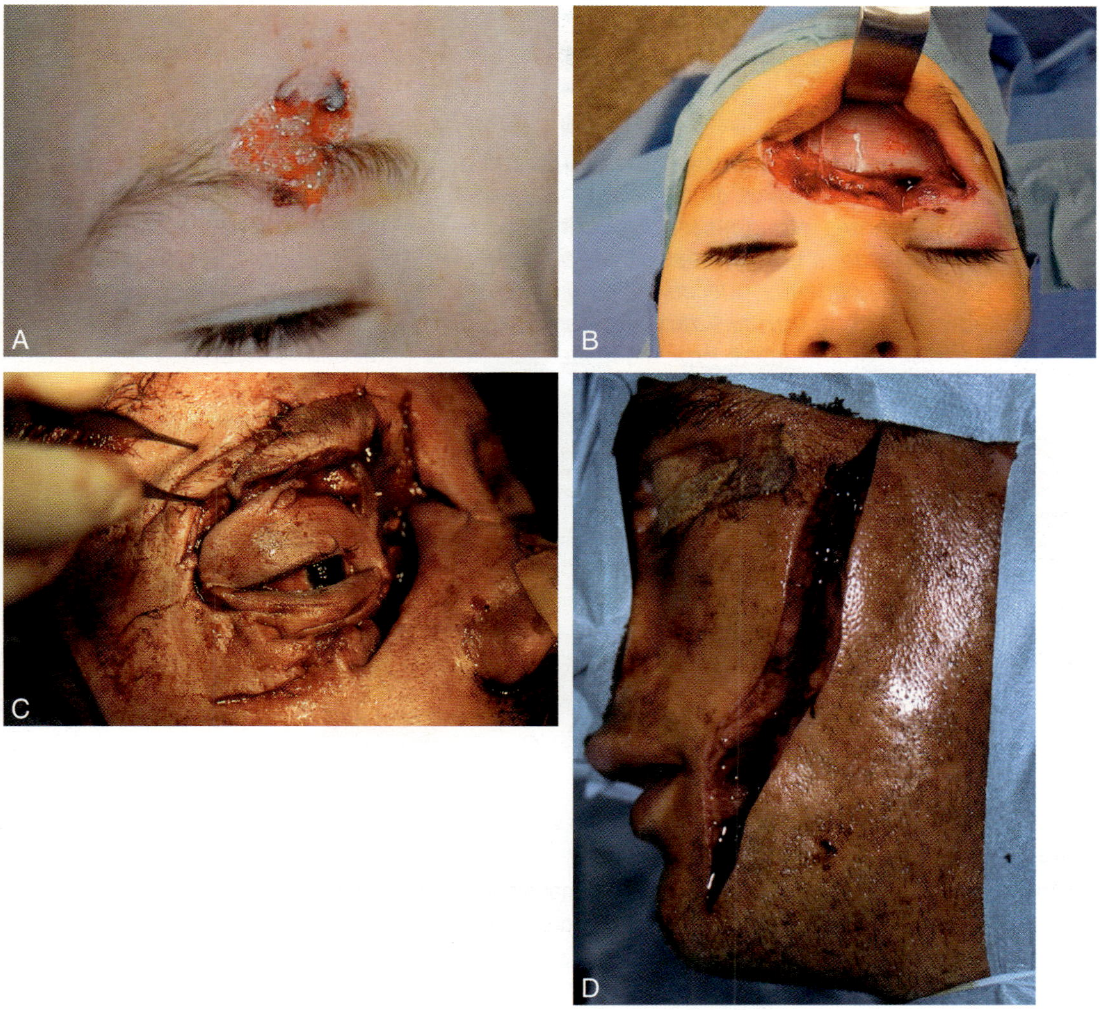

Fig. 2.6. **A** **Inspection cervico-faciale à la recherche d'une plaie. Toujours en noter la localisation, la taille, la profondeur et l'orientation sur un schéma récapitulatif précis et daté.**

A. Plaie par morsure de chien avec amputation du sourcil (chez un enfant). B. Plaie avec décollement sous-périosté (chez un enfant). C. Plaie faciale complexe contuse et dilacérée orbitopalpébrale droite intéressant les paupières et les voies lacrymales. D. Plaie franche, propre, hémifaciale gauche, faisant surtout redouter une section artério-veineuse, nerveuse faciale (risque d'atteinte d'un ou plusieurs rameaux du nerf VII) et/ou salivaire (glande parotide et conduit parotidien gauche).

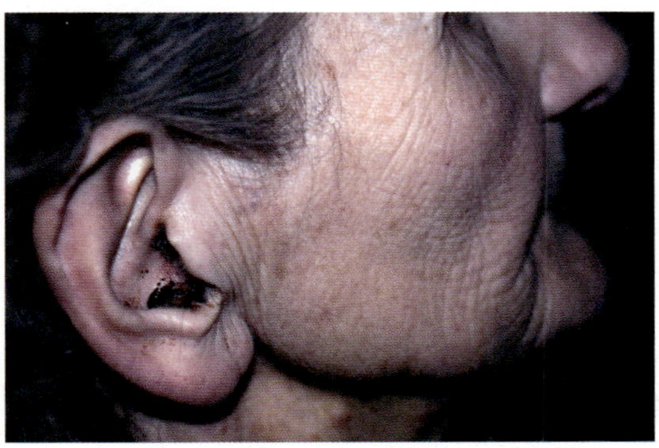

Fig. 2.7. **A** **Exemple d'otorragie : écoulement sanglant (devenu sec) découvert à l'inspection de la conque de l'oreille droite d'une patiente venue consulter après une chute de sa hauteur, sur le menton.**

Inspection dynamique

Elle complète l'inspection statique de la face.

Motricité faciale globale (vidéo 2, vidéo 3)

La mise en jeu des différents muscles du visage permet de déceler un déficit moteur dans un ou plusieurs territoires du nerf facial. Elle est appréciée en demandant au patient d'effectuer différentes mimiques, en souriant de façon forcée (*muscles zygomatiques – rameau infra-orbitaire de la branche temporofaciale du VII*) (fig. 2.8) en gonflant les joues (*muscle buccinateur – rameaux buccaux supérieurs de la branche temporofaciale)*, en haussant les sourcils (*muscle frontal – rameaux temporaux de la branche temporofaciale*) et en fermant fort les yeux (*muscle orbiculaire des paupières – rameaux palpébraux de la branche temporofaciale*).

Elle permet de faire la différence entre un déficit partiel ou complet, central ou périphérique.

Cet examen vise à dépister une parésie (déficit partiel) ou une paralysie (déficit complet) par une atteinte centrale (hémifaciale) ou périphérique (limité à un seul territoire) du nerf facial (VIIe paire crânienne).

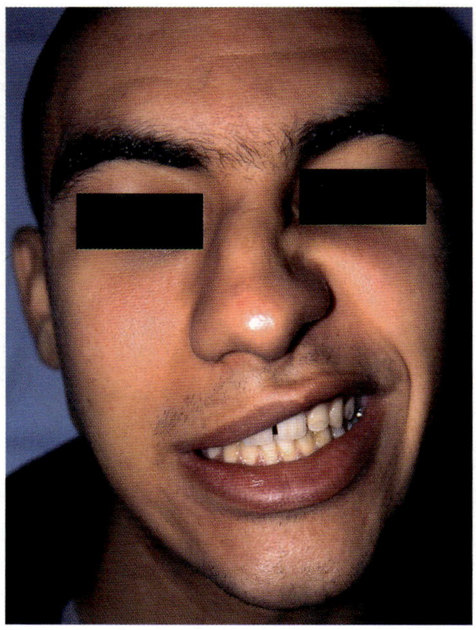

Fig. 2.8. ❹ **Patient à qui on demande de sourire et chez qui on décèle une paralysie faciale droite périphérique.**

Motricité extrinsèque oculaire (fig. 2.9) (vidéo 4)

Les paires crâniennes III, IV et VI sont testées en demandant au patient de suivre le doigt de l'examinateur dans les différentes directions du regard externe (VI), en haut et en dehors (IV), en bas et en dehors (III).

Fonction des autres paires de nerfs crâniens

L'examen des autres paires de nerfs crâniens doit également être réalisé, en particulier celui des nerfs optique (I), olfactif (II), trijumeau (V) (cf. fig. 1.13 au chapitre 1) (vidéo 5) et

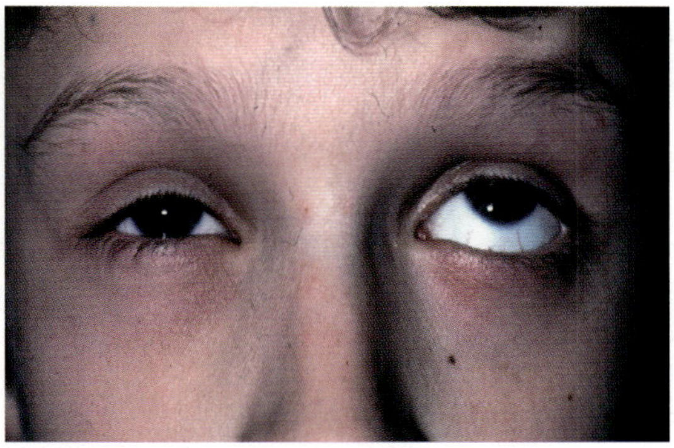

Fig. 2.9. A Ophtalmoplégie verticale dans un contexte de traumatisme de l'orbite, signant une fracture du plancher de l'orbite droite avec incarcération du muscle droit inférieur.

cochléovestibulaire (VIII). L'examen des paires crâniennes IX (nerf glossopharyngien) et XII (nerf grand hypoglosse) appartient à l'examen endobuccal.

Fonction manducatrice (vidéo 6, vidéo 7)

On notera l'amplitude de l'ouverture buccale maximale (normal = 45 ± 5 mm chez l'adulte) ainsi que le chemin d'ouverture, normalement rectiligne. L'amplitude des mouvements de diduction (ou latéralité) et de propulsion (antéposition) sera également évaluée.

2. Palpation cervico-faciale

Zone saillante ou douloureuse

La palpation du massif facial est réalisée au mieux après s'être réchauffé les mains et en se plaçant en arrière d'un patient assis ou semi-couché, ce qui permet de réaliser un examen bilatéral comparatif. Pour le confort du patient, il est souhaitable de débuter la palpation à distance d'une zone douloureuse éventuelle.

La palpation des reliefs du squelette facial recherche un point douloureux exquis, une mobilité anormale et/ou une déformation faisant évoquer une lésion osseuse (ostéite, tumeur osseuse, fracture). On en notera alors les limites, le caractère douloureux, la fluctuance et la mobilité par rapport aux plans superficiel et profond (vidéo 8, vidéo 9).

Articulations temporomandibulaires

La palpation des articulations temporomandibulaires (ATM) vérifiera la bonne mobilité des condyles (fig. 2.10A) (vidéo 10) : ouverture buccale normale (40 à 50 mm) (fig. 2.10B), mouvement symétrique, absence de claquements, ressauts, craquements ou douleurs provoqués lors des mouvements mandibulaires, pouvant alors faire évoquer un syndrome algodysfonctionnel de l'appareil manducateur (SADAM).

L'auscultation des articulations recherchera un bruit anormal (grincement, craquement) à l'ouverture et/ou à la fermeture (fig. 2.10C).

Sensibilité cervico-faciale

L'examen de la sensibilité du massif facial explorera les territoires sensitifs du nerf trijumeau (V) : le rameau ophtalmique (V1) donnant la sensibilité frontale, le rameau maxillaire ou

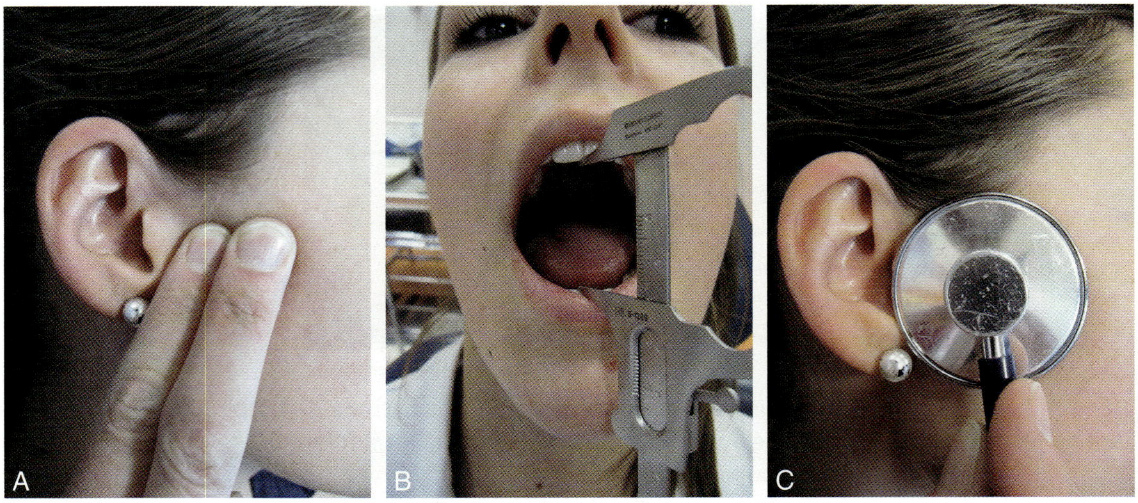

Fig. 2.10. ❹ **Palpation et auscultation des articulations temporomandibulaires.**
A. Palpation bouche ouverte/bouche fermée, à la recherche d'un ressaut articulaire. B. L'utilisation d'un pied à coulisse permet la mesure de l'ouverture buccale (normale entre 40 à 50 mm). C. Auscultation au stéthoscope pour une appréciation auditive de la normalité du jeu articulaire des ATM : absence de claquement et de craquements.

infraorbitaire (V2) la sensibilité de l'étage moyen du visage (pommettes, nez, sillon nasogénien, lèvre et gencive supérieures), et le rameau mandibulaire (V3) la sensibilité de la portion inférieure du visage (cf. fig. 1.13 au chapitre 1), sans oublier la zone de Ramsay-Hunt innervée par le nerf intermédiaire de Wrisberg (VII*bis*) et les régions angulomandibulaire et cervicale innervées par le plexus cervical superficiel (vidéo 11, vidéo 12).

On y recherche un trouble de la sensibilité : une zone d'hypoesthésie, d'hyperesthésie ou de paresthésies (picotements, fourmillements).

Glandes salivaires et ganglions

La palpation des aires de projection des glandes salivaires (préauriculaire pour la glande parotide, loge submandibulaire pour la glande du même nom, plancher buccal de chaque côté du frein lingual pour la glande sublinguale) recherche une tuméfaction et/ou une douleur provoquée dans ces zones et/ou un écoulement (vidéo 13). Le palper bidigital se pratique par un doigt endobuccal venant faire contre-appui au doigt exobuccal (fig. 2.11) (vidéo 14, vidéo 15).

Au niveau du cou, la palpation des aires ganglionnaires est un temps essentiel de l'examen clinique cervico-facial. La palpation des aires ganglionnaires doit explorer les différentes aires cervico-faciales (fig. 2.12) à la recherche d'adénopathies. L'examinateur se placera derrière le patient, les doigts en crochets, et précisera le nombre (adénopathie unique ou polyadénopathie), la localisation, la consistance, la mobilité par rapport aux plans superficiel et profond, et la sensibilité des adénopathies palpées (fig. 2.13) (vidéo 16).

Un kyste ou une tumeur peut tout autant être décelé(e).

La loge thyroïdienne sera aussi palpée.

La détection d'une tuméfaction cervicale impose d'en préciser le nombre, la taille, son caractère inflammatoire ou non, mou ou dure, mobile ou fixé, sensible ou non. Le mieux est de consigner les informations sur un schéma daté et signé.

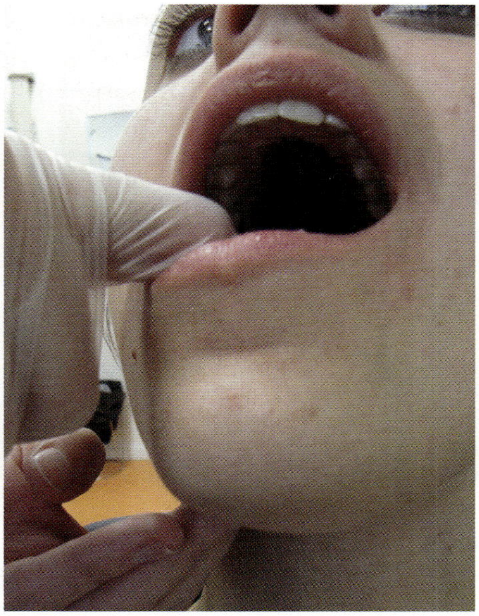

Fig. 2.11. Ⓐ **Le palper bidigital (un doigt endobuccal rejoignant un doigt exobuccal) permet une appréciation de la consistance des tissus s'interposant entre les deux doigts.**

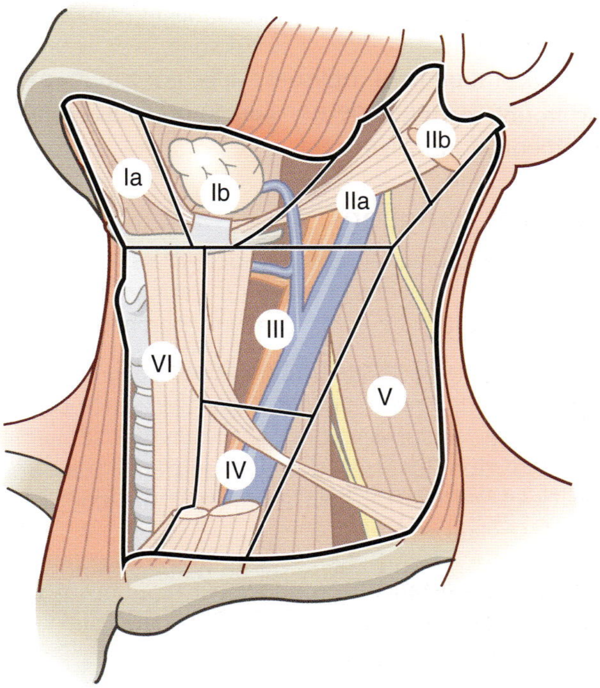

Fig. 2.12. Ⓐ **Les différentes aires ganglionnaires cervicales sont figurées sur un schéma qui est complété lors de l'examen en consultation ou sous anesthésie générale. Daté et signé, ce schéma sert dans la stadification et l'évolution de la pathologie.**

Ia : groupe submental ; Ib : groupe submandibulaire ; IIa : groupe sous-digastrique ; IIb : groupe supraspinal et rétrospinal ; III : groupe supra-omo-hyoïdien ; IV : groupe jugulocarotidien bas ; V : groupe spinal ; VI : groupe récurrentiel. (Dessin de Cyrille Martinet.)

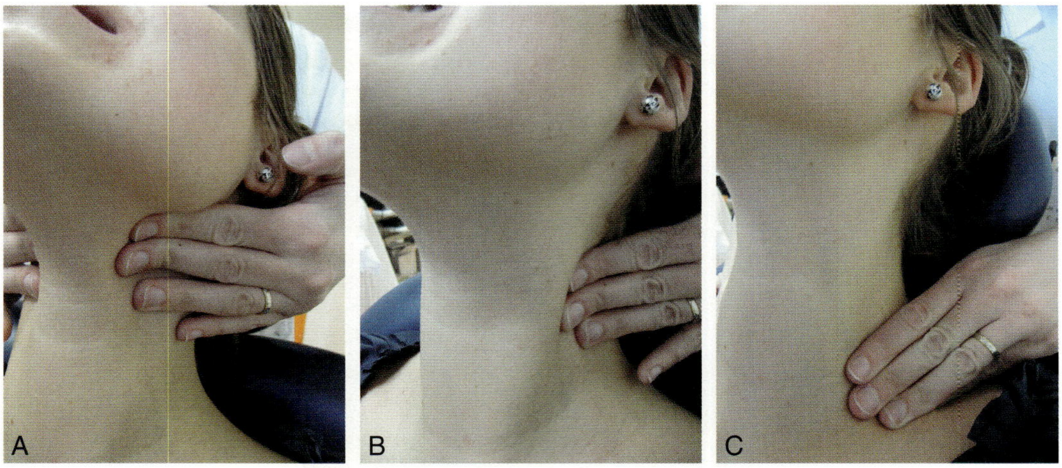

Fig. 2.13. Ⓐ **Les différentes étapes de la palpation cervicale.**

A. Palpation jugulocarotidienne. B. Palpation spinale postérieure. C. Palpation sus-claviculaire.

3. Auscultation faciale

L'auscultation s'applique à l'exploration des bruits perçus par le patient au niveau des ATM (fig. 2.10C) ; elle est aussi intéressante pour le diagnostic d'infection gangréneuse (crépitations neigeuses). Devant une anomalie vasculaire superficielle, elle permet de détecter la présence d'un souffle en faveur d'une malformation artérioveineuse.

4. Transillumination

La transillumination est rarement utilisée : elle contribue parfois à l'exploration des tumeurs labiojugales (contenu liquide translucide ou tumoral opaque) latérocervicales ou auriculaires.

B. Examen endobuccal

1. Conditions de réalisation

L'examen de la cavité buccale nécessite un bon éclairage (lampe électrique ou, mieux, miroir frontal), certains instruments (miroir buccal à manche, pince coudée de type précelle pour porter le coton et essuyer les surfaces pour un examen à sec, un abaisse-langue en métal ou en bois) et une protection (lunettes, doigtiers ou gants) pour une palpation endobuccale protégée (compte tenu des risques de transmission par contact avec la muqueuse et la salive) (fig. 2.14).

L'examen endobuccal sera au mieux réalisé sur un patient en position assise. L'abaisse-langue et le miroir permettent de déplisser les uns après les autres les sillons de la cavité buccale et de permettre l'accès à l'oropharynx (fig. 2.15).

L'examen doit être systématique et intéressera toutes les régions de la cavité buccale. Si le patient est porteur de prothèses dentaires mobiles, l'examen doit être réalisé avec et sans ces prothèses en bouche : on examinera les prothèses, vérifiera leur stabilité et intégrité en détectant d'éventuelles aspérités pouvant blesser la muqueuse buccale.

L'examen de la cavité buccale doit comporter une inspection et une palpation au doigt de toutes les surfaces muqueuses. On recherchera une inflammation de la muqueuse, au niveau de la bouche (stomatite), du voile du palais (ouranite), des lèvres (chéilite), de la langue (glossite) ou de la gencive (gingivite). On recherchera des atteintes de la muqueuse palatine

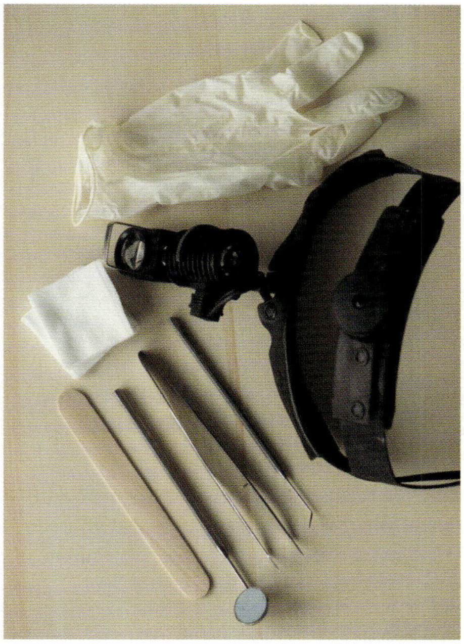

Fig. 2.14. Ⓐ **Matériel et instruments de l'examen.**
Éclairage frontal, miroir buccal à manche, pince coudée de type précelle, sonde dentaire, abaisse-langue, lunettes et gants constituent le nécessaire incontournable pour un examen cervico-facial et buccal, précis et protégé.

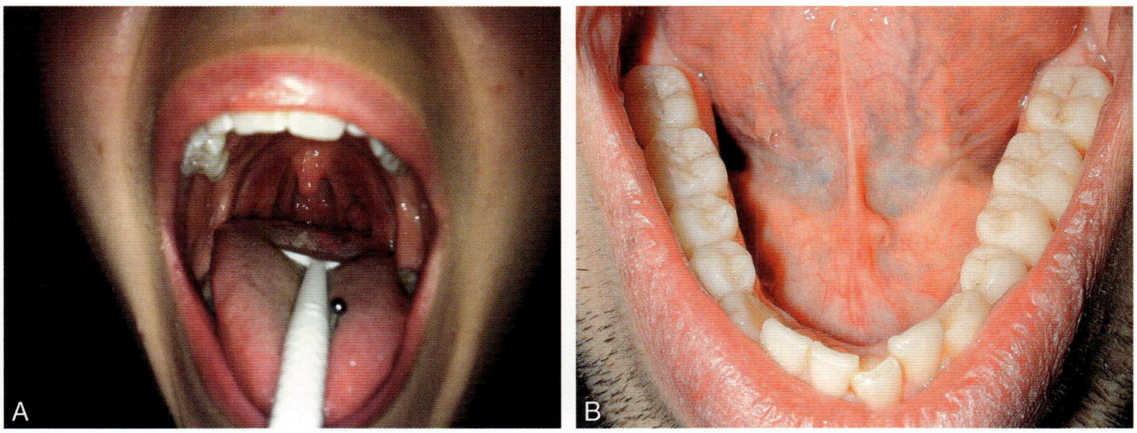

Fig. 2.15. Ⓐ **Examen endobuccal.**
A. Abaisse-langue et miroir permettent de déplisser les uns après les autres les sillons de la cavité buccale et d'accéder à l'oropharynx. B. Examen du plancher buccal et de la face ventrale de langue.

(ulcérations, plaies, lésions dyskératosiques) (fig. 2.16) et de l'os sous-jacent (kyste, tumeur ostéocondensante ou ostéolytique). La description en précisera le siège exact.

Les régions à examiner sont successivement (fig. 2.17) :

- la face muqueuse des lèvres supérieure et inférieure ;
- la zone de jonction des lèvres, ou commissure labiale ;
- la face muqueuse endobuccale des joues ;
- la voûte palatine (palais dur, palais mou, voile du palais et luette) ;
- la loge amygdalienne (pilier antérieur, amygdale et pilier postérieur) et l'oropharynx ;

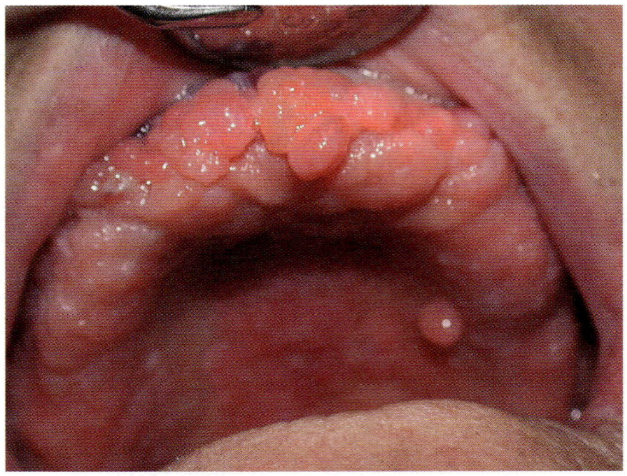

Fig. 2.16. Ⓐ L'examen endobuccal doit aussi être réalisé sans prothèse dentaire amovible en bouche. La dépose de la prothèse peut révéler l'existence d'une pathologie sous-jacente, ici, un carcinome épidermoïde de la muqueuse.

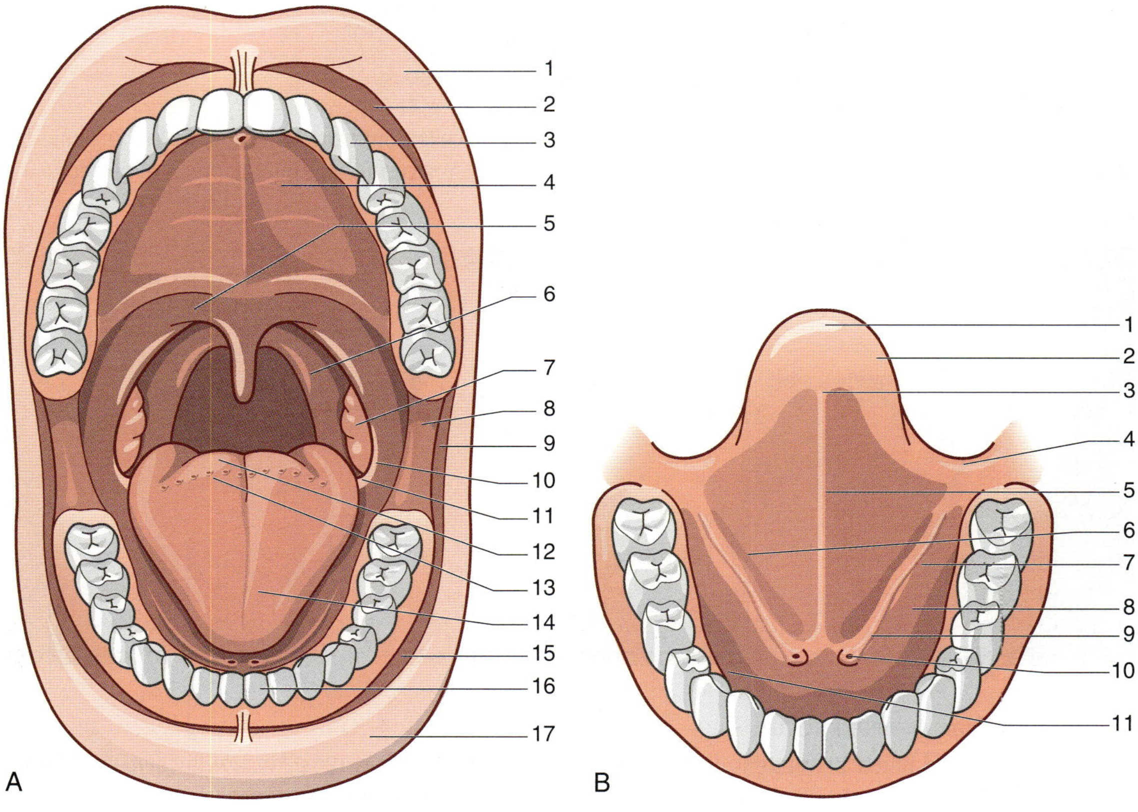

Fig. 2.17. Ⓐ Régions à explorer lors de l'examen endobuccal.

A. Schéma de la cavité buccale « bouche ouverte » rappelant toutes les régions à explorer de façon systématique et rigoureuse. 1. Lèvre supérieure ; 2. vestibule supérieur ; 3. arcade dentaire maxillaire ; 4. palais ; 5. voile du palais et luette médiane ; 6. pilier amygdalien postérieur ; 7. amygdale dans sa loge ; 8. région maxillomandibulaire ; 9. commissure labiale ; 10. pilier antérieur de l'amygdale ; 11. région des trois replis ; 12. foramen cæcum ; 13. « V » lingual ; 14. face dorsale et pointe de la langue ; 15. vestibule inférieur ; 16. arcade dentaire mandibulaire ; 17. lèvre inférieure.
B. Schéma de la cavité buccale « langue relevée » précisant les zones qu'il ne faut pas oublier de déplisser et à explorer à la face ventrale de la langue (pointe de la langue au palais). 1. Pointe linguale ; 2. bord latéral de la langue ; 3. face ventrale de la langue ; 4. sillon glosso-amygdalien ; 5. frein lingual ; 6. sillon pelvilingual ; 7. région du nerf lingual ; 8. loge glandulaire sublinguale ; 9. conduit submandibulaire (ou canal de Wharton) ; 10. ostium du conduit submandibulaire ; 11. sillon pelvimandibulaire. (Dessin de Cyrille Martinet.)

- le larynx et les cordes vocales;
- le plancher buccal, le sillon pelvilingual, la langue (face dorsale contre le palais et ventrale contre le plancher buccal);
- les arcades dentaires supérieure maxillaire et inférieure mandibulaire, respectivement séparées de la lèvre supérieure et de la lèvre inférieure par les vestibules supérieur et inférieur;
- les dents, le parodonte (gencive attachée, desmodonte, alvéole dentaire) (cf. fig. 10.1 au chapitre 10) et l'occlusion dentaire normale ou pathologique (cf. fig. 3.27, 3.35 et 3.36 au chapitre 3).

2. Examen de la face muqueuse des lèvres supérieure et inférieure

Il faut ouvrir, à l'aide du miroir ou de l'abaisse-langue, le fond des vestibules labiaux supérieur et inférieur. L'examen apprécie l'état de la muqueuse, le tonus musculaire labial et une brièveté et une insertion basse éventuelles du frein labial (fig. 2.18A) ou lingual (fig. 2.18B) qui peuvent influencer la position des incisives et l'état de la gencive en regard de celle-ci.

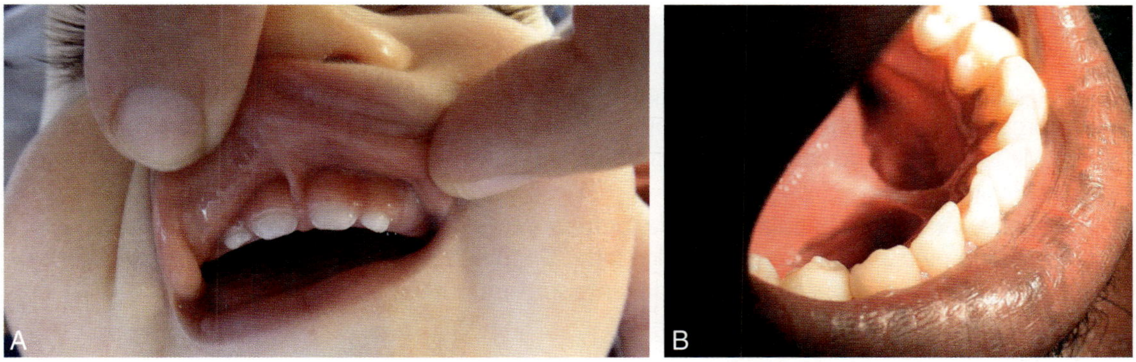

Fig. 2.18. Ⓐ Freins labial et lingual.

A. Brièveté du frein labial supérieur chez un jeune enfant. B. Brièveté du frein lingual chez un adulte.

3. Examen de la face muqueuse des joues

Le miroir ou l'abaisse-langue permet d'exposer le fond des vestibules jugaux supérieur et inférieur. L'examen apprécie l'état de la muqueuse et de l'ostium du conduit parotidien (orifice du canal de Sténon) situé en regard de la deuxième molaire maxillaire. La pression simultanée de la glande parotide et un massage orienté de l'oreille vers les lèvres permettent d'apprécier la qualité et la quantité de salive qui s'écoule à cet ostium (fig. 2.19).

Les glandes salivaires accessoires correspondent aux multiples granulations présentes sous la muqueuse labiale et jugale. À cette étape de l'examen, on évitera de palper les glandes de façon prolongée; ce qui risque de les vider, de rendre impossible cette appréciation et de faire conclure à tort à l'absence de salive.

L'examen du vestibule permettra de déceler des tuméfactions de développement sous-périostée, responsable d'un comblement du dit vestibule (tumeur osseuse des mâchoires, cellulite d'origine dentaire, ostéite des mâchoires).

4. Examen de la voûte palatine et du voile du palais, de l'oropharynx et du larynx

La muqueuse de la voûte du palais est accessible à l'examen direct ou en vision indirecte au miroir. La langue du patient est abaissée par un abaisse-langue pour pouvoir examiner le voile

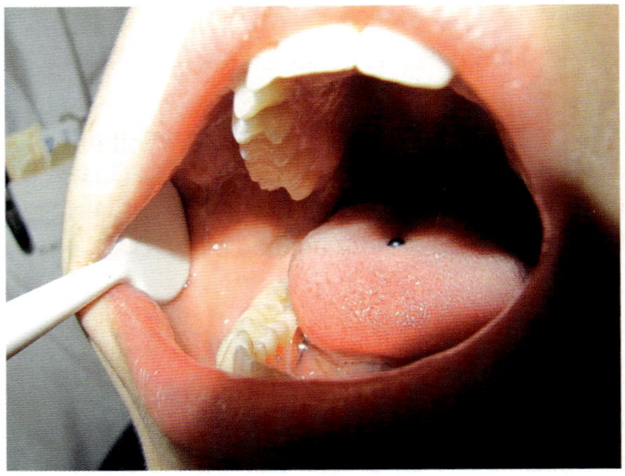

Fig. 2.19. Ⓐ **Examen de la face muqueuse des joues. Le miroir ou l'abaisse-langue permet d'exposer l'ostium du conduit parotidien (orifice du canal de Sténon) droit situé en regard de la deuxième molaire maxillaire droite.**

du palais et sa dynamique lors de la phonation. La langue pourra aussi être saisie à l'aide d'une compresse et tractée de façon à pouvoir examiner au miroir les reliefs de sa base (papille du « V » lingual, amygdales linguales) (fig. 2.17A et 2.20), l'oropharynx et les cordes vocales dans la filière laryngée.

L'examen du voile du palais et de la luette appréciera la qualité des muqueuses ainsi que le caractère médian et symétrique de la luette. Un aspect bifide de la luette est un équivalent de fente vélaire *a minima* ou un signe de fente sous-muqueuse (atteinte des muscles vélaires sans atteinte de la muqueuse).

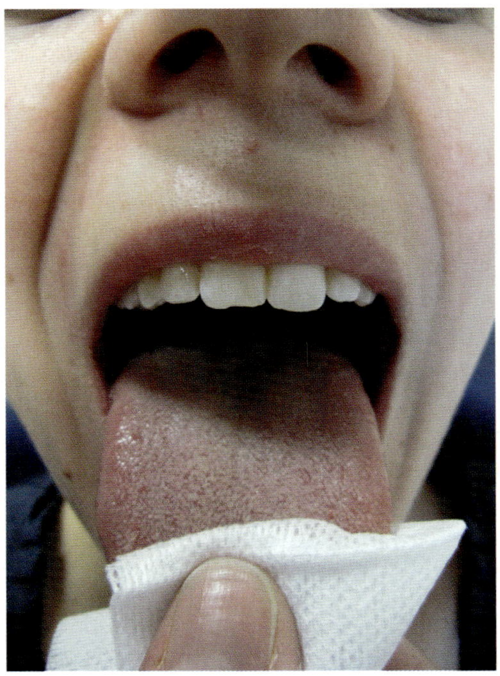

Fig. 2.20. Ⓐ **La traction de la langue saisie à l'aide d'une compresse permet d'examiner au miroir les reliefs de sa base (papille du « V » lingual, amygdales linguales), l'oropharynx et les cordes vocales dans la filière laryngée (vision indirecte).**

5. Examen de la langue et du plancher buccal

On apprécie l'aspect de la muqueuse, la position de la langue au repos et, en fonction, l'existence éventuelle d'empreintes dentaires sur les bords de langue, traduisant une éventuelle dysfonction, la texture voire le volume lingual. La langue doit être examinée sur l'ensemble de ses faces dorsale et ventrale (fig. 2.15B et 2.20). La base de langue est accessible à la vision indirecte au miroir et au toucher.

En refoulant la langue mobile à l'aide d'un abaisse-langue, on peut examiner le plancher buccal en déplissant totalement le sillon pelvilingual. On apprécie le frein de langue, dont la brièveté peut gêner la mobilité linguale et l'examen du plancher antérieur. Les ostiums des conduits excréteurs glandulaires submandibulaires (canaux de Wharton) s'ouvrent de part et d'autre du frein de langue en arrière des incisives inférieures, au niveau du plancher buccal. La palpation bimanuelle suit le trajet de chaque conduit à la recherche d'une éventuelle lithiase. Les glandes submandibulaires sont examinées en exerçant une pression combinée bimanuelle endo- et exobuccale, les doigts de la main exobuccale étant placés en crochet sous le rebord mandibulaire. La pression et le massage de la glande permettent d'apprécier la qualité et la quantité de salive qui s'écoule de ces ostiums (fig. 2.21) (vidéo 17).

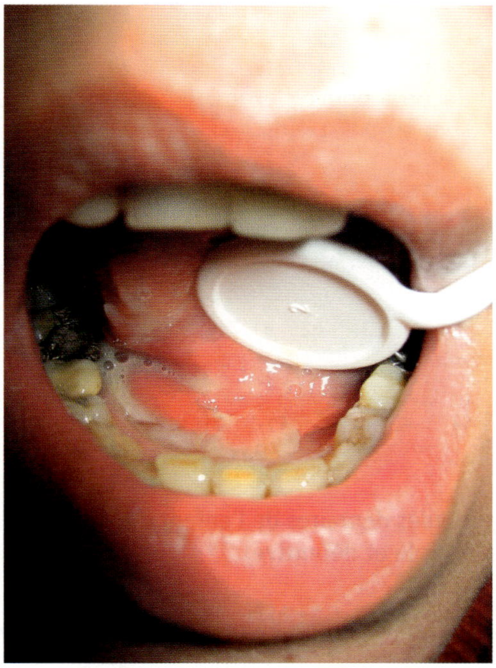

Fig. 2.21. Ⓐ Aspect de salive purulente à l'orifice des conduits submandibulaires (ou canaux de Wharton).

6. Examen des dents, de leur parodonte et l'occlusion les dents

Les dents

L'inspection permet de déterminer la formule dentaire en précisant le nombre de dents en place sur l'arcade (fig. 2.22 et 2.23) (absence de dents ou agénésies dentaires, dents incluses, dents surnuméraires), leur position (palatoversion ou vestibuloversion, chevauchements, etc.), leur nature (lactéales ou définitives) et leur état (facettes d'usure, fractures, caries, tartre, etc.). Nous rappellerons l'orientation dentaire dans l'espace (fig. 2.24).

Chez l'adulte (denture permanente, en bas), chaque hémiarcade comprend deux incisives, une canine, deux prémolaires et trois molaires, dont la dernière est la dent de sagesse. Les dents maxillaires droites sont numérotées de 11 (incisive centrale supérieure droite) à 18 (troisième

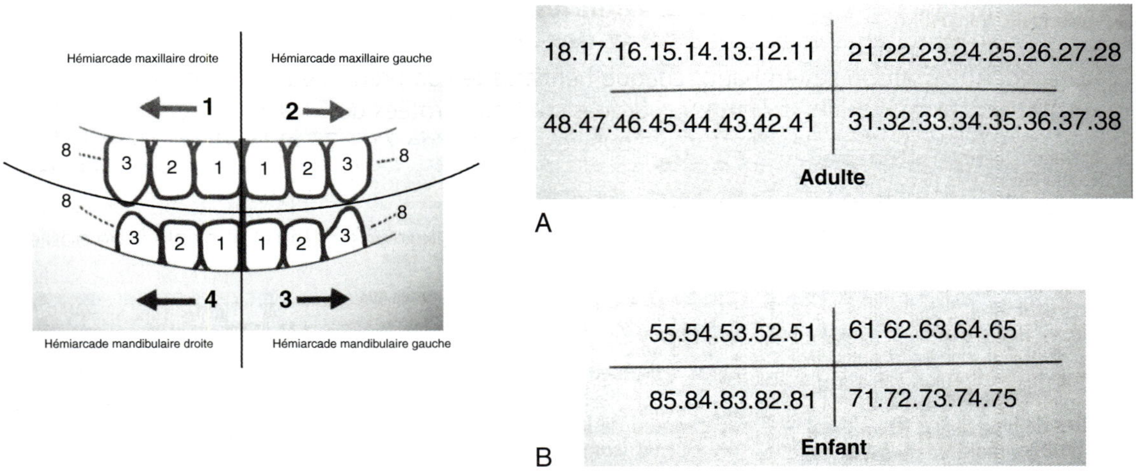

Fig. 2.22. Ⓐ **Méthode de numérotation des dents.**
A. Formule dentaire de l'adulte en denture définitive. B. Formule dentaire de l'enfant en denture lactéale.

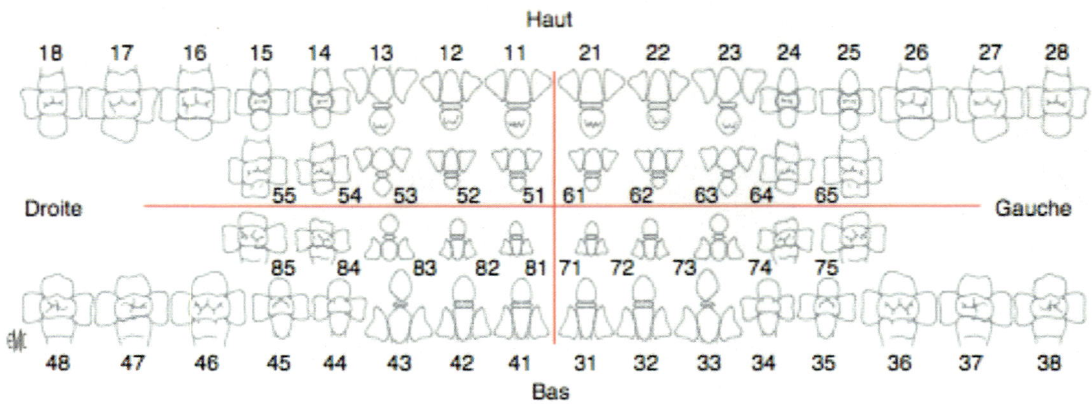

Fig. 2.23. Ⓐ **Association des formules dentaires de l'enfant et de l'adulte pouvant aider à l'évaluation des dentures mixtes (à la fois lactéale et définitive).**

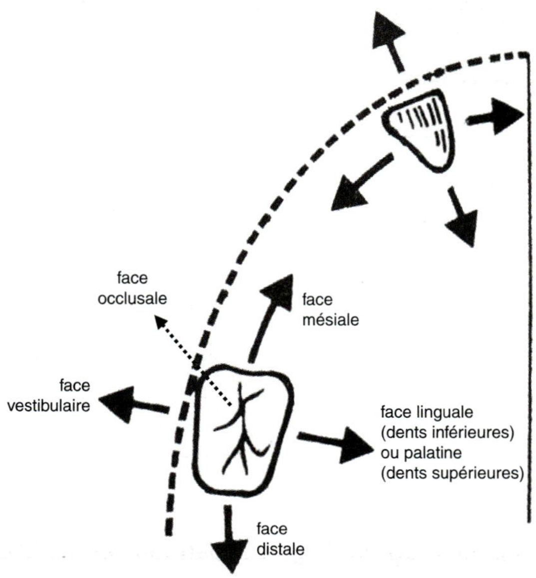

Fig. 2.24. Ⓐ **Schéma précisant les termes qui permettent de repérer une dent dans son espace buccal.**

molaire supérieure droite), les dents maxillaires gauches sont numérotées de 21 à 28, les dents mandibulaires gauches de 31 à 38 et les dents mandibulaires droites de 41 à 48 (fig. 2.22A).

En denture déciduale (en haut), chaque hémiarcade comprend deux incisives, une canine et deux molaires. Les dents maxillaires droites sont numérotées de 51 à 55, les dents maxillaires gauches de 61 à 65, les dents mandibulaires gauches de 71 à 75 et les dents mandibulaires droites de 81 à 85. L'examen dentaire au miroir distinguera les faces occlusale, vestibulaire, palatine ou linguale des dents (fig. 2.22B). La percussion des dents cariées ou traitées doit être latérale (fig. 2.25A) (le réveil d'une douleur signe alors une pulpite) et axiale (une douleur signerait une probable desmodontite) (fig. 2.25B).

Le test de vitalité pulpaire permet d'apprécier la réaction de la dent au froid (coton réfrigéré par un aérosol) (vidéo 18).

On notera les dents couronnées, traitées, cariées ou délabrées. Enfin, on notera la présence de prothèses fixes (couronnes, dents à tenon ou bridges) ou mobiles qui seront en principe retirées en début d'examen (car pouvant cacher des lésions muqueuses sous-jacentes).

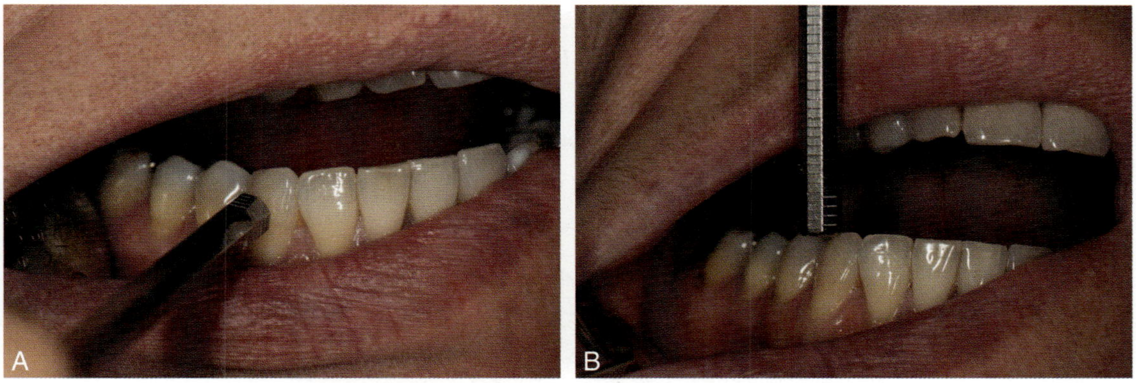

Fig. 2.25. Ⓐ Percussion des dents.
Percussion latérale (A) et axiale (B) de la canine 43 à l'aide de l'extrémité du manche métallique d'un miroir, permettant de réveiller une éventuelle douleur.

Dentition

Rappelons les différentes étapes chronologiques de la dentition lactéale (fig. 2.26) :

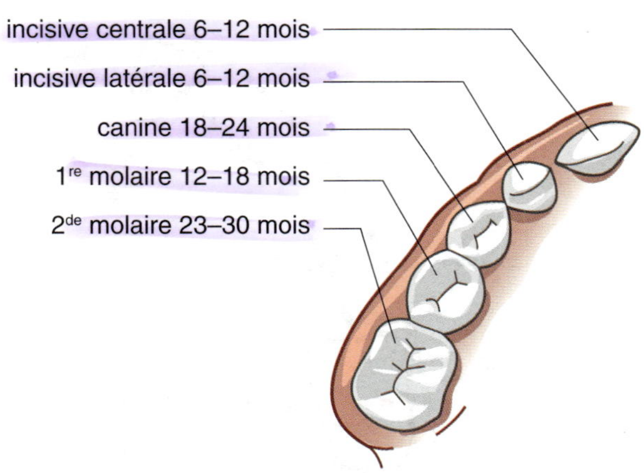

Fig. 2.26. Ⓐ Calendrier d'éruption précisant l'âge d'apparition des dents lactéales.
(Dessin de Cyrille Martinet.)

- entre 6 et 12 mois pour les incisives centrales et latérales;
- entre 12 et 18 mois pour les premières molaires de lait;
- entre 18 et 24 mois pour les canines;
- entre 23 et 30 mois pour les deuxièmes molaires de lait.

La denture lactéale comporte 20 dents.

Les différentes étapes chronologiques de la dentition définitive jusqu'à la denture définitive qui comprend 32 dents (fig. 2.27) sont les suivantes :

- première molaire à 6 ans;
- incisives centrales à 7 ans;
- incisives latérales à 8 ans;
- premières prémolaires à 9 ans;
- canines à 10 ans;
- deuxièmes prémolaires à 11 ans;
- deuxièmes molaires à 12 ans;
- troisièmes molaires, ou dents de sagesse, à 18 ans.

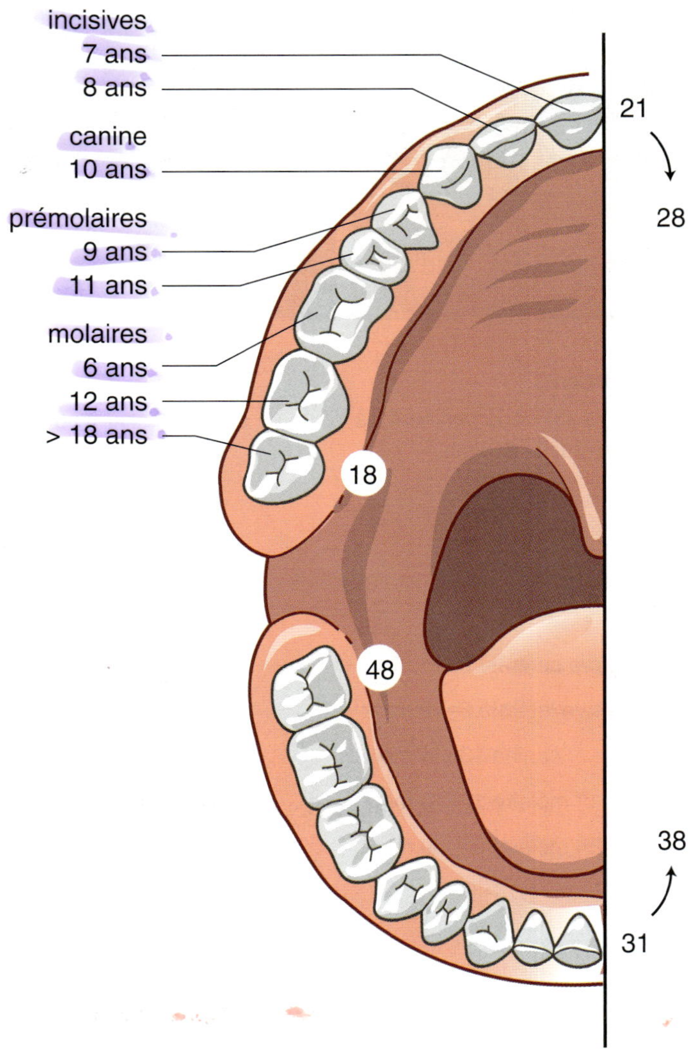

Fig. 2.27. ❹ **Calendrier d'éruption précisant l'âge d'apparition des dents définitives. En denture mixte, les formules dentaires peuvent être plus complexes et évoluent avec l'âge (fig. 2.28).**
(Dessin de Cyrille Martinet.)

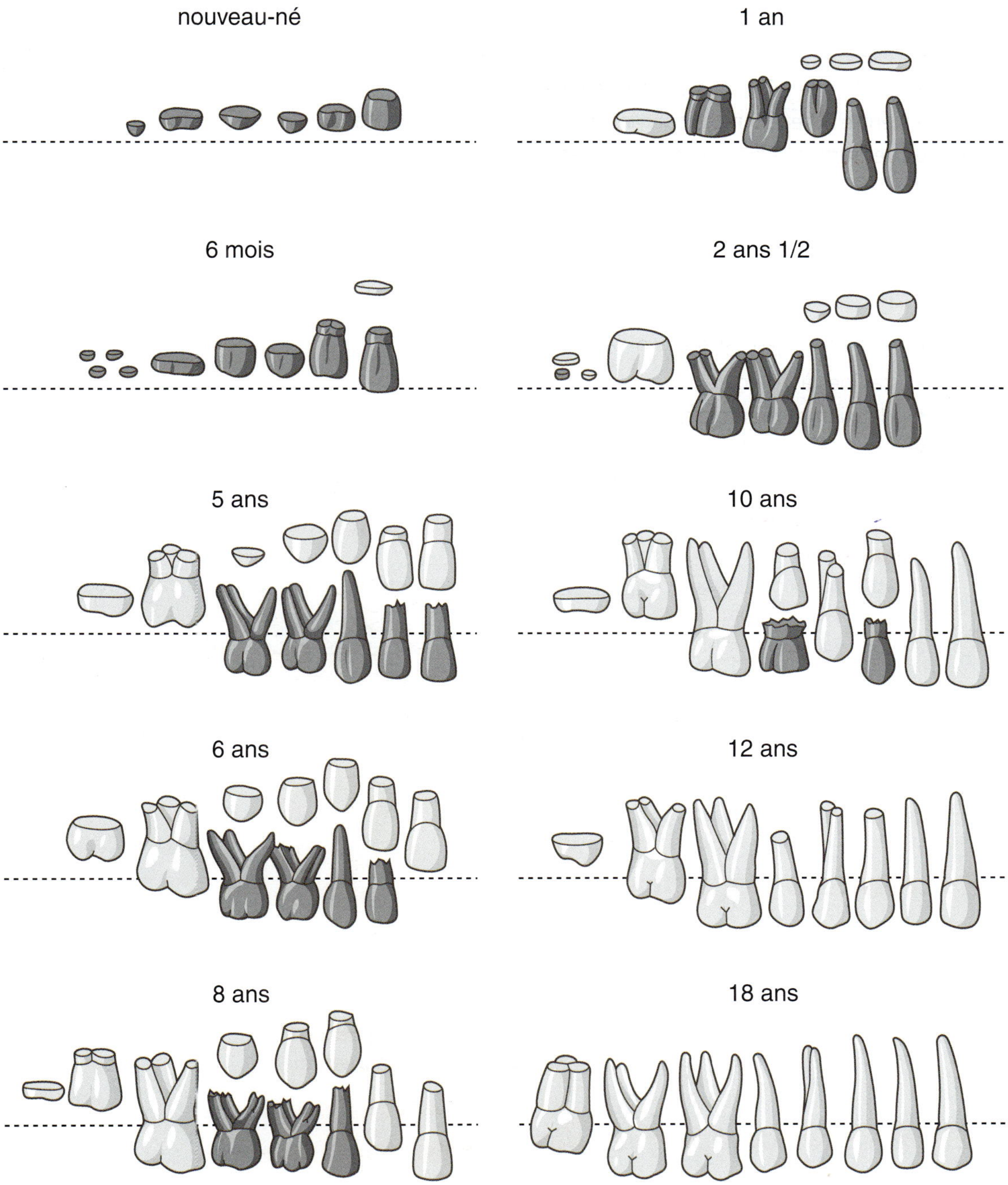

Fig. 2.28. **A** **Schématisation des différents stades de dentures mixtes (lactéale et définitives coexistant chez l'enfant d'« âge mûr »).**

Parodonte

L'état du parodonte (tissu au pourtour de la dent : cément, ligament alvéolodentaire, os alvéolaire, gencive) (cf. fig. 10.1 au chapitre 10) sera apprécié. Cet examen nécessite un miroir, une précelle et une sonde ; il s'attache en particulier à vérifier l'état de la gencive (aspect, fragilité, rétraction, dénudation gingivale), de l'os alvéolaire (exposition, culs-de-sac parodontaux ou pyorrhéiques, poches parodontales), et décèle les mobilités dentaires.

Occlusion dentaire

L'occlusion en intercuspidation maximale (OIM) correspond à la situation dans laquelle il y a le plus grand nombre possible de contacts entre les dents des arcades maxillaire et mandibulaire.

L'occlusion en relation centrée (ORC) correspond à la relation entre les arcades lorsque les condyles mandibulaires sont dans la situation la plus haute et la plus postérieure dans la cavité glénoïde.

Entre ORC et OIM, il existe en règle générale un proglissement de 1 à 2 mm.

L'appréciation de l'articulé dentaire est un point clé de l'examen en pathologie malformative, déformative et traumatologique. On décèlera ainsi :

- dans le plan frontal : un contact prématuré, une supracclusie, une infracclusie ;
- dans le plan sagittal : une pro- ou rétromaxillie, une pro- ou rétromandibulie (cf. fig. 3.23 au chapitre 3), une pro- ou rétrogénie ;
- dans le plan axial : une latérodéviation.

Fonctions masticatoires

L'ouverture buccale doit être rectiligne (sans décalage des points interincisifs maxillaire et mandibulaire). L'amplitude normale, mesurée au pied à coulisse entre les points interincisifs, est de 45 ± 5 mm chez l'adulte.

La fonction incisive (pour couper) correspond à une propulsion mandibulaire permettant un contact dentaire uniquement au niveau incisif.

La fonction canine (pour saisir et arracher) correspond à des mouvements de latéralité mandibulaire dans lesquels il ne persiste plus qu'un contact en bout à bout canin, à droite ou à gauche.

La fonction triturante (pour broyer les aliments avec les prémolaires et molaires) se fait par des mouvements latéraux à droite puis à gauche.

IV. Examens paracliniques

A. Examens radiologiques

L'ensemble du squelette facial peut être exploré par de multiples incidences radiographiques selon la mâchoire examinée (noter qu'on parle de maxillaire pour le supérieur et de mandibule pour l'inférieur) et selon la portion osseuse qu'on souhaite étudier.

1. Examens radiographiques classiques

Cliché rétroalvéolaire

De petits films endobuccaux, de 30 × 40 mm, dénommés rétrodentaires, rétroalvéolaires ou radiovisiogrammes (RVG) (fig. 2.29), permettent une exploration de très bonne qualité de deux à quatre dents voisines sur la totalité de leur longueur ou une analyse plus fine de la région apicale, de la région périapicale, du ligament alvéolodentaire et de l'os alvéolaire environnant — le cône de l'appareil radiographique étant disposé perpendiculairement au film. Ils sont maintenant systématiquement numérisés.

Cliché endobuccal occlusal

Le cliché endobuccal occlusal est un film radiographique plus grand (55 × 75 mm), qui sera mordu par le patient. L'incidence radiographique supérieure ou inférieure sera perpendiculaire au film mordu. Supérieure, elle permet une exploration du maxillaire, de la voûte palatine et du plancher nasal antérieur ; inférieure, elle permet d'explorer le plancher de bouche et l'arche mandibulaire (recherche d'une lithiase submandibulaire radio-opaque, du déplacement d'une fracture, d'une soufflure corticale mandibulaire, par exemple) (fig. 2.30).

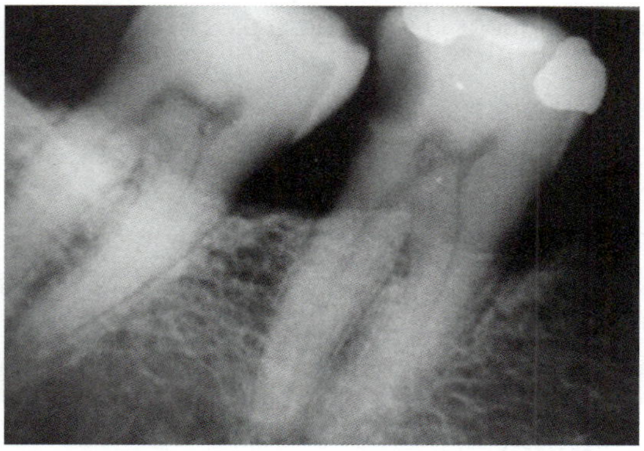

Fig. 2.29. Ⓐ **Cliché rétroalvéolaire (le plus petit des films radiographiques) permettant une analyse fine de la dent et de son parodonte.**

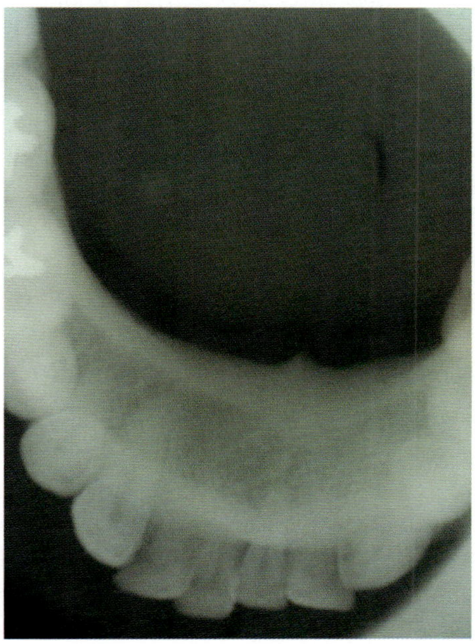

Fig. 2.30. Ⓐ **Exemple de cliché endobuccal occlusal mordu par le patient permettant d'explorer le plancher de bouche et l'arche mandibulaire. Découverte d'une lithiase radio-opaque submandibulaire droite.**

Orthopantomogramme

La technique radiographique la plus commune est celle du panoramique dentaire, ou orthopantomogramme (fig. 2.31). Il nécessite un appareil spécial où le patient devra se tenir debout ou éventuellement s'asseoir (patient valide et âgé de plus de 5 ans). C'est une tomographie circulaire réglée sur l'arc mandibulaire qui montre sur un seul film l'ensemble des structures maxillomandibulaires et dentaires, qui sont ainsi déroulées et déformées. Il faut donc rester très prudent lors de l'analyse de forme et de symétrie des structures. Ce cliché reste cependant un excellent cliché de débrouillage pour une analyse de l'ensemble des mâchoires, du nombre et de l'état des dents, de la trame osseuse. Cependant, pour une analyse fine alvéolodentaire ou osseuse, on préférera un rétroalvéolaire ou un CBCT centré sur la zone ou la dent incriminée.

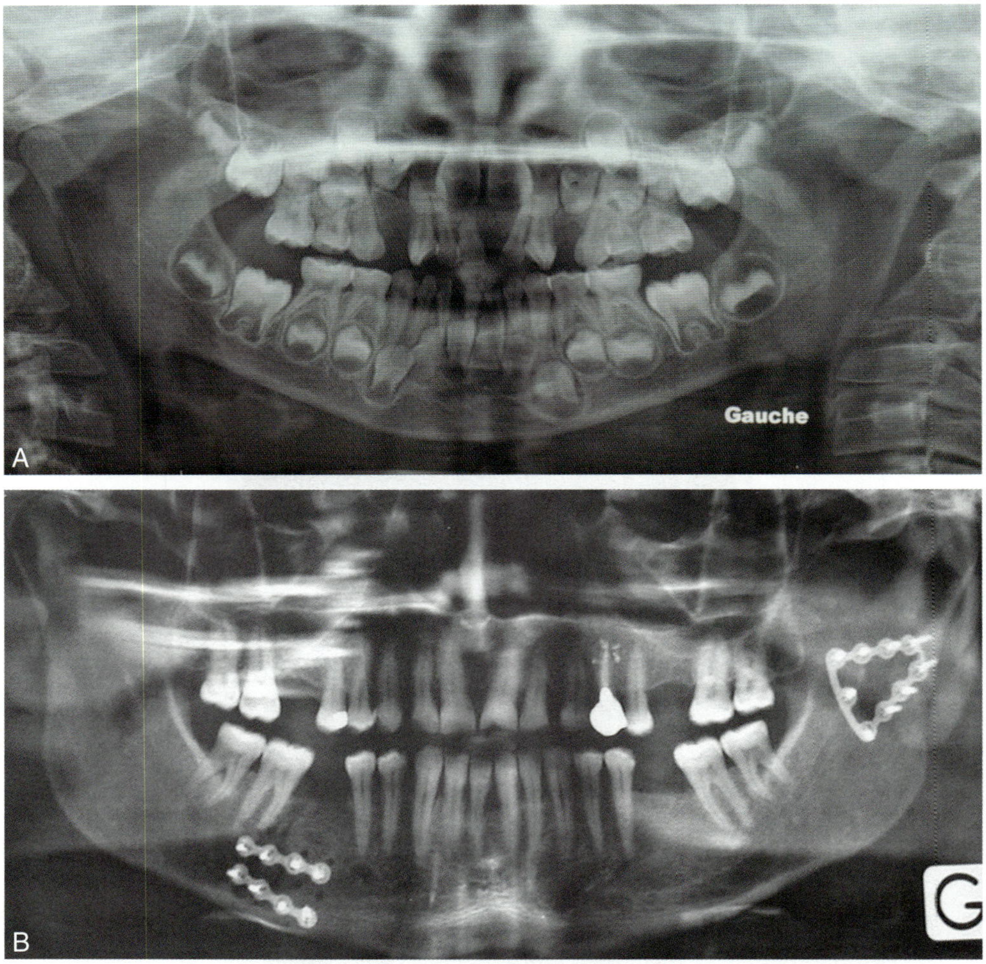

Fig. 2.31. Ⓐ **Radiographie panoramique, ou orthopantomogramme ou Panorex®.**
A. Panoramique dentaire de l'enfant. B. Panoramique dentaire de l'adulte après ostéosynthèse parasymphysaire droite et condylienne gauche.

Plan vertical

Dans le plan vertical, le cliché de Blondeau ou position « nez-menton-plaque » étudie les orbites, les sinus maxillaires, les arcades zygomatiques, l'os zygomatique, le massif moyen et la mandibule superposée au rocher (fig. 2.32A). La téléradiographie de face est un cliché de face du massif facial (contour cutané et squelette) en grandeur réelle (fig. 2.32B).

Plan sagittal

Dans le plan sagittal, la téléradiographie de profil est un complément essentiel de la téléradiographie de face : toutes deux permettent une évaluation précise *en grandeur réelle* du morphotype et une étude céphalométrique du crâne et de la face utiles pour l'étude des dysmorphoses, avant la chirurgie orthognathique (fig. 2.32C).

Plan horizontal

Dans le plan horizontal, les clichés en incidence verticale comportent le cliché de Hirtz, ou grand contour (fig. 2.33A), et ses dérivés latéralisés (fig. 2.33B). Cette incidence nécessite aussi une déflexion importante et est contre-indiquée en cas de suspicion d'un problème rachidien cervical du fait de la nécessité d'une déflexion céphalique. Il étudie l'étage antérieur et moyen de la face (orbites, sinus maxillaires, massif sphénoïdal, trous ovale et petit rond, arc mandibulaire, ATM, arcades zygomatiques).

Ils sont de plus en plus supplantés par le scanner en coupes axiales (fig. 2.33C).

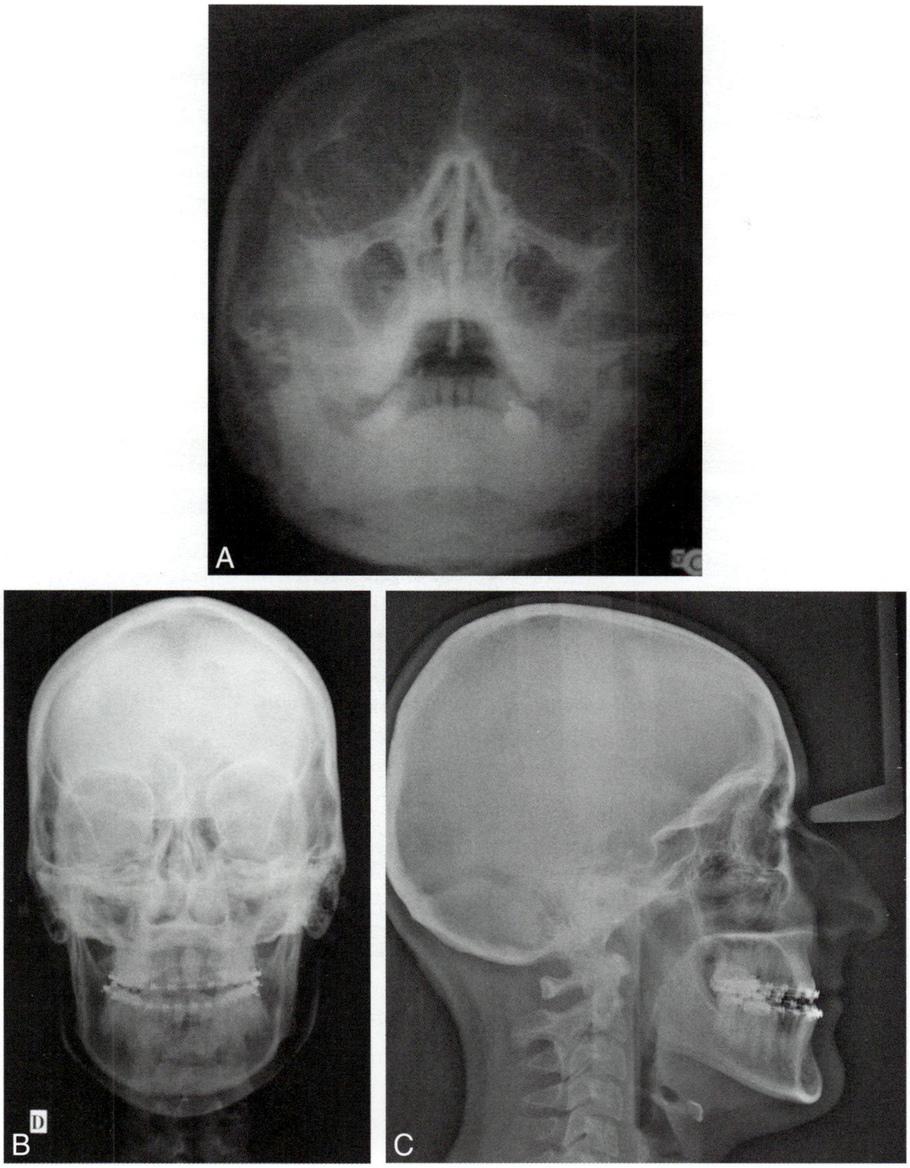

Fig. 2.32. ❹ **Plans vertical et sagittal.**

A. Le cliché de Blondeau, ou position « nez-menton-plaque », étudie les orbites, les sinus maxillaires, les arcades zygomatiques, le malaire, le massif moyen et la mandibule superposée au rocher. B et C. Les téléradiographies de face et de profil sont respectivement des clichés de face et de profil du massif facial appréciant, en grandeur réelle, le contour cutané et le massif squelettique du patient, utiles pour l'étude des dysmorphoses et avant la chirurgie orthognathique.

Les incidences radiographiques suivantes sont dorénavant largement supplantées par le scanner et le CBCT

Vous ne les prescrirez plus qu'exceptionnellement :

- la *face haute* permettait d'étudier la voûte, l'étage antérieur de la base du crâne, le massif facial superposé au rocher et la mandibule ;
- la *face basse ou sous-occipito-frontale* imposait au patient de se trouver en position nez-menton-plaque, le rayon pénétrant la nuque. Il étudiait la partie postérieure des branches horizontales, les angles, les branches montantes et les condyles ;
- le *cliché de Waters* dérivait du précédent avec une inclinaison supplémentaire du plan de Francfort de 45° par rapport au plan du film ;

- le *cliché de Worms* utilisait une incidence de 25° au-dessus de la ligne orbitoméatale, la plaque étant placée derrière la tête. Ce cliché étudiait l'écaille occipitopariétale, l'étage moyen de la base du crâne (mastoïdes, dos, de la selle turcique dans le trou occipital), le col, les condyles et la mandibule ;
- l'*incidence de Paoli* ou incidence verticorétrobregmatique (rayon entrant à un travers de doigt sous le bregma et sortant au niveau de la symphyse mentonnière) étudiait la partie postéro-latéro-inférieure de la face ;
- l'*incidence de Gosserez* (incidence racine-base ou de l'arcade faciale supérieure à 90°) pénétrait à l'angle interne de l'œil et sortait au niveau de la symphyse mentonnière. Elle permettait une étude de l'arcade faciale supérieure et de la pyramide osseuse nasale ;
- le *profil de crâne* étudie la voûte, la base du crâne et la selle turcique, le massif facial, les parties molles du cavum et la charnière occipitocervicale ;
- le *défilé mandibulaire* permet une étude de l'hémimandibule (angle et branche montante).

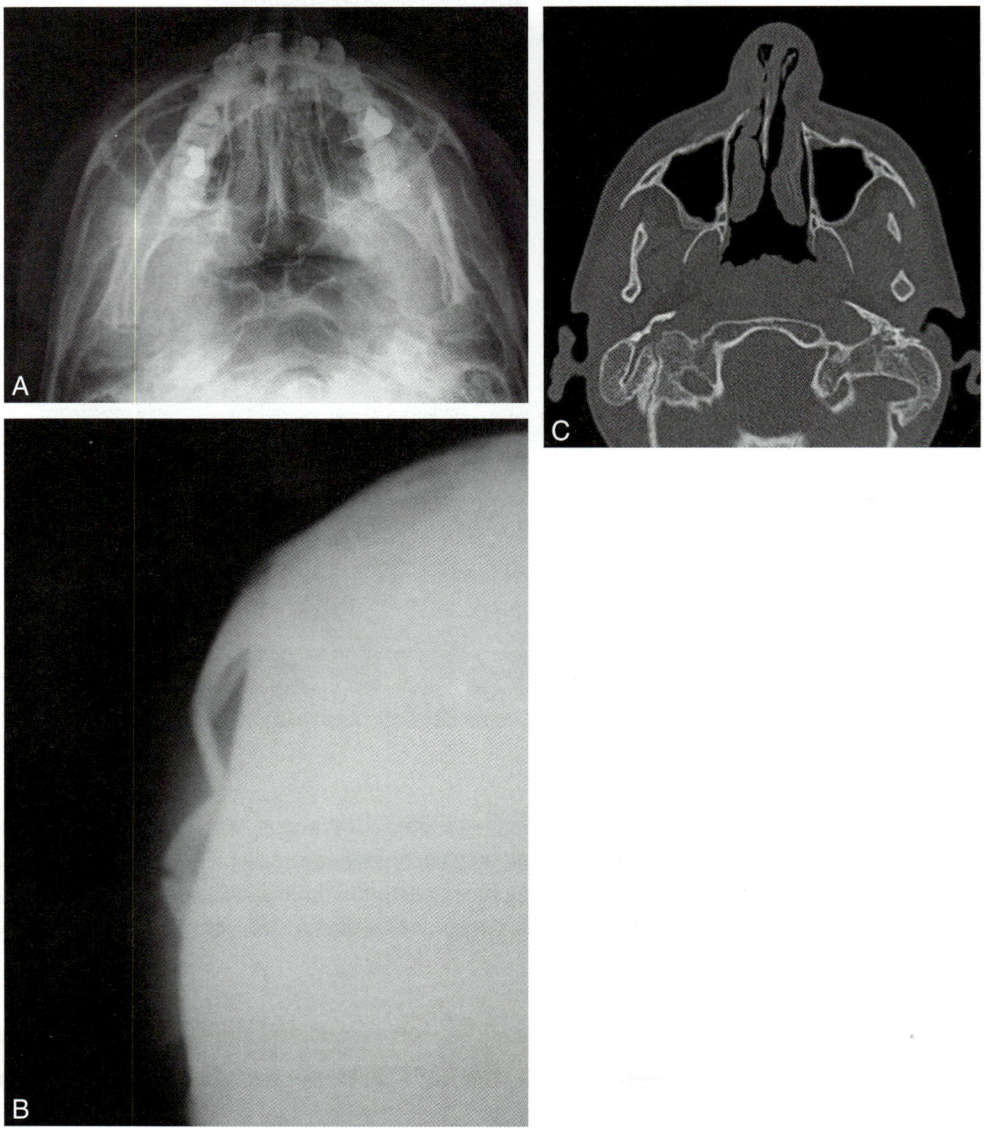

Fig. 2.33. **A** **Plan horizontal.**

A. Cliché de Hirtz, ou grand contour. B. Cliché de Hirtz latéralisé (ici à droite) permettant de déceler une fracture-enfoncement de l'arcade zygomatique (droite). C. Coupe axiale de scanner passant par les reliefs des os zygomatiques (anciens malaires) et les arcades zygomatiques, et permettant d'apprécier l'intégrité et la bonne projection de ces « pare-chocs » osseux du massif facial.

2. Autres examens radiologiques

Tomodensitométrie

La tomodensitométrie permet des coupes axiales ou transversales, coronales ou frontales (pour les parois de l'orbite en particulier médiale et inférieure) et sagittales (fig. 2.34) par reconstruction. Les reconstructions tridimensionnelles disponibles donnent une idée intéressante de la symétrie des éléments squelettiques mais ne peuvent être encore considérées comme fidèles (fig. 2.35). La variabilité des densités disponibles permet une analyse en fenêtre osseuse ou tissulaire. Il s'agit de l'examen de référence en traumatologie, qui permet une analyse osseuse fiable.

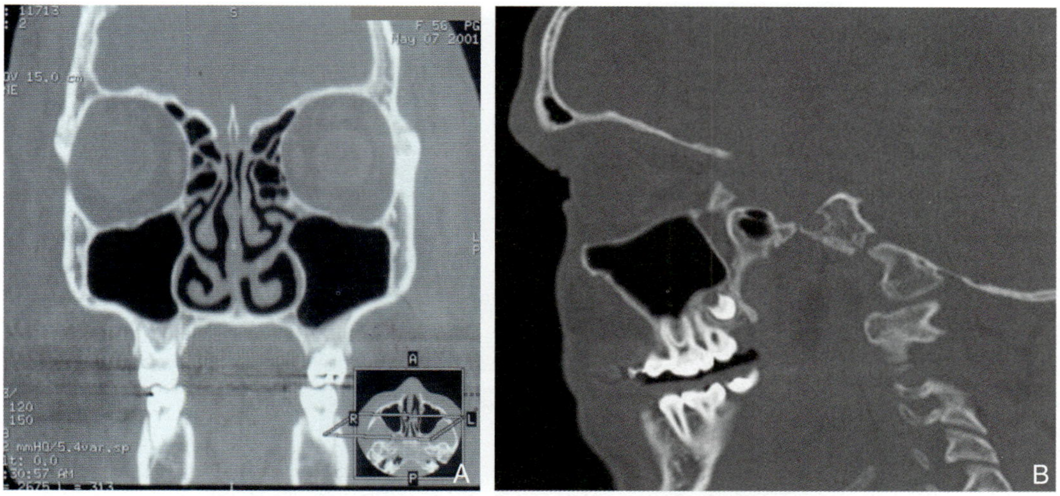

Fig. 2.34. Ⓐ **Tomodensitométrie.**

A. Coupe coronale (ou frontale) des cavités orbitaires. B. Coupe sagittale (antéropostérieure) des cavités orbitaires. Elles permettent d'apprécier, entre autres, l'intégrité ou une fracture de l'orbite osseuse (plancher notamment).

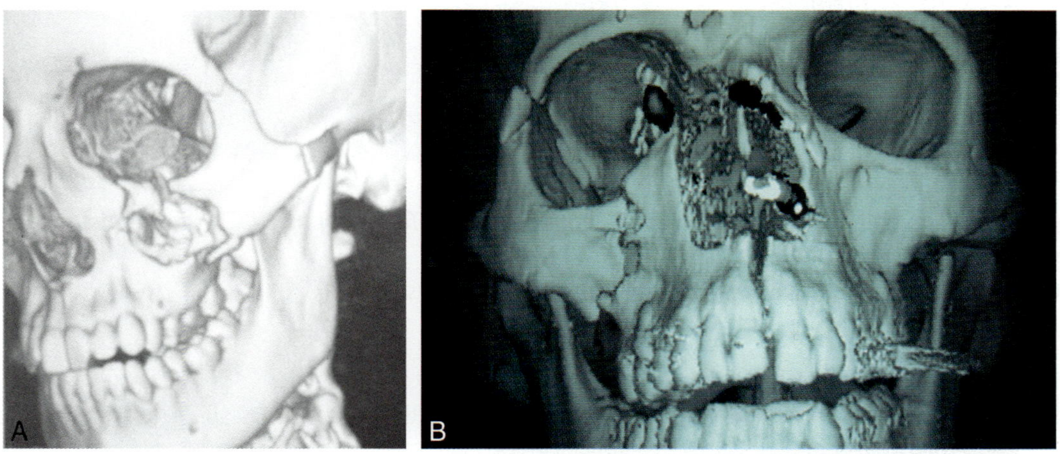

Fig. 2.35. Ⓐ **Exemple de reconstruction tridimensionnelle scanographique donnant une idée globale de la symétrie et de la continuité osseuse des différents éléments du massif facial.**

A. Fracture du zygoma gauche comminutive dans la région proximale (margelle orbitaire inférieure). B. Traumatisme plus complexe (fractures de l'os zygomatique droit, disjonction intermaxillaire ou palatine, paroi interne de l'orbite droite et os nasal droit).

Les performances techniques des nouveaux appareils *Cone Beam* (CBCT), leur bonne résolution spatiale et la réduction de l'irradiation conduisent certains auteurs à privilégier leur utilisation. En champ réduit ou grand champ, ils permettent l'acquisition et le traitement d'images d'une grande précision en densité osseuse et dentaire, et ce avec une exposition moindre en rayons X (fig. 2.36). Cependant, cet examen ne permet pas l'analyse tissulaire. Par conséquent, en présence d'une lésion tumorale ou lytique des mâchoires, la réalisation d'un scanner avec injection de produit de contraste est à privilégier.

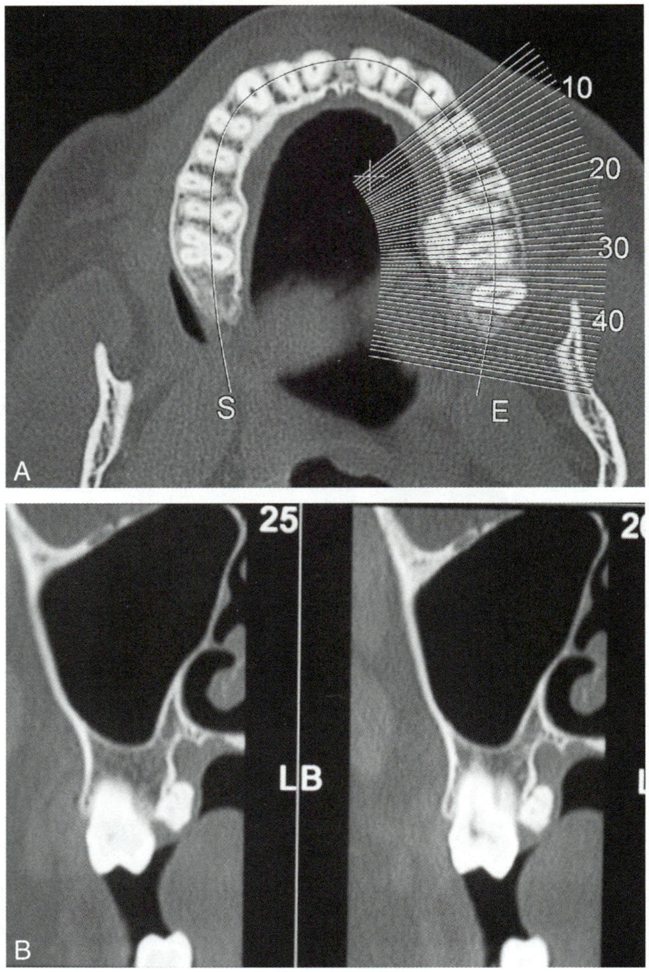

Fig. 2.36. A Exemple de *Cone Beam* (*Cone Beam Computed Tomography*, CBCT) montrant sa précision dans l'analyse osseuse et dentaire.

A. Coupe axiale de l'arcade maxillaire. B. Reconstruction des coupes 25 et 26.

Imagerie par résonance magnétique

L'IRM est un examen de choix dans l'étude des pathologies des tissus mous en particulier parotidiens (infiltration, tumeurs, malformations veineuses et lymphatiques, etc.) et dans l'évaluation des dysfonctions des articulations temporomandibulaires (incidences de profil bouche fermée et bouche ouverte) (fig. 2.37). L'IRM est l'examen de choix en oncologie avec atteinte des tissus mous.

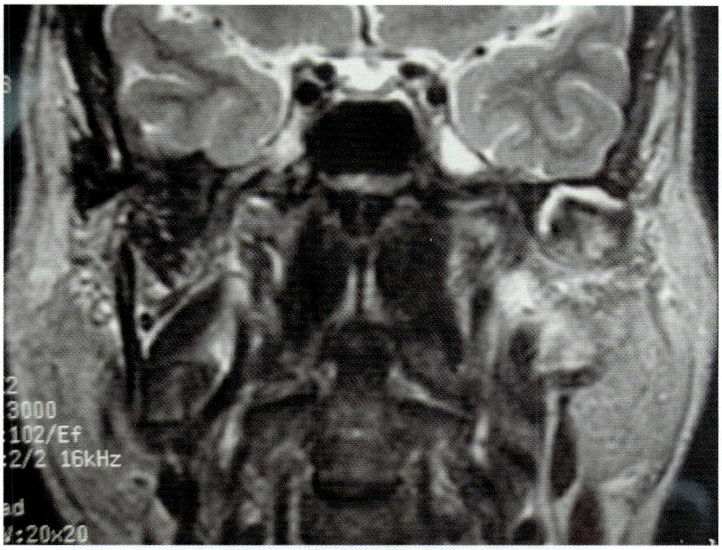

Fig. 2.37. **Ⓐ Cliché par imagerie par résonance magnétique, examen de choix dans l'analyse des tissus mous (infiltration, tumeurs) et dans l'évaluation des dysfonctions des articulations temporomandibulaires. IRM avec injection, coupe axiale, montrant une malformation artérioveineuse du maxillaire supérieur gauche.**

Angiographie, artériographie

L'angiographie carotidienne externe, ou artériographie des vaisseaux du cou, permet de visualiser le réseau vasculaire cervico-facial (vascularisation tumorale, malformation artérioveineuse, vaisseaux à disposition en vue d'une microanastomose de lambeau libre) (fig. 2.38A).

L'artériographie des membres inférieurs peut être demandée avant la réalisation d'un lambeau libre de membre inférieur (perméabilité du réseau proximal et distal, artériopathie, existence de collatérales) (fig. 2.38B), mais elle est de plus en plus remplacée par l'angioscanner.

Échographie

L'échographie permet de préciser la nature échogénique du contenu d'une masse cervico-faciale atypique (tumeur parotidienne ou cervicale) ou de faire le diagnostic anténatal d'une dysmorphose (fig. 2.39). Associée au doppler, elle apporte des arguments diagnostiques dans les anomalies vasculaires superficielles.

Sialographie

La sialographie n'a presque plus d'intérêt dans l'exploration des glandes salivaires principales (parotide et submandibulaire). Elle passait par un cathétérisme du canal au niveau de l'ostium glandulaire. Elle rendait compte de l'arborescence salivaire, de la présence éventuelle d'un obstacle lithiasique radio-opaque ou non (encorbellement) et de la fonctionnalité de la glande (capacité d'évacuation du produit de contraste) (fig. 2.40).

Longtemps réalisée au lipiodol, elle utilise à présent des produits radio-opaques hydrosolubles de maniement difficile. Sa qualité dépend de l'opérateur et de la rigueur de la technique. Elle est actuellement abandonnée par la plupart des radiologues. Elle garde un intérêt thérapeutique dans notre spécialité pour la prise en charge des parotidites chroniques juvéniles.

Scintigraphie

La scintigraphie peut concerner les glandes salivaires, la thyroïde, l'os (recherche de foyers osseux inflammatoires ou tumoraux), la vascularisation d'un lambeau libre microanastomosé (qualité de la vascularisation) (fig. 2.41).

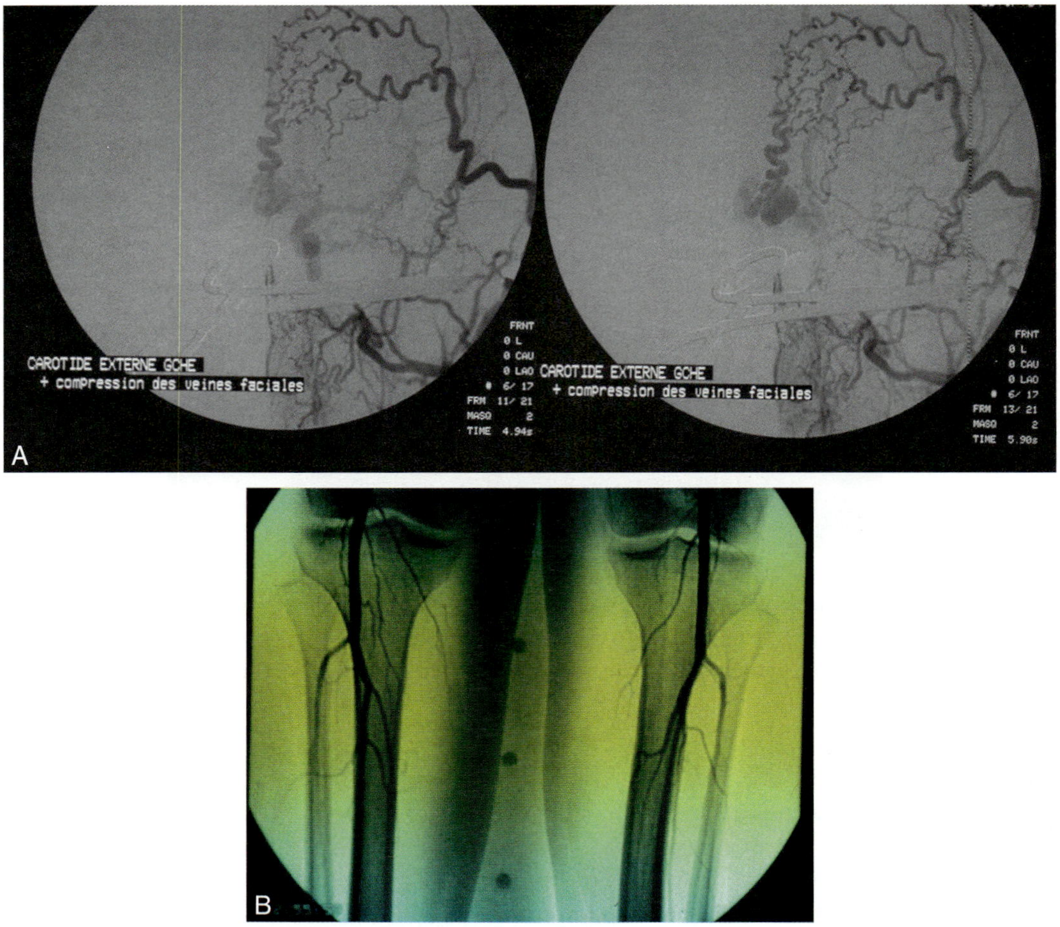

Fig. 2.38. Ⓐ **Artériographie.**

A. Vaisseaux du cou (angiographie carotidienne externe). B. Membres inférieurs. Cliché montrant l'intégrité des trépieds tibiofibulaires au niveau des deux jambes.

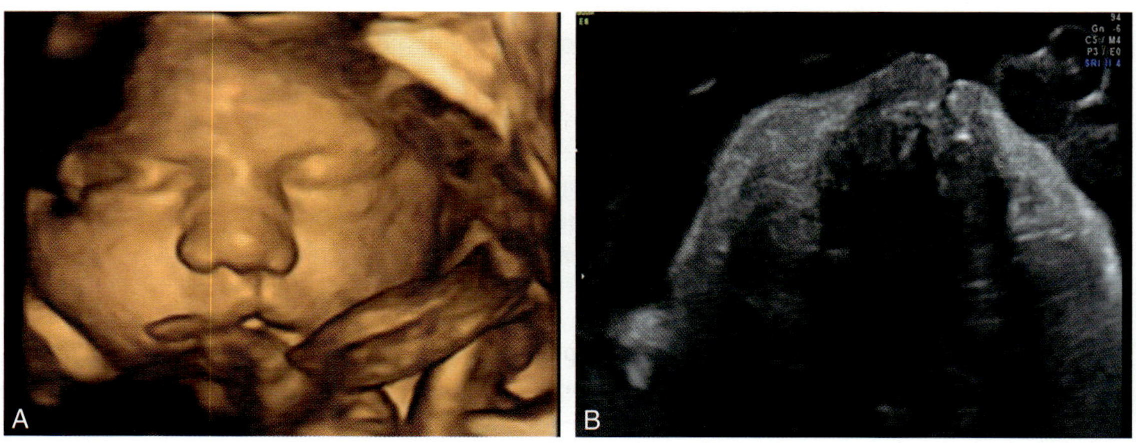

Fig. 2.39. Ⓐ **Échographie faciale *in utero* posant le diagnostic de fente labio-alvéolo-palatine.**

A. Construction tridimensionnelle. B. Coupe antéropostérieure axiale.

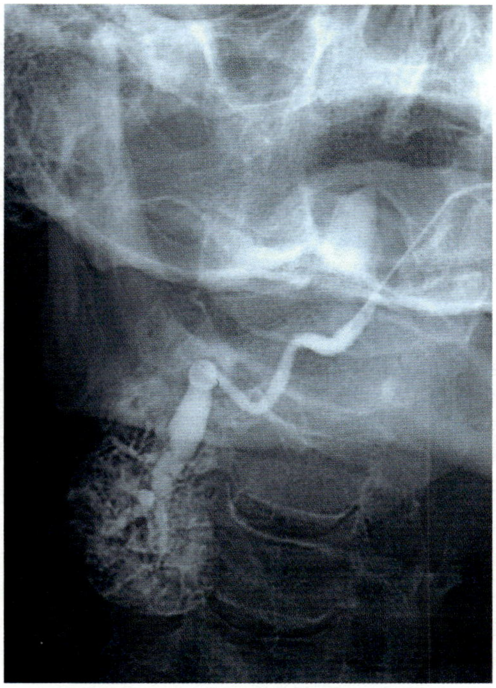

Fig. 2.40. Ⓐ **Exemple de sialographie explorant une glande salivaire.**
Cathétérisme du conduit au niveau de l'ostium glandulaire, arborescence salivaire, éventuel obstacle lithiasique ou tumoral, fonctionnalité de la glande.

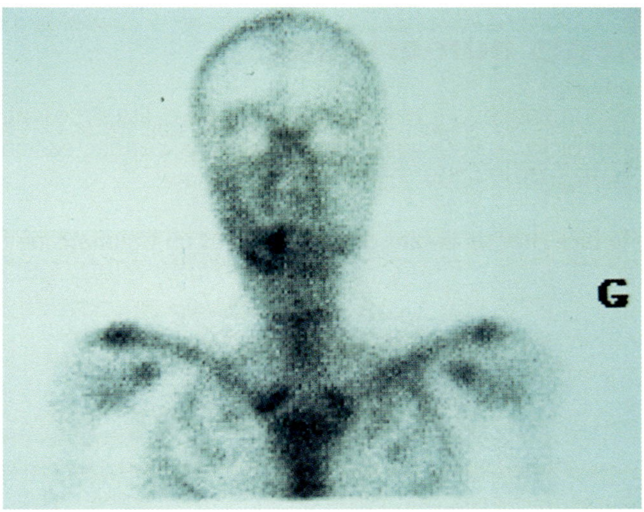

Fig. 2.41. Ⓐ **Scintigraphie au technétium 99m du pôle céphalique d'un patient, retrouvant une hyperfixation anormale au niveau de l'hémimandibule droite.**

Tomographie par émission de positons

La TEP-scanner, ou PET-scan, grâce à un couplage des procédés tomographiques et scintigraphiques, permet la visualisation d'une lésion (tumeur primitive, métastase, etc.) consommatrice de la solution glucosée radioactive donnée au patient avant l'examen.

Radiographie pulmonaire

Rappelons enfin que la radiographie pulmonaire tient sa place dans notre spécialité, que ce soit lors du bilan préopératoire, d'un bilan carcinologique ou d'une recherche de tuberculose.

> Les tomographies ne doivent plus être prescrites de nos jours.

B. Examen anatomopathologique

Outre son grand intérêt en cas de désorientation diagnostique, l'étude anatomopathologique est la preuve médicolégale essentielle des tumeurs malignes (bien que le diagnostic de carcinome épidermoïde soit le plus souvent suspecté cliniquement) et bénignes (l'une excluant l'autre). Une biopsie doit être réalisée devant toute lésion ulcérée ou bourgeonnante sans cause locale, ne cédant pas au-delà de 15 jours.

Elle est tout autant indispensable pour un examen de la totalité de la pièce d'exérèse ; elle fait alors d'une suspicion clinique préopératoire une réalité tissulaire postopératoire — par exemple : confirmation d'un adénome pléomorphe dans une pièce de parotidectomie totale, coexistence d'un améloblastome et d'un kératokyste par analyse de la totalité de la pièce après énucléation d'une lésion ostéolytique mandibulaire.

Le prélèvement sera d'un volume suffisant, orienté et adressé parfois à l'état frais (possibilité d'immunomarquage en immunohistochimie). On évitera tout prélèvement dans du sérum physiologique (cytolyse et dégradation des tissus par osmose).

La demande sera renseignée avec précision, en rappelant les éléments cliniques et radiologiques pouvant guider l'anatomopathologiste.

Compléments numériques

Des compléments numériques sont associés à ce chapitre. Ils proposent des vidéos, indiquées dans le texte par un picto. Pour voir ces compléments, connectez-vous sur http://www.em-consulte/e-complement/476582 et suivez les instructions.

Vidéo 1. Inspection de la face chez un enfant de 13 ans, après un traumatisme facial.

Vidéo 2. Examen de la motricité faciale chez l'enfant.

Vidéo 3. Examen de la motricité faciale chez l'adulte.

Vidéo 4. Examen oculomoteur (chez un enfant) : étude de la motricité oculaire extrinsèque.

Vidéo 5. Examen de la sensibilité faciale chez l'enfant : vérification de l'intégrité des branches du nerf trijumeau et de la zone de Ramsay-Hunt.

Vidéo 6. Examen de la fonction manducatrice chez l'adulte.

Vidéo 7. Examen de la fonction manducatrice chez l'enfant.

Vidéo 8. Palpation du massif facial osseux chez l'enfant.

Vidéo 9. Palpation du massif facial osseux chez l'adulte.

Vidéo 10. Palpation de l'articulation temporomandibulaire.

Vidéo 11. Examen de la sensibilité faciale à la recherche d'un déficit du nerf trijumeau. L'examen de la sensibilité du massif facial explorera les territoires sensitifs du nerf trijumeau (V) : le rameau ophtalmique (V1) donnant la sensibilité frontale, le rameau maxillaire ou infraorbitaire (V2) la sensibilité de l'étage moyen du visage (pommettes, nez, sillon nasogénien, lèvre et gencive supérieures), et le rameau mandibulaire (V3) la sensibilité de la portion inférieure du visage. Les régions angulomandibulaire et cervicale sont innervées par le plexus cervical superficiel.

Vidéo 12. Examen complémentaire de la sensibilité faciale à la recherche d'un déficit de la branche VII*bis* du nerf facial (intermédiaire de Wrisberg) et du plexus cervical superficiel.

Vidéo 13. La palpation de la région parotidienne et le massage de la glande de l'oreille vers la joue permettent de déceler un écoulement salivaire à l'ostium du conduit parotidien (orifice du canal de Sténon) situé à la face endojugale en regard de la deuxième prémolaire. Purulent, cet écoulement signe l'infection de la glande parotide (parotidite aiguë suppurée).

Vidéo 14. Palpation des aires de projection des glandes salivaires : loge parotidienne et loge submandibulaire.

Vidéo 15. Palpation bidigitale de la glande submandibulaire dans sa loge.

Vidéo 16. Palpation systématique de toutes les aires ganglionnaires cervicales.

Vidéo 17. Inspection du plancher buccal : visualisation de l'ostium du conduit excréteur de la glande submandibulaire (canal de Wharton) : la pression et le massage de la glande permettent d'apprécier la qualité et la quantité de salive qui s'écoule de ces ostiums.

Vidéo 18. La réalisation d'un test au froid permet d'apprécier la réaction de la dent au froid et donc sa vitalité (coton réfrigéré par un aérosol : Cryotest® ou Dentatest®).

Pour en savoir plus

EMC (Elsevier SAS, Paris) : Stomatologie, Chirurgie maxillo-faciale, Odontologie.

Fraudet J-R. Orthopédie dento-maxillo-faciale du jeune enfant. Paris: Arnette; 1989.

Lézy J-P, Princ G. Pathologie maxillo-faciale et stomatologie. Paris: Masson; 1997.

Szpirglas H, Ben Slama L. Pathologie de la muqueuse buccale. Paris: Elsevier; 1999.

CHAPITRE

3

ITEM 47
Développement bucco-dentaire et anomalies

Situations de départ

- **26** Anomalie de la croissance staturo-pondérale.
- **39** Examen du nouveau-né à terme.
- **115** Anomalie du développement psychomoteur.
- **134** Troubles du langage et/ou de la phonation.
- **265** Consultation d'un nourrisson en bonne santé.
- **308** Dépistage néonatal systématique.

Objectifs pédagogiques, hiérarchisation des connaissances

ITEM 47 – Suivi d'un nourrisson, d'un enfant et d'un adolescent normal. Dépistage des anomalies orthopédiques, des troubles visuels, auditifs et dentaires. (…) Argumenter les modalités de dépistage et de prévention des troubles du développement bucco-dentaire

Rang	Rubrique	Intitulé	Descriptif
A	Définition	Connaître les définitions des tranches d'âge des enfants*	
B	Prise en charge	Connaître les recommandations professionnelles du suivi des nourrissons et enfants*	
A	Prise en charge	Connaître les éléments d'interrogatoire et d'examen clinique systématique d'un enfant en fonction de son âge et du contexte*	
A	Définition	Dépistage systématique des troubles visuels*	Examens ophtalmologiques recommandés chez l'enfant
B	Prise en charge	Connaître les principales situations à risque des troubles visuels*	
B	Diagnostic positif	Dépistage des troubles visuels par le médecin traitant : modalités*	Connaître les grands principes cliniques du dépistage visuel du nourrisson et de l'enfant : tests cliniques en fonction de l'âge
A	Prise en charge	Connaître les indications d'adressage d'un enfant à un ophtalmologiste*	
B	Éléments physio-pathologiques	Comprendre le développement du système visuel*	
A	Diagnostic positif	Signes fonctionnels et physiques évocateurs de malvoyance chez l'enfant*	

▶

Rang	Rubrique	Intitulé	Descriptif
A	Définition	Dépistage systématique des troubles auditifs*	Connaître les âges clés du dépistage auditif
B	Diagnostic positif	Connaître les principales situations à risque des troubles auditifs chez l'enfant en fonction de son âge*	
B	Prise en charge	Dépistage des troubles auditifs par le médecin traitant : modalités*	Connaître les grands principes cliniques du dépistage auditif du nourrisson et de l'enfant : tests cliniques en fonction de l'âge
A	Prise en charge	Connaître les indications d'adressage d'un enfant à un ORL*	
A	Définition	Enfant sourd*	
B	Examens complémentaires	Mesure de l'audition chez l'enfant*	
A	Définition	Connaître la numérotation dentaire internationale	
A	Définition	Connaître la définition d'une carie dentaire	
A	Prise en charge	Connaître les principes de prévention de la carie dentaire	
B	Éléments physiopathologiques	Connaître le calendrier d'éruption dentaire	
B	Définition	Savoir identifier un trouble de l'articulé dentaire	
A	Diagnostic positif	Luxation congénitale de hanche (LCH), indication du dépistage*	
A	Diagnostic positif	LCH, modalités du dépistage*	
B	Diagnostic positif	LCH, formes cliniques*	
B	Examens complémentaires	LCH, indication de l'imagerie*	
B	Pronostic, suivi évolutif	LCH, complications*	
B	Diagnostic positif	Anomalies d'axe des membres inférieurs*	Trouble de torsion, genu valgum et varum
A	Diagnostic positif	Scoliose de l'enfant, facteurs de risque*	
A	Diagnostic positif	Scoliose de l'enfant, examen clinique*	
B	Examens complémentaires	Scoliose de l'enfant, indication de l'imagerie*	
B	Contenu multimédia	Radiographie du rachis lombaire d'une scoliose malformative*	
B	Diagnostic positif	Cyphose thoracique de l'enfant*	
A	Définition	Examens médicaux obligatoires du nourrisson et de l'enfant*	
A	Définition	Médecine scolaire*	
A	Définition	Bilans de santé systématiques à l'âge scolaire, coordination avec médecine scolaire*	
A	Définition	Connaître les éléments constitutifs du carnet de santé et leur utilité*	
B	Prise en charge	Connaître les modalités d'organisation et d'indemnisation du suivi systématique obligatoire du nourrisson et de l'enfant*	

Rang	Rubrique	Intitulé	Descriptif
B	Prise en charge	Connaître les modalités de rédaction des trois certificats médicaux accompagnant le suivi systématique obligatoire du nourrisson, au 8e jour et aux 9e et 24e mois*	
B	Prise en charge	Connaître les objectifs et les items contenus dans les trois certificats médicaux accompagnant le suivi systématique obligatoire du nourrisson*	
B	Diagnostic positif	Connaître les particularités de l'examen de suivi des adolescents*	
A	Prévalence, épidémiologie	Mortalité et morbidité infantiles*	Y compris accidentologie et en fonction de l'âge
A	Prise en charge	Accidents chez l'enfant : connaître les moyens de prévention*	

I. Éruption dentaire

B On définit comme **denture** l'ensemble des dents en place sur l'arcade et comme **dentition** les phénomènes liés à l'éruption et à l'évolution des dents sur l'arcade. L'éruption dentaire comprend la formation des dents, leur migration dans les mâchoires, puis leur sortie en bouche et leur mise en fonction sur l'arcade dentaire. C'est un processus complexe, intimement lié à la croissance craniofaciale, qui implique la transition entre les dentitions temporaire et permanente, avec la résorption des racines des dents de lait qui laissent la place aux dents définitives.

A. Denture lactéale, ou temporaire

La denture lactéale, ou denture temporaire, comporte 20 dents (fig. 3.1) et se met en place entre l'âge de 6 mois et 2 ans et demi :

- incisives centrales et latérales : entre 6 et 12 mois ;
- premières molaires : entre 12 et 18 mois ;
- canines : entre 18 et 24 mois ;
- deuxièmes molaires : entre 24 et 30 mois.

L'éruption dentaire est en général plus précoce en moyenne chez la fille et à la mandibule. Elle est simultanée sur chaque hémi-arcade dentaire, bien que l'on puisse observer un décalage de quelques mois entre la gauche et la droite. On parle d'éruption temporaire retardée lorsqu'il y a plus de 6 mois de décalage avec le calendrier d'éruption normale.

B. Denture définitive

La denture définitive comporte 32 dents (fig. 3.2) et se met en place entre l'âge de 6 ans et 18 ans :

- première molaire : 6 ans (« dent de 6 ans ») ;
- incisive centrale : 7 ans ;
- incisive latérale : 8 ans ;
- première prémolaire : 9 ans ;
- canine : 10 ans ;
- deuxième prémolaire : 11 ans ;

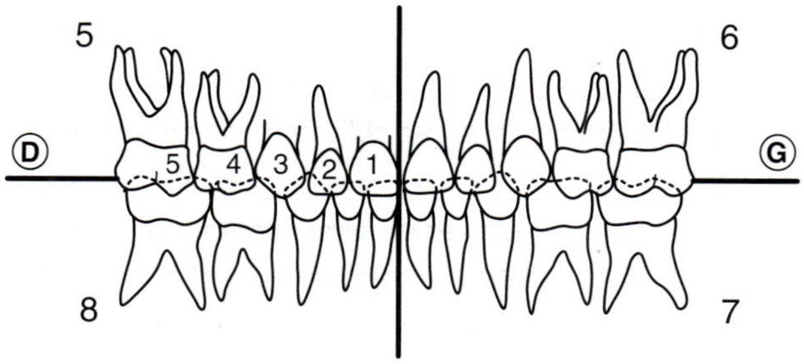

Fig. 3.1. Ⓐ **Schéma de la denture lactéale et numérotation internationale.**

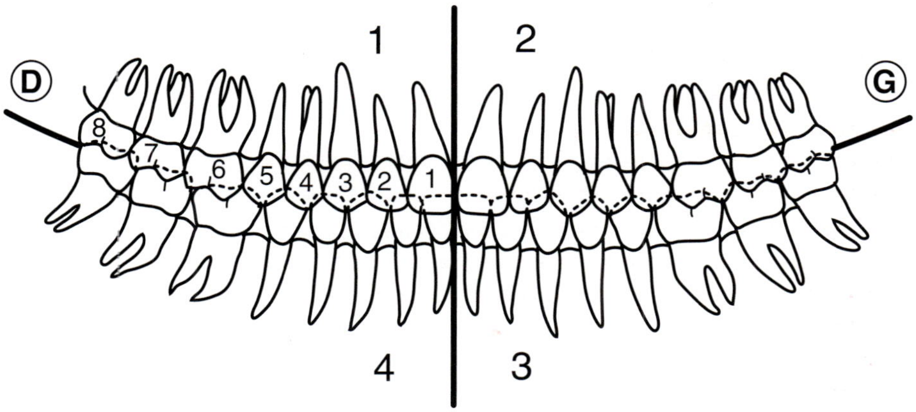

Fig. 3.2. Ⓐ **Schéma de la denture définitive et numérotation internationale.**

- deuxième molaire : 12 ans (« dent de 12 ans ») ;
- troisième molaire : 18 ans (« dent de sagesse »).

En denture mixte, les formules dentaires sont plus complexes, évoluant avec l'âge (cf. fig 2.28 au chapitre 2).

On parle d'éruption permanente retardée lorsqu'il y a plus d'un an de décalage avec le calendrier d'éruption normale. Le diagnostic différentiel d'un retard d'éruption est l'absence de dent (agénésie) observée à la radiographie des mâchoires. Le retard d'éruption peut être associé à un retard de développement dentaire. Dans ce cas, la coordination entre maturation dentaire et éruption est bonne et c'est l'ensemble qui est retardé. La cause est d'ordre générale (métabolique, génétique, etc.). Dans d'autres cas, la formation dentaire est normale par rapport à l'âge de l'enfant mais il existe un obstacle à l'éruption. Le développement dentaire se poursuit alors à l'intérieur de la mâchoire. On parle de **dent incluse** lorsque la dent n'a pas fait son éruption dans le délai habituel, qu'elle est située à distance de l'arcade dentaire, mais sur son trajet normal de migration — contrairement à la dent ectopique qui se situe en dehors du trajet normal de migration. La cavité péricoronaire ne présente aucune communication avec la cavité buccale et sa racine a terminé sa formation. Les dents le plus fréquemment incluses sont les dents de sagesse et les canines maxillaires.

À l'inverse, l'éruption précoce est beaucoup plus rare. Elle est souvent localisée à une seule dent, du fait de la perte prématurée de la dent temporaire correspondante (traumatisme, extraction pour carie).

C. Accidents d'éruption

Chez l'enfant, les **kystes d'éruption** sont fréquents et concernent surtout les molaires. Ils se manifestent par une tuméfaction bleutée, douloureuse, située sur la crête gingivale. Ils disparaissent spontanément. Les **péricoronarites** (inflammation du sac péricoronaire) touchent les première et deuxième molaires et se compliquent parfois d'une gingivite ulcéro-nécrotique. Chez l'adulte, la plus fréquente est la péricoronarite sur la dent de sagesse.

D. Numérotation dentaire

A Les dents sont disposées sur deux arcades dentaires, dont chacune peut être divisée en deux moitiés symétriques par rapport à un plan sagittal médian.

Chacun des quadrants comporte pour la denture temporaire cinq dents (deux incisives, une canine et deux molaires) et pour la denture définitive huit dents (deux incisives, une canine, deux prémolaires et trois molaires).

Sur chaque hémi-arcade, les dents sont numérotées depuis l'incisive centrale jusqu'à la dernière dent, pour les dents temporaires de 1 à 5 (ou de I à V) et de 1 à 8 pour les dents définitives.

Pour les dents définitives, la dent est numérotée par deux chiffres, le premier désignant le quadrant dont fait partie la dent (1 : quadrant supérieur droit, 2 : quadrant supérieur gauche, 3 : quadrant inférieur gauche, 4 : quadrant inférieur droit), le second chiffre désignant le numéro de la dent dans le quadrant considéré (fig. 3.2). Ainsi, la dent n° 13 est une dent située dans le quadrant supérieur droit, et la troisième dans ce quadrant en partant de la ligne médiane : il s'agit de la canine supérieure droite.

Pour les dents temporaires (fig. 3.1), les quadrants sont numérotés de 5 à 8, le quadrant n° 5 désignant le quadrant supérieur droit, le n° 6 le quadrant supérieur gauche, le n° 7 le quadrant inférieur gauche et le n° 8 le quadrant inférieur droit. Ainsi, la dent n° 65 désigne une dent temporaire (ou déciduale ou de lait) située dans le quadrant supérieur gauche en cinquième position par rapport à l'incisive centrale : il s'agit de la deuxième molaire temporaire.

II. Articulé dentaire

A. Articulé dentaire normal

B On analyse l'articulé dentaire dans la position d'occlusion où s'établissent le plus grand nombre de contacts entre les dents maxillaires et mandibulaires : c'est l'occlusion d'intercuspidation maximale. L'articulé dentaire se définit dans les trois plans de l'espace : sagittal, transversal et vertical. Il s'établit en denture lactéale, mixte puis définitive, tout au long des processus de croissance et de morphogenèse faciales.

Il répond à des critères bien précis définissant la classe I d'Angle (articulé dentaire normal) :

- alignement des points interincisifs médians supérieur et inférieur, les arcades dentaires formant une courbe elliptique plus ou moins ouverte en arrière avec un bon alignement des bords incisifs des cuspides et des sillons intercuspidiens médians ;
- arcade dentaire inférieure s'inscrivant en totalité à l'intérieur de l'arcade dentaire supérieure, de telle sorte que :
  - transversalement les cuspides vestibulaires des prémolaires et molaires mandibulaires viennent s'engrener dans les sillons intercuspidiens médians des mêmes dents maxillaires ; il existe un recouvrement des incisives mandibulaires par les incisives maxillaires ;

- sagittalement, il existe une distoclusion (déplacement vers l'arrière) de la première molaire maxillaire par rapport à la première molaire mandibulaire d'une demi-cuspide; la canine maxillaire s'engrenant entre la canine et la première prémolaire mandibulaire;
- verticalement, le recouvrement incisif est de l'ordre de 2 mm, permettant un appui du bord incisif contre le cingulum des incisives maxillaires.

B. Examen du trouble de l'articulé dentaire

1. Circonstances de découverte

Chez l'enfant

Ce sont les parents ou le pédiatre qui constatent une anomalie faciale et/ou bucco-dentaire, ou bien l'anomalie est constatée plus tard lors du dépistage scolaire ou des consultations de contrôle chez le dentiste ou le médecin traitant.

Chez l'adulte

Il peut s'agir :

- d'anomalies morphologiques portant sur le tiers moyen ou le tiers inférieur de la face (asymétrie du visage, sourire disgracieux, trouble de l'alignement dentaire…);
- d'un dysfonctionnement temporo-mandibulaire (douleurs, craquements, limitation d'ouverture buccale);
- d'une parodontopathie (déchaussement dentaire);
- de difficultés masticatoire (impossibilité de croquer, de triturer), ventilatoire (respiration buccale) ou de positionnement lingual (trouble de la déglutition ou de la phonation).

2. Examen clinique de la face

Il s'effectue de face, de profil, en plongée et en contre-plongée.

De face

L'examen clinique de face étudie la symétrie faciale et certains rapports transversaux. Normalement, la distance intercanthale interne est égale à la longueur de la fente palpébrale et à la largeur des ailes narinaires; la longueur de la commissure labiale égale celle de la distance intercornéenne interne.

Les rapports verticaux des deux étages faciaux (fig. 3.3A) : la face est divisée verticalement en étage supérieur mesuré depuis la glabelle au point sous-nasal, et étage inférieur mesuré du point sous-nasal au bord inférieur du menton. On y ajoute un étage crânien mesuré de la glabelle à la racine des cheveux : ces trois étages sont sensiblement égaux.

Normalement, au repos, les lèvres supérieure et inférieure sont au contact sans crispation des muscles du menton. Lorsque les lèvres s'entrouvrent, le bord de la lèvre supérieure se situe à 2–3 mm au-dessus du bord libre des incisives supérieures, les arcades dentaires étant alors séparées par un « espace libre » d'environ 2 mm.

L'étage inférieur du visage peut être divisé en trois tiers égaux entre le point sous-nasal, la ligne commissurale, le sillon labio-mentonnier et le bord inférieur du menton.

De profil

L'examen clinique de profil étudie :

- la projection nasale (normalement le point sous-nasal est situé à mi-distance entre le sillon alogénien et le sommet de la pointe du nez);
- l'angle nasolabial (environ 90° chez l'homme et 110° chez la femme);

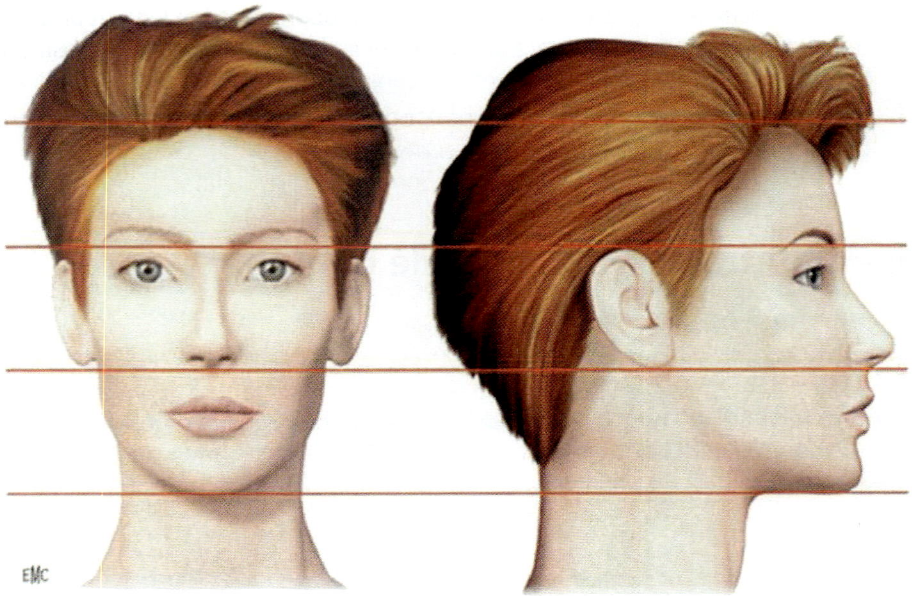

Fig. 3.3. B Schéma de la face.

Notons les trois tiers de la face qui sont sensiblement de même dimension. (Source : Goudot P, Canal P, Garcia R, Yachouh J. Principes de la collaboration orthodonticochirurgicale. EMC – Chirurgie orale et maxillofaciale 2016 ;11(2) :1–13 [Article 22-066-A-10].)

- les rapports sagittaux des lèvres (la lèvre supérieure étant légèrement plus en avant que la lèvre inférieure) ;
- le relief et la projection du menton (légèrement en retrait de la lèvre inférieure) ;
- les rapports verticaux des étages faciaux (fig. 3.3B).

En plongée et en contre-plongée

En plongée, il est possible d'évaluer la rectitude du dorsum nasal, la symétrie des pommettes, la position des oreilles, une éventuelle déformation du crâne. En contre-plongée, on évalue la symétrie des angles de la mâchoire inférieure, la rectitude de la pointe du nez et de la cloison nasale. Bouche ouverte, on évalue la symétrie du maxillaire et le centrage des incisives supérieures.

3. Examen statique et dynamique de l'articulé dentaire

L'examen endobuccal de l'enfant est essentiel mais parfois difficile entre 1 an et 3 ans. La mise en confiance passe par un dialogue rassurant avec les parents et avec l'enfant. L'examen clinique débute par une inspection minutieuse de l'ensemble de la muqueuse buccale, des dents et, au besoin, des phanères et des téguments. La palpation digitale comme l'usage de l'abaisse-langue ou du miroir dentaire ne doivent pas être systématiques pour ne pas déclencher de réflexe nauséeux.

Il comprend :

- l'étude de la denture arcade par arcade ;
- l'étude de l'occlusion d'intercuspidation maximale ;
- l'étude de l'occlusion de relation centrée (occlusion obtenue en poussant sur la mâchoire inférieure pour placer les condyles mandibulaires au fond des articulations temporo-mandibulaires) ;
- l'étude des fonctions masticatoires :

- fonction incisive, ou protection incisive (pour couper) : lorsque le sujet propulse sa mandibule en conservant le contact dentaire, celui-ci persiste au niveau incisif à l'exclusion de tout autre contact dentaire ;
- fonction canine (pour saisir et arracher), ou protection canine : c'est un mouvement de latéralité mandibulaire permettant d'arriver en bout à bout canin à l'exclusion de tout autre contact, comme dans la fonction incisive ; elle est bilatérale ;
- fonction triturante (pour broyer avec les molaires et prémolaires) : elle se fait alternativement de chaque côté ;
- les deux premières fonctions mettent en action le muscle ptérygoïdien latéral responsable de la propulsion condylienne ;

• l'étude de l'ouverture buccale maximale dont l'amplitude sera mesurée en interincisif au pied à coulisse (normale chez l'adulte = 50 mm ± 5 mm ; chez l'enfant, on parle d'ouverture buccale limitée à moins de 20 mm). L'ouverture buccale est normalement ample, indolore et centrée.

4. Étude fonctionnelle

On distingue l'étude fonctionnelle :

• de la mimique faciale, en particulier du sourire, avec existence ou non d'un découvrement gingival prononcé (« sourire gingival ») ou au contraire du défaut de visibilité dentaire (« sourire d'édenté ») ;
• de la respiration, normalement nasale au repos. Elle peut être buccale (orale) si une obstruction nasale est apparue dans l'enfance (rhinopharyngite chronique, asthme, déviation de la cloison nasale, hypertrophie des végétations adénoïdes) ;
• de la déglutition, normalement de type secondaire (à partir de 6 ou 7 ans), c'est-à-dire s'effectuant dents serrées, la langue prenant appui sur la partie antérieure du palais, ou de type primaire (normale chez le nourrisson et l'enfant avant l'établissement de la denture temporaire), sans occlusion dentaire, avec interposition linguale pouvant persister chez l'adulte et facteur de béance ;
• de la phonation (bilan orthophonique), de la vision (bilan ophtalmologique), de l'aspect du crâne (la forme du crâne influant sur celle de la face), de la posture céphalique (torticolis d'origine ophtalmologique, musculaire, rachidienne).

5. Étude radiographique

On distingue :

• la radiographie panoramique permettant d'étudier l'ensemble de la mandibule et de la denture, éventuellement avec l'aide de clichés dentaires plus précis (clichés rétroalvéolaires) ;
• la téléradiographie de profil : le cliché est pris à grande distance (4 mètres) pour éviter la déformation due à l'incidence divergente des rayons, ce qui permet d'obtenir des radiographies proches du rapport idéal 1/1, la tête étant positionnée dans un céphalostat de telle sorte que le plan de Francfort[1] soit horizontal ; ces clichés permettent une étude architecturale et structurale de la face venant compléter le bilan clinique. En cas d'asymétrie craniofaciale, un scanner ou un *Cone Beam* avec reconstructions multiplanaires et tridimensionnelles peut compléter le bilan d'imagerie.

6. Étude des moulages

La prise d'empreintes dentaires et l'étude des moulages permettent de simuler l'occlusion dentaire optimale et de planifier le traitement orthodontique.

1 Plan de Francfort : ligne construite joignant sur le cliché de profil le bord supérieur du conduit auditif externe au bord sous-orbitaire.

À l'issue des bilans clinique et paraclinique, la décision thérapeutique est fondée sur l'importance du trouble de l'articulé dentaire, la motivation et de la gêne du patient, des conséquences fonctionnelles à moyen et long termes.
Chez l'enfant, il peut s'agir d'un traitement interceptif (traitement orthopédique ou orthodontique isolé).
Chez l'adulte, il peut s'agir d'un traitement orthodontique isolé, d'une chirurgie isolée ou d'une association orthodontico-chirurgicale.

C. Anomalies de l'occlusion dentaire

Les troubles de l'articulé peuvent se retrouver dans les trois plans de l'espace : sagittal, transversal et vertical.

1. Dans le sens sagittal

Les anomalies sagittales de l'articulé dentaire sont définies par la classification d'Angle.

Classe I d'Angle

La classe I d'Angle correspond à un articulé dentaire normal (cf. *supra*, Articule dentaire normal) (fig. 3.4).

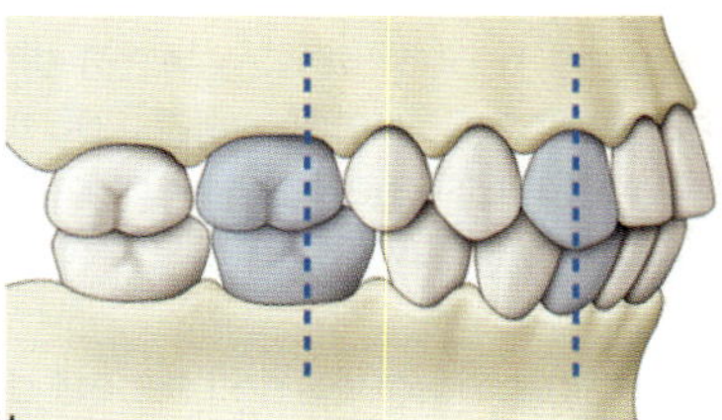

Fig. 3.4. B Articulé en classe I selon la classification d'Angle.
(Source : Deffrennes G, Ferri J, Garreau E, Deffrennes D. Ostéotomies maxillomandibulaires : bases fondamentales et analytiques. EMC - Techniques chirurgicales - Chirurgie plastique, reconstructrice et esthétiques 2016 ; 11(1) :1-12 [Article 45-604-A].)

Classe II d'Angle

La classe II d'Angle est définie par une position trop en avant de la canine et des molaires maxillaires par rapport à la canine et aux molaires mandibulaires. La classe II d'Angle peut correspondre à un trouble de croissance des bases osseuses — mandibule trop en arrière (rétromandibulie), maxillaire trop en avant (promaxillie) — ou à un déplacement de l'arcade dentaire par rapport à l'autre (rétro-alvéolie mandibulaire, pro-alvéolie maxillaire) sans anomalie de position des bases osseuses. La distinction entre anomalies dento-alvéolaires et anomalies des bases osseuses se fait grâce à une analyse céphalométrique sur la téléradiographie de profil. En cas de classe II d'Angle, les incisives maxillaires sont plus ou moins en avant par rapport aux incisives mandibulaires, formant un surplomb.

On distingue en outre le type d'angulation des incisives.

- la classe II division 1 (fig. 3.5) correspond à une vestibuloversion des incisives maxillaires. Le surplomb entre incisives maxillaires et mandibulaires est marqué ;
- la classe II division 2 (fig. 3.6) est associée à une palatoversion des incisives centrales. On observe un recouvrement excessif des incisives mandibulaires par les incisives maxillaires. Le surplomb n'existe pas.

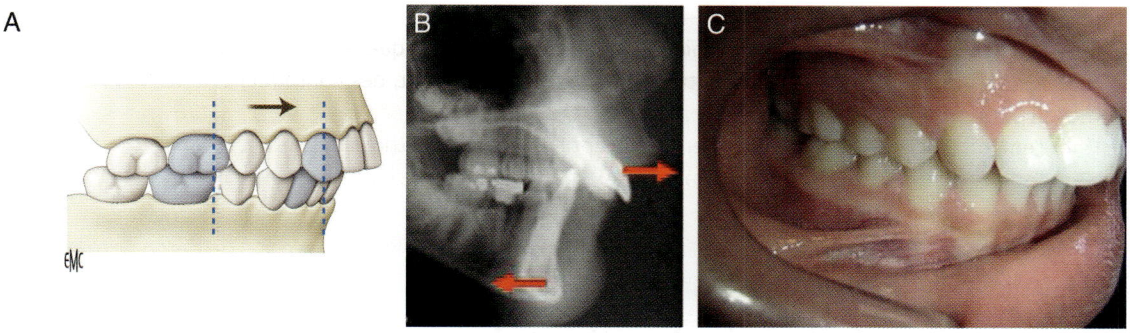

Fig. 3.5. B Articulé en classe II d'Angle, division 1.

A. Schéma des positions dentaires dans les classes II division 1. B. Radiographie de profil mettant en évidence une rétromandibulie et une promaxillie. Les incisives maxillaires présentent une vestibuloversion importante responsable d'un surplomb. C. Exemple clinique de classe II division 1. (Source du dessin : Deffrennes G, Ferri J, Garreau E, Deffrennes D. Ostéotomies maxillomandibulaires : bases fondamentales et analytiques. EMC - Techniques chirurgicales - Chirurgie plastique, reconstructrice et esthétiques 2016 ; 11(1) :1-12 [Article 45-604-A].)

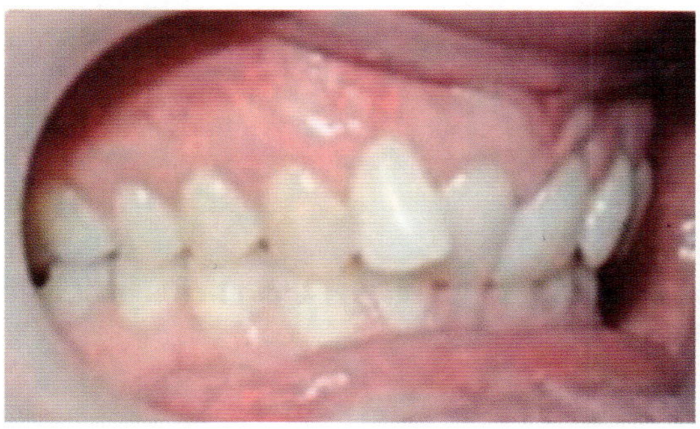

Fig. 3.6. B Exemple clinique de classe II division 2, avec palatoversion des incisives maxillaires, excès de supraclusion et absence de surplomb.

Classe III d'Angle

La classe III d'Angle (fig. 3.7) est définie par une position trop en arrière de la canine et des molaires maxillaires par rapport à la canine et aux molaires mandibulaires. La classe III d'Angle peut correspondre à un trouble de croissance des bases osseuses — mandibule trop en avant

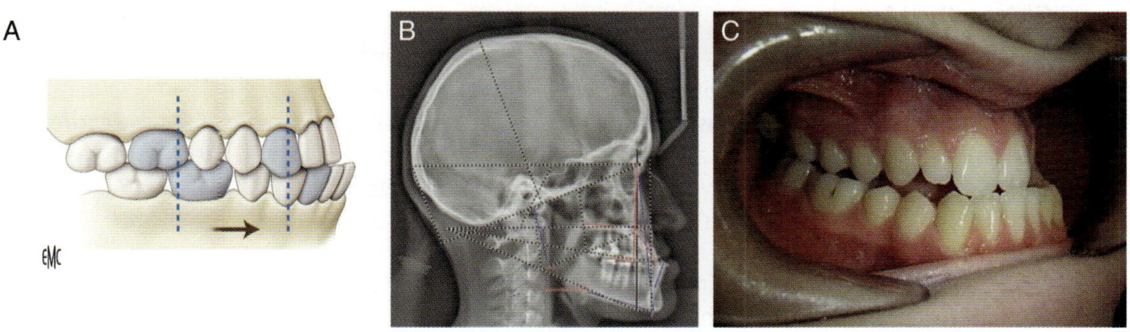

Fig. 3.7. B Articulé en classe III d'Angle.

A. Schéma des positions dentaires dans les classes III. B. La radiographie montre une analyse céphalométrique d'une patiente présentant une classe III d'Angle par promandibulie et rétromaxillie. C. Exemple clinique d'articulé dentaire de classe III d'Angle. (Source du dessin : Deffrennes G, Ferri J, Garreau E, Deffrennes D. Ostéotomies maxillo-mandibulaires : bases fondamentales et analytiques. EMC - Techniques chirurgicales - Chirurgie plastique, reconstructrice et esthétiques 2016 ; 11(1) :1-12 [Article 45-604-A].)

(promandibulie), maxillaire trop en arrière (rétromaxillie) — ou à un déplacement de l'arcade dentaire par rapport à l'autre (pro-alvéolie mandibulaire, rétro-alvéolie maxillaire). Les incisives mandibulaires passent en avant des incisives maxillaires, les canines inférieures devant les supérieures et les molaires inférieures sont décalées d'une cuspide vers l'avant.

2. Dans le sens transversal

Dans le sens transversal, l'arcade mandibulaire est entièrement en dedans de l'arcade maxillaire.

Dans les cas d'endomaxillie, ou insuffisance transverse du maxillaire (fig. 3.8), l'arcade dentaire maxillaire se retrouve en dedans de l'arcade mandibulaire.

Enfin, il existe un syndrome qui est caractérisé par une exomaxillie, le syndrome de Brodie (fig. 3.9). On retrouve cliniquement une arcade maxillaire en excès transversale qui va chevaucher l'arcade mandibulaire.

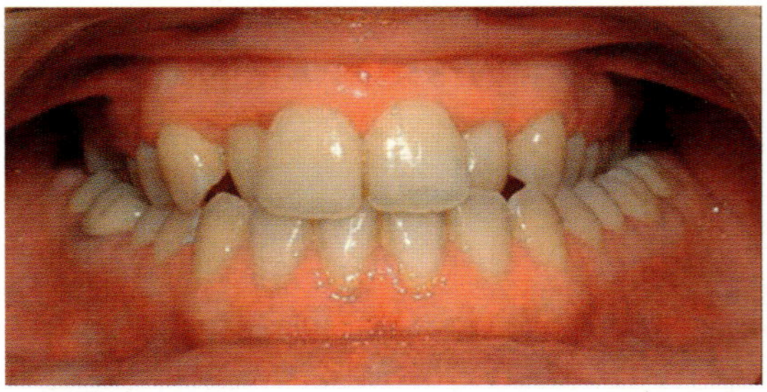

Fig. 3.8. **B** **Exemple clinique d'articulé dentaire avec un déficit maxillaire transversal.**

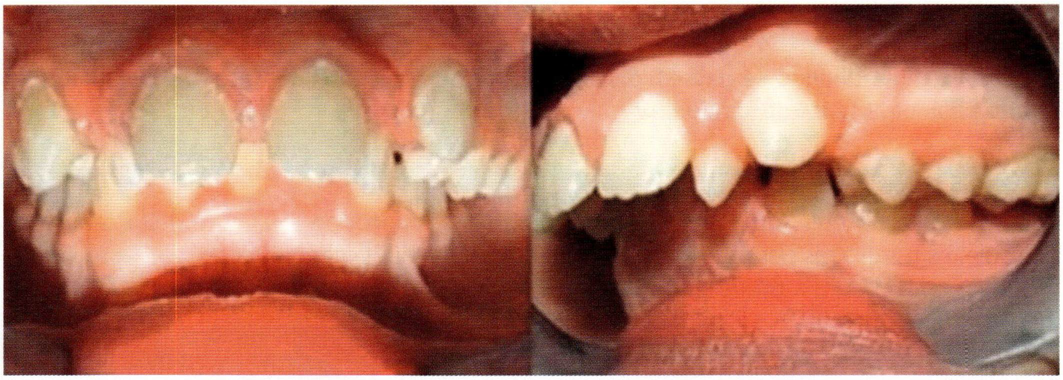

Fig. 3.9. **B** **Exemple clinique d'articulé dentaire avec un excès maxillaire transversal dans le cadre d'un syndrome de Brodie.**

3. Dans le sens vertical

Les anomalies du sens vertical se reconnaissent en étudiant le recouvrement incisif.

Dans le cas d'un articulé normal, les incisives maxillaires recouvrent les mandibulaires de 2 à 3 mm. En cas d'insuffisance verticale, les incisives mandibulaires ne sont pas recouvertes ; on parle alors de béance antérieure, ou infraclusie (fig. 3.10). Dans le sens inverse, lorsque les incisives maxillaires recouvrent en excès celles de la mandibule, il existe un excès vertical et on parle de supraclusie (fig. 3.11).

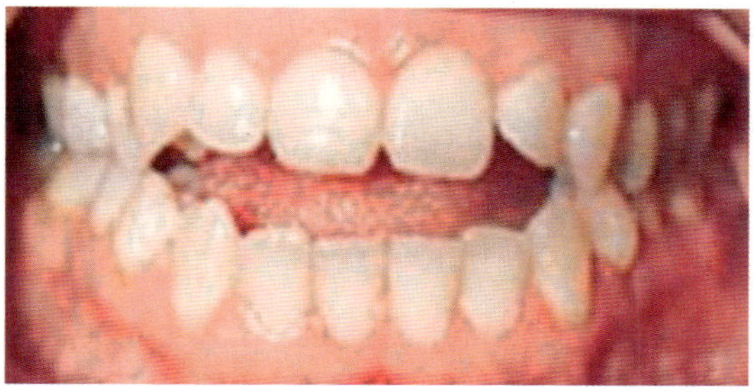

Fig. 3.10. B Exemple clinique d'articulé dentaire d'insuffisance verticale avec infraclusie, ou béance antérieure.

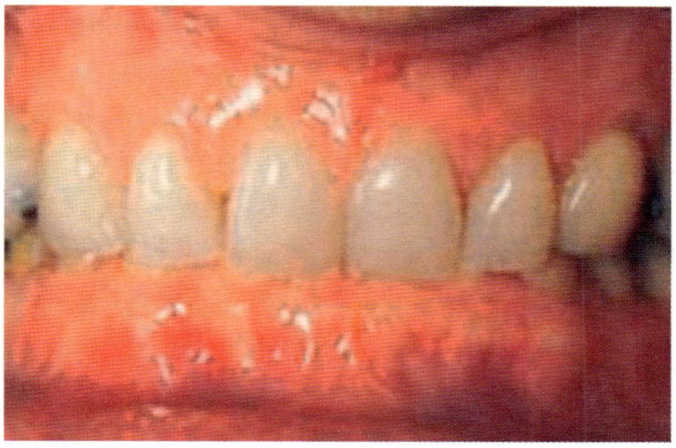

Fig. 3.11. B Exemple clinique d'articulé dentaire d'excès vertical avec supraclusie.

III. La carie

A. Définition

A La carie représente une des premières affections mondiales.

Il s'agit d'une protéolyse microbienne (souvent due à *Streptococcus mutans*) de l'émail et de la dentine liée au développement et à la stagnation de la plaque dentaire. Sa prise en charge relève du chirurgien-dentiste mais son diagnostic et sa prévention incombent à tout médecin.

B. Étiologie

Le milieu buccal rassemble les conditions idéales pour la vie microbienne (humidité, température, etc.). La flore est constituée d'une association de germes aérobies et anaérobies.

Les lésions carieuses résultent de la production locale d'acides organiques par les bactéries cariogènes du biofilm lorsqu'elles sont en contact avec les sucres fermentescibles, ce qui induit un processus de déminéralisation.

Ce sont souvent des germes commensaux non pathogènes, mais certains sont opportunistes, devenant pathogènes lors de conditions favorisantes (par exemple, *Streptococcus*, *Lactobacillus*, *Peptostreptococcus*, *Bacteroides*). La virulence des germes peut être exacerbée par l'altération de l'état général, la mauvaise hygiène bucco-dentaire, le tabac, l'hyposialie, etc.

La carie est une pathologie multifactorielle :

- facteurs liés à l'hôte :
  - âge : périodes plus propices au développement de la carie : enfance, adolescence et personnes âgées ;
  - sexe : les femmes plus touchées que les hommes ;
  - situation socio-économique ;
  - état de santé général : traitements sucrés ou avec répercussion sur la physiologie salivaire, handicap, trouble des conduites alimentaires, reflux gastro-œsophagien ;
  - état bucco-dentaire, qui est le facteur principal : estimation du risque carieux individuel : facteurs de rétention de plaque, morphologie des dents, patients déjà exposés à la maladie carieuse, composition et structure des tissus minéralisés (hypoplasie amélaire, *Molar Incisor Hypomineralization*…) ;
  - la salive : elle possède un pouvoir tampon (lié à la concentration en bicarbonates) qui permet de neutraliser les acides produits par les bactéries ;
- bactéries cariogènes du biofilm ;
- facteurs comportementaux :
  - hygiène bucco-dentaire avec dentifrice fluoré ;
  - tabac ;
  - alimentation : grignotage, consommation d'aliments cariogènes ou aliments cario-protecteurs.

C. Prévention

La prévention est importante pour éviter ou diminuer les infections dentaires.

L'hygiène bucco-dentaire fait appel :

- à un brossage dentaire postprandial réalisé par les parents jusqu'aux 6 ans puis par l'enfant en fonction de son autonomie, dès l'apparition des premières dents lactéales (6 mois) avec dentifrice fluoré et brosse à dents adaptés à l'âge de l'enfant ;
- à la réduction de la consommation des sucres cariogènes (surtout en dehors des repas) ;
- et un contrôle régulier de l'état bucco-dentaire.

À noter que depuis 2017 l'HAS et l'ANSM ne recommandent plus les compléments fluorés avant l'âge de 6 mois.

En complément du respect des consignes d'hygiène bucco-dentaire, on peut avoir recours à une application professionnelle de fluor (avant le développement des lésions carieuses ou pour l'interception de lésions carieuses non cavitaires) ou au scellement des sillons (sur les molaires permanentes saines à risque carieux élevé).

Le recours au fluor est essentiel car il inhibe la production d'acides par les bactéries en accélérant la reminéralisation par les ions fluor, transformant la structure amélaire en fluoroapatite plus résistante que l'hydroxyapatite de l'émail aux attaques acides.

IV. Fentes labiopalatines

C Les fentes faciales résultent d'un défaut d'accolement, avec ou sans hypoplasie, d'un ou plusieurs bourgeons faciaux. Elles affectent non seulement la morphologie faciale mais aussi les fonctions orofaciales, ce qui aggrave le retentissement social et psychologique de la malformation.

A. Fentes labiopalatines

La présence d'une fente labiopalatine, par l'anomalie de formation du palais primaire et/ou du palais secondaire, a une double conséquence :

- morphologique : possibilité de déformation faciale du nez, de la lèvre supérieure, de l'arcade alvéolaire et du palais, se modifiant avec la croissance;
- fonctionnelle : interruption des sangles musculaires des lèvres et du voile du palais.

Ainsi, selon les formes cliniques, il existe des troubles de la respiration, de la phonation, de la déglutition, de l'audition et de l'éruption dentaire.

Il existe des formes plus ou moins complètes, plus ou moins symétriques, uni- ou bilatérales (fig. 3.12). On les classe en fente du palais primaire lorsqu'elle est en avant du canal nasopalatin et fente du palais secondaire en arrière du canal nasopalatin.

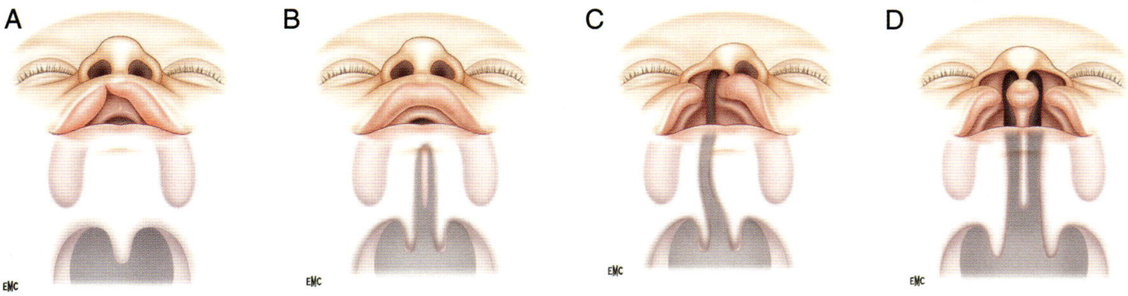

Fig. 3.12. C Différents types de fentes.

A. Fente du palais primaire : fente labio-alvéolaire incomplète. B. Fente du palais secondaire : fente vélopalatine. C. Fente du palais primaire et secondaire : fente unilatérale totale. D. Fente du palais primaire et secondaire : fente bilatérale totale. (Source : Noirrit-Esclassan E, Pomar P, Esclassan R, Terrie B, Galinier P, Woisard V. Plaques palatines chez le nourrisson porteur de fente labiomaxillaire. EMC - Médecine buccale 2008; 3(1) : 1-14 [Article 28-880-C-10].)

1. Fente du palais primaire, ou fente labiomaxillaire (fig. 3.13)

Elle relève d'un défaut d'accolement des bourgeons nasaux et du bourgeon maxillaire. La forme unilatérale complète associe une ouverture du seuil narinaire, de la lèvre supérieure et de l'arcade alvéolaire (dans la région de l'incisive latérale) jusqu'au canal nasopalatin, ou canal incisif (région du prémaxillaire). Les berges de la fente sont plus ou moins décalées en fonction des tractions musculaires et du degré d'hypoplasie des bourgeons. La forme bilatérale isole un bourgeon médian (ou prémaxillaire) porté en avant par le vomer; il est constitué du tubercule labial médian et du secteur alvéolaire correspondant aux incisives centrales et latérales. Ce bourgeon médian est souvent décalé en avant par rapport aux deux berges externes de la fente.

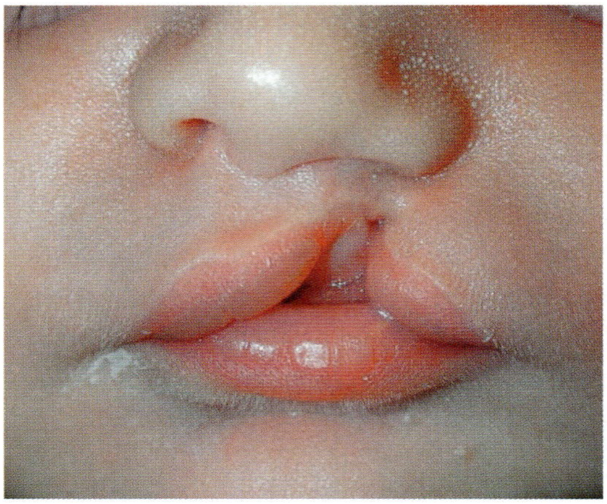

Fig. 3.13. ◆C **Enfant présentant une fente isolée incomplète du palais primaire.**
(Cliché du Pr Bénateau, CHU de Caen.)

2. Fente du palais secondaire, ou division palatine (fig. 3.14)

Dans ce cas, la fente est médiane, allant du canal nasopalatin (canal incisif) à la luette et faisant communiquer largement la cavité buccale avec les fosses nasales par défaut d'accolement des deux lames palatines. Il existe des formes partielles suspectées en cas de luette bifide : ce sont les fentes du voile (fentes vélaires ou fentes sous-muqueuses); il est important de les dépister dès la naissance, car elles peuvent entraîner des troubles fonctionnels.

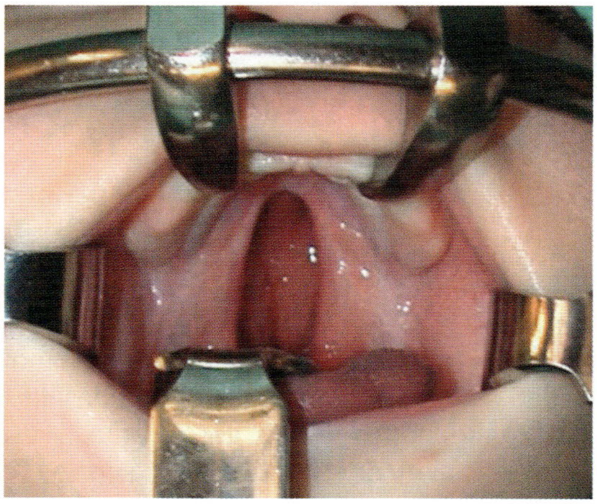

Fig. 3.14. ◆C **Enfant présentant une fente isolée du palais secondaire.**
(Cliché du Pr Bénateau, CHU de Caen.)

3. Fente labio-maxillo-palatine totale (fig. 3.15)

Uni- ou bilatérale, elle associe de façon plus ou moins complète les deux formes précédentes.

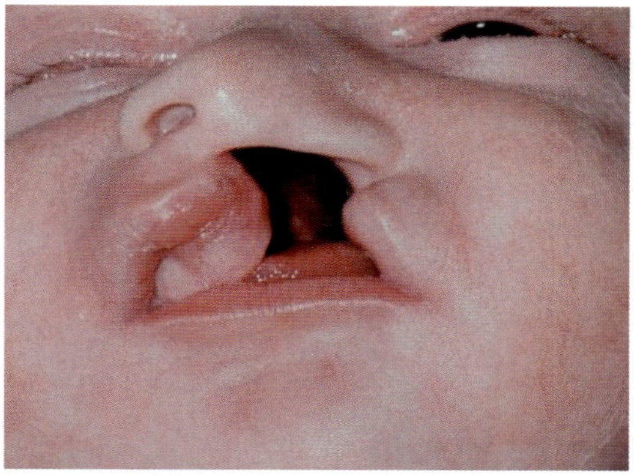

Fig. 3.15. C **Enfant présentant une fente labio-maxillo-palatine totale gauche.**
(Cliché du Pr Bénateau, CHU de Caen.)

B. Épidémiologie

Les fentes labiopalatines concernent en moyenne une naissance sur 750, avec une prédominance des formes unilatérales des palais primaire et secondaire (40 %). Les fentes isolées des palais primaire ou secondaire représentent chacune environ 25 % des cas. Les fentes bilatérales du palais primaire avec ou sans fente du palais secondaire représentent 10 % des cas. Les fentes du palais primaire touchent plus souvent le garçon, du côté gauche (3/1). De causes plurifactorielles, elles résultent le plus souvent d'un accident au cours de l'organogenèse entre la cinquième et la septième semaine (infectieux, traumatique, toxique, métabolique, endocrinien, parfois génétique), réalisant alors un tableau isolé ou entrant dans le cadre d'un syndrome polymalformatif.

C. Traitement

La prise en charge est pluridisciplinaire. Le conseil génétique et la prise en charge psychologique peuvent débuter avant la naissance si le diagnostic échographique anténatal a été posé. Le traitement de la fente doit être réalisé au sein d'un centre de compétence ou de référence « maladies rares » au sein d'une équipe multidisciplinaire. Le calendrier de prise en charge peut différer selon les centres, mais doit respecter la croissance faciale et les étapes du développement de l'enfant. Il s'échelonne depuis la naissance jusqu'à l'âge adulte.

Il faudra réaliser :

- un traitement chirurgical primaire : fermeture précoce ou différée de la fente labiale entre 0 et 6 mois, fermeture simultanée ou successive du voile du palais, fermeture du palais osseux au plus tard avant la fin de la deuxième année de vie de l'enfant, fermeture de la fente alvéolaire entre 4 et 10 ans ;
- un suivi orthophonique régulier des fonctions orales, en particulier de la phonation et de la déglutition ;
- un suivi orthodontique précoce et prolongé jusqu'à la fin de la croissance pour dépister et traiter les désordres dentoalvéolaires et maxillaires ;
- un suivi dentaire régulier pour enseigner l'hygiène bucco-dentaire et dépister les caries, les troubles de l'éruption. La bonne hygiène bucco-dentaire est un facteur primordial de réussite du traitement, en particulier pour le remplacement définitif de l'incisive latérale ;
- un suivi ORL, à la recherche notamment de troubles de la fonction tubaire responsables d'otites séromuqueuses à répétition et de troubles de l'audition, nécessitant parfois la pose d'aérateurs transtympaniques ;

- un suivi psychologique des parents et du patient ;
- un conseil génétique à la recherche d'un syndrome polymalformatif ou d'une cause génétique ;
- un suivi chirurgical pendant toute la durée de la croissance, afin de réaliser un éventuel traitement secondaire à visée morphologique nasolabiale et maxillaire ou à visée fonctionnelle par renforcement du vélopharynx, en cas de déperdition nasale au cours de la phonation.

Cette prise en charge pluridisciplinaire à long terme est primordiale pour le traitement de la malformation et de ses conséquences fonctionnelles.

D. Séquence de Pierre Robin

La séquence de Pierre Robin (fig. 3.16) associe une rétromicromandibulie primaire par dysostose ou secondaire par trouble de la mobilité linguale, une fente palatine (par interposition de la langue entre les deux lames palatines) et une glossoptose — c'est-à-dire la chute de la langue dans le pharynx. Cette anomalie rare, concernant une naissance sur 10 000 environ, est la conséquence d'une dysmaturité neuromusculaire réversible. Elle peut être responsable de troubles de la déglutition et de troubles respiratoires imprévisibles qui imposent l'accouchement en maternité de niveau III et la surveillance en soins intensifs de néonatologie. Différents traitements médicochirurgicaux peuvent être proposés pour corriger les troubles ventilatoires, préalable indispensable à l'amélioration de l'alimentation.

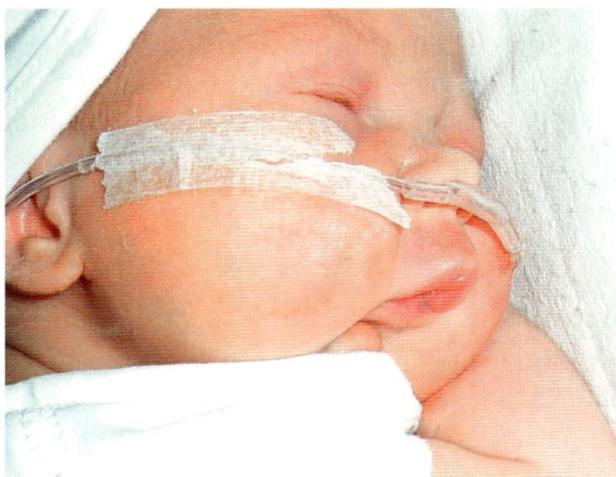

Fig. 3.16. C **Patient présentant une séquence de Pierre Robin.**
Notez la rétromandibulie majeure.

V. Croissance craniofaciale

La croissance du crâne (voûte et base) et de la face (mandibule, maxillaires, région frontonasale, région orbito-zygomatique) est le résultat de phénomènes génétiques propres à chaque individu, et de facteurs environnementaux. La croissance craniofaciale débute pendant la vie fœtale dès la fin de l'organogenèse (huitième semaine du développement embryonnaire) et se termine aux environ de 15 ans chez la fille et 19 ans chez le garçon. La croissance craniofaciale est dite *allométrique*, c'est-à-dire que les régions du crâne et de la face grandissent à des vitesses différentes : le cerveau augmente rapidement de taille durant les deux premières années de vie puis atteint son volume définitif entre 6 et 8 ans. La voûte et la base du crâne suivent ce développement rapide. La face, en revanche, grandit plus lentement, en parallèle avec le reste du squelette, avec des pics après la naissance et lors de la puberté (fig. 3.17).

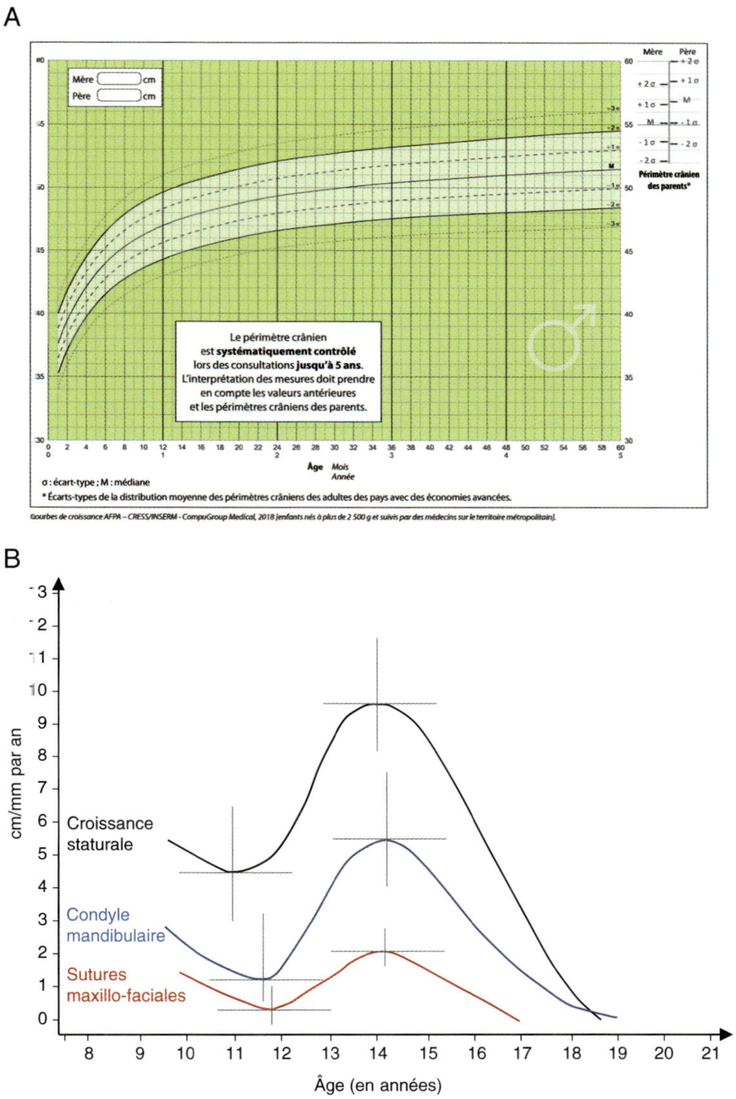

Fig. 3.17. C Illustration de la croissance allométrique de la face et du crâne.

A. Évolution de la croissance du crâne à travers la mesure du périmètre crânien. B. Évolution de la croissance de la face, qui suit la croissance staturale. (A : Carnet de santé, version 2018.)

Il existe des corrélations entre âge civil, âge osseux (déterminer par l'étude de l'ossification des os carpiens ou des vertèbres cervicales) et âge dentaire (déterminé par la minéralisation des dents). La croissance craniofaciale est encore mal comprise sur le plan fondamental, et plusieurs théories coexistent. Celle des *matrices fonctionnelles*, qui donne une part prépondérante aux interactions locales entre os, tissus mous (cerveau, muscles, glandes…) et fonctions (ventilation, succion/déglutition, mastication…), semble la plus pertinente pour expliquer les mécanismes à l'œuvre (fig. 3.18).

Différentes matrices peuvent être individualisées selon les régions étudiées :

- la *matrice cérébrale*, qui comprend la voûte et la base du crâne, le cerveau en lien avec les phénomènes de neurulation ;
- la *matrice orbitaire*, qui comprend les parois orbitaires, le globe, les muscles oculomoteurs et la graisse orbitaire, en lien avec la vision ;
- la *matrice orale*, qui comprend la cavité buccale, la langue, la mandibule et le palais, les glandes salivaires, en lien avec la succion/déglutition. Le développement de cette matrice est sous la

dépendance du réflexe de succion/déglutition qui apparaît vers la dix-huitième semaine du développement embryonnaire : l'accroissement de la langue et son appui répété sur les surfaces osseuses contribuent, en plus de facteurs génétiques, au développement de la cavité buccale.

Les matrices fonctionnelles sont très proches les unes des autres anatomiquement et interagissent constamment. Il est donc nécessaire d'avoir une vision *globale* (ou intégrative) de la croissance craniofaciale pour en saisir la complexité.

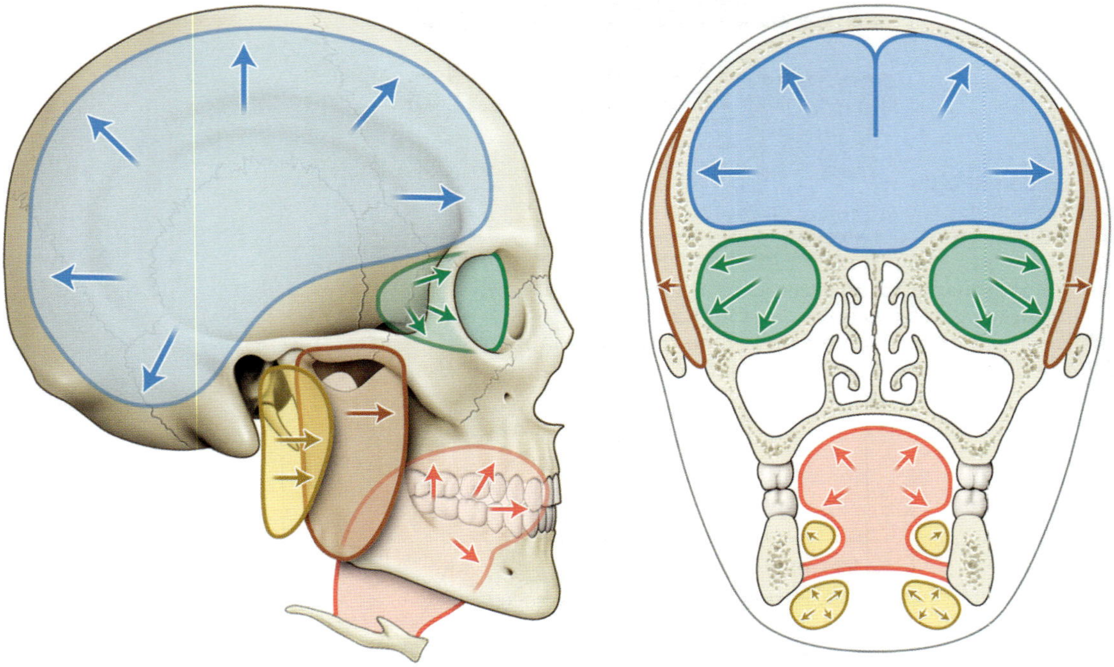

Fig. 3.18. Ⓐ **Les flèches représentent les forces et les directions de stimulation de la croissance craniofaciale.**

(Dessin de Cyrille Martinet.)

Points clés

- Maîtriser le calendrier d'éruption dentaire et la numérotation internationale des dents.
- Savoir faire un examen clinique de la face et de l'articulé dentaire.
- Reconnaître et analyser les troubles de l'articulé dentaire.
- Définir et prévenir l'apparition d'une carie.

CHAPITRE

4

ITEM 335 Traumatologie maxillo-faciale

Situations de départ

- **14** Émission de sang par la bouche.
- **27** Chute de la personne âgée.
- **28** Coma et troubles de conscience.
- **138** Anomalie de la vision.
- **144** Douleur cervico-faciale.
- **147** Épistaxis.
- **150** Limitation de l'ouverture buccale.
- **151** Œdème de la face et du cou.
- **152** Œil rouge et/ou douloureux.
- **160** Détresse respiratoire aiguë.
- **168** Brûlure.
- **169** Morsures et piqûres.
- **170** Plaie.
- **172** Traumatisme crânien.
- **174** Traumatisme facial.
- **176** Traumatisme sévère.
- **225** Découverte d'une anomalie cervico-faciale à l'examen d'imagerie médicale.
- **333** Demande d'un certificat médical initial.
- **352** Expliquer un traitement au patient (adulte, enfant, adolescent).

Objectifs pédagogiques, hiérarchisation des connaissances

ITEM 335 – Orientation diagnostique et conduite à tenir devant un traumatisme cranio-facial

Rang	Rubrique	Intitulé
A	Identifier une urgence	Identifier les urgences vitales et fonctionnelles du traumatisé facial
A	Diagnostic positif	Connaître les éléments de l'interrogatoire et de l'examen clinique à réaliser dans le cadre d'un traumatisme facial
A	Examens complémentaires	Connaître les examens à réaliser en première intention dans le cadre d'un traumatisme facial en fonction des orientations diagnostiques

Chirurgie maxillo-faciale et stomatologie

Rang	Rubrique	Intitulé
A	Identifier une urgence	Connaître les critères de gravité d'un traumatisme facial
B	Diagnostic positif	Connaître les déclarations obligatoires pour un patient victime d'une morsure animale
B	Prise en charge	Connaître les principes thérapeutiques des plaies de la face (morsures incluses)
A	Diagnostic positif	Connaître le traumatisme dentaire nécessitant une prise en charge urgente (i.e. luxation dentaire)
B	Définition	Définition de la fracture de la mandibule
A	Diagnostic positif	Connaître les signes cliniques présents dans les fractures de mandibule (pour l'ensemble des fractures, condyle inclus)
B	Suivi et/ou pronostic	Connaître le risque d'ankylose articulaire après fracture du condyle
A	Examens complémentaires	Connaître les examens à réaliser dans le cadre d'une fracture de mandibule
B	Contenu multimédia	Scanner d'une fracture de mandibule (coupes ou reconstruction)
B	Définition	Définition d'une fracture du zygoma
B	Diagnostic positif	Connaître les signes cliniques présents dans les fractures du zygoma
B	Suivi et/ou pronostic	Connaître les complications des fractures du zygoma
B	Examens complémentaires	Connaître les examens à réaliser dans le cadre d'une fracture du zygoma
B	Définition	Définition d'une fracture du plancher de l'orbite
A	Diagnostic positif	Connaître les signes cliniques présents dans les fractures du plancher de l'orbite
A	Identifier une urgence	Reconnaître les critères d'incarcération musculaire dans une fracture du plancher de l'orbite
A	Examens complémentaires	Connaître les examens à réaliser en urgence dans le cadre d'une fracture du plancher de l'orbite
B	Contenu multimédia	Scanner d'une fracture du plancher de l'orbite
B	Prise en charge	Connaître les principes du traitement d'une fracture du plancher de l'orbite avec incarcération musculaire
A	Diagnostic positif	Connaître les signes cliniques présents dans les fractures des os nasaux
B	Suivi et/ou pronostic	Connaître les critères de gravité d'une fracture des os nasaux (hématome cloison, épistaxis)
B	Définition	Définition des fractures de Le Fort
B	Diagnostic positif	Connaître les signes cliniques communs et spécifiques des différents types des fractures de Le Fort
B	Identifier une urgence	Connaître des risques fonctionnels et vitaux des fractures de Le Fort
A	Identifier une urgence	Connaître les éléments cliniques d'une brèche cérébrospinale dans le cadre d'un traumatisme facial
B	Examens complémentaires	Connaître les examens à réaliser dans le cadre d'une fracture de Le Fort
A	Définition	Connaître les différents traumatismes crâniens de l'enfant*
A	Identifier une urgence	Traumatismes crâniens de l'enfant : évaluation de la gravité et des complications précoces*

ITEM 334 – Prise en charge immédiate pré-hospitalière et à l'arrivée à l'hôpital, évaluation des complications chez : un brûlé (...)

Rang	Rubrique	Intitulé	Descriptif
A	Contenu multimédia	Identifier une brûlure superficielle et une brûlure profonde	Photographies de brûlure du premier degré, du second degré, du troisième degré
A	Identifier une urgence	Savoir reconnaître les signes de gravité d'une brûlure chez l'adulte et l'enfant	Identifier une brûlure profonde (deuxième degré profond, troisième degré), circulaire, cou, face, orifices, surface > 10 % ; reconnaître une brûlure des voies aériennes

I. Épidémiologie

A Les traumatismes maxillo-faciaux sont très fréquents. Ils touchent majoritairement les hommes (sex-ratio : entre 3/1 et 4/1) jeunes (18 à 25 ans). Les causes les plus fréquentes sont les accidents de la voie publique, les rixes, les accidents de sport et les accidents domestiques.

Les structures le plus fréquemment atteintes sont la mandibule, plus particulièrement la région condylienne, les os nasaux, le zygoma et le plancher de l'orbite.

Il existe cependant d'importantes nuances épidémiologiques en fonction de données géographiques (pays, région, situation urbaine ou non) et de données socioéconomiques (milieu social, activité professionnelle, etc.).

Les données épidémiologiques sont moins bien connues chez les enfants, les traumatismes maxillo-faciaux étant beaucoup moins fréquents dans la population pédiatrique. La prédominance masculine y est moins nette et l'étiologie dominée par les chutes et les accidents de la voie publique. Le type de lésions et leur prise en charge y sont particuliers.

II. Examen d'un traumatisé craniofacial

Toutes les données de l'examen clinique doivent être notées et datées. Elles ont une valeur médicolégale primordiale.

A. Urgences

1. Urgences vitales

Les urgences vitales doivent être diagnostiquées rapidement et prises en charge dès le ramassage du blessé sur le lieu de l'accident :

- *asphyxies* liées à une glossoptose (fracas mandibulaire, fracture biparasymphysaire de la mandibule), à un encombrement des voies aériennes supérieures (fragments dentaires, osseux ou tissulaires, fragments de prothèse dentaire, caillots sanguins). La liberté des voies aériennes supérieures doit être systématiquement vérifiée : si elle ne peut pas être maintenue, l'intubation naso- ou plus souvent orotrachéale doit être rapidement envisagée ; la trachéotomie est le dernier recours ;

- *choc hypovolémique* par pertes sanguines importantes : les plaies des parties molles de la face sont souvent très hémorragiques. La spoliation sanguine peut également être masquée et sous-estimée (épistaxis déglutie). Le contrôle des fonctions hémodynamiques doit être systématique. Devant tout saignement important, la mise en place d'une voie veineuse périphérique de bon calibre et une perfusion d'entretien doivent être discutées et réalisées avant la survenue d'un choc hypovolémique ;
- *association à un autre traumatisme* : tout traumatisé facial doit, jusqu'à preuve du contraire, être considéré comme un traumatisé crânien et un traumatisé du rachis cervical. Un écoulement nasal ou rhinopharyngé de liquide cérébrospinal (rhinorrhée aqueuse), spontané ou lors d'une manœuvre de Valsalva, doit être systématiquement recherché car exposant au risque de méningite. Il faut également vérifier l'absence de traumatisme thoracoabdominal ou orthopédique associé, reléguant souvent le traumatisme facial au second plan.

2. Urgences fonctionnelles

Les urgences fonctionnelles doivent également être recherchées car elles nécessiteront une prise en charge rapide dans un service spécialisé :

- *atteinte du nerf optique, diplopie, plaies délabrantes des paupières* : un examen de la vision sur le lieu de l'accident puis régulièrement pendant le transport est indispensable. La diplopie par incarcération des muscles oculomoteurs est une urgence fonctionnelle. S'ils ne sont pas notés dès le ramassage, ces éléments de l'examen clinique seront perdus si l'état neurologique du patient s'aggrave ou s'il nécessite une sédation. En cas d'exposition du globe oculaire, celui-ci doit être protégé par un pansement régulièrement humidifié jusqu'à la prise en charge définitive ;
- *plaies du nerf facial* : un examen de la motricité faciale doit être réalisé chez le patient vigile, l'atteinte pouvant ensuite être masquée par une éventuelle sédation ou une aggravation de la conscience ultérieures ;
- *pertes dentaires traumatiques*, qui doivent être recherchées et notées : les dents luxées doivent être recherchées sur le terrain et conditionnées pour permettre leur éventuelle réimplantation.

B. Interrogatoire

L'interrogatoire fait préciser (par l'entourage si le patient n'est pas en mesure de le faire lui-même) :

- les modalités du traumatisme ;
- l'existence de signes fonctionnels ;
- les antécédents.

1. Modalités

- Date et heure.
- Circonstances de survenue : agression, accident de la voie publique, accident du travail, domestique, de sport, morsure, etc.
- Point d'impact sur la face.
- Direction et intensité du choc.

2. Signes fonctionnels

- Sensation de craquement lors du choc.
- Perte de connaissance initiale.

- Douleurs spontanées ou provoquées.
- Gênes fonctionnelles :
  - manducatrices : modification de l'articulé dentaire (contacts dentaires prématurés, béances), limitation de l'ouverture buccale, déplacements, pertes et mobilités dentaires, désadaptation de prothèse(s) dentaire(s), difficultés de déglutition, etc. ;
  - visuelles : modification de l'acuité visuelle, diplopie ;
  - respiratoires nasales : obstruction nasale uni- ou bilatérale, partielle ou complète, anosmie ou hyposmie, épistaxis ;
  - phonatoires.

3. Antécédents

- Les antécédents du patient et les traitements en cours sont précisés.
- Une éventuelle anomalie occlusale préexistante doit être recherchée et précisée car l'occlusion dentaire sera l'un des repères anatomiques les plus importants pour le contrôle de la réduction des fractures de la mandibule et du tiers moyen de la face.
- La recherche de photographies prétraumatiques récentes du patient est souvent très utile pour apprécier l'état antérieur.

C. Inspection de la face

L'inspection doit être systématique, symétrique et comparative. Elle se fait de face, de profils et en vues plongeantes inférieure et supérieure. Elle recherche :

- une lésion du revêtement cutané au point d'impact (plaie, ecchymose, hématome), des corps étrangers (fragments de pare-brise, débris telluriques, graviers, goudron, débris végétaux) ;
- un œdème localisé (paupières, lèvres, nez, pommettes) ou généralisé à toute la face (faciès lunaire). Ces œdèmes surviennent rapidement après le traumatisme et sont souvent très importants, masquant les reliefs sous-jacents ;
- une hémorragie extériorisée par un orifice naturel (stomatorragie, épistaxis, otorragie), par une plaie, en distinguant un saignement artériel pulsatile d'un saignement veineux. La face comporte des structures très bien vascularisées (os, muscles, peau, muqueuses) et les hémorragies y sont souvent impressionnantes. L'hémostase sera réalisée immédiatement par compression de la plaie, clampage du vaisseau sous contrôle de la vue ou méchage endocavitaire ;
- une rhinorrhée aqueuse, si elle n'a pas été détectée précédemment ;
- une déformation : enfoncement d'un relief, déviation d'une structure, asymétrie du visage ; elle témoigne le plus souvent d'une fracture déplacée.

La recherche de déformations est très souvent gênée par l'apparition rapide de l'œdème post-traumatique. Il faut donc, pour les lésions peu urgentes, savoir répéter l'inspection au bout de quelques jours de manière à apprécier cliniquement le retentissement morphologique du déplacement d'une fracture.

D. Examen de la motricité faciale

La motricité faciale est sous la dépendance du nerf facial (VIIe paire de nerfs crâniens). On évalue la mobilité du front, des sourcils, des paupières, des ailes nasales, des lèvres, du platysma (muscle peaucier du cou) de manière symétrique et comparative. La mise en évidence d'un trouble de la mobilité faciale (parésie, paralysie) est parfois gênée par l'œdème ou par la déformation engendrée par une plaie faciale (cf. chapitre 13).

E. Palpation faciale

La palpation des reliefs osseux doit être systématique (de haut en bas), symétrique et comparative, en finissant par la zone traumatisée. Elle recherche les signes directs ou indirects d'une fracture.

1. Signes directs

- Déplacement osseux (asymétrie des reliefs).
- Douleur exquise à l'endroit des traits de fracture.
- Perception d'une « marche d'escaliers » au niveau d'un rebord osseux.
- Mobilité anormale du squelette.

2. Signe indirect

On recherche un emphysème sous-cutané (palpation d'une « crépitation neigeuse »), signant la fracture d'une paroi d'une cavité aérienne (sinus maxillaire ou frontal, cellules ethmoïdales, plancher de l'orbite). Cet emphysème est parfois provoqué par un effort de mouchage ou lors d'un éternuement (manœuvre de Valsalva).

F. Examen de la sensibilité faciale

La sensibilité faciale est sous la dépendance du nerf trijumeau (V^{e} paire de nerfs crâniens). Elle se décompose comme suit (cf. fig. 1.13 au chapitre 1) :

- nerf ophtalmique (V1) : sensibilité cornéenne et sensibilité cutanée de l'hémifront, de la racine et du dorsum de l'héminez et de la paupière supérieure homolatéraux ;
- nerf maxillaire (V2) : sensibilité cutanée de l'aile nasale, de la partie haute de la joue, de l'hémilèvre supérieure homolatérales, sensibilités dentaire et muqueuse de l'hémiarcade dentaire supérieure homolatérale ;
- nerf mandibulaire (V3) : sensibilité cutanée de l'hémilèvre inférieure, de l'hémimenton et de la partie basse de la joue homolatéraux, sensibilités dentaire et muqueuse de l'hémiarcade dentaire inférieure homolatérale.

La région angulomandibulaire (encoche massétérine) et le pavillon de l'oreille échappent au nerf trijumeau : ils dépendent de branches du plexus cervical superficiel, les portions profondes du pavillon (zone de Ramsay-Hunt) étant en outre innervées par la branche sensitive du nerf facial (VII*bis*) (cf. fig. 1.13 et 1.30 au chapitre 1).

La sensibilité faciale peut être atteinte par contusion d'une branche du nerf trijumeau au point d'impact ou par lésion au niveau d'un trait de fracture.

G. Examens endocavitaires

1. Fosses nasales

Les fosses nasales sont examinées par rhinoscopie antérieure à l'aide d'un spéculum nasal après évacuation par lavage et mouchage doux des caillots de sang pour apprécier la perméabilité des fosses nasales. On recherchera :

- l'existence de plaies muqueuses, responsables d'une épistaxis;
- des déformations ou des déplacements de la cloison nasale, s'accompagnant parfois d'une effraction du cartilage septal fracturé;
- un hématome de la cloison, qui devra être évacué rapidement (risque de nécrose ischémique et/ou de chondrite de la cloison);
- l'existence d'une rhinorrhée aqueuse, signant une fracture de l'étage antérieur de la base du crâne associée à une brèche méningée.

2. Cavité buccale

L'examen de la cavité buccale recherche :

- une modification de l'articulé dentaire, en se référant aux antécédents du patient (dysharmonie dentofaciale préexistante?) et aux facettes d'usure dentaires; ces modifications (contacts dentaires prématurés, béances) peuvent signer une fracture mandibulaire et/ou maxillaire déplacée;
- des lésions dentaires : mobilité(s), fracture(s) ou perte(s) dentaire(s); ces lésions dentaires doivent être décrites et notées dans l'observation dans un but médicolégal;
- des lésions muqueuses : ecchymose, hématome ou plaie de la langue, du palais, du voile, de la gencive, des vestibules buccaux;
- des fractures : palpation endobuccale de la mandibule (à la recherche d'une déformation, d'une mobilité anormale, d'une plaie muqueuse) et des maxillaires (douleur, déformation et mobilité au niveau du cintre maxillozygomatique signant une fracture zygomatique, mobilité complète de l'arcade dentaire supérieure signant une fracture du tiers moyen de la face de type Le Fort, mobilité d'un secteur dentaire isolé signant une fracture alvéolodentaire);
- des écoulements déglutis : épistaxis, stomatorragie, rhinorrhée cérébrospinale;
- des corps étrangers : dent luxée ou fracturée, fragment de prothèse, projectile (plombs, balle).

3. Conduits auditifs externes

L'examen recherche des caillots, une plaie cutanée (pouvant signer une fracture de l'os tympanal consécutive à une fracture de la région condylienne) (fig. 4.1), une sténose du conduit.

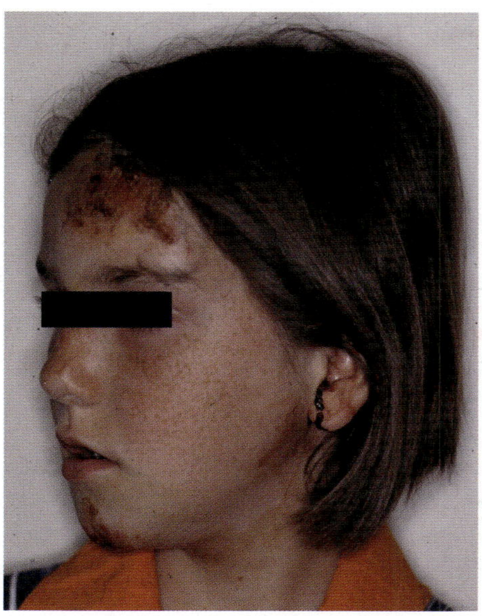

Fig. 4.1. Ⓐ Otorragie gauche accompagnant une fracture du condyle gauche. Noter également la plaie sous-mentonnière, classique dans ce type de fracture.

L'état du tympan est noté, à la recherche de signes en faveur d'une fracture du rocher (hémorragie de la caisse du tympan, plaie).

H. Examen des fonctions

L'examen des fonctions sera répété car l'altération de certaines d'entre elles peut s'installer de manière progressive.

Les résultats, datés, seront consignés dans le dossier.

1. Examen de la manducation

Il apprécie les mouvements des articulations temporomandibulaires (ouverture buccale, propulsion et diductions droite et gauche de la mandibule) et l'occlusion dentaire, la présence d'un trismus, les possibilités de morsure, de mastication et de déglutition.

2. Examen ophtalmologique

Il fait état de :

- l'acuité visuelle : une baisse de cette acuité peut être en rapport avec une atteinte de la rétine (décollement, déchirure, hématome), une hémorragie du vitré ou une atteinte du nerf optique (œdème, contusion) ;
- l'existence d'une limitation des mouvements oculaires à l'origine d'une diplopie dans certains regards (haut, bas, droite, gauche), dont les causes peuvent être mécaniques (incarcération des muscles extrinsèques de l'œil) ou neurologiques (atteinte traumatique des nerfs oculomoteurs) ;
- l'état de la pupille (forme et étude des réflexes photomoteurs direct et consensuel) : à la recherche d'une déchirure du muscle irien, de signes en faveur d'une atteinte du nerf optique et/ou d'atteintes intracrâniennes (hématome, contusion ; cf. *infra* « Examen neurologique ») ;
- l'existence d'une dystopie oculaire : énophtalmie, abaissement du globe, surélévation du globe, exophtalmie ; dans les deux premiers cas, elle signe l'existence d'une fracture des parois orbitaires et, dans les deux derniers cas, d'un hématome intraorbitaire ;
- la fonction palpébrale : à la recherche d'une dystopie canthale médiale ou latérale pouvant signer un arrachement des ligaments palpébraux et/ou une fracture au niveau de leurs zones d'insertion, d'un ptosis pouvant signer soit une atteinte du nerf moteur oculaire commun (IIIe paire de nerfs crâniens), soit une désinsertion ou une section traumatique de l'aponévrose de ce muscle ;
- la fonction lacrymale : à la recherche d'une obstruction des voies lacrymales (fracture de l'os lacrymal) se traduisant par un larmoiement.

La mesure de l'acuité visuelle doit être répétée dans le temps. Une baisse progressive de l'acuité doit faire pratiquer en urgence un scanner orbitaire dans le plan neuro-optique et discuter, en fonction des résultats, une décompression du nerf optique en urgence.
Un avis ophtalmologique doit être demandé au moindre doute pour la réalisation d'un fond d'œil, un chiffrage de l'acuité visuelle et un test de Hess-Lancaster pour objectiver une diplopie.

3. Examen neurologique

Il recherche :

- un trouble de la conscience, *immédiat ou différé*, pouvant témoigner d'une atteinte cérébrale (contusion, œdème, hémorragie), durale ou sous-durale (hématomes) ;
- une asymétrie des pupilles et les réflexes pupillaires direct et consensuel (cf. *supra* « Examen ophtalmologique ») ;
- une amnésie antérograde ou rétrograde, témoignant du traumatisme crânien (léger à sévère) ;
- une anosmie par atteinte traumatique (cisaillement, contusion) du nerf olfactif (Ire paire de nerfs crâniens) au niveau de la lame criblée de l'ethmoïde ; son pronostic est défavorable ;
- une rhinorrhée cérébrospinale, témoignant d'une brèche de la dure-mère.

L'examen neurologique (score de Glasgow, examen des pupilles) doit être répété dans le temps.

4. Examen des voies respiratoires hautes

Il a pour but d'évaluer une gêne respiratoire par obstruction nasale, rhinopharyngée ou oropharyngée (caillots, hématome, chute en arrière de la base de la langue ou glossoptose, corps étrangers, prothèse dentaire).

III. Indications de l'imagerie

Après avoir éliminé une éventuelle lésion crânienne ou cervicale, le diagnostic des fractures du massif facial fera appel à l'imagerie. Ces examens complémentaires doivent être orientés par la clinique. La généralisation de la tomodensitométrie (TDM) tend à rendre obsolète les clichés radiologiques standards, décrits ici à titre indicatif (cf. infra, B.).

A. Examens tomodensitométriques

La TDM, lorsqu'elle est disponible, remplace avantageusement la majorité des examens radiologiques conventionnels décrits ci-dessous. Les progrès techniques permettent aujourd'hui l'acquisition rapide d'images de haute définition, en limitant au maximum l'irradiation des patients. L'absence de superposition des structures osseuses offre une très grande précision d'analyse. Ces examens permettent également d'éviter la multiplication des clichés conventionnels en cas de fracas facial ou de polytraumatisme. Enfin, ils sont réalisables quel que soit l'état neurologique du patient ainsi qu'en cas de lésions rachidiennes associées ou suspectées.

Un examen scanographique doit notamment être demandé :

- en cas de doute persistant sur une fracture mal mise en évidence sur les clichés conventionnels (fracture du condyle mandibulaire, par exemple) ;
- en cas de signes fonctionnels ophtalmologiques (diplopie, dystopie oculaire, baisse de l'acuité visuelle) ;
- en cas de fracture complexe du tiers moyen de la face (fracture de Le Fort) ou de fracas facial ;
- devant une suspicion de rhinorrhée cérébrospinale ;

- par opportunité, lorsqu'un scanner est effectué pour des raisons neurochirurgicales ou en raison d'un polytraumatisme : les techniques d'acquisition actuelles (acquisition spiralée en mode continu) permettent de réaliser un scanner complet de l'extrémité céphalique en moins de deux minutes, ce qui est toujours possible, quel que soit le degré d'urgence.

Les coupes axiales servant à l'acquisition des données (coupes natives) sont utiles pour l'analyse fine de la région centrofaciale (CNEMFO) et des confins craniofaciaux (fig. 4.2). Les cellules ethmoïdales, les parois du sinus frontal, le canal optique et la fosse ptérygomaxillaire sont particulièrement bien visualisés. L'analyse complète des structures à partir de ces coupes impose cependant un effort mental d'empilement des coupes.

Elles peuvent être utilement complétées par des reconstructions dans différents plans.

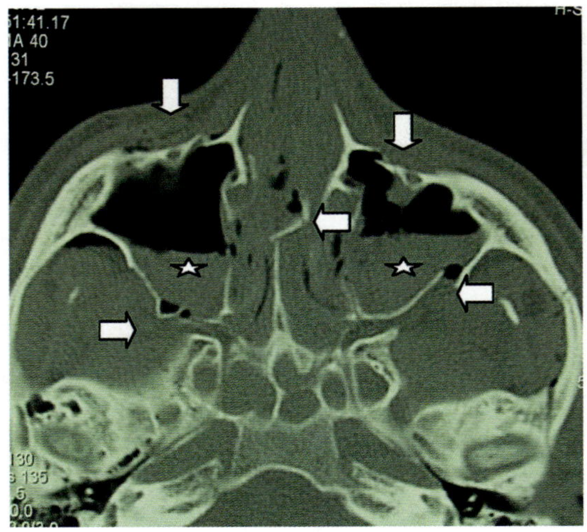

Fig. 4.2. Ⓐ **Scanner de l'étage moyen (coupe axiale). Fracture de Le Fort II avec hémosinus bilatéral et fracture du septum nasal.**

1. Reconstructions coronales (fig. 4.3)

Elles sont indispensables pour une analyse des parois de l'orbite, de la base du crâne et de la région condylienne.

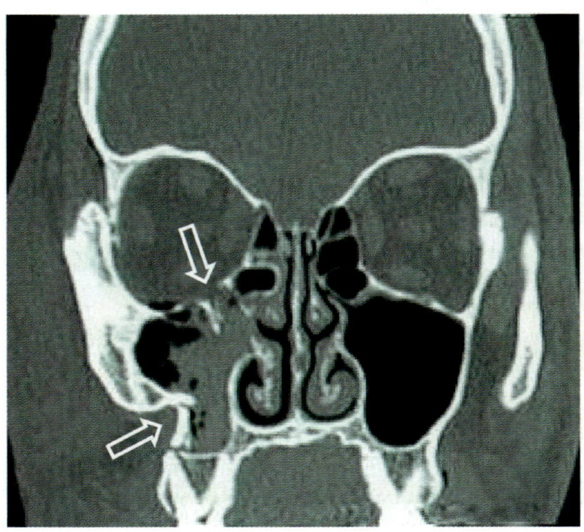

Fig. 4.3. Ⓐ **Reconstruction scanographique coronale. Fracture zygomatique associant fracture zygomatofrontale, zygomatomaxillaire et fracture comminutive du plancher de l'orbite.**

2. Reconstructions sagittales (fig. 4.4)

Elles permettent une analyse complémentaire des parois supérieure et inférieure de l'orbite ainsi que de la base du crâne.

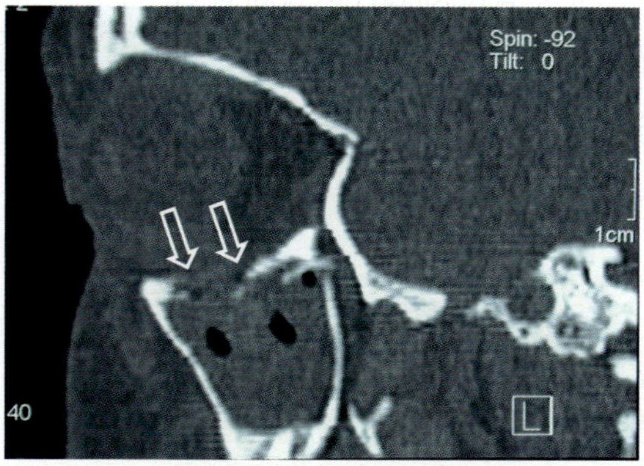

Fig. 4.4. Ⓐ Reconstruction scanographique sagittale. Fracture du plancher de l'orbite.

3. Reconstructions dans le plan neuro-optique

Il s'agit de reconstruction orbitaire oblique d'arrière en avant et de médial en latéral. Elles permettent de suivre le nerf optique sur l'ensemble de son trajet intraorbitaire.

4. Reconstructions tridimensionnelles (fig. 4.5)

Elles permettent une représentation surfacique de la structure à analyser. Elles entraînent une perte de définition et sont souvent d'interprétation difficile au niveau des structures osseuses fines (effet de masse partielle) et peuvent de ce fait produire des images en faux négatif ou en

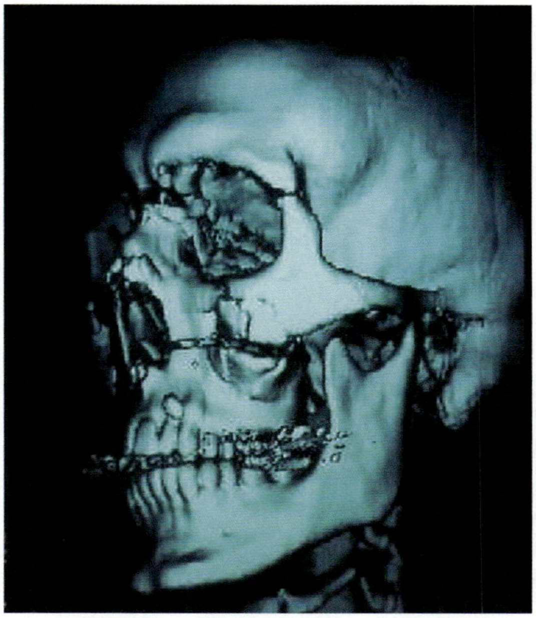

Fig. 4.5. Ⓐ Reconstruction scanographique tridimensionnelle. Fracture complexe de l'étage moyen (Le Fort II et os zygomatique gauche).

faux positif. Elles ont en revanche un grand intérêt dans le bilan préopératoire des fractures complexes, entre autres de la région condylienne, en montrant sur une seule image l'ensemble des caractéristiques de la fracture (hauteur du trait de fracture, taille du fragment condylien, déplacement) (fig. 4.6).

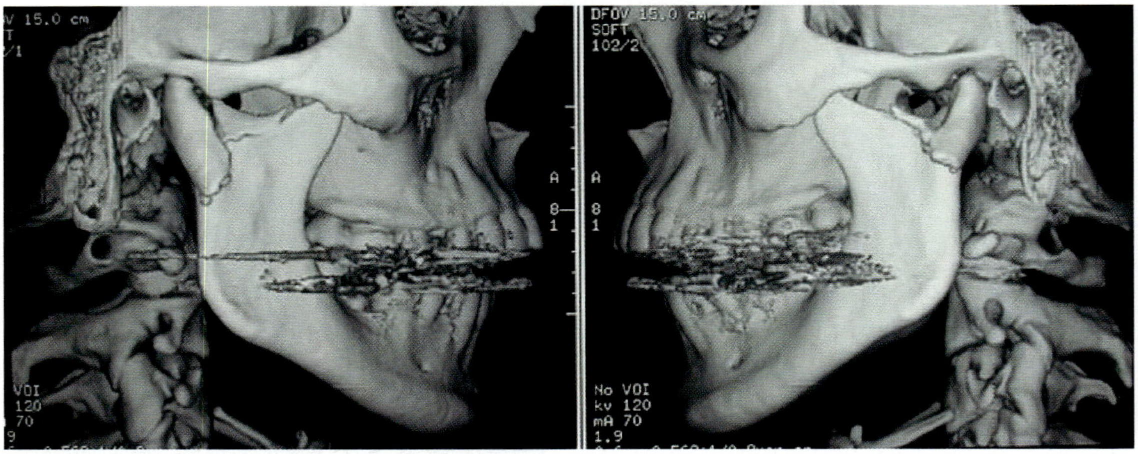

Fig. 4.6. Ⓐ Reconstructions scanographiques tridimensionnelles. Fractures sous-condyliennes bilatérales déplacées.

5. Chirurgie assistée et scanner

Le scanner a permis le développement des techniques modernes de chirurgie assistée par ordinateur :

- planification des interventions ;
- impression 3D d'implants et/ou de guides chirurgicaux personnalisés pour le patient ;
- navigation peropératoire.

B. Examens radiologiques standards

Hormis l'orthopantomogramme pour la mandibule et le cliché de Blondeau pour l'étage moyen, ces incidences sont aujourd'hui peu usitées en pratique courante, volontiers remplacées par le scanner (cf. supra).

1. Pour la mandibule

Orthopantomogramme (fig. 4.7)

Il s'agit d'un cliché de référence exposant tout l'os mandibulaire et la denture. Il n'est réalisable que si le patient peut se tenir debout ou assis. Il ne permet qu'une vue de profil des branches et d'une grande partie du corps mandibulaire ; la région symphysaire n'est vue que de face. Il doit donc le plus souvent être complété par des incidences orthogonales (face basse et cliché « mordu du bas ») pour apprécier le déplacement d'une fracture.

Défilés mandibulaires (droit et gauche) (fig. 4.8)

Ⓒ Ils permettent de visualiser alternativement chaque hémimandibule et peuvent remplacer l'orthopantomogramme si ce cliché ne peut pas être réalisé (traumatisme des membres inférieurs ou du bassin, lésion du rachis thoracolombaire, troubles de la conscience) et à la

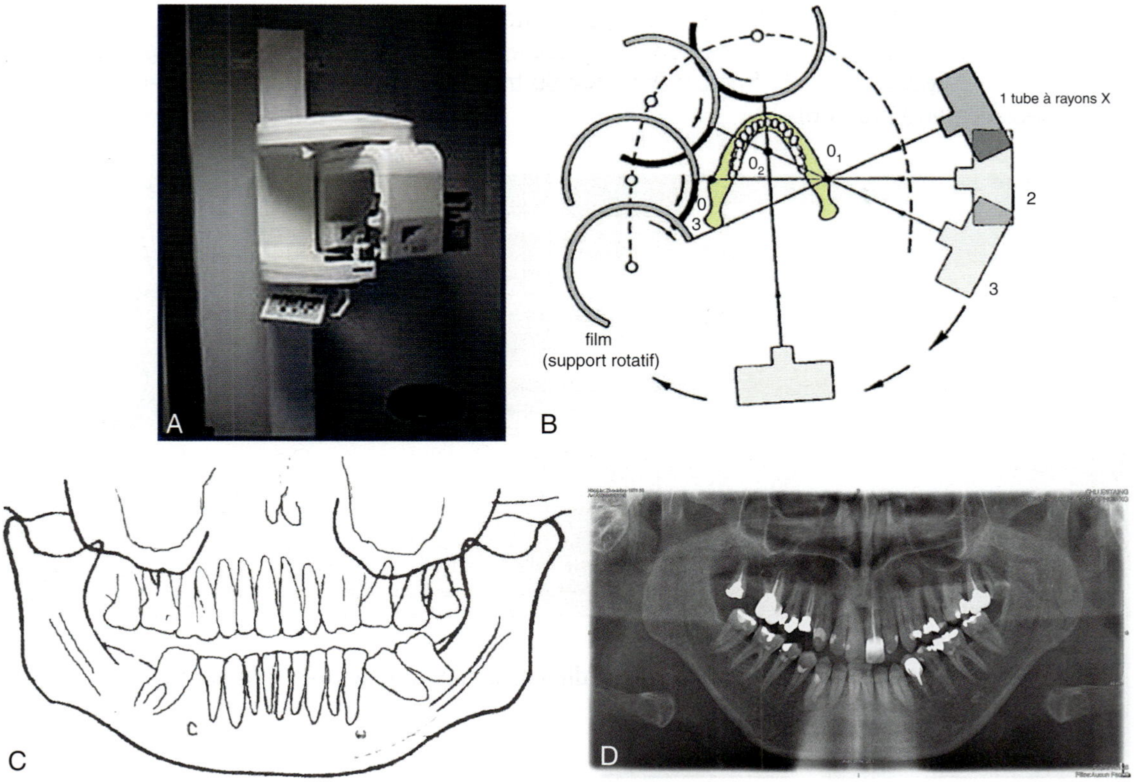

Fig. 4.7. Ⓐ **Orthopantomogramme.**
A. Exemple d'orthopantomographe. B. Principe de l'examen. C. Schéma des structures visualisées par l'examen. Cet examen permet d'obtenir une vue panoramique de l'ensemble de la mandibule. D. Cliché montrant une fracture parasymphysaire droite en biseau et une fracture de la branche horizontale gauche.

condition que le patient puisse incliner la tête à droite et à gauche (absence de lésion du rachis cervical). Ces clichés partiels sont moins lisibles qu'un orthopantomogramme en raison des superpositions osseuses inévitables.

Cliché « mordu du bas » (ou cliché occlusal du bas) (fig. 4.9)

Le patient maintient le film entre ses dents et le rayon est vertical et ascendant. Cet examen permet de préciser les lésions de l'arc symphysaire.

Cliché « face basse » (fig. 4.10)

Il s'agit d'une incidence antéropostérieure, le nez et le front du patient étant au contact du film. Cet examen permet une visualisation de face des régions angulaires et des branches mandibulaires montantes.

2. Pour l'étage moyen

Clichés de Blondeau et de Waters (fig. 4.11)

Ⓐ Il s'agit d'incidences antéropostérieures qui se différencient par l'inclinaison de la tête du patient. Pour l'incidence de Blondeau, le menton et le nez du patient sont au contact du film. Ces examens permettent d'explorer le squelette du tiers moyen de la face, plus particulièrement les cavités orbitaires et sinusiennes.

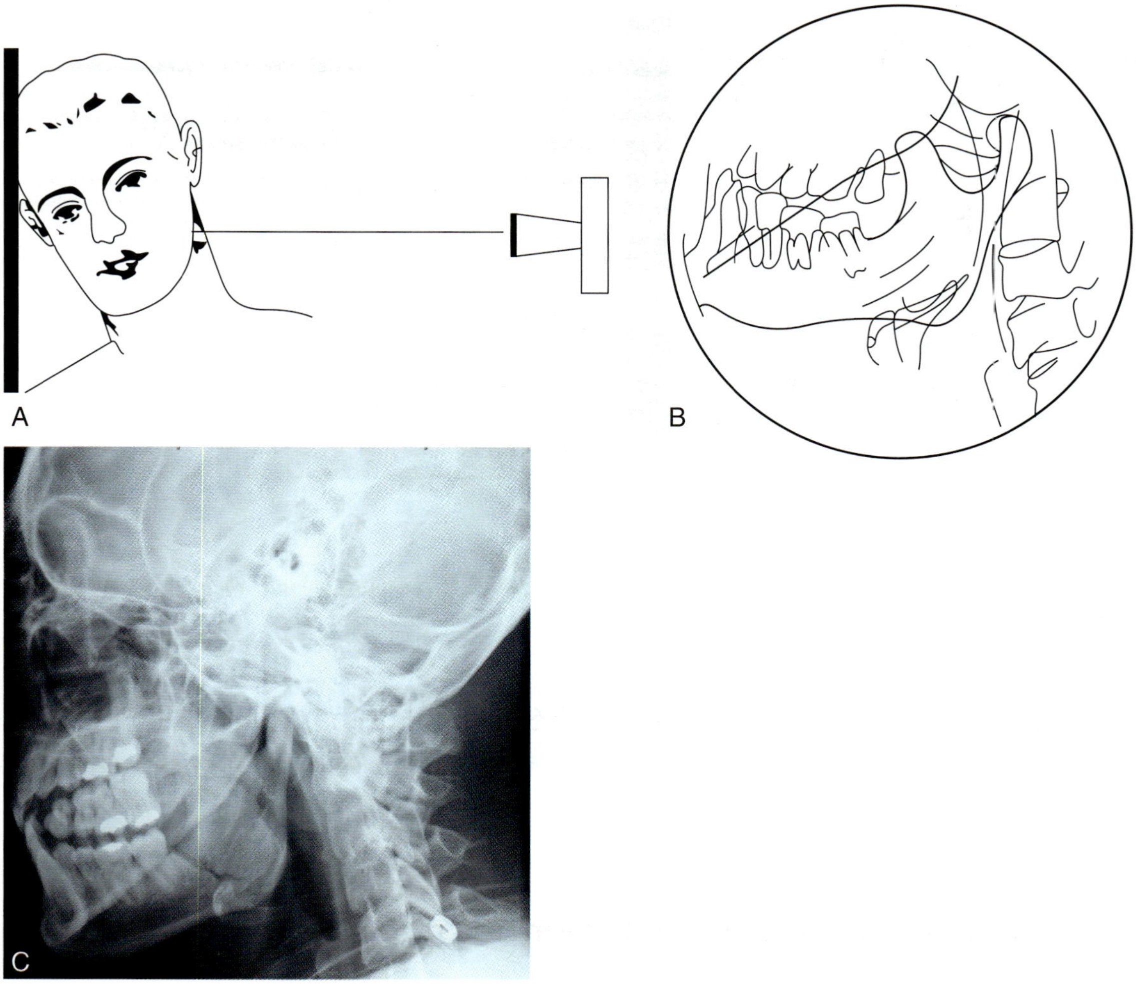

Fig. 4.8. Défilés mandibulaires.

A. Positions du patient, de la plaque et de la source de rayons X pour la réalisation d'un défilé mandibulaire droit. B. Schéma des structures visualisées par l'examen. C. Cliché droit montrant une fracture de l'angle droit (on suspecte une fracture associée de l'angle gauche). À noter que l'exploration de l'ensemble de la mandibule nécessite un défilé droit et un défilé gauche.

Incidence des os nasaux (fig. 4.12)

Il s'agit d'un cliché de profil du massif facial centré sur la pyramide nasale utilisant un rayonnement de faible intensité. Comme son nom l'indique, il visualise les os nasaux de profil. Il offre peu d'information clinique et n'a qu'un intérêt médicolégal en cas d'allégation de coup et blessure, si l'accès à la TDM est impossible.

Clichés axiaux de Hirtz et de Gosserez (fig. 4.13)

Il s'agit d'incidences caudocrâniennes ascendantes (axiaux), le film étant placé au niveau du vertex. Ces examens visualisent le plus grand contour de la face, plus particulièrement l'arcade zygomatique latéralement (cliché de Hirtz) et la pyramide nasale en avant (cliché de Gosserez). Le cliché de Gosserez, en visualisant la pyramide nasale de manière axiale, complète systématiquement l'incidence des os nasaux de profil pour une analyse complète des déplacements des fractures du nez.

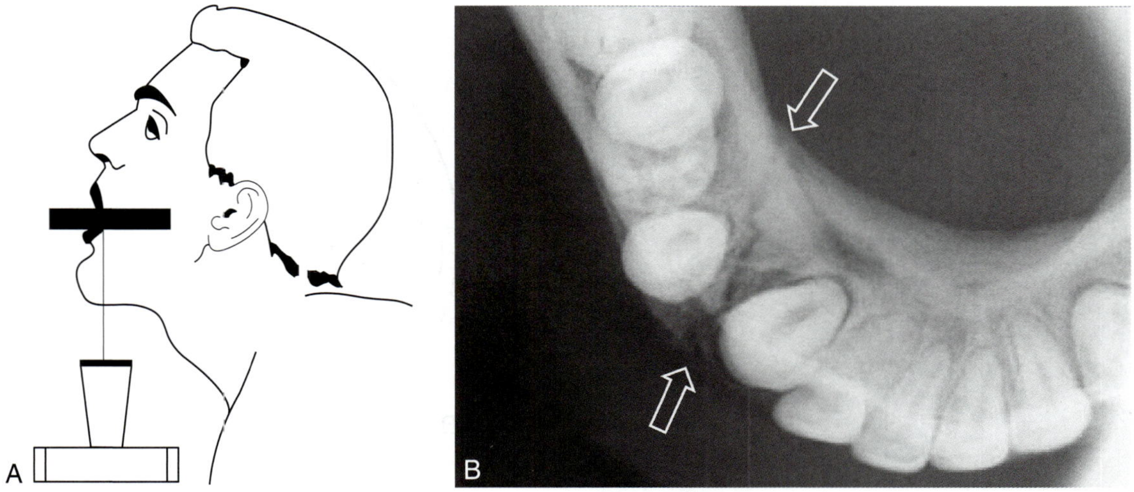

Fig. 4.9. Ⓒ **Cliché « mordu du bas ».**
A. Position du patient, de la plaque et de la source de rayons X. B. Cliché montrant une fracture symphysaire chez un enfant.

Cliché « mordu du haut » (ou cliché occlusal du haut)

Il s'agit du pendant au maxillaire du cliché « mordu du bas ». Il permet de visualiser le prémaxillaire.

3. Pour les dents

Orthopantomogramme, clichés « mordu du bas » et « mordu du haut »

Cf. *supra*.

Clichés rétroalvéolaires (fig. 4.14)

Il s'agit de clichés endobuccaux, le film étant placé au contact de la face postérieure des dents. Ils visualisent de manière très précise des groupes de deux à trois dents et leur parodonte.

C. Imagerie par résonance magnétique

Ⓐ L'IRM n'a que peu d'indications en traumatologie faciale. Elle permet éventuellement de préciser les lésions intraorbitaires et encéphaliques.

D. Tomographie volumique à faisceau numérisé (*Cone Beam*)

Ce type d'examen radiologique peut, dans certains cas, remplacer la TDM. Les informations obtenues au niveau osseux sont semblables à celles obtenues par la TDM, avec une dose d'irradiation plus faible pour le patient. Les artefacts liés à la présence de matériel métallique sont moins intenses que ceux générés par la TDM. L'analyse des parties molles est en revanche moins fine.

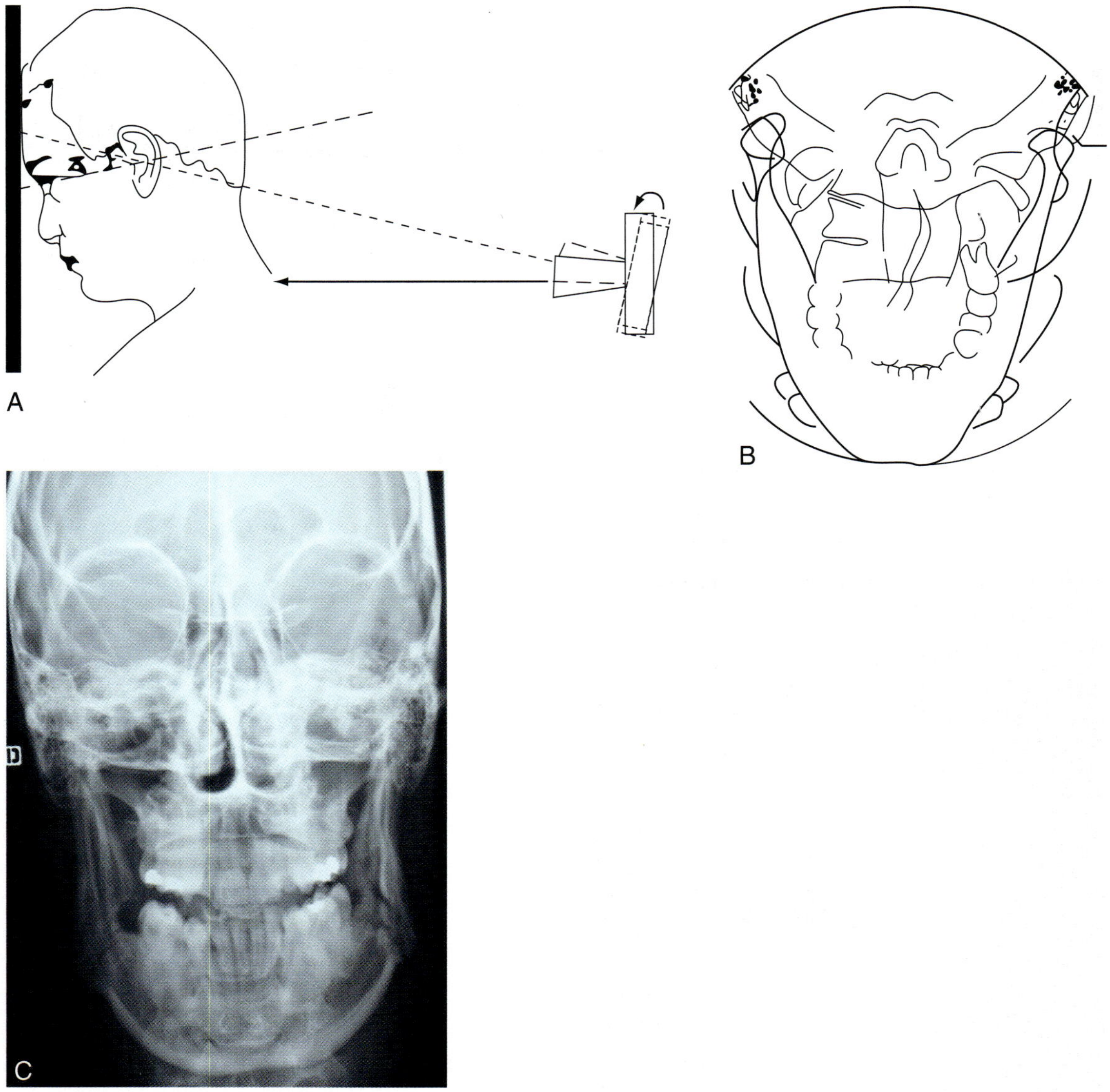

Fig. 4.10. C **Cliché face basse.**

A. Positions du patient, de la plaque et de la source de rayons X. B. Schéma des structures visualisées par l'examen. C. Cliché montrant une fracture des deux angles mandibulaires.

L'examen de l'ensemble du massif facial nécessite au mieux l'utilisation d'un appareil à champ large (20 × 20 cm), les appareils à champ plus restreint nécessitant la réalisation de plusieurs examens successifs avec bénéfice moindre en termes de dose d'irradiation.

Ces examens nécessitent le plus souvent que le patient puisse se tenir debout ou assis (comme pour la réalisation d'un orthopantomogramme), seuls certains appareils permettant actuellement la réalisation en position couchée (comme pour la réalisation d'une TDM).

Quoique non encore d'usage courant, le développement de *Cone Beam* transportables, d'encombrement réduit, permet la réalisation de clichés peropératoires, afin de vérifier en extemporané la réduction adéquate d'une fracture ou le positionnement d'un implant.

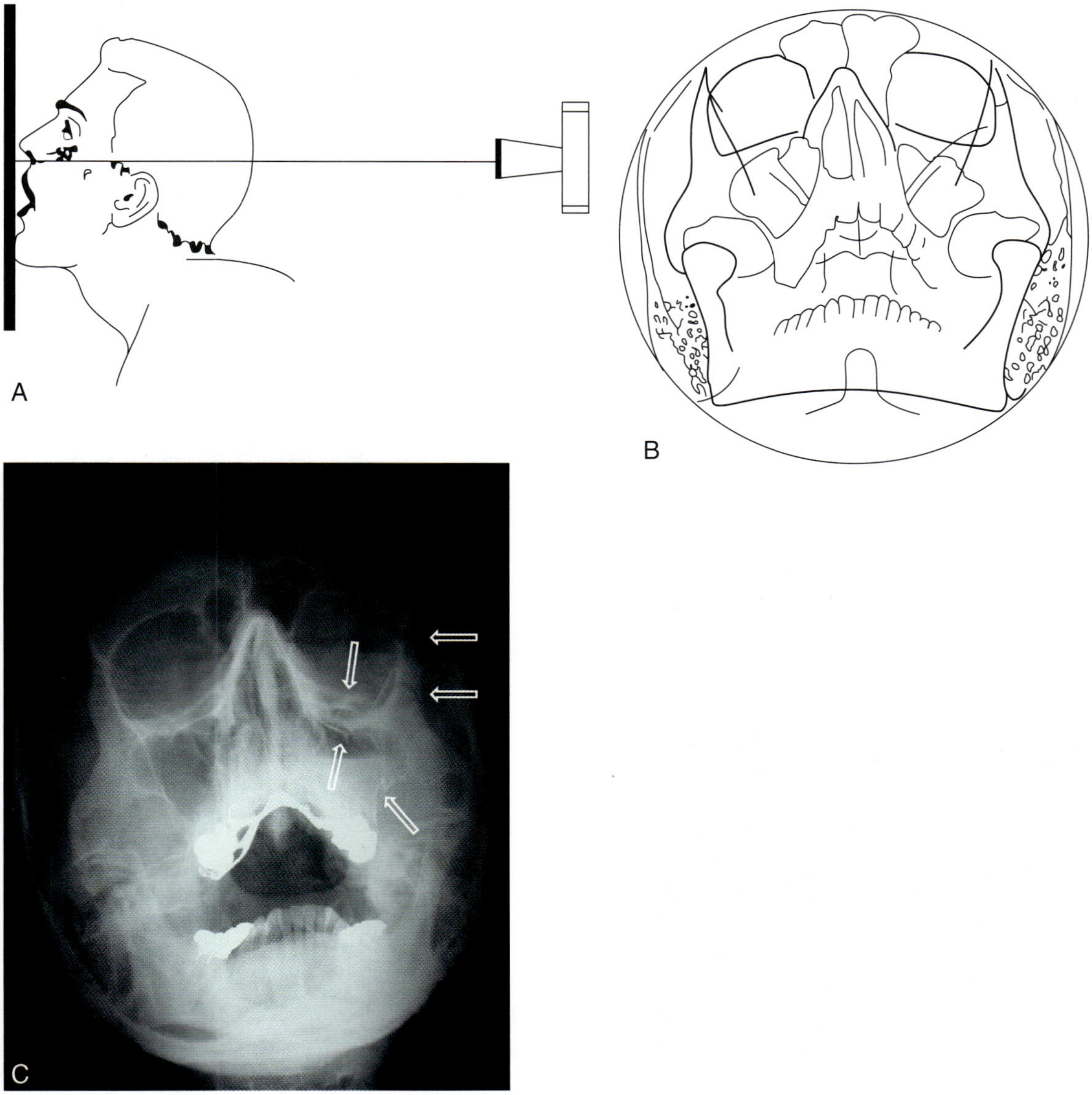

Fig. 4.11. Ⓐ **Cliché de Blondeau.**

A. Positions du patient, de la plaque et de la source de rayons X. B. Schéma des structures visualisées par l'examen. C. Fracture zygomatomaxillaire gauche.

E. Autres examens

1. Examens biologiques

Il s'agit essentiellement du bilan préopératoire et/ou d'une potentielle hémorragie :

- bilan d'hémostase et de coagulation ;
- numération-formule sanguine, groupage ABO, Rhésus et recherche d'agglutinines irrégulières.

On peut aussi rechercher les facteurs altérant la vigilance, donc l'évaluation d'un traumatisme crânien :

- glycémie, ionogramme sanguin ;
- alcoolémie, recherche de toxiques sanguins et urinaires.

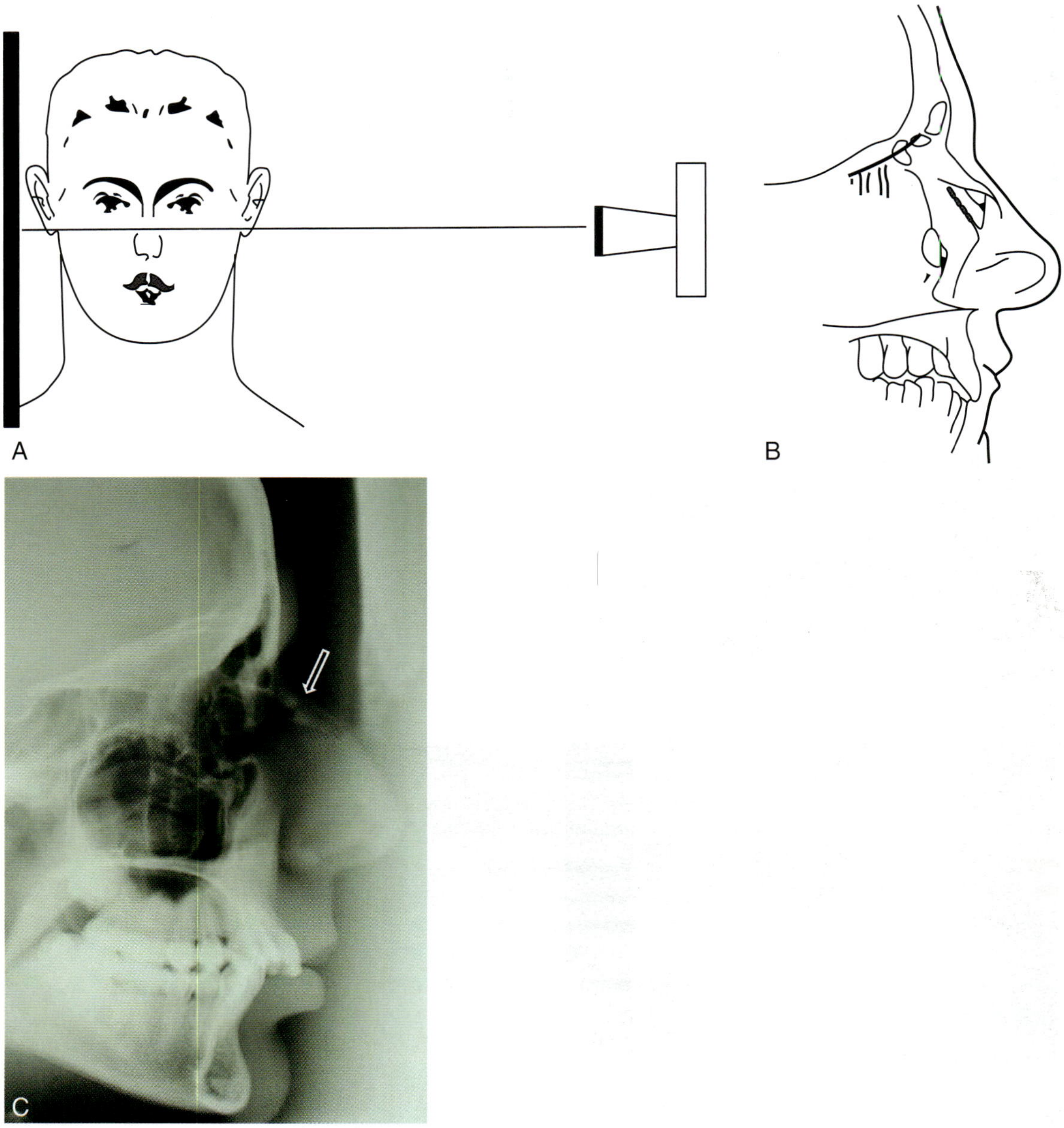

Fig. 4.12. Incidence des os nasaux.

A. Positions du patient, de la plaque et de la source de rayons X. B. Schéma des structures visualisées par l'examen. C. Cliché d'une fracture des os nasaux.

En raison des limites du score de Glasgow (GCS) et de l'imagerie, l'utilisation des biomarqueurs plasmatiques a été proposée pour améliorer le diagnostic et la classification des traumatisés crâniens graves. Leur performance pour évaluer la gravité initiale des patients présentant un traumatisme crânien grave n'est en fait pas assez bonne pour qu'ils soient utilisés en routine clinique et leur valeur ajoutée reste encore à démontrer.

2. Doppler transcrânien

La gravité initiale des traumatisés crâniens est évaluée à l'aide du doppler transcrânien (DTC). Le DTC à l'arrivée à l'hôpital fait désormais partie du bilan initial du polytraumatisé, comme tous les examens de débrouillage à l'arrivée (échographie abdominale, radiographies thoracique et

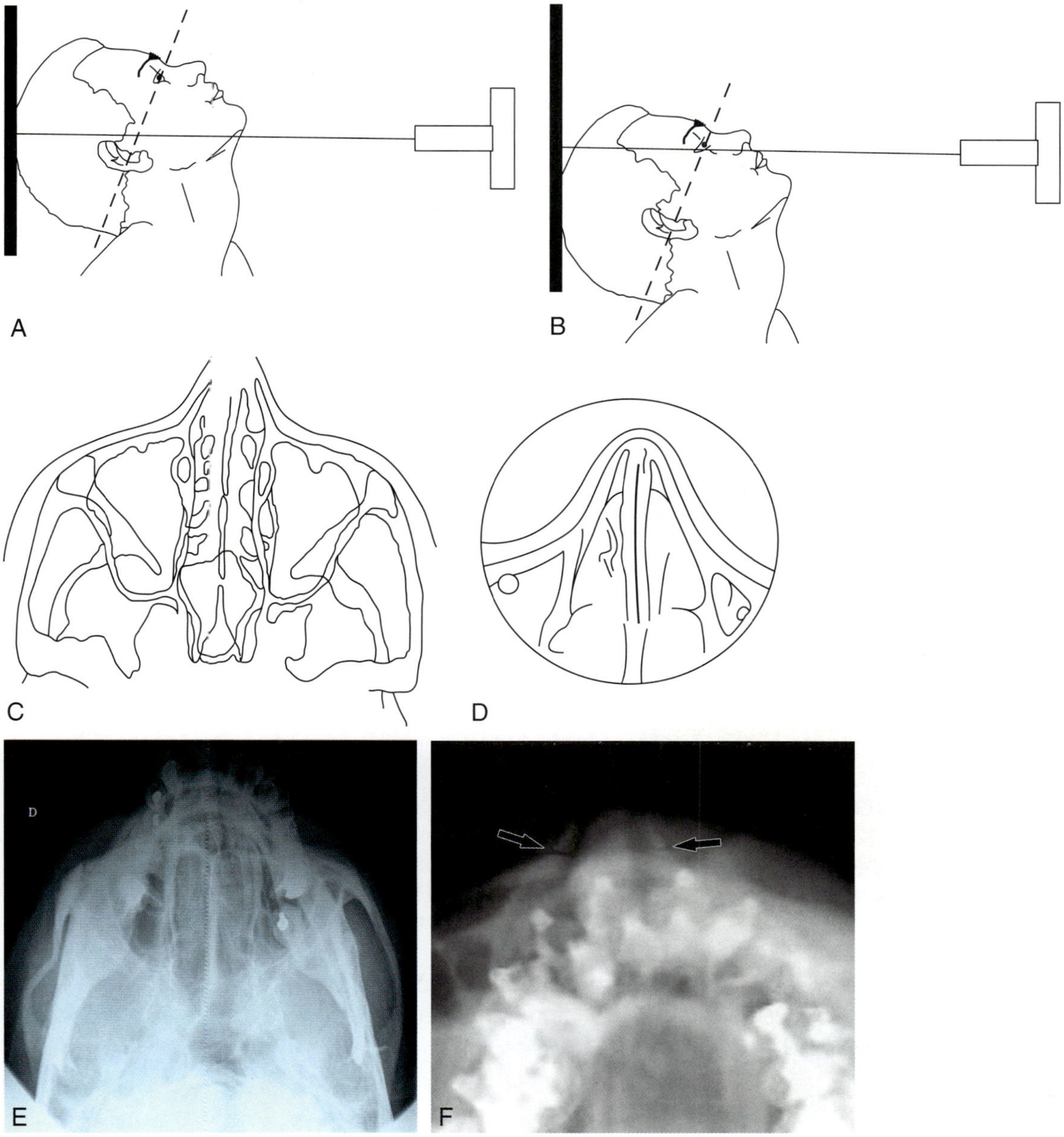

Fig. 4.13. C **Clichés axiaux de Hirtz et de Gosserez.**

A. Positions du patient, de la plaque et de la source de rayons X pour le cliché de Hirtz. B. Positions du patient, de la plaque et de la source de rayons X pour le cliché de Gosserez. C. Schéma des structures visualisées par le cliché de Hirtz. D. Schéma des structures visualisées par le cliché de Gosserez. E. Cliché de Hirtz montrant une fracture du processus temporal de l'os zygomatique droit. F. Cliché de Gosserez montrant une fracture des os nasaux.

du bassin). Cet examen donne rapidement des informations cruciales dans la prise en charge initiale de ces patients et permet d'orienter rapidement la stratégie thérapeutique permettant le maintien de la pression de perfusion cérébrale.

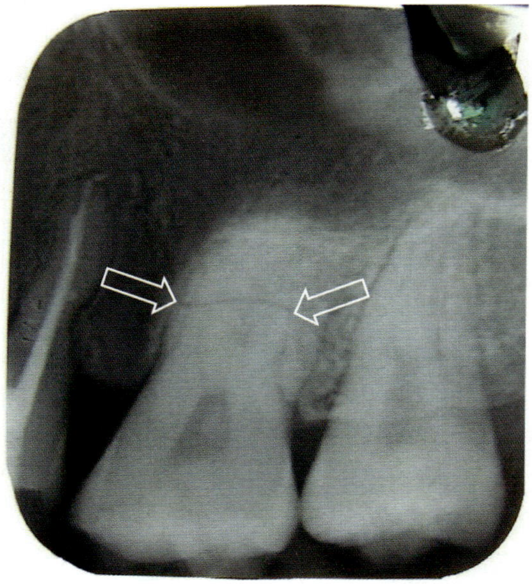

Fig. 4.14. Cliché rétroalvéolaire des dents n° 25 et n° 26. Fracture radiculaire de la dent n° 26.

IV. Diagnostic des traumatismes des parties molles

A. Contusions de la face

B Les contusions de la face se manifestent par une douleur, un œdème au point d'impact : lèvres, nez, paupières, joues. Les ecchymoses et les hématomes éventuellement associés ont tendance à diffuser le long des espaces celluloadipeux de la face et peuvent de ce fait être observés à distance du point d'impact initial.

Ces lésions peuvent entraîner une certaine impotence fonctionnelle, avec un aspect figé du visage. Elles sont généralement d'évolution spontanément favorable. Les hématomes volumineux nécessitent parfois un drainage chirurgical.

B. Plaies des parties molles

1. Plaies muqueuses

En bouche, elles s'observent essentiellement au niveau de la gencive attachée (fracture de la mandibule), au niveau de la fibromuqueuse palatine (fracture sagittale du maxillaire), de la langue (morsure à la suite d'un traumatisme sur le menton), du voile du palais (dues à des objets tenus en bouche au moment du traumatisme : crayon, sucette, par exemple), du plancher buccal antérieur et du palais (tentative d'autolyse, arme tenue sous le menton).

Une sialorrhée réactionnelle est habituelle, surtout chez l'enfant.

2. Plaies péri-orificielles (lèvres, paupières, narines, oreilles)

Elles vont de la plaie superficielle uniquement cutanée ou muqueuse à la plaie transfixiante qui nécessitera un repérage précis des berges pour éviter tout décalage et une réparation attentive de tous les plans (cutané, musculaire, cartilagineux, muqueux). Leur gravité tient à leur tendance à la rétraction cicatricielle, source d'ectropion au niveau des paupières (fig. 4.15) et/ou de sténoses orificielles.

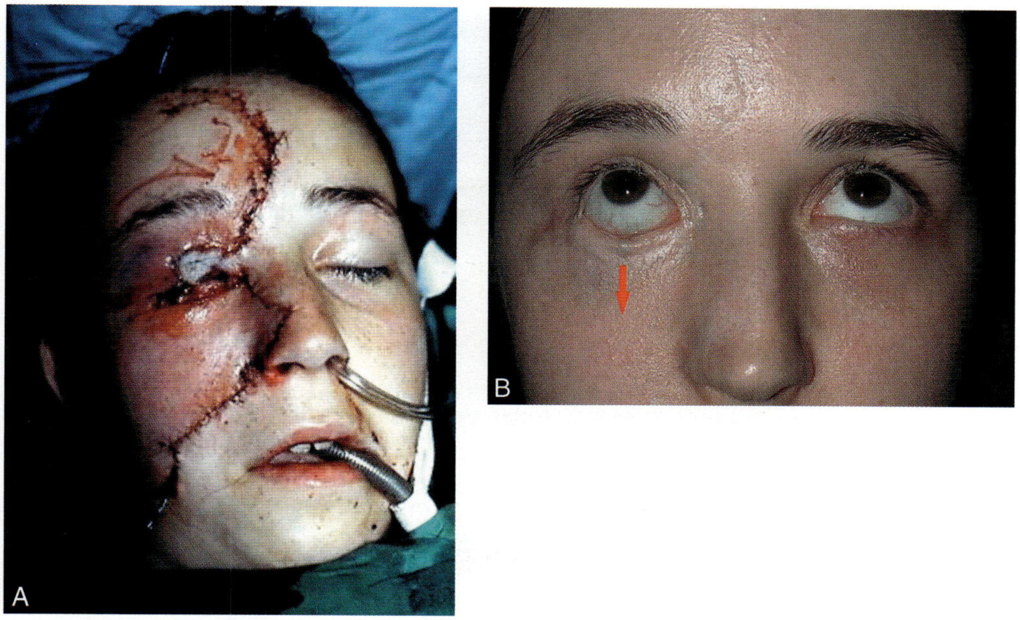

Fig. 4.15. B Plaie faciale droite atteignant la paupière inférieure.

A. Aspect postopératoire immédiat. B. Rétraction cicatricielle post-traumatique six mois après la réparation.

3. Plaies cutanées de la face

Elles peuvent être superficielles ou profondes, franches ou contuses. Elles imposent de s'assurer de l'intégrité des organes nobles sous-jacents : nerf facial, conduit parotidien, vaisseaux faciaux (fig. 4.16).

Les plaies du nerf facial doivent être suturées sous loupe ou microscope après repérage des extrémités sectionnées.

Les plaies du conduit parotidien doivent être suturées sur un cathéter pour protéger la suture et éviter la sténose cicatricielle.

Les plaies du parenchyme salivaire, d'évolution habituellement favorable, peuvent se compliquer d'une collection ou d'une fistule salivaire secondaire, source d'infection.

Les plaies cutanées du canthus interne et du quart interne de la paupière inférieure doivent faire rechercher, outre une lésion du globe oculaire, une atteinte des voies lacrymales. Si elle est avérée, une telle plaie est suturée après cathétérisme du (ou des) canalicules lacrymaux concernés, pour éviter la survenue d'un épiphora (larmoiement permanent ou intermittent) (fig. 4.17).

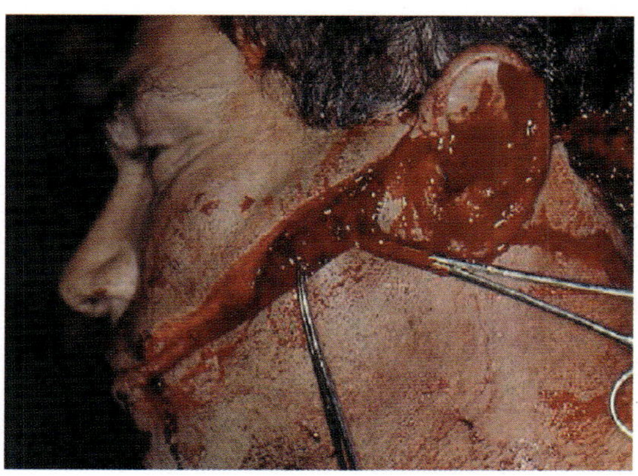

Fig. 4.16. B Plaie jugale pénétrante avec lésion du nerf facial et section vasculaire et du conduit parotidien.

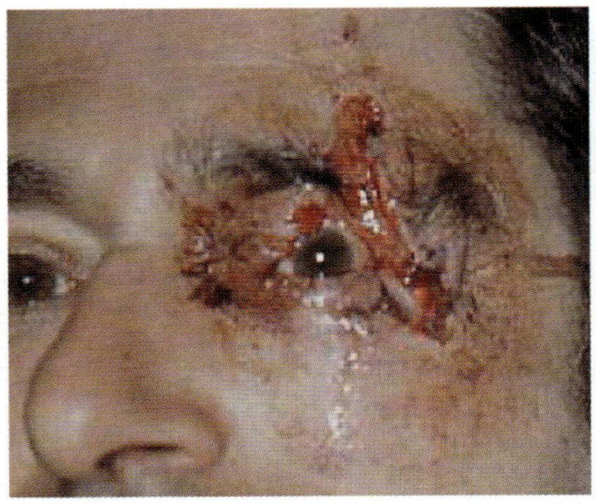

Fig. 4.17. B **Plaie de la région orbitaire avec lésion des deux paupières et des voies lacrymales au niveau de l'angle interne.**

La réparation des plaies cutanées de la face impose, après exploration, une suture soigneuse, plan par plan, en minimisant au maximum le parage. La très bonne vascularisation du revêtement cutané facial permet habituellement la conservation des petits lambeaux cutanés.

Toute plaie aboutit à une cicatrice. Si la cicatrisation de première intention (c'est-à-dire lorsqu'une suture chirurgicale a pu être réalisée) des plaies de la face est habituellement rapide (de cinq à huit jours, date d'ablation des fils) en l'absence de complications (infection, désunion, nécrose des berges, etc.), la qualité esthétique de la cicatrice finale ne pourra être jugée qu'à l'issue de la phase active de la cicatrice (phénomènes inflammatoires physiologiques inhérents à tout processus cicatriciel), c'est-à-dire au bout d'un an en moyenne (18 à 24 mois chez l'enfant).

Le pronostic esthétique de la cicatrice dépend de quatre facteurs essentiels :

- orientation de la plaie par rapport aux lignes de moindre tension cutanée (cf. fig. 1.10 au chapitre 1) : les plaies parallèles à ces lignes sont de bon pronostic ; les plaies perpendiculaires à ces lignes ont une nette tendance à l'hyperplasie cicatricielle, à l'élargissement progressif et à la rétraction, notamment dans les régions péri-orificielles ;
- intensité de la phase active : plus la phase active est intense (enfants), plus la cicatrice définitive sera large ;
- qualité de la suture : la suture de toute plaie, tout particulièrement au niveau de la face, doit respecter des règles de base : suture plan par plan (au minimum derme et épiderme), sans décalage des berges et sans tension excessive, utilisation de fils monobrins les plus fins possibles, ablation précoce des points épidermiques en cas d'utilisation de fil non résorbable ;
- éviction solaire stricte pendant toute la phase active de la cicatrice : les rayons UV ont pour effet de réactiver les phénomènes inflammatoires cicatriciels et d'induire une dyschromie cicatricielle définitive.

Le chirurgien n'a malheureusement que peu de possibilités d'interférer sur les deux premiers facteurs.

C. Morsures

Le mordeur est le plus souvent un chien. De par leur fréquence et les risques qu'elles font courir aux victimes, les morsures méritent qu'on formalise leur prise en charge (fig. 4.18).

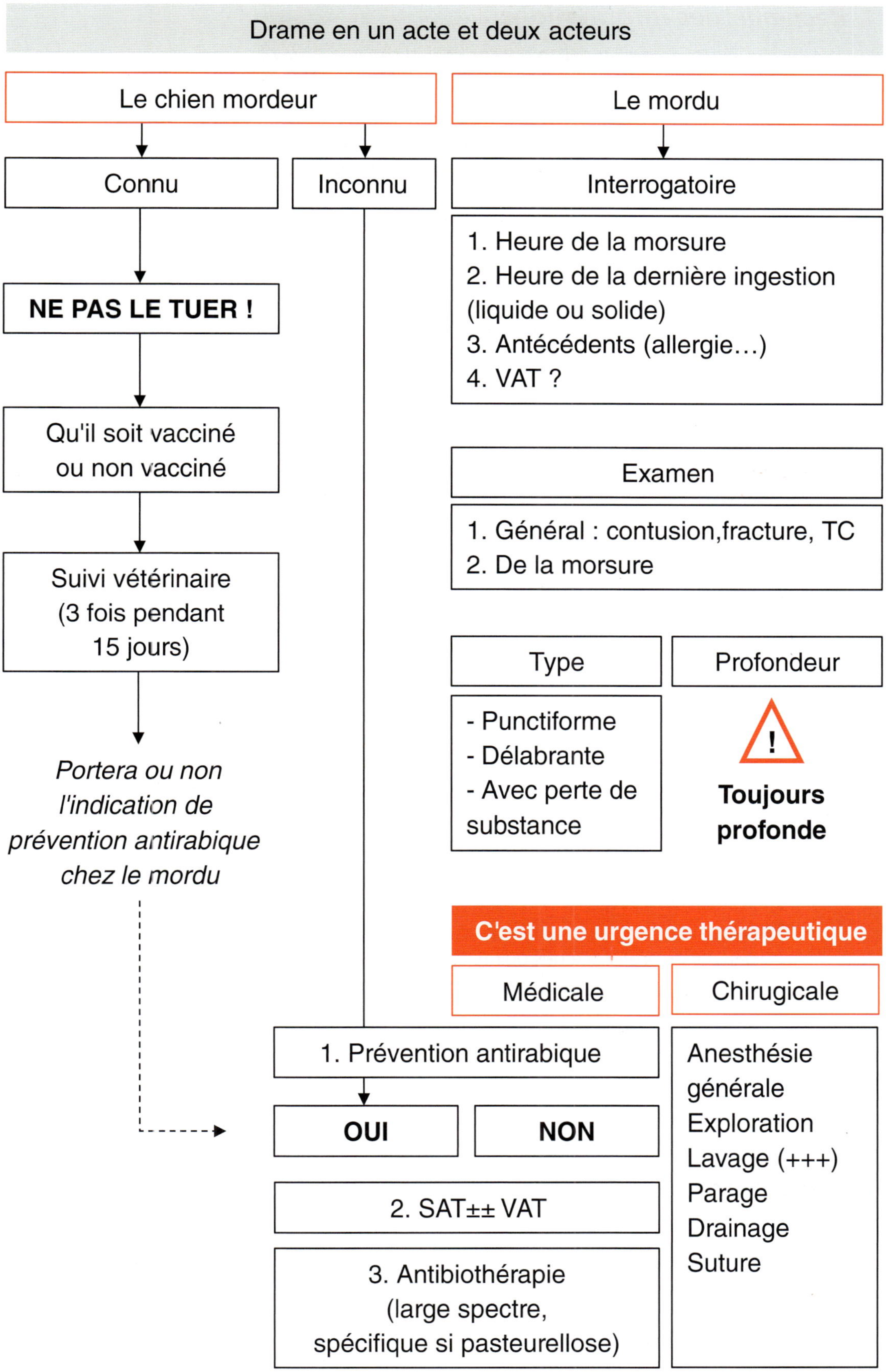

Fig. 4.18. B Conduite à tenir devant une morsure de chien.

1. Recueillir des informations

Une double enquête aussi bien sur l'animal mordeur que sur le patient mordu est nécessaire.

L'animal mordeur

Il faut évaluer les risques que sa morsure peut représenter pour le patient mordu. Le risque le plus important est la survenue d'une infection, toujours possible, allant jusqu'à la très rare mais gravissime infection rabique.

Deux situations peuvent se présenter : le chien est connu ou non.

Chien connu

Le chien a-t-il mordu après provocation (morsure de défense) ou, au contraire, a-t-il un comportement inhabituel (agitation, agressivité récente) pouvant faire craindre une possible contamination rabique ?

Toujours demander le statut vaccinal de l'animal et une consultation vétérinaire.

Dans tous les cas, il ne faut pas tuer l'animal, une surveillance vétérinaire étant indispensable pour décider ou non de débuter une vaccination antirabique du patient mordu.

Chien inconnu, non retrouvé

Toujours demander au centre antirabique le plus proche l'attitude à adopter en fonction du risque potentiel de contamination, variable selon les régions.

Le patient mordu

L'aspect spectaculaire ou au contraire anodin de la morsure est toujours trompeur. Il est donc indispensable de conduire un examen stéréotypé.

Interrogatoire

- Terrain :
  - âge ;
  - antécédents médicaux, chirurgicaux, allergiques ;
  - statut vaccinal : tétanos.
- Circonstances de la morsure :
  - heure de survenue ;
  - traumatismes associés.
- Heure de la dernière ingestion solide ou liquide (cette précision conditionne le délai d'intervention et le type d'anesthésie à mettre en œuvre).

Examen clinique

- Examen général : il est conseillé de commencer par l'examen général afin de ne pas l'oublier devant l'aspect parfois spectaculaire de la morsure ; l'examen recherche des contusions, des hématomes, des fractures, un traumatisme crânien associé (choc violent d'un gros chien sur un enfant, par exemple).

- Examen de la morsure :
  - délabrante et/ou avec perte de substance associée : elle va être source de graves séquelles morphologiques ou esthétiques ; la prise en charge est urgente ;
  - punctiforme : son aspect anodin est toujours trompeur car elle surplombe toujours une vaste zone de décollement profonde, infectée par les crocs ;
  - lésions sous-jacentes : elles peuvent intéresser les tendons, les muscles, les vaisseaux et, surtout, les nerfs ; elles doivent être diagnostiquées avant tout traitement.

2. Traitement

Il s'agit d'urgences thérapeutiques.

L'animal mordeur

Il ne faut pas le tuer. Une surveillance vétérinaire systématique est mise en route avec examen de l'animal à la recherche de signes de rage à J3, J7 et J15. Si au bout de ces quinze jours l'animal, correctement vacciné, n'a présenté aucun signe de contamination, il n'y a pas lieu d'effectuer une vaccination antirabique chez le mordu. Si le chien présente des signes suspects, le patient est vacciné.

En zone d'endémie rabique et si le chien a été malencontreusement tué, il faut envoyer sa tête à l'Institut Pasteur de Paris pour obtenir un diagnostic histologique sur sa matière cérébrale. En attendant les résultats, le protocole de vaccination est entrepris par le service de maladies infectieuses, quitte à être arrêté en l'absence de contamination rabique.

Le patient mordu

Une morsure est toujours une plaie profonde infectée. C'est une urgence médicochirurgicale. Tout retard de prise en charge aboutira à la constitution d'un abcès profond.

Urgence chirurgicale

- Anesthésie générale : elle seule permet d'effectuer la série de gestes stéréotypés.
- Exploration de l'ensemble du trajet des crocs, toujours plus profond et plus vaste que ne le laisse supposer la discrétion de la porte d'entrée, en repérant et réparant les structures lésées.
- Lavage très abondant au sérum physiologique, ce qui constitue le geste majeur de l'intervention.
- Parage des berges et de tous les tissus contus, évacuation d'éventuels corps étrangers (débris dentaires…).
- Drainage des décollements.
- Suture soigneuse de chaque plan. S'il existe une perte de substance, les gestes de réparation seront toujours différés. *La notion selon laquelle une morsure animale ne doit pas être suturée est fausse.*
- Si le patient est vu tardivement, le geste chirurgical est toujours indiqué, mais consiste alors en la mise à plat d'un abcès.

Urgence médicale

- Risque rabique : la rage est constamment mortelle lorsque la maladie est déclarée ; le moindre doute ou l'absence de renseignement sur l'animal mordeur impose la vaccination.
- Risque tétanique : il faut vérifier la validité de la vaccination ; sérothérapie et vaccination s'imposent dans le cas contraire.

- Risque d'infection par germes aérobies et anaérobies : ces germes sont constamment présents sur les crocs de l'animal ; l'association acide clavulanique-amoxicilline est efficace et recommandée chez l'enfant en l'absence de contre-indications ; les cyclines représentent l'antibiothérapie de choix chez l'adulte contre *Pasteurella multocida* (bacille à Gram négatif), fréquente dans la cavité buccale animale.
- En cas de morsure humaine : connaître le statut du mordeur concernant, entre autres, les hépatites B et C, le VIH ; en cas de positivité, il faut prendre l'avis d'un infectiologue.

D. Dermabrasions

Dues à des lésions de râpage, les dermabrasions sont des plaies superficielles, ne dépassant pas le derme, consistant en une perte de substance localisée de l'épiderme. Leur réparation est habituellement obtenue par cicatrisation dirigée (pansements gras), grâce à une réépidermisation à partir des berges et/ou des îlots de kératinocytes localisés au niveau des annexes épidermiques (follicules pileux et glandes sudoripares). Elles peuvent laisser des cicatrices pigmentées (tatouages) par incrustation dans le derme de multiples corps étrangers microscopiques. Elles devront faire l'objet d'un nettoyage soigneux par brossage avant la réalisation du pansement.

E. Corps étrangers

Les corps étrangers doivent être systématiquement recherchés au sein des plaies (éclats de verre, corps étrangers végétaux ou minéraux) et retirés. Oubliés dans la plaie, ils peuvent être à l'origine d'une complication infectieuse, parfois très tardive, ou, au contraire, être plus ou moins tolérés par l'organisme qui les isole alors au sein d'une coque. Les fragments de pare-brise sont particulièrement difficiles à localiser en urgence et à distance en raison de leur caractère radiotransparent.

Critères de gravité des plaies des parties molles

- Plaies transfixiantes.
- Plaies péri-orificielles.
- Plaies perpendiculaires aux lignes de moindre tension cutanée.
- Lésion d'organe noble, à rechercher (œil, voies lacrymales, nerf facial, conduit salivaire).
- Plaie par morsure.
- Présence de corps étrangers.

V. Diagnostic des traumatismes dentaires des dents définitives

C Le diagnostic des traumatismes dentaires se pose après tout choc direct (chute, coup de poing, etc.) ou indirect (fracture maxillaire ou mandibulaire) de la dent.

A. Contusion dentaire

La contusion dentaire se manifeste par des douleurs dentaires post-traumatiques spontanées, provoquées ou exacerbées par la morsure ou le froid, pouvant persister plusieurs heures, voire plusieurs jours, sans anomalie clinique et/ou radiographique. La surveillance de la vitalité dentaire (par des tests thermiques ou, mieux, électriques au testeur de pulpe) s'impose.

Il existe souvent une sidération immédiate de la sensibilité dentaire à ces tests, qui doivent être répétés dans les jours, les semaines et les mois suivant le traumatisme. Le risque est la survenue d'une nécrose pulpaire secondaire, responsable d'une dyschromie inesthétique de la dent, d'une rhizalyse, d'un granulome apical et en définitive de la perte prématurée de la dent.

B. Fracture dentaire

1. Fracture de la couronne, avec ou sans exposition pulpaire

La dent est douloureuse, surtout lorsque la pulpe est exposée. Un cliché rétroalvéolaire précise le trait de fracture et sa position par rapport à la chambre pulpaire. Si la chambre pulpaire est exposée, une dévitalisation et un traitement endodontique rapides (ablation de la pulpe et remplacement par un produit de comblement) sont nécessaires. Dans le cas contraire, la douleur doit être soulagée par l'application rapide d'un vernis protecteur sur la tranche de fracture. Dans les deux cas, il faut envisager dans les meilleurs délais une réparation de la couronne dentaire. Si le fragment de couronne a pu être retrouvé et conservé, celui-ci peut être recollé à l'aide de colles spéciales. Dans le cas contraire, la réparation fait appel à des résines composites.

2. Fracture radiculaire

Une fracture radiculaire est suspectée devant une douleur dentaire exagérée par la morsure et/ou une mobilité dentaire. Un cliché rétroalvéolaire précise l'emplacement du trait de fracture par rapport à l'extrémité de l'apex : tiers apical, tiers moyen, tiers cervical. Cette localisation est un facteur pronostique important : plus la fracture est distale et plus l'avenir de la dent est compromis.

Pour les fractures des deux tiers proximaux, une tentative de sauvetage de la dent peut être entreprise à l'aide de traitements endodontiques à l'hydroxyapatite visant à obtenir une cicatrisation de la fracture.

3. Luxation alvéolodentaire

La luxation alvéolodentaire peut être incomplète ou complète.

Luxation incomplète (ou subluxation)

La dent est mobile, douloureuse, légèrement égressée par rapport à son alvéole, avec saignement au collet de la dent (fig. 4.19). Un cliché radiologique rétroalvéolaire confirme le diagnostic, montrant une absence de fracture radiculaire et un élargissement du ligament alvéolodentaire.

Le traitement consiste en une réduction de la luxation (réimpaction de la dent dans son alvéole) et la mise en place d'une contention (solidarisation de la dent avec les dents adjacentes par collage). La surveillance de la vitalité dentaire est impérative pour détecter rapidement tout signe de dévitalisation imposant un traitement endodontique.

Luxation complète

La dent est totalement expulsée de son alvéole. Si l'état du parodonte le permet et si la dent a été retrouvée, une réimplantation et une contention doivent être effectuées le plus rapidement possible, au mieux dans l'heure qui suit le traumatisme, et ce d'autant plus que le patient est jeune (édification radiculaire inachevée). Les fragments de ligament adhérant à la

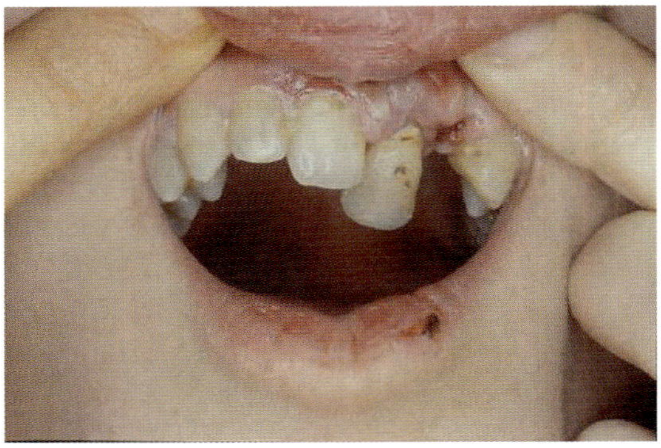

Fig. 4.19. C Traumatisme dentaire. Contusion de 11 ; avulsion de 22 ; subluxation palatine de 21.

dent luxée ne doivent pas être retirés, le caillot sanguin dans l'alvéole doit être préservé et la dent elle-même doit être conservée dans un milieu humide jusqu'à sa réimplantation (sérum physiologique additionné de pénicilline, salive du patient ou lait à défaut). Un traitement endodontique doit être réalisé en cas d'absence de revitalisation dentaire. Le pronostic à cinq ans est médiocre.

4. Fracture alvéolodentaire

Il s'agit d'une fracture de l'os alvéolaire entraînant une mobilité d'un bloc de plusieurs dents, celles-ci étant intactes. La radiographie rétroalvéolaire et l'orthopantomogramme font le diagnostic. Une réduction et une contention du bloc dentaire mobile doivent être réalisées.

5. Traumatismes dentaires des dents lactéales

L'attitude concernant les dents lactéales est différente de celle concernant les dents définitives devant la présence des germes en regard des dents lactéales. Il faut éviter toute situation pouvant léser le germe de la dent définitive d'un point de vue mécanique ou infectieux. En particulier, les réimplantations ne sont pas conseillées, risquant de léser le germe sous-jacent. De la même manière, les subluxations peuvent conduire à une avulsion plutôt que d'entretenir une interférence occlusale qui risque aussi de léser le germe au contact. Par ailleurs, la contention nécessiterait de repositionner la dent lactéale dans l'alvéole, avec le risque d'infection secondaire, y compris avec des soins endocanalaires bien menés. Dans ces deux cas, luxation ou subluxation, il est préférable de ne pas conserver la dent mais de la faire remplacer par un mainteneur d'espace afin de préserver l'espace pour l'éruption de la dent définitive et d'éviter les lésions sur le germe de la dent définitive (dystrophies, dyschromies, voire perte).

Pour ce qui est des fractures coronaires et radiculaires, l'attitude est identique aux dents définitives, avec toujours la possibilité de l'avulsion et la mise en place d'un mainteneur d'espace si des difficultés de soins devaient amener à un risque infectieux pour le germe définitif.

En cas de traumatisme sur les dents lactéales (fracture coronaire, contusion, luxation, ingression), un certificat médical détaillé devra être systématiquement rédigé, décrivant les lésions constatées, prenant en compte l'état dentaire préexistant (dents manquantes, prothèses, etc.), mentionnant les traitements réalisés en urgence et à prévoir ultérieurement et en émettant des réserves sur le devenir à long terme des dents atteintes, des dents adjacentes et des opposantes, et surtout des germes dentaires en regard le cas échéant.

En cas de fracture coronaire, les soins sont identiques à ceux pour les dents définitives. En cas de traitement endocanalaire, un matériau résorbable doit être utilisé pour permettre le processus d'éruption des dents définitives.

C. Pronostic

Le pronostic de ces traumatismes dentaires est difficile à établir d'emblée. Des complications peuvent survenir : infection secondaire locale (granulome apical, kyste radiculodentaire, fistule gingivale, etc.) ou régionale (cellulite), ankylose dentaire (disparition du ligament alvéolodentaire), rhizalyse.

Des troubles de l'éruption des dents définitives peuvent être observés (expulsion du germe, infection du sac péricoronaire, dent malformée, dent incluse) lorsque le traumatisme est survenu sur une dent de lait par traumatisme du germe de la dent définitive en regard.

Dans tous les cas décrits, une surveillance clinique et radiologique (clichés retroalvéolaires) de la dent traumatisée doit être mise en route de manière à détecter les complications à long terme. En cas de nécrose pulpaire (absence de vitalité dentaire au test thermique ou électrique), un traitement endodontique est requis et peut prolonger la conservation de la dent.

Un certificat médical détaillé devra être systématiquement rédigé, décrivant les lésions constatées, prenant en compte l'état dentaire préexistant (dents manquantes, prothèses, etc.), mentionnant les traitements réalisés en urgence et à prévoir ultérieurement et en émettant des réserves sur le devenir à long terme des dents atteintes, des dents adjacentes et des opposantes, et surtout des germes dentaires en regard le cas échéant.

Fractures dentaires

- Niveau de la fracture :
  - coronaire : ouverture pulpaire ou non ;
  - radiculaire : niveau de la fracture (gravité des fractures distales).
- Mobilité dentaire : distinction entre lésions purement dentaires (subluxation) et participation osseuse (fracture alvéolodentaire) à l'aide de clichés rétroalvéolaires.
- Risque de séquelles : importance du certificat médical initial pour une prise en charge éventuelle par les assurances.

VI. Diagnostic des fractures de la mandibule

Ⓐ On distingue classiquement les fractures du corps mandibulaire, *ou branche horizontale* (portion dentée et région de l'angle mandibulaire), et les fractures des ramus mandibulaires, *ou branches verticales* (fractures des portions non dentées et de la région condylienne). Les fractures de la région condylienne sont les plus fréquentes (fig. 4.20).

A. Fractures des portions dentées et de la région angulaire

Elles regroupent les fractures des régions symphysaire et parasymphysaire, des corpus et de la région angulaire.

Il s'agit de fractures ouvertes dont le traitement est urgent.

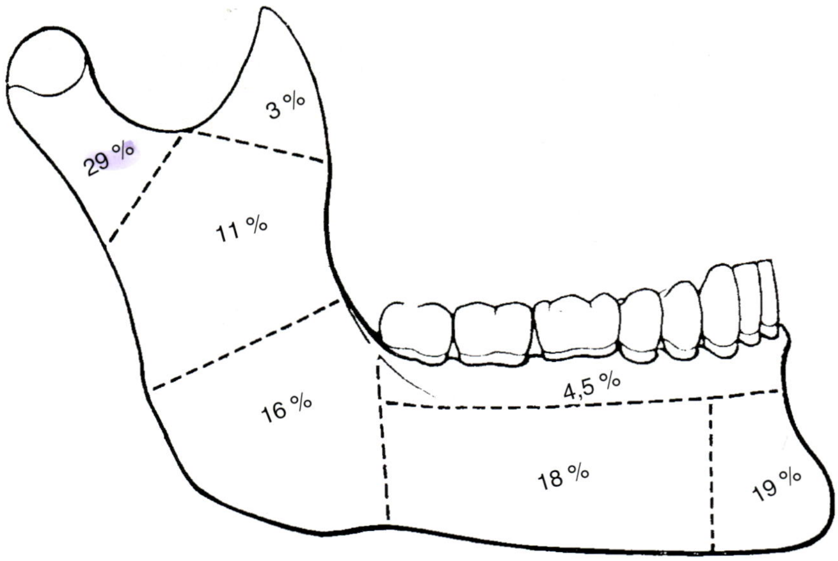

Fig. 4.20. Ⓐ **Localisation des fractures mandibulaires et leur pourcentage de survenue (d'après Afrooz, 2015).**

1. Physiopathologie

Choc direct sur la mandibule.

2. Signes cliniques

- Douleur au niveau du trait de fracture.
- Stomatorragie.
- Sialorrhée.
- Impotence fonctionnelle (douleur à la mobilisation de la mandibule et à la mastication).
- Trismus antalgique (contracture réflexe des muscles masticateurs, empêchant l'ouverture buccale).
- Plaie de la muqueuse gingivale au niveau du trait de fracture, le plus souvent entre les deux dents bordant le foyer de fracture (fig. 4.21). Modification de l'articulé dentaire en raison du déplacement des fragments dentés (chevauchement, angulation, décalage) sous l'action du traumatisme et de l'action combinée des muscles abaisseurs et élévateurs de la mandibule.
- Mobilité osseuse anormale, à rechercher avec prudence du fait de la douleur et du risque de lésion iatrogène du nerf alvéolodentaire inférieur (V3).
- Hypo- ou anesthésie dans le territoire labiomentonnier du nerf alvéolodentaire inférieur (V3) (signe de Vincent) pour les fractures très déplacées en regard du canal mandibulaire.

3. Radiographie

Un orthopantomogramme (ou cliché panoramique dentaire) (fig. 4.22) est le plus souvent suffisant pour poser l'indication chirurgicale.

Il peut être remplacé ou complété (doute diagnostique) par la réalisation d'un scanner en coupes axiales et coronales, en fenêtre osseuse.

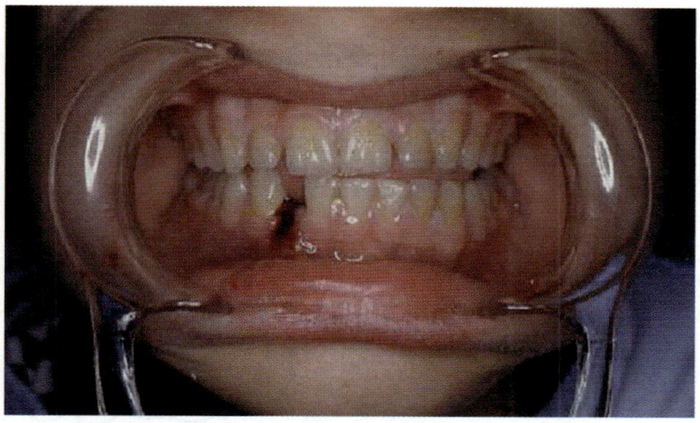

Fig. 4.21. Ⓐ **Fracture de la portion dentée de la mandibule. Plaie gingivale, diastème entre entre les dents n° 42 et n° 43, déviation vers le gauche du point interincisif inférieur, béance gauche (du secteur incisif au secteur molaire).**

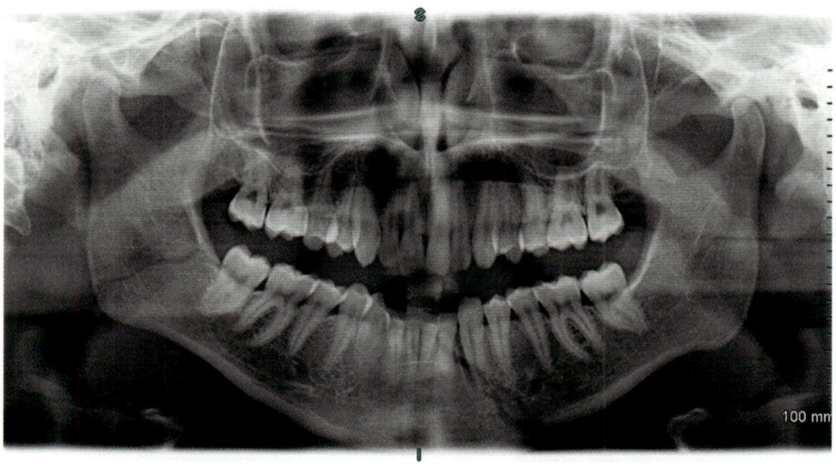

Fig. 4.22. Ⓐ **Fracture de la portion dentée (orthopantomogramme). Fracture parasymphysaire gauche, le trait situé entre les dents n° 32 et n° 33, associée à une fracture de l'angle mandibulaire droit.**

Ces examens confirment la (ou les) fracture(s) — un tiers des fractures mandibulaires sont plurifocales, avec une fréquence particulière pour l'association à une fracture de la région condylienne —, en précisant :

- le siège exact de la (ou des) fracture(s) : symphyse, régions parasymphysaires, corps, angle, ramus (fig. 4.23), situation par rapport au canal mandibulaire ;
- les caractéristiques du trait : simple, avec troisième fragment ou fracture comminutive, direction du biseau ;
- les déplacements osseux : décalage, angulation, chevauchement ;
- l'état de la denture : il faut faire la part entre l'état antérieur à la fracture et les lésions qui reviennent au traumatisme (incidences thérapeutiques et médicolégales pour l'indemnisation du dommage corporel).

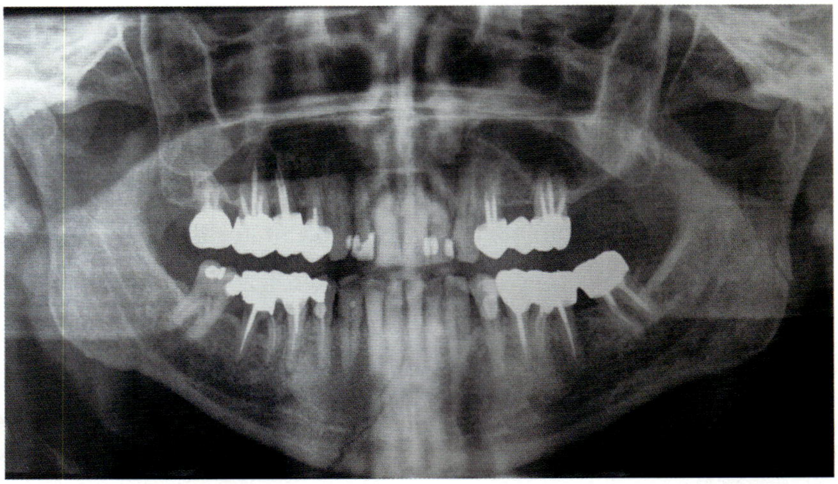

Fig. 4.23. Ⓐ **Fracture bifocale de la mandibule (orthopantomogramme). Symphyse, sous-condylienne gauche.**

4. Formes cliniques

Chez l'enfant

- B Les fractures sont souvent peu déplacées (fractures en bois vert).
- Elles peuvent passer inaperçues au bilan radiographique standard (orthopantomogramme) et doivent faire réaliser un scanner au moindre doute.
- Les fractures peuvent passer par un germe dentaire et l'endommager, ce qui implique une surveillance ultérieure de l'éruption dentaire et la prudence médicolégale.
- Les fractures de la région symphysaire (choc direct sur le menton) doivent systématiquement faire rechercher une fracture associée de la (ou des) région(s) condylienne(s), et inversement.

Chez le sujet édenté

Les fractures prédominent au niveau du corps (branches horizontales) en raison de la résorption osseuse associée à l'édentation (fig. 4.24).

Elles sont souvent peu symptomatiques.

5. Complications

Complications immédiates

Ⓐ L'apparition de troubles respiratoires par œdème ou hématome du plancher buccal, par inhalation (caillot, débris dentaire) voire par glossoptose en cas de fracture parasymphysaire bilatérale entraînant un recul de la langue, est une complication rare mais redoutée.

Complications secondaires

Troubles sensitifs dans le territoire du nerf alvéolaire inférieur

Ces troubles sont le plus souvent immédiats et transitoires en cas de simple contusion. Ils peuvent être définitifs en cas de traumatismes nerveux plus sévères (hypoesthésies, anesthésies, dysesthésies ou paresthésies définitives). Les mêmes troubles peuvent être secondaires à la réduction et à l'ostéosynthèse (atteinte iatrogène peropératoire du nerf) et engager la responsabilité du chirurgien, raison pour laquelle l'observation initiale doit renseigner sur un éventuel trouble sensitif immédiat. Ces troubles sensitifs peuvent évoluer vers une symptomatologie douloureuse chronique de type névralgique, parfois extrêmement invalidante.

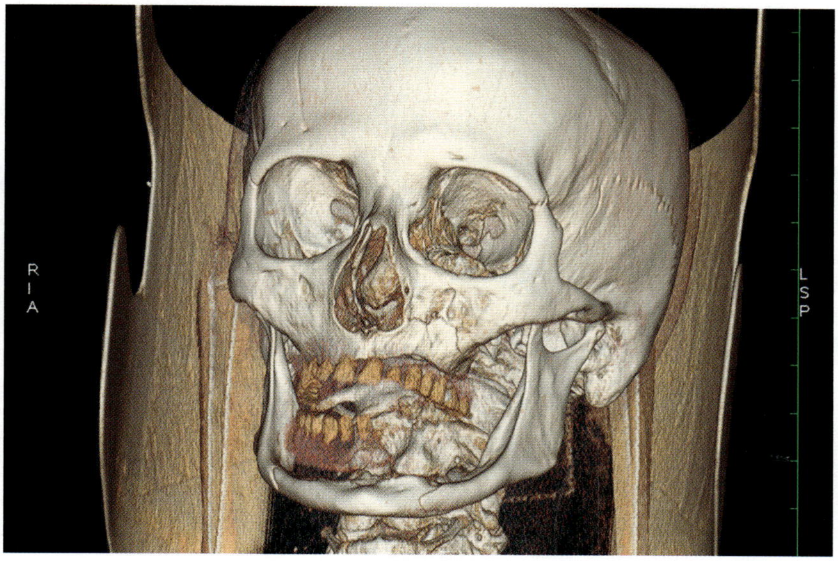

Fig. 4.24. B **Fracture de la branche horizontale gauche chez un sujet édenté présentant une atrophie majeure de l'os mandibulaire (scanner tridimensionnel).**

Risque septique

S'agissant de fractures ouvertes dans la cavité buccale, le risque septique (abcès au niveau du foyer de fracture, ostéite, pseudarthrose septique) est toujours possible. Une prise en charge thérapeutique habituellement rapide et la mise en route d'une antibioprophylaxie systématique, de même que la bonne vascularisation de la mandibule, ont rendu ce risque rare.

Consolidation en cal vicieux, malocclusion séquellaire, ou retard de consolidation et pseudarthrose

Les techniques de réduction et d'ostéosynthèses stables actuellement disponibles en routine ont considérablement minimisé ce risque.

6. Principes thérapeutiques chez l'adulte

- B Il s'agit de fractures habituellement ouvertes (dans la cavité buccale) dont le traitement est une urgence chirurgicale.
- Mise en route d'une antibioprophylaxie intraveineuse.

Traitement chirurgical (fig. 4.25)

Réduction et ostéosynthèse par voie ouverte (endobuccale le plus souvent ou, plus rarement, cutanée en cas de fractures complexes) sous anesthésie générale et intubation nasotrachéale ou plus rarement submentale (pour permettre le contrôle peropératoire de l'articulé dentaire).

À défaut, traitement orthopédique (fig. 4.26)

Blocage maxillo-mandibulaire («intermaxillaire») au fil d'acier ou par élastiques pendant six semaines, éventuellement réalisable sous anesthésie locale.

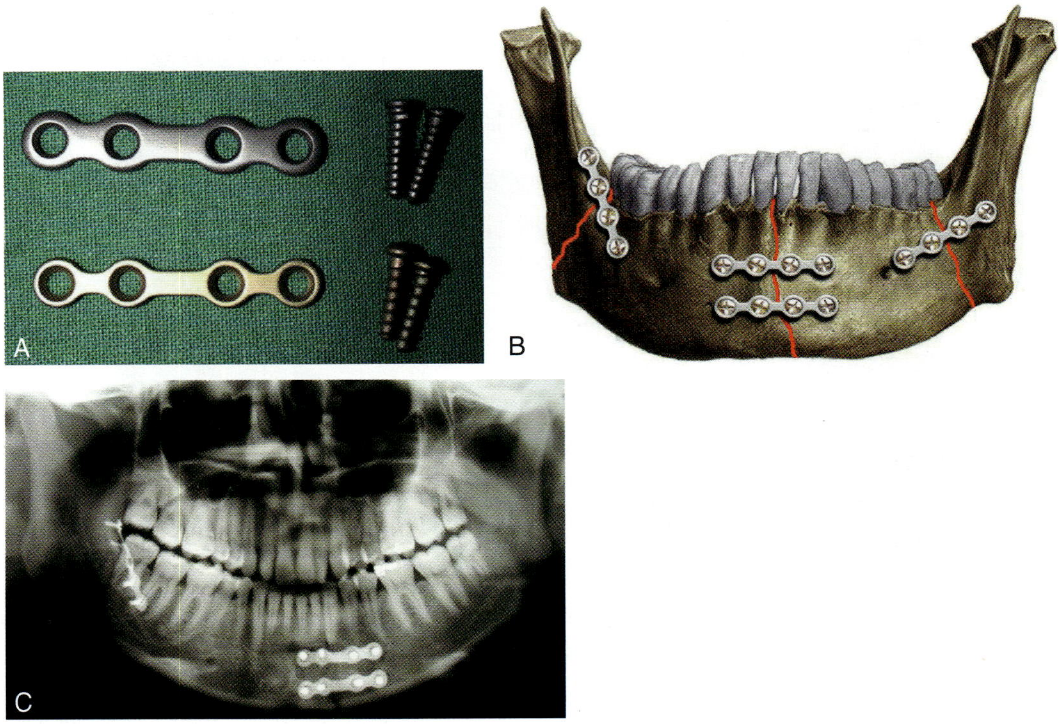

Fig. 4.25. B Traitement chirurgical des fractures des portions dentées de la mandibule.
A. Types de plaques utilisées. B. Principe de pose. C. Réduction et ostéosynthèse d'une fracture bifocale de mandibule par voie ouverte endobuccale (orthopantomogramme postopératoire immédiat).

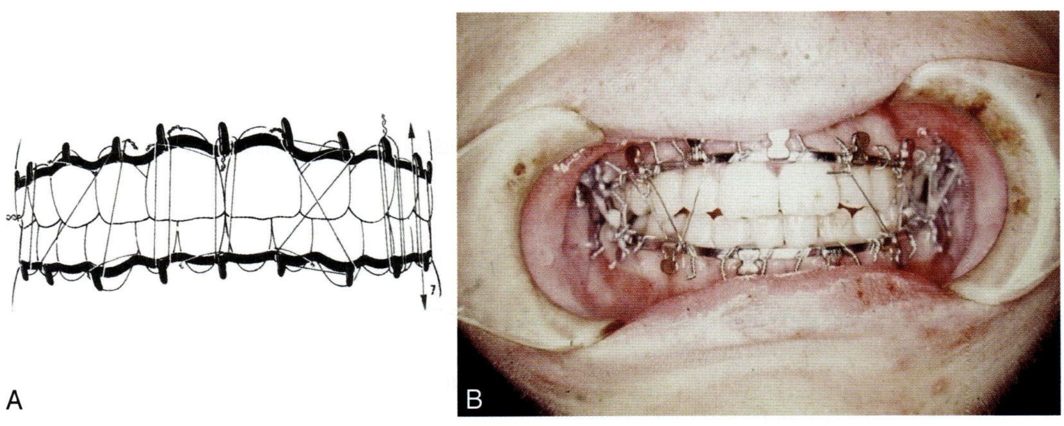

Fig. 4.26. B Traitement orthopédique d'une fracture mandibulaire : blocage maxillo-mandibulaire au fil d'acier.

B. Fractures de la région condylienne

Les fractures de la région condylienne sont les fractures mandibulaires les plus fréquentes, surtout chez l'enfant. Les fractures bilatérales sont également très fréquentes.

Il s'agit de fractures considérées comme fermées dont le traitement est de ce fait moins urgent que les fractures des portions dentées.

Elles regroupent des fractures de gravité et de pronostic très différents en fonction de leur localisation exacte (fracture condylienne par définition intra-articulaire, fractures sous-condyliennes haute et basse), de leur degré de déplacement (fracture non déplacée, fracture déplacée, fracture-luxation avec expulsion du condyle de la fosse mandibulaire) (fig. 4.27) et de l'âge de survenue (enfant ou adulte).

Leur traitement (fonctionnel ou chirurgical) est largement fonction de ces différents paramètres.

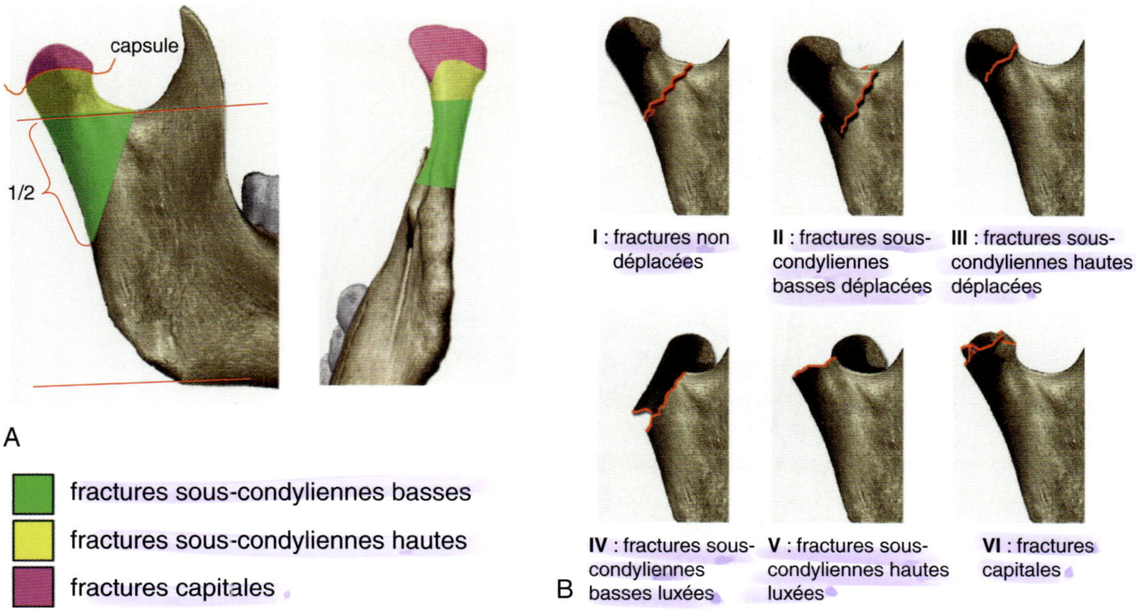

Fig. 4.27. B Classification des fractures de la région condylienne.

A. En fonction de la hauteur du trait de fracture. B. En fonction du déplacement (classification de Spiessel et Schroll).

1. Physiopathologie

A Traumatisme indirect (choc sur le menton, choc ascendant sur l'angle mandibulaire), bouche entrouverte.

2. Signes cliniques (fig. 4.28)

- Plaie sous-mentonnière, très fréquente, occupant parfois (et à tort) l'avant du tableau clinique (cf. fig. 4.1).
- Douleur au niveau de la région préauriculaire du côté fracturé, spontanée et/ou à la mobilisation mandibulaire.
- Tuméfaction préauriculaire du côté fracturé.
- Otorragie par plaie cutanée de la paroi antérieure du conduit auditif externe (signant une fracture de l'os tympanal) (cf. fig. 4.1).
- Impotence fonctionnelle mandibulaire : ouverture buccale et propulsion mandibulaire (et diduction controlatérale à la fracture en cas de fracture unilatérale) limitées.
- Ouverture buccale et propulsion mandibulaire s'accompagnant d'une latérodéviation du côté de la fracture, signant le raccourcissement de la branche mandibulaire homolatéral en cas de fracture déplacée unilatérale.
- Modification de l'articulé dentaire :
  - en cas de fracture unilatérale : contact molaire prématuré du côté fracturé (et pseudobéance du côté opposé), décalage du point interincisif inférieur du côté fracturé,

signant là encore le raccourcissement de la branche mandibulaire homolatérale à la fracture ;

- en cas de fracture bilatérale (fig. 4.29) : contact molaire prématuré bilatéral (et pseudo-béance antérieure) signant le raccourcissement des deux branches mandibulaires.

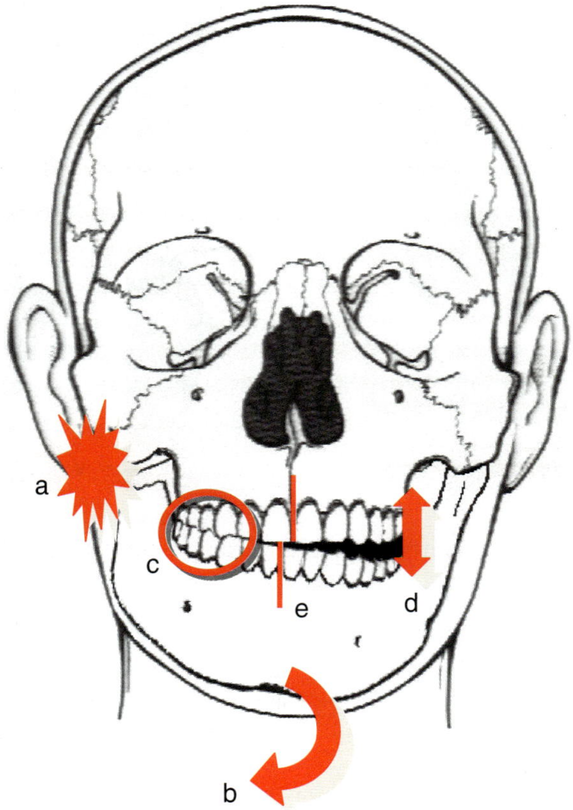

Fig. 4.28. Ⓐ Signes cliniques des fractures de la région condylienne.

a. Douleur préauriculaire. b. Latérodéviation du côté fracturé lors de l'ouverture buccale et de la propulsion mandibulaire. c. Contact molaire prématuré homolatérale à la fracture. d. Béance controlatérale. e. Décalage du point interincisif inférieur du côté fracturé.

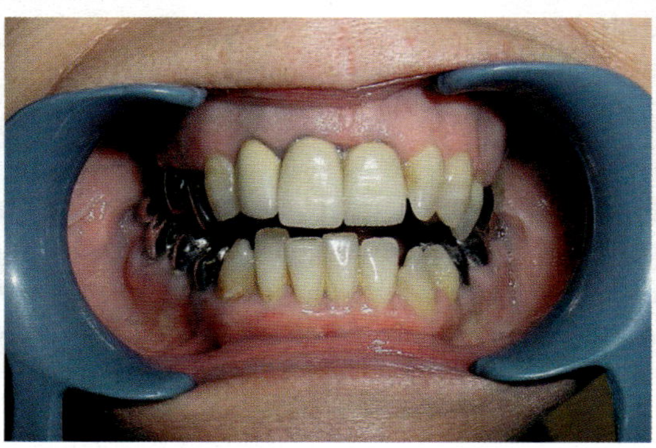

Fig. 4.29. Ⓐ Contact molaire prématuré bilatéral et béance antérieure liés à une fracture condylienne bilatérale.

3. Radiographie

Orthopantomogramme

Il s'agit d'un cliché de débrouillage (diagnostic d'éventuelles fractures mandibulaires et de traumatismes dentaires associés) qui ne visualise la fracture que de profil et uniquement les éventuels déplacements dans les plans axial (chevauchement) et sagittal (bascules antérieure et postérieure) (fig. 4.30). Il faut systématiquement y associer une autre incidence pour préciser le déplacement du fragment condylien. Les faux négatifs ne sont pas rares en cas de fracture peu déplacée et/ou du fait des superpositions osseuses.

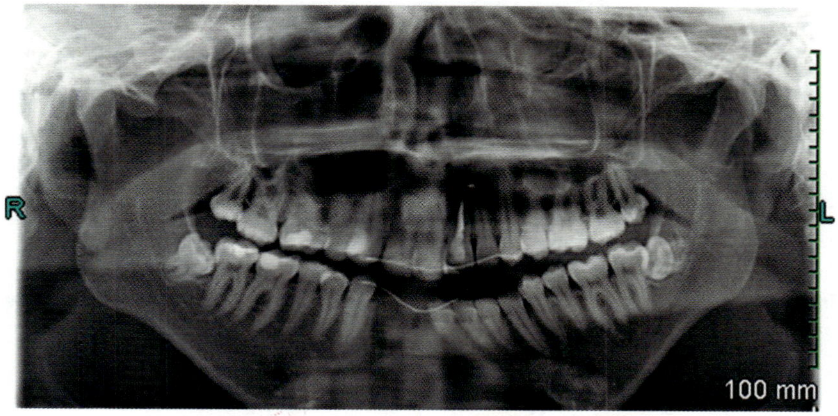

Fig. 4.30. Ⓐ **Fractures sous-condyliennes bilatérales (orthopantomogramme) associées à une fracture symphysaire.**

Incidence « face basse »

Incidence perpendiculaire à la précédente, elle permet de visualiser la région condylienne de face et de préciser les déplacements dans le plan frontal (bascule médiale ou, plus rarement, latérale) (fig. 4.31).

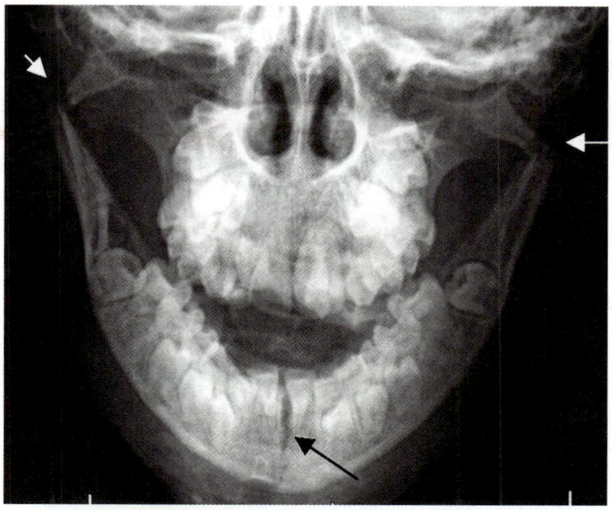

Fig. 4.31. Ⓐ **Fracture trifocale de la mandibule chez l'enfant (incidence face basse). Fractures sous-condyliennes bilatérales et fracture symphysaire. Noter le déplacement latéral des ramus.**

Scanner

Il permet de lever un doute éventuel (coupes axiales) et, surtout, de préciser très exactement le siège de la fracture et les déplacements (reconstructions frontales et tridimensionnelles), préalable indispensable à la prise de décision thérapeutique (fig. 4.32).

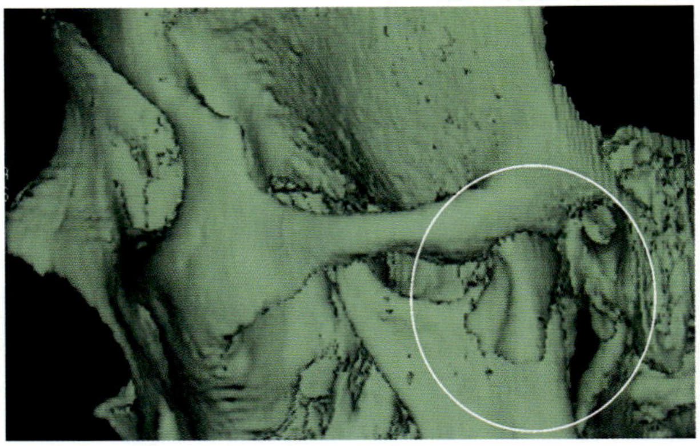

Fig. 4.32. Ⓐ **Fracture sous-condylienne haute gauche (scanner en reconstruction tridimensionnelle).**

4. Formes cliniques

Fractures bilatérales

B Elles sont fréquentes. La symptomatologie clinique est bilatérale. Elles peuvent être de localisation et de déplacement symétriques ou non. Leur traitement est difficile.

Fractures bilatérales associées à une fracture du corps mandibulaire (fractures trifocales de la mandibule)

Ces fractures sont à l'origine d'une valgisation des angles mandibulaires entraînant un élargissement du tiers inférieur de la face (fig. 4.31). Leur traitement est chirurgical, au moins en ce qui concerne la fracture de la portion dentée.

Fracture de la région condylienne associée à une fracture de l'os tympanal

Elle se manifeste par une possible sténose du conduit auditif externe et une otorragie par plaie cutanée en regard de la paroi antérieure du conduit auditif externe. Cette otorragie doit être différenciée de celle qui peut accompagner une fracture du rocher. En cas de fracture du rocher, on retrouve habituellement un hémotympan, une surdité de perception, une paralysie faciale et un vertige, tous absents en cas de fracture de l'os tympanal.

Fracture avec pénétration intracrânienne du fragment condylien

Elle est très rare et s'explique par une fracture associée du fond de la fosse mandibulaire de l'os pariétal, zone de très faible épaisseur osseuse. L'indication chirurgicale est formelle.

Fracture survenant chez le patient édenté

Elle ne présente pas de particularité physiopathologique mais doit faire poser une indication chirurgicale en raison de la difficulté à mettre en route un traitement fonctionnel efficace.

Fracture associée à des troubles neurologiques (coma prolongé)

Là encore, le traitement chirurgical doit être discuté pour les mêmes raisons que précédemment.

5. Complications

A Les complications surviennent essentiellement en cas d'absence de diagnostic et/ou d'absence de prise en charge précoce adaptée.

Complications précoces

Troubles de l'articulé dentaire

Ils sont principalement liés à la réduction de hauteur séquellaire de la branche mandibulaire. Ces troubles occlusaux s'amendent parfois avec le temps grâce aux possibilités d'adaptation des dents (égression, ingression), spontanées ou non (traitement orthodontique de correction, meulages dentaires sélectifs) et grâce aux possibilités de remodelages de la région condylienne, essentiellement chez l'enfant.

Troubles cinétiques de la mandibule

Ils se manifestent par :

- des limitations séquellaires de l'ouverture buccale (inférieure à 40 mm), de la propulsion mandibulaire et de la diduction du côté opposé à l'ancienne fracture ;
- par des latérodéviations du côté de l'ancienne fracture lors de l'ouverture buccale et de la propulsion mandibulaire.

Ces troubles sont liés à une hypomobilité articulaire et au raccourcissement du ramus du côté fracturé. Ils sont souvent définitifs.

Dysfonctionnement de l'articulation temporomandibulaire

Les troubles occlusaux et cinétiques décrits ci-dessus ainsi que les lésions de l'appareil discal survenues lors du traumatisme initial peuvent avoir pour conséquence, à court, moyen ou long terme, un dysfonctionnement articulaire se manifestant par la triade classique : douleur (préauriculaire), bruits intra-articulaires (claquement, craquement) et limitation de l'ouverture buccale. Ces douleurs sont particulièrement rebelles aux antalgiques classiques et le bilan radiologique conventionnel, en dehors des remaniements osseux liés au cal, est le plus souvent normal.

Ces dysfonctionnements sont parfois transitoires, s'améliorant progressivement par les mécanismes d'adaptation décrits ci-dessus.

Ankylose de l'articulation temporomandibulaire

C'est la complication la plus sévère, survenant essentiellement après une fracture condylienne intra-articulaire. L'ankylose se manifeste cliniquement par une limitation progressive et chronique de l'ouverture buccale (« constriction permanente des mâchoires ») et s'explique radiologiquement par une ossification progressive de la région articulaire (fig. 4.33). Son traitement est chirurgical, mais avec une nette tendance à la récidive.

Complications tardives

Les complications tardives sont essentiellement représentées par des troubles de la croissance mandibulaire du côté fracturé lorsque la fracture est survenue dans l'enfance, aboutissant à une asymétrie mandibulaire parfois sévère (fig. 4.34). En cas de fracture bilatérale, ce trouble de croissance est bilatéral, se traduisant par une hypomandibulie plus ou moins sévère et par un aspect en « profil d'oiseau » (fig. 4.35).

6. Principes thérapeutiques

Il existe deux grandes options de traitement des fractures de la région condylienne : les traitements fonctionnels et les traitements chirurgicaux.

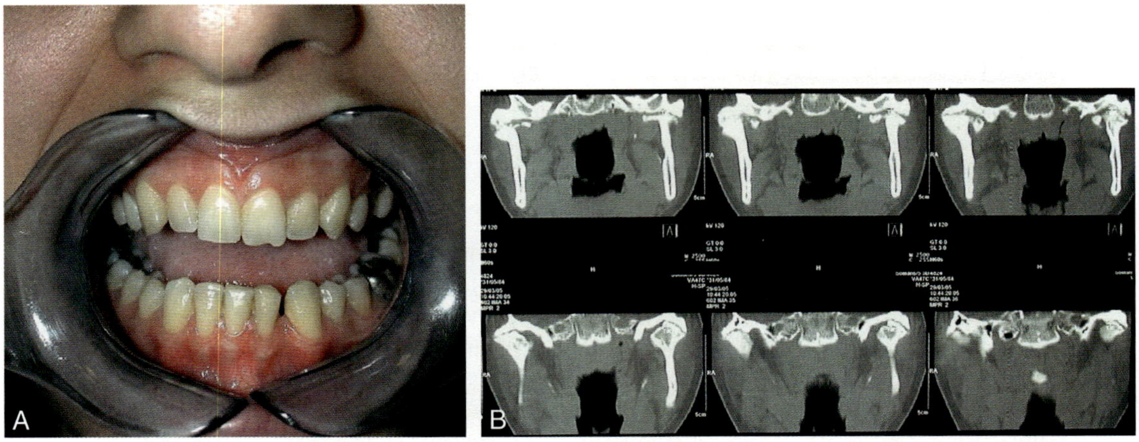

Fig. 4.33. Ⓐ **Ankylose bilatérale des articulations temporomandibulaires au décours de fractures capitales bilatérales.**

A. Limitation sévère de l'ouverture buccale. B. Reconstructions scanographiques frontales montrant les remaniements osseux et la fusion osseuse entre les régions condyliennes et les régions temporales.

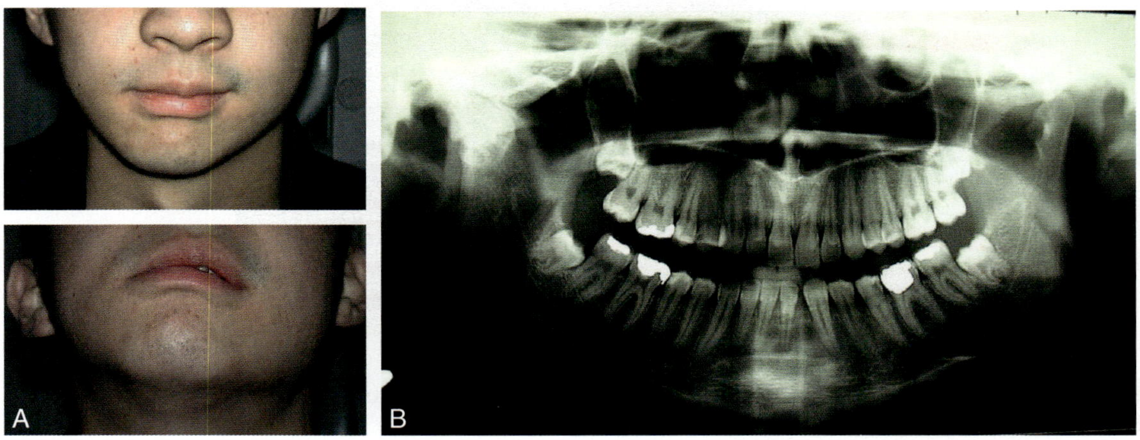

Fig. 4.34. Ⓐ **Asymétrie mandibulaire consécutive à une fracture condylienne droite dans l'enfance.**

A. Vue clinique de face et de dessous. B. Orthopantomogramme montrant le raccourcissement séquellaire du ramus droit.

Traitements fonctionnels

B Ces traitements dits « conservateurs » consistent en une mobilisation la plus précoce possible de la mandibule (propulsion, diductions, ouverture) soit active (rééducation volontaire par le patient), soit active-aidée (mise en place de tractions élastiques en propulsion de la mandibule). Leur but principal est d'obtenir, grâce à un remodelage de la région condylienne, la meilleure fonction et occlusion possible. Ils sont essentiellement utilisés :

- chez les enfants (où ils permettent de profiter du potentiel de croissance résiduel de la région condylienne) ;
- dans les fractures capitales (c'est-à-dire de la tête du condyle, difficiles à opérer) ;
- dans les fractures avec atteinte articulaire directe, telles que les fractures hautes avec bascule de l'unité condylienne et arrachement capsulaire (risque augmenté d'ankylose) ;
- dans les fractures peu ou pas déplacées.

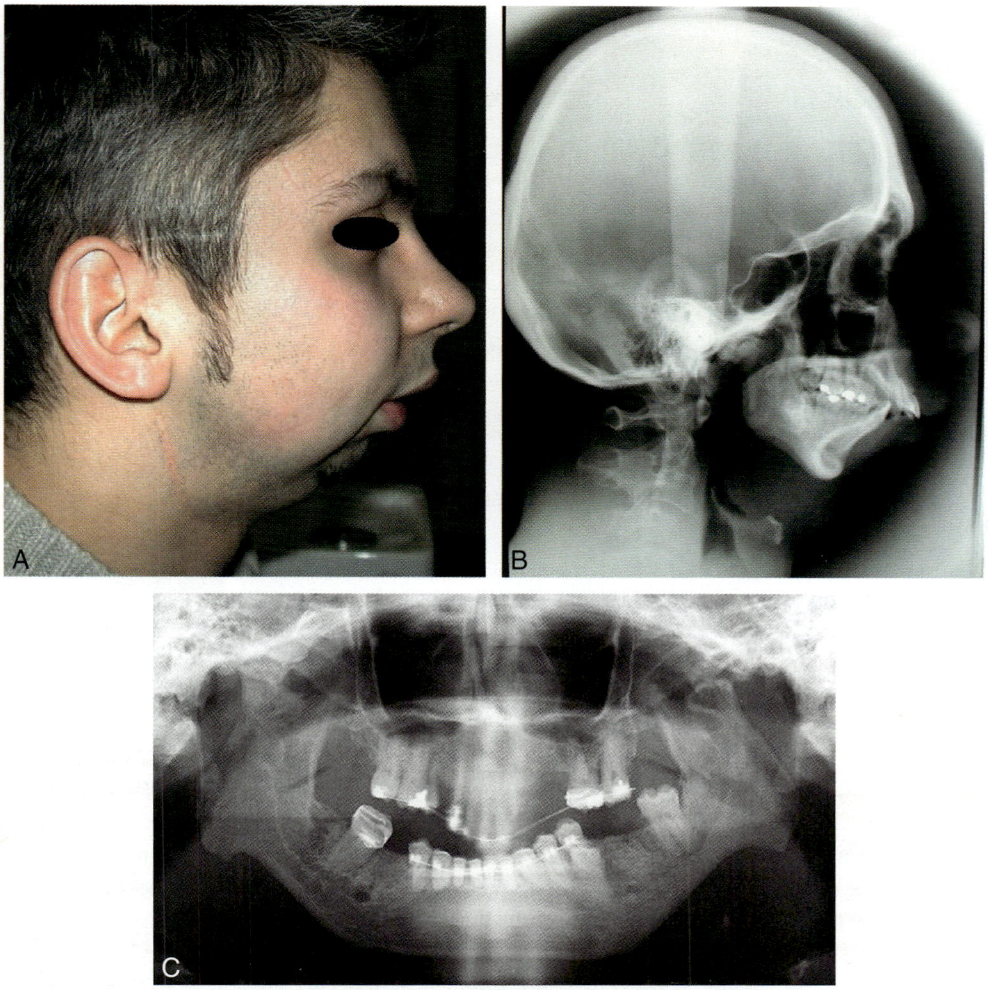

Fig. 4.35. Ⓐ **Aspect en « profil d'oiseau » consécutif à une fracture condylienne bilatérale dans l'enfance.**

A. Aspect clinique de profil montrant la rétromandibulie sévère secondaire au trouble de la croissance post-traumatique. B. Téléradiographie de profil du massif facial montrant la micromandibulie séquellaire. C. Orthopantomogramme montrant le raccourcissement des deux ramus mandibulaires et les remaniements osseux au niveau des deux articulations.

Utilisés chez l'adulte, ils peuvent aboutir à des séquelles anatomiques définitives (raccourcissement de la branche mandibulaire du côté fracturé) si une rééducation très bien encadrée n'est pas proposée : blocages sur arcs rigides préformés anatomiques, mise en place de crochets de propulsion homolatéraux à la fracture condylienne à retentissement articulaire, un blocage nocturne et une rééducation diurne active et passive (élastiques de propulsion-diduction). L'association d'une ostéosynthèse après réduction d'une fracture sous-condylienne moyenne ou basse à retentissement articulaire est souvent proposée pour aider à la mécanothérapie et corriger le défaut de hauteur postérieure.

Traitements chirurgicaux

Ils consistent en une réduction de la fracture par voie ouverte suivie d'une ostéosynthèse stable à l'aide de plaques et de vis (fig. 4.36). Ils sont toujours suivis d'une période de rééducation. Ils ont l'avantage de permettre, le plus souvent, de restaurer l'anatomie, d'éviter un certain nombre de séquelles décrites ci-dessus et de raccourcir les délais de traitement. Leurs

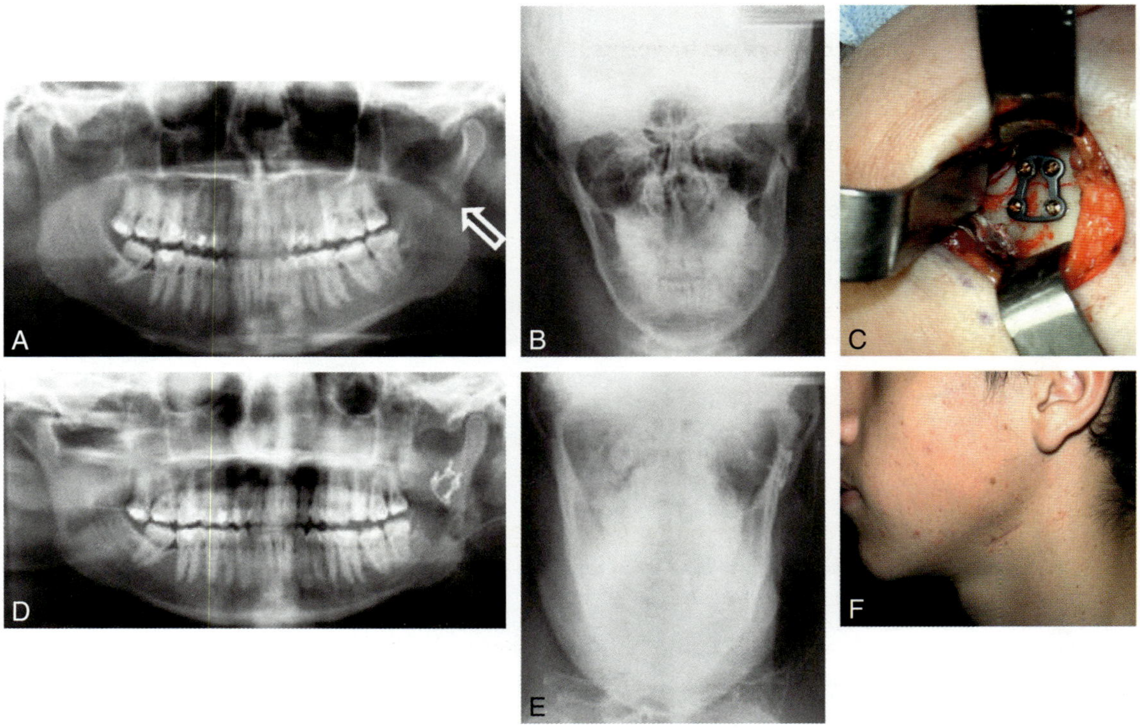

Fig. 4.36. B **Traitement chirurgical d'une fracture sous-condylienne basse gauche déplacée chez l'adulte.**

A. Orthopantomogramme préopératoire. B. Incidence face basse préopératoire. C. Réduction de la fracture par voie cutanée et mise en place d'une plaque d'ostéosynthèse. D. Orthopantomogramme postopératoire. E. Face basse postopératoire montrant la réduction anatomique de la fracture. F. Cicatrice cutanée.

inconvénients sont l'éventuelle rançon cicatricielle en cas de voie d'abord cutanée et le risque d'atteinte iatrogène du nerf facial qui barre l'accès chirurgical à cette région. Ils sont essentiellement utilisés lors de fractures sous-condyliennes (taille du fragment condylien suffisante et accès chirurgical plus facile), de fractures très déplacées et chez l'adulte en fin de croissance.

C. Fractures du ramus mandibulaire (hors fracture de la région condylienne)

Ces fractures présentent la même physiopathologie et les mêmes signes cliniques que les fractures de la région condylienne mais sans en avoir les complications potentielles.

Il s'agit de fractures survenant dans des zones non dentées, habituellement fermées, protégées par les masses musculaires situées de part et d'autre de la branche mandibulaire (muscles masséter latéralement et ptérygoïdien médial médialement).

Hors répercussions fonctionnelles majeures, leur traitement (selon les mêmes modalités techniques que les fractures des portions dentées) peut être différé de quelques jours, si nécessaire.

Fractures mandibulaires

- Portions dentées et angle :
  - fractures ouvertes (plaie gingivale) : urgences thérapeutiques ;
  - impotence fonctionnelle ;

- trouble occlusal lié au décalage des fragments;
- le nerf V3 est-il atteint ou non?
- orthopantomogramme;
- traitement essentiellement chirurgical.

• Région condylienne:
- enfant, chute sur le menton, plaie sous-mentonnière;
- douleur préauriculaire (et éventuelle otorragie);
- contact molaire prématuré du côté fracturé;
- scanner: précision diagnostique, hauteur du trait de fracture;
- fréquence des fractures plurifocales;
- risques évolutifs importants: ankylose, croissance mandibulaire chez l'enfant, Ho ATM

VII. Diagnostic des fractures de l'étage moyen de la face

A L'étage moyen de la face est compris entre le plan occlusal et la base du crâne. On distingue habituellement les typologies de fractures suivantes :

- fractures zygomatomaxillaires (anciennement dénommées «fractures du malaire»), latérofaciales;
- fracture isolée des parois de l'orbite, essentiellement du plancher de l'orbite (et/ou de la paroi médiale de l'orbite);
- fracture des os nasaux;
- fractures frontales : elles se situent à la limite supérieure du massif facial et tirent leurs particularités de la présence sous-jacente du sinus frontal;
- fractures centrofaciales complexes (fractures du CNEMFO), consécutives à des fractures à haute cinétique;
- fracture de Le Fort I, Le Fort II, Le Fort III : il s'agit de fractures horizontales qui séparent l'arcade dentaire maxillaire de la base du crâne à des hauteurs variables. Elles sont parfois associées à des fractures sagittales médianes ou paramédianes du maxillaire au niveau du palais osseux. Toutes ces fractures sont la conséquence de traumatismes violents et le fragment osseux mobile subit, en cas de déplacement, une impaction vers le haut et une rotation antihoraire (vue de profil droit) sous l'effet du traumatisme initial et des contractions musculaires secondaires. Elles induisent un trouble de l'occlusion dentaire.

L'ensemble de ces fractures peuvent s'associer entre elles et/ou à des fractures mandibulaires pour aboutir à des fracas dits *panfaciaux*.

A. Fractures zygomatomaxillaires

Les fractures zygomatomaxillaires classiques (fractures-disjonction du zygoma) sont des fractures latérofaciales associant toujours trois foyers de fracture :

- fracture de la paroi antérieure du sinus maxillaire irradiant vers le haut en direction de la margelle infraorbitaire et du plancher de l'orbite et vers le bas en direction du cintre zygomatomaxillaire;
- fracture de l'apophyse frontale du zygoma, le plus souvent en regard de la suture frontozygomatique;
- fracture de l'apophyse temporale du zygoma en regard de la coulisse temporale.

La localisation de ces trois foyers de fracture explique les signes cliniques de ces fractures.

L'existence d'une fracture des parois antérieure et supérieure du sinus maxillaire explique que ces fractures doivent être considérées comme ouvertes et qu'un risque infectieux (notamment intraorbitaire) est toujours présent.

1. Physiopathologie

Choc direct sur la pommette.

2. Clinique

À l'inspection

- Effacement du relief de la pommette homolatérale : la face est asymétrique, l'hémiface traumatisée apparaît élargie (fig. 4.37). Ce déplacement du zygoma est souvent masqué par l'œdème qui se met en place dans les heures qui suivent le traumatisme et qui persistera quelques jours.
- Limitation douloureuse de l'ouverture buccale (trismus) : elle témoigne d'un embrochage du tendon du muscle temporal en regard de la fracture de l'apophyse temporale de l'os zygomatique.
- Épistaxis homolatérale : elle traduit la présence de sang dans le sinus maxillaire (hémosinus).
- Hémorragie sous-conjonctivale externe : elle s'explique par la diffusion sous-conjonctivale de l'hématome périfracturaire siégeant au niveau de la suture frontozygomatique.
- Limitation des mouvements du globe oculaire (notamment en élévation) : une fracture du plancher orbitaire est fréquemment associée à une fracture de l'os zygomatique. Une diplopie associée signe alors une atteinte (embrochage, incarcération) des muscles extrinsèques de l'œil (muscle droit inférieur, notamment) au niveau des foyers de fracture des parois de l'orbite (plancher notamment) (fig. 4.38).
- Énophtalmie et/ou dystopie oculaire : elles signent l'augmentation de volume de l'orbite liée à l'effondrement du plancher et/ou de la paroi externe de l'orbite. Elles sont habituellement masquées initialement par l'œdème et/ou la pneumorbite, voire un hématome intraorbitaire.

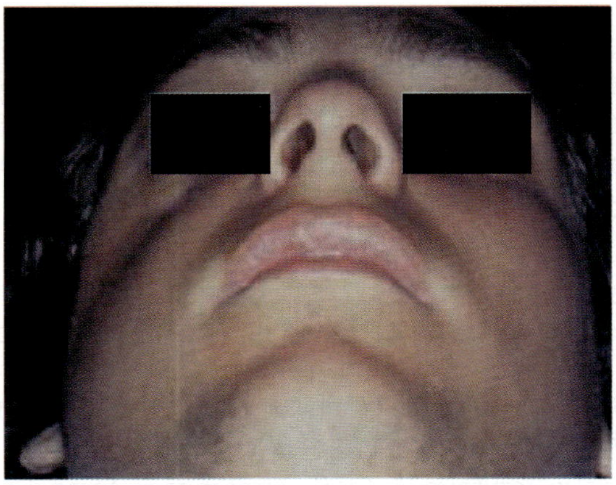

Fig. 4.37. Ⓐ Fracture de l'étage moyen : enfoncement de la pommette signant une fracture de l'os zygomatique droit.

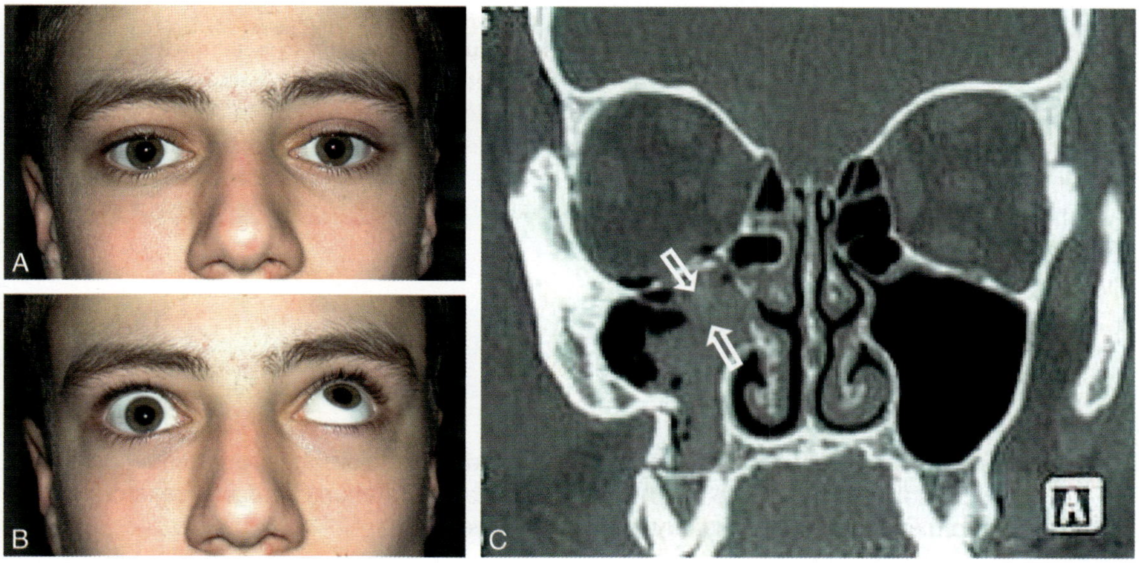

Fig. 4.38. Ⓐ **Fracture de l'os zygomatique droit.**

A et B. Limitation d'élévation du globe oculaire droit par incarcération du muscle droit inférieur dans le foyer de fracture du plancher orbitaire. C. Reconstruction scanographique frontale montrant la fracture du plancher, l'incarcération musculaire, les foyers de fracture frontozygomatique et zygomatomaxillaire.

Un examen ophtalmologique initial (acuité visuelle, fond d'œil, test de Lancaster) est indispensable, à la recherche d'une contusion associée du globe oculaire (plaie conjonctivale, contusion du muscle irien, hémorragie du vitré, décollement et/ou déchirure rétiniennes) et pour analyser objectivement l'oculomotricité.

L'existence d'une diplopie impose un scanner (reconstructions frontales) et la découverte d'une incarcération du muscle droit inférieur est une urgence thérapeutique.

À la palpation

- Décalage en « marche d'escaliers » en regard des foyers de fracture : rebord orbitaire inférieur, paroi externe de l'orbite au niveau de la suture frontozygomatique, cintre zygomatique au niveau de la région vestibulaire supérieure en regard du bloc prémolomolaire signant le déplacement du zygoma.
- Déclenchement d'une douleur exquise à ces endroits.
- Parfois, mobilité nette du corps du zygoma.
- Emphysème sous-cutané (« crépitation neigeuse ») de la paupière inférieure, traduisant le passage d'air du sinus maxillaire dans l'orbite (pneumorbite) à travers la fracture du plancher de l'orbite, et dans les tissus sous-cutanés de la joue à travers la fracture de la paroi antérieure du sinus maxillaire. Cet emphysème résulte parfois d'un effort de mouchage ou d'éternuement (hyperpression intrasinusienne).
- Hypoesthésie dans le territoire du nerf infraorbitaire (branche terminale du nerf maxillaire, V2) : joue, aile du nez, hémilèvre supérieure et hémiarcade dentaire supérieure. Elle traduit la contusion ou la lésion de ce nerf en regard des fractures du plancher de l'orbite et/ou de la paroi antérieure du sinus maxillaire (trait de fracture passant par le foramen infraorbitaire).

3. Forme clinique : fracture isolée de l'apophyse temporale de l'os zygomatique

B Cette fracture résulte d'un choc latérofacial. La déformation est limitée au niveau de l'apophyse, la pommette (le corps de l'os zygomatique) étant restée en place. Le trismus, par compression du muscle temporal sous-jacent, est au premier plan. Le bilan radiographique (incidence de Hirtz, scanner en coupes horizontales) montre l'enfoncement osseux caractéristique (fig. 4.8E).

4. Complications

Complications précoces

Énophtalmie et dystopie oculaire

A Elles s'expliquent par l'augmentation de volume de l'orbite liée à l'effondrement des parois latérale et surtout inférieure de l'orbite. En l'absence de réparation chirurgicale anatomique de ces parois, l'énophtalmie et la diplopie sont définitives.

Hypoesthésie du nerf V2

Elle s'explique par une atteinte du nerf au niveau de son trajet intraorbitaire et/ou au niveau de son émergence (foramen infraorbitaire). La réduction de la fracture, éventuellement associée à une libération du nerf au niveau du foramen, permet dans près de 80 % des cas une récupération complète de la sensibilité en plusieurs mois.

Complications infectieuses

Les fractures zygomatomaxillaires sont des fractures ouvertes en profondeur, dans le sinus maxillaire. Les complications infectieuses intraorbitaires, même si elles sont rares, sont toujours possibles et leur survenue est redoutable. Elles doivent faire discuter la mise en route d'une antibioprophylaxie.

Limitation de l'ouverture buccale

Initialement expliquée par un embrochage du tendon du muscle temporal au niveau de l'apophyse temporale de l'os zygomatique, elle est habituellement régressive après réduction de la fracture et rééducation. Si elle persiste, elle doit faire rechercher un contact prématuré entre le coroné et la face postérieure du zygoma (cal vicieux).

Diplopie

La diplopie est le plus souvent mécanique, causée par une fracture du plancher de l'orbite associée à la fracture zygomatique (cf. *infra* « Fracture isolée du plancher de l'orbite »). Rarement, la diplopie est d'origine neurologique (contusion ou lésion des nerfs oculomoteurs dans la fissure orbitaire supérieure) mais s'accompagne alors souvent de signes associés évocateurs (mydriase, ptosis). Le scanner permettra de préciser l'atteinte osseuse au fond du cône orbitaire.

Baisse de l'acuité visuelle

Elle apparaît dans 3 à 5 % des cas en lien avec une contusion du globe au moment du traumatisme.

Cécité

La cécité est exceptionnelle mais redoutable. Elle s'explique soit par une contusion directe du nerf optique au niveau d'un trait de fracture irradié au canal optique, soit par un hématome compressif intraorbitaire, soit par une thrombose de l'artère centrale de la rétine. Dans tous ces cas, un scanner en urgence et un avis ophtalmologique précoce sont indispensables. On discutera entre autres une décompression chirurgicale de l'orbite associée à une corticothérapie à hautes doses en urgence.

Complications tardives

- Séquelles morphologiques : enfoncement de la pommette, énophtalmie, dystopie oculaire. La qualité du bilan clinique et radiologique initial ainsi que la prise en charge chirurgicale des fractures déplacées visant à rétablir une anatomie normale permettent de minimiser ce risque.
- Diplopie résiduelle : elle ne peut être totalement prévenue, même en cas de prise en charge précoce, notamment en cas d'étiologie neurologique. La rééducation orthoptique et/ou le port de lunettes correctrices (verres à prisme) permettent d'en minimiser les conséquences.
- Séquelles sinusiennes : sinusites post-traumatiques.
- Séquelles sensitives : environ 20 % des hypoesthésies du nerf infraorbitaire initiales ne récupèrent pas totalement et peuvent évoluer vers des névralgies, parfois invalidantes.

5. Principes thérapeutiques

- B Mise en route d'une antibioprophylaxie (fracture ouverte).
- En cas de signes fonctionnels oculaires (urgence thérapeutique) ou de fracture déplacée (après fonte de l'œdème) :
  - sous anesthésie générale ;
  - réduction de la fracture zygomatique au crochet de Ginestet (réduction percutanée) ou sous contrôle de la vue (réduction endobuccale) ;
  - stabilisation de la fracture si la réduction est instable à l'aide de plaque d'ostéosynthèse (suture frontozygomatique et/ou margelle infraorbitaire et/ou cintre zygomatomaxillaire) ; l'ancienne technique d'embrochage zygomaticozygomatique n'est plus utilisée que par quelques équipes ;
  - exploration du plancher de l'orbite, désincarcération du muscle droit inférieur et réduction de la hernie graisseuse suivies, en cas de nécessité, d'une reconstruction du plancher (interposition d'un film résorbable, greffe osseuse ou grille titane en fonction du défect) ;
  - libération du nerf infraorbitaire ;
  - en cas de baisse de l'acuité visuelle et/ou de cécité : décompression du nerf optique (par voie para-latéro-nasale ou neurochirurgicale) en urgence vraie après bilan scanographique minutieux et concertation multidisciplinaire.

Fractures zygomatomaxillaires

- Signes :
  - enfoncement de la pommette ;
  - « marche d'escaliers » (rebord orbitaire inférieur) ;
  - hypoesthésie du nerf V2 ;
  - épistaxis.
- Examen ophtalmologique soigneux et obligatoire sur le plan médicolégal.
- Radiologie :
  - Blondeau, Waters, Hirtz : signes directs et indirects évocateurs ; ces clichés tendent à être délaissés au profit du scanner ;
  - scanner en cas de signes fonctionnels oculaires et, en pratique, de plus en plus systématique.

- Traitement :
  - urgent en cas de signes fonctionnels, différé et chirurgical dans les autres cas ;
  - antibioprophylaxie (fracture ouverte).

B. Fracture isolée du plancher de l'orbite

Ⓐ Les fractures isolées du plancher de l'orbite résultent d'un choc direct, antéropostérieur, sur le globe oculaire. La pression sur le globe oculaire crée une hyperpression intraorbitaire à l'origine de la fracture par un mécanisme indirect. Le plancher est la paroi la plus vulnérable en raison de sa très faible épaisseur mais la paroi médiale, de configuration identique, peut également être atteinte. L'examen ophtalmologique (acuité visuelle, fond d'œil et test de Lancaster) est impératif, de même que le scanner.

Ces fractures sont de deux types : *blow-out* et fracture en trappe.

Fracture de type *blow-out*

La fracture du plancher est largement ouverte dans le sinus maxillaire sous-jacent et est plus ou moins comminutive (fig. 4.39). La margelle infraorbitaire est intacte (*blow-out* pur) ou fracturée (*blow-out* impur). Du fait de la comminution, l'incarcération du muscle droit inférieur est improbable, mais une quantité plus ou moins importante de graisse intraorbitaire va faire hernie dans le sinus maxillaire, mécanisme à l'origine d'une possible énophtalmie.

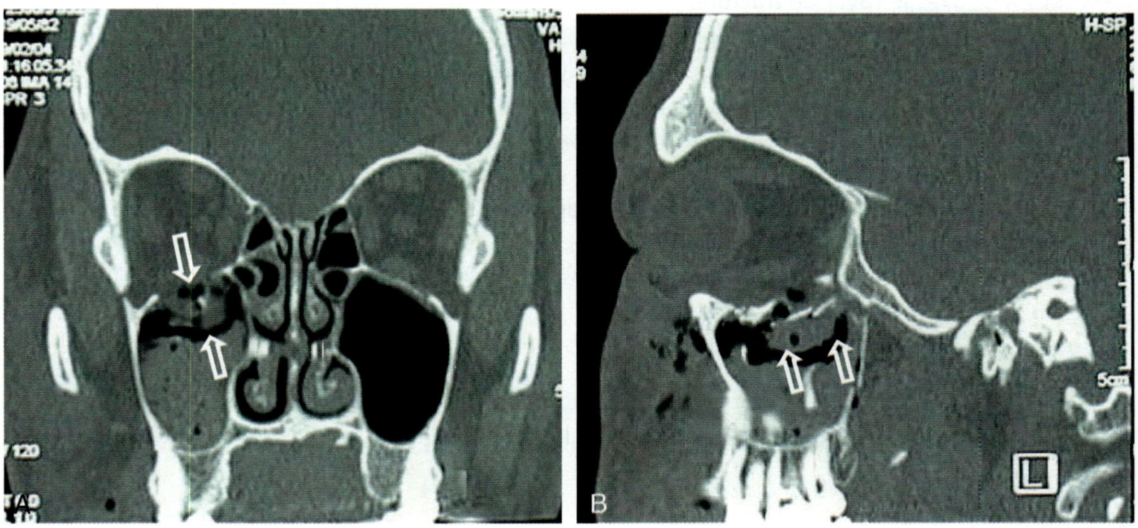

Fig. 4.39. Ⓐ **Fracture isolée du plancher de l'orbite droite de type *blow-out*.**
A. Reconstruction scanographique frontale montrant l'effondrement du plancher orbitaire et la hernie du contenu orbitaire dans le sinus maxillaire (aspect « en goutte »). B. Reconstruction scanographique sagittale.

Fracture en trappe

L'hyperpression intraorbitaire réalise deux fractures sagittales, l'une complète (habituellement médiale) et l'autre en bois vert (habituellement latérale), créant ainsi une trappe à charnière latérale dans laquelle les structures intraorbitaires (graisse et muscle droit inférieur) vont s'immiscer sous l'effet de l'hyperpression puis s'incarcérer au moment de la fermeture de la trappe (fig. 4.40). Cette incarcération va être à l'origine d'une diplopie (fig. 4.38). Le volume orbitaire est habituellement intact (absence de comminution), raison pour laquelle l'énophtalmie n'est habituellement pas retrouvée.

Ce type de fracture est plus fréquent chez l'enfant. Il s'agit d'une urgence thérapeutique.

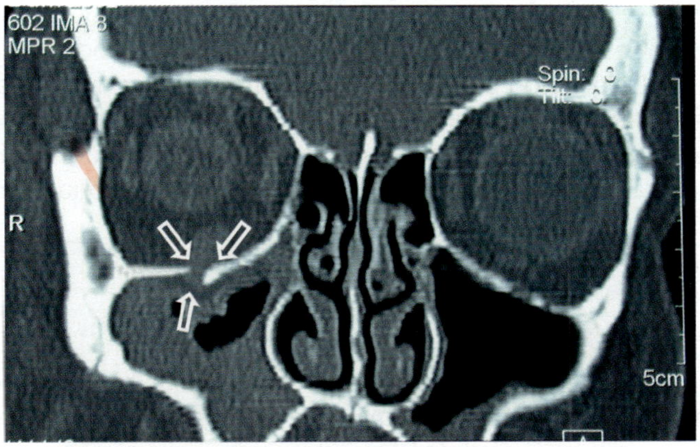

Fig. 4.40. Ⓐ **Fracture isolée du plancher de l'orbite droite de type fracture en trappe. Reconstruction scanographique frontale montrant l'absence d'effondrement du plancher et l'incarcération du muscle droit inférieur dans le foyer de fracture.**

Les signes cliniques, le bilan, les complications possibles et les principes de prise en charge ont été précisés dans la section précédente. Il s'agit d'une urgence thérapeutique. En l'absence de désincarcération dans les quelques heures qui suivent le traumatisme, la cicatrice musculaire (fibrose par ischémie musculaire) aboutit à une diplopie séquellaire le plus souvent définitive. Chez l'enfant, le risque d'amblyopie est majeur.

C. Fractures des os nasaux

1. Physiopathologie

Choc antéropostérieur ou latéral direct sur le nez.

2. Clinique

- Sensation de craquement par le patient au moment du traumatisme.
- Douleur, parfois syncopale.
- Épistaxis : bilatérale, liée à une plaie muqueuse endonasale, signant le caractère ouvert (dans les fosses nasales) de ces fractures.
- Ecchymose en lunettes, témoignant de la diffusion de l'hématome fracturaire dans les espaces celluloadipeux périorbitaires.
- Déformation de la pyramide nasale :
  - dans le plan frontal : nez couché sur l'un des côtés (choc latéral) (fig. 4.41) ;
  - dans le plan sagittal : ensellure nasale (choc antéropostérieur) (fig. 4.42) ;

- cette déformation est parfois masquée au moment de l'examen clinique par l'œdème post-traumatique se mettant en place dans les heures qui suivent le traumatisme ;
- il faut également faire préciser au patient l'aspect prétraumatique de son nez : des photographies du patient avant son traumatisme sont utiles.

• Obstruction nasale : elle peut être objectivée en faisant expirer le patient par le nez au-dessus d'un miroir (miroir de Glatzel). La rhinoscopie antérieure (au spéculum) permet de montrer un simple œdème de la muqueuse, une plaie muqueuse laissant éventuellement apparaître le cartilage septal fracturé et dévié ou un hématome de la cloison, responsables de la gêne ventilatoire.

L'hématome de cloison est une urgence thérapeutique.

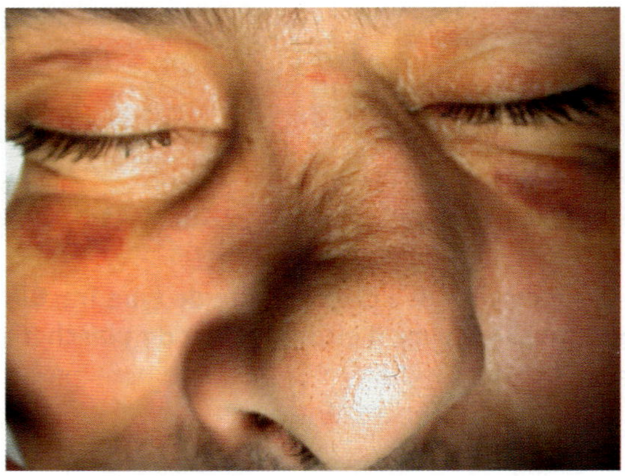

Fig. 4.41. Ⓐ **Fracture des nasaux : nez couché.**

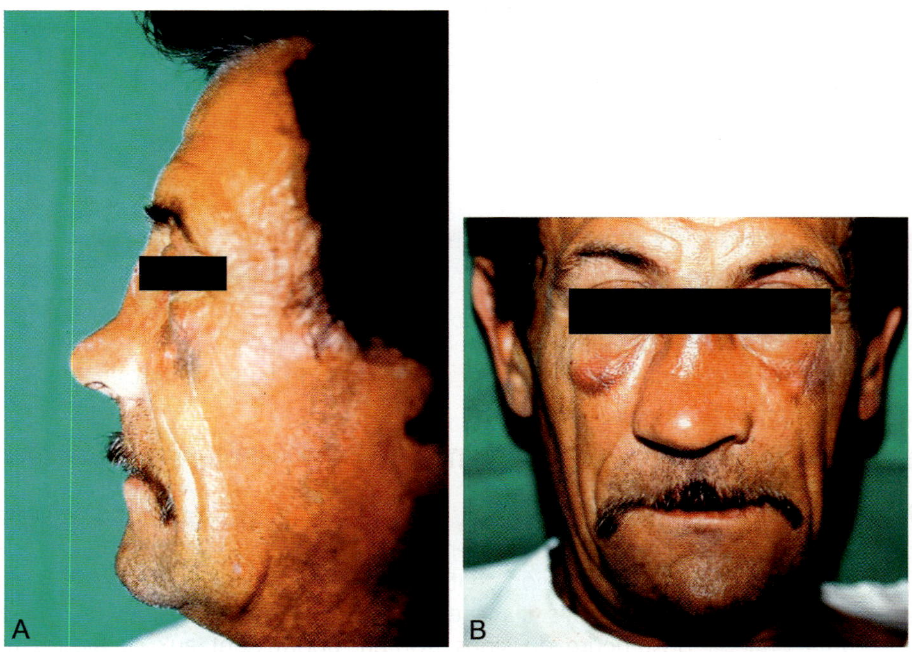

Fig. 4.42. Ⓐ **Fracture des os nasaux : ensellure et déviation latérale.**

3. Forme clinique : fractures nasomaxillaires

Lorsque le traumatisme est plus violent et/ou que l'orientation du choc est oblique, la fracture des os nasaux peut s'associer à une fracture de l'une ou des deux apophyses frontales des maxillaires. Une « marche d'escaliers » est alors le plus souvent palpable au niveau de la partie médiale du rebord infraorbitaire concerné. Il faut alors vérifier l'absence d'extension intraorbitaire de la fracture.

4. Complications

Complications précoces

Les complications précoces sont essentiellement représentées par l'épistaxis, parfois sévère.

Complications tardives

Séquelles morphologiques

Elles consistent en des déformations séquellaires de la pyramide nasale. Elles sont minimisées mais non pas totalement prévenues par la réduction chirurgicale et la contention des fractures déplacées, un cal osseux pouvant être à l'origine d'irrégularités, voire d'une véritable bosse osseuse au niveau du dorsum. Leur traitement nécessite une rhinoplastie secondaire un an après le traumatisme. La prise en charge par les assurances maladie de ces interventions correctrices secondaires est soumise à entente préalable.

Séquelles fonctionnelles respiratoires

Elles peuvent être obstructives et s'expliquer par une déviation séquellaire de la cloison nasale ou être liées à une perforation de la cloison cartilagineuse (nécrose ischémique suite à un hématome de cloison négligé). Leur traitement fait appel à une septoplastie secondaire.

5. Principes thérapeutiques

- B Traitement de l'épistaxis.
- Antibioprophylaxie (fracture ouverte).
- Mise en route d'un traitement antiœdème (corticothérapie).
- Patient revu en consultation au bout de 72 heures après fonte de l'œdème pour apprécier les répercussions fonctionnelles et cosmétiques, et poser l'indication chirurgicale.
- En cas de fracture déplacée :
  - sous anesthésie générale ;
  - réduction de la fracture par manœuvres externes et internes ;
  - contention externe par plâtre et interne par méchage ou attelles siliconées pendant huit à dix jours.
- En cas de présence d'un hématome de la cloison : évacuation en urgence vraie.

D. Fractures centrofaciales complexes

A Il s'agit de fractures du nez dépassées. L'énergie traumatique n'est que partiellement absorbée par la pyramide nasale et va pouvoir entraîner des lésions en arrière de celle-ci, au niveau des structures profondes de la région centrofaciale (os lacrymaux, ethmoïde, parois internes des orbites et partie médiale des planchers orbitaires, apophyses frontales des maxillaires, parois antérieure et postérieure du sinus frontal), aboutissant aux classiques fractures du CNEMFO (complexe naso-ethmoïdo-maxillo-fronto-orbitaire) (fig. 4.43 et 4.44).

Du fait de la violence du choc, tous ces patients doivent être considérés comme des traumatisés crâniens, au moins légers.

1. Physiopathologie

Choc violent sur la région nasale.

2. Clinique

- Signes classiques de la fracture des os nasaux : épistaxis bilatérale, douleur, obstruction nasale, hématome en lunettes. L'épistaxis peut être massive et nécessiter une prise en charge immédiate (cf. *infra*).
- Effacement du relief de la pyramide nasale témoignant de l'impaction du nez entre les orbites.
- Méplat frontal par embarrure dans les fractures étendues à l'os frontal.
- Élargissement de la région interorbitaire (télécanthus), reflet de la dystopie canthale médiale par désinsertion des ligaments canthaux et/ou par valgisation des os lacrymaux, point d'attache de ces ligaments.
- Larmoiement par atteinte des parois osseuses du ou des sacs lacrymaux.
- Énophtalmie secondaire à l'effondrement des parois médiales et latérales des deux orbites.
- Œdème important des paupières et intraorbitaire d'installation rapide masquant souvent les déformations précédentes dans les jours qui suivent le traumatisme.
- Emphysèmes sous-cutanés périorbitaires témoignant de la présence d'air dans les orbites (pneumorbites) en relation avec les fractures des parois orbitaires (planchers et parois médiales).
- Diplopie statique et/ou dynamique par atteinte des muscles oculomoteurs et/ou en raison d'une dystopie oculaire sévère.
- Rhinorrhée cérébrospinale en cas de fracture irradiée à l'étage antérieur de la base du crâne.
- Anosmie en cas de fracture irradiée à la lame criblée de l'ethmoïde.
- Cécité en cas d'irradiation des fractures aux canaux optiques et/ou à l'étage antérieur de la base du crâne.

Un avis neurochirurgical est indispensable en cas de fracture de la paroi postérieure du sinus frontal et/ou en cas de suspicion de fracture de l'étage antérieur de la base du crâne. Un avis ophtalmologique est indispensable en cas de signes fonctionnels oculaires.

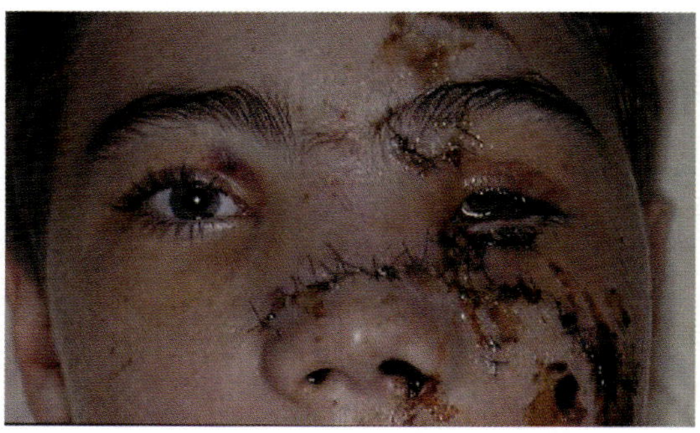

Fig. 4.43. Ⓐ **Fracture du CNEMFO. Noter le télécanthus.**

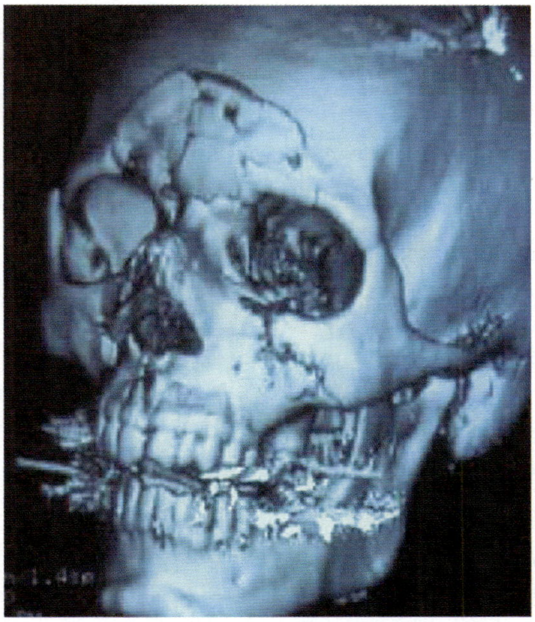

Fig. 4.44. Ⓐ **Fracture du CNEMFO (reconstruction scanographique tridimensionnelle).**

3. Complications

Complications précoces

Épistaxis cataclysmique

Elle peut engager le pronostic vital et nécessite une prise en charge immédiate (cf. *infra*).

Méningite précoce par voie ascendante

Une antibioprophylaxie doit être mise en route et un avis neurochirurgical doit être demandé en cas de suspicion de brèche de la dure-mère.

Complications oculaires (cécité, diplopie, etc.)

Elles doivent faire demander un avis ophtalmologique en urgence.

Anosmie uni- ou bilatérale

Elle témoigne d'un traumatisme des nerfs olfactifs au niveau de la lame criblée de l'ethmoïde. Elle est de diagnostic difficile à la période initiale et est souvent définitive.

Complications tardives

Méningite tardive

Elle reste possible des années après le traumatisme initial, la dure-mère ayant parfois du mal à cicatriser spontanément.

Séquelles morphologiques

Elles concernent essentiellement la pyramide nasale (rétrusion de la racine du nez, ensellure globale sévère), les canthus médiaux (télécanthus séquellaire) et la position des globes oculaires (énophtalmie séquellaire). Elles témoignent d'un défaut de prise en charge thérapeutique initiale et nécessitent des corrections chirurgicales secondaires difficiles.

Obstruction des voies lacrymales

Elle nécessite parfois la réalisation d'une dacryo-rhino-cystostomie.

Séquelles mnésiques

Elles résultent du traumatisme crânien, toujours associé.

4. Principes thérapeutiques

B Les principes thérapeutiques sont difficiles à codifier et dépendent essentiellement des constatations cliniques et radiologiques.

- Antibioprophylaxie (ce sont toutes des fractures ouvertes).
- En urgence :
  - traitement de l'épistaxis ;
  - décompression éventuelle d'un nerf optique.
- Bilan neurologique et ophtalmologique.
- Après fonte de l'œdème et en fonction des lésions :
  - réduction de la pyramide nasale ;
  - réparation des fractures des parois orbitaires (planchers et parois médiales) ;
  - canthopexie transnasale ;
  - réparation des voies lacrymales ;
  - réparation des brèches méningées (neurochirurgiens) ;
  - réparation des fractures de la paroi postérieure du sinus frontal ou cranialisation en fonction de la gravité (neurochirurgiens) ;
  - réparation des fractures de la paroi antérieure du sinus frontal.

Fractures centrofaciales complexes

- Distinguer la fracture simple des os nasaux (à risque essentiellement ventilatoire et morphologique) de la fracture du CNEMFO (risques neurologique, hémorragique, infectieux, fonctionnel oculaire et morphologique majeurs).
- Scanner indispensable.
- Traitement lourd, parfois multidisciplinaire (neurochirurgien, ophtalmologiste).

E. Fractures occlusofaciales de Le Fort

A Les fractures occlusofaciales de Le Fort ont en commun de séparer à une hauteur variable le plateau palatin et la base du crâne. Elles mobilisent et déplacent l'arcade dentaire maxillaire, créant un trouble occlusal.

Toutes ces fractures passent par des cavités naturelles de la face (fosses nasales, sinus maxillaires, cellules ethmoïdales) et doivent donc être considérées comme des fractures ouvertes. Les processus ptérygoïdes sont systématiquement fracturés.
En raison de la violence du choc à l'origine des fractures, tous ces patients doivent être considérés comme des traumatisés crâniens.

1. Classification de Le Fort (fig. 4.45)

Fracture de Le Fort I

Elle détache le plateau palatin du reste du massif facial par un trait de fracture horizontal passant au ras de l'orifice piriforme, brisant le septum nasal, les parois latérales des fosses nasales, les parois antérieures et postérieures des deux sinus maxillaires et le bas des processus ptérygoïdiens.

Fracture de Le Fort II (fig. 4.46 et 4.47)

Elle détache de manière solidaire le plateau palatin et la pyramide nasale du reste du massif facial. Le trait de fracture passe de manière plus ou moins symétrique par les os nasaux ou par la jonction frontonasale, les processus frontaux des maxillaires, la paroi médiale et le plancher des deux orbites, les margelles infraorbitaires, les parois antérieures et postérieures des sinus maxillaires, les cintres zygomatomaxillaires et les processus ptérygoïdiens en arrière. Les deux os zygomatiques restent en place. De face, elle réalise une fracture de forme pyramidale à base palatine et à sommet glabellaire.

Fracture de Le Fort III

Classiquement, elle disjoint dans son ensemble le massif facial de la base du crâne. Le trait de fracture est horizontal, passant sur la ligne médiane au niveau de la jonction frontonasale ou des os nasaux puis latéralement par les processus frontaux des maxillaires, les parois médiales

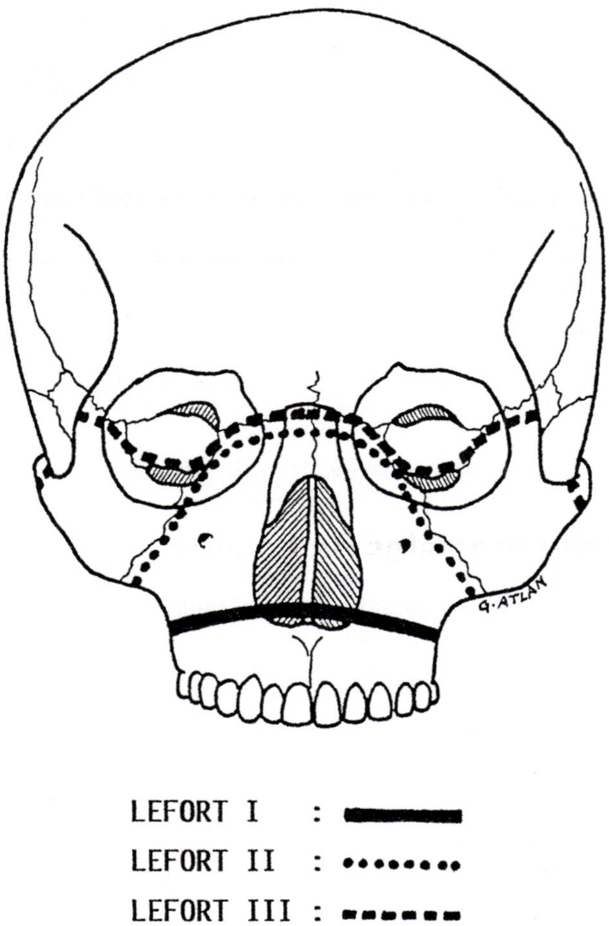

Fig. 4.45. Ⓐ **Fractures de Le Fort : localisation schématique des traits de fracture.**

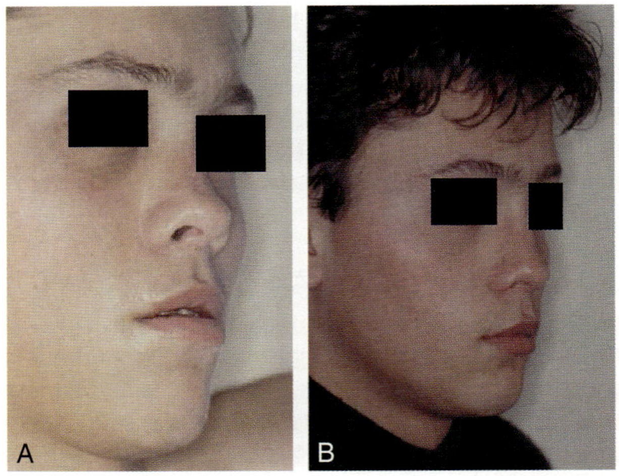

Fig. 4.46. Ⓐ **Fracture de Le Fort II : enfoncement de la région médiofaciale (aspects préopératoire et postopératoire).**

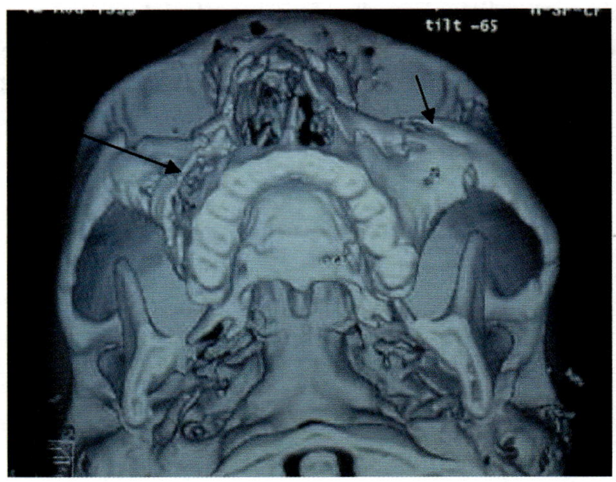

Fig. 4.47. Ⓐ **Fracture de Le Fort II : reconstruction scanographique tridimensionnelle.**

puis latérales des deux orbites en fracturant au passage le plancher de l'orbite à un niveau quelconque, les processus frontaux puis temporaux des os zygomatiques, et se termine en arrière au niveau des processus ptérygoïdes.

En pratique, ce type de fracture est souvent associé à d'autres fractures : latérofaciales bilatérales, centrofaciale, occlusofaciale de type Le Fort I ou II, fracture(s) mandibulaire(s), fracture(s) alvéolodentaire(s).

L'association d'une fracture occlusofaciale à une fracture mandibulaire constitue une fracture panfaciale (fig. 4.48).

2. Physiopathologie

Traumatismes à haute cinétique induisant un choc facial violent. Un choc sous-nasal induit plutôt un Lefort I ou II.

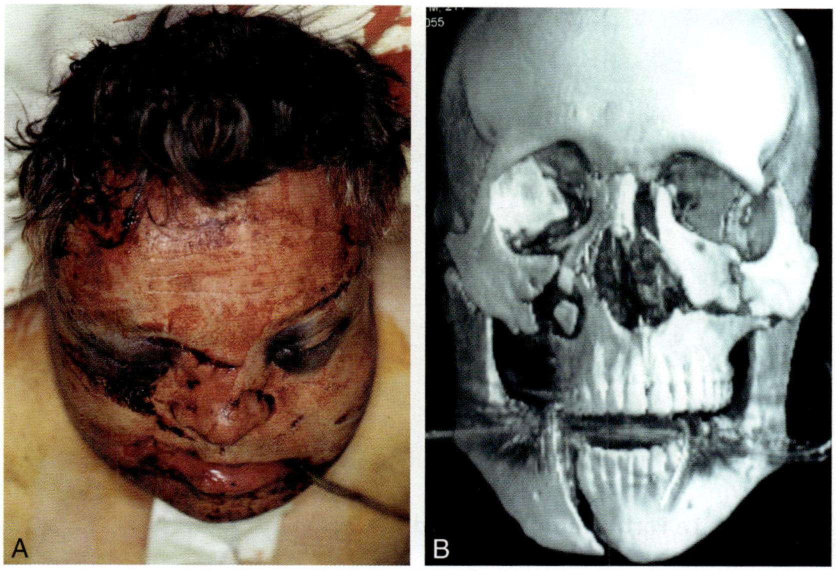

Fig. 4.48. Ⓐ **Aspect clinique et radiologique d'un fracas panfacial.**
A. Aspect clinique : ecchymoses, œdème très important. B. Aspect radiologique (scanner en reconstruction tridimensionnelle) : fracture mandibulaire parasymphysaire droite, fractures de Le Fort I et II, fracture sévère des os nasaux, fracture de l'os zygomatique gauche. L'état des condyles mandibulaires ne peut pas être apprécié sur cette vue.

3. Clinique

Un trouble de l'occlusion dentaire est classiquement présent, quel que soit le stade de la fracture : contacts molaires prématurés bilatéraux et pseudobéance antérieure par recul et bascule en bas et en arrière du plateau palatin (fig. 4.49). S'y associe généralement une impotence fonctionnelle : aspect figé, bouche entrouverte, douleur faciale basse s'exagérant à la tentative d'occlusion.

Une épistaxis est fréquente, témoignant de plaies de la muqueuse des fosses nasales et/ou des hémosinus.

Fracture de Le Fort I

- Palpation douloureuse du fond du vestibule supérieur.
- Ecchymose en « fer à cheval » au fond du vestibule supérieur.
- Mobilité isolée de l'ensemble de plateau palatin et de l'arcade dentaire supérieure par rapport au reste du massif facial, déclenchant une douleur exquise (fig. 4.50).

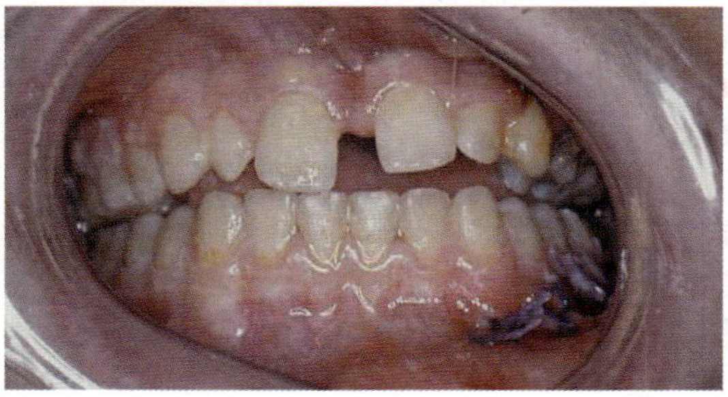

Fig. 4.49. Ⓐ **Trouble d'occlusion dentaire d'une fracture de Le Fort I associée à une disjonction sagittale intermaxillaire : diastème interincisif et contact prématuré 11–41.**

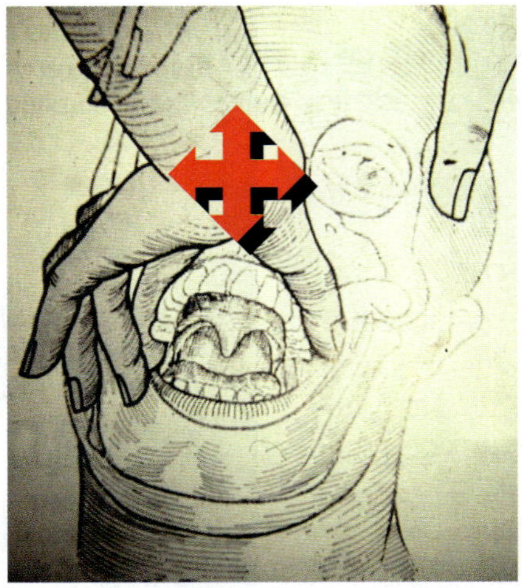

Fig. 4.50. Ⓐ **Manœuvre permettant de rechercher les mobilités anormales du massif facial lors des fractures de Le Fort.**

- Une fracture sagittale médiane (disjonction maxillaire) ou paramédiane peut être associée, se traduisant éventuellement par une plaie de la fibromuqueuse palatine ou un hématome sous-muqueux.
- L'examen du reste de la face est normal.

Fracture de Le Fort II et III

Pour les stades II ou III, on observe également :

- Effondrement de la pyramide nasale et effacement de la racine du nez qui est encastrée entre les deux orbites.
- Ecchymose périorbitaire en lunettes, témoignant de la diffusion des hématomes fracturaires (cellules ethmoïdales et os nasaux) dans les espaces celluloadipeux orbitaires. Au maximum, enfoncement de la face avec œdème global et ecchymoses multiples aboutissant à un faciès « lunaire ».
- Emphysème sous-cutané périorbitaire témoignant de la présence d'air dans les orbites (pneumorbites) en relation avec les fractures des parois orbitaires (planchers et parois médiales).
- Palpation d'une « marche d'escaliers » au niveau des margelles infraorbitaires dans les Le Fort II.
- Palpation douloureuse de foyers de fracture : racine du nez, rebords infraorbitaires, cintres zygomatomaxillaires en cas de Le Fort II, racine du nez, sutures frontozygomatiques, processus temporaux en cas de Le Fort III.
- Mobilité de l'ensemble du palais, de l'arcade dentaire maxillaire et de la pyramide nasale désolidarisés du reste de la face. Les zygomas sont stables en cas de Le Fort II, mobiles en cas de Le Fort III.
- Hypoesthésie dans le territoire des nerfs infraorbitaires (V2), le trait de fracture passant le plus souvent à proximité des foramens infraorbitaires.
- Éventuelle diplopie par atteinte des muscles extrinsèques des yeux (droit médial, oblique inférieur, oblique supérieur, droit inférieur).
- Larmoiement par atteinte des parois du sac lacrymal.
- Troubles visuels en rapport avec une possible contusion associée des globes oculaires ou une atteinte du nerf optique par compression intraorbitaire (œdème, hématome) ou contusion au niveau du canal optique (irradiation des fractures du plancher de l'orbite au niveau de l'apex du cône orbitaire).

- Possibilité de rhinorrhée cérébrospinale en cas d'irradiation de la fracture horizontale de la racine du nez à l'étage antérieur de la base du crâne.
- Possibilité d'anosmie liée à l'irradiation de la fracture à la lame criblée de l'ethmoïde.

4. Complications

Complications précoces

Tous les stades peuvent se compliquer d'une épistaxis, éventuelle massive.

Les complications précoces des fractures de Le Fort II ou III sont en rapport avec les possibles atteintes oculaires (cécité), de l'étage antérieur de la base du crâne (méningite, anosmie) et du ou des nerfs infraorbitaires (hypoesthésie).

Complications tardives

- Séquelles occlusales : en l'absence de traitement bien conduit, un trouble séquellaire de l'occlusion dentaire peut être retrouvé.
- Séquelles mnésiques du fait du traumatisme crânien associé.
- Séquelles morphologiques : elles sont minimisées par le traitement (réduction anatomique de la fracture).
- Séquelles sensitives : hypoesthésie voire dysesthésies douloureuses séquellaires dans le territoire du nerf V2.
- Séquelles sensorielles : anomalies visuelles, anosmie.
- Brèche neuroméningée en cas de Le Fort II et surtout III : rhinorhée de LCR, méningite.

Principes thérapeutiques

- Antibioprophylaxie (fracture ouverte, risque de méningite en cas de fracture de la base du crâne).
- Traitement de l'épistaxis.
- Sous anesthésie générale, après régression de l'œdème, hors contre-indication neurochirugicale.
- Réduction de la fracture en se fondant sur le rétablissement de l'occlusion dentaire préexistante.
- Contention en position réduite soit par ostéosynthèse (vis et miniplaques) (fig. 4.51), soit, à défaut, par réalisation d'un blocage maxillo-mandibulaire associé à une suspension périzygomatique ou frontale (fig. 4.52) pendant six semaines.
- Réparation éventuelle des fractures des parois médiales et inférieures des orbites.

Fractures occlusofaciales de Le Fort

- Signes cliniques :
  - trouble de l'occlusion (recul et bascule de l'arcade dentaire supérieure);
  - mobilité de l'arcade dentaire supérieure isolée (Le Fort I) ou en association avec le nez (Le Fort II) et/ou les zygomas (Le Fort III);
  - traumatisme crânien associé;
  - brèche dure-mérienne possible en cas de fractures de Le Fort II et III (risque de méningite);
  - atteintes sensorielles possibles (vision, olfaction) en cas de fractures de Le Fort II et III.
- Association possible à d'autres fractures faciales : zygoma, disjonction maxillaire, fracture de mandibule, fracture du nez.
- Scanner craniofacial avec reconstructions dans les trois plans.
- Complications ophtalmologiques, hémorragiques, neuroméningées, morphologiques.

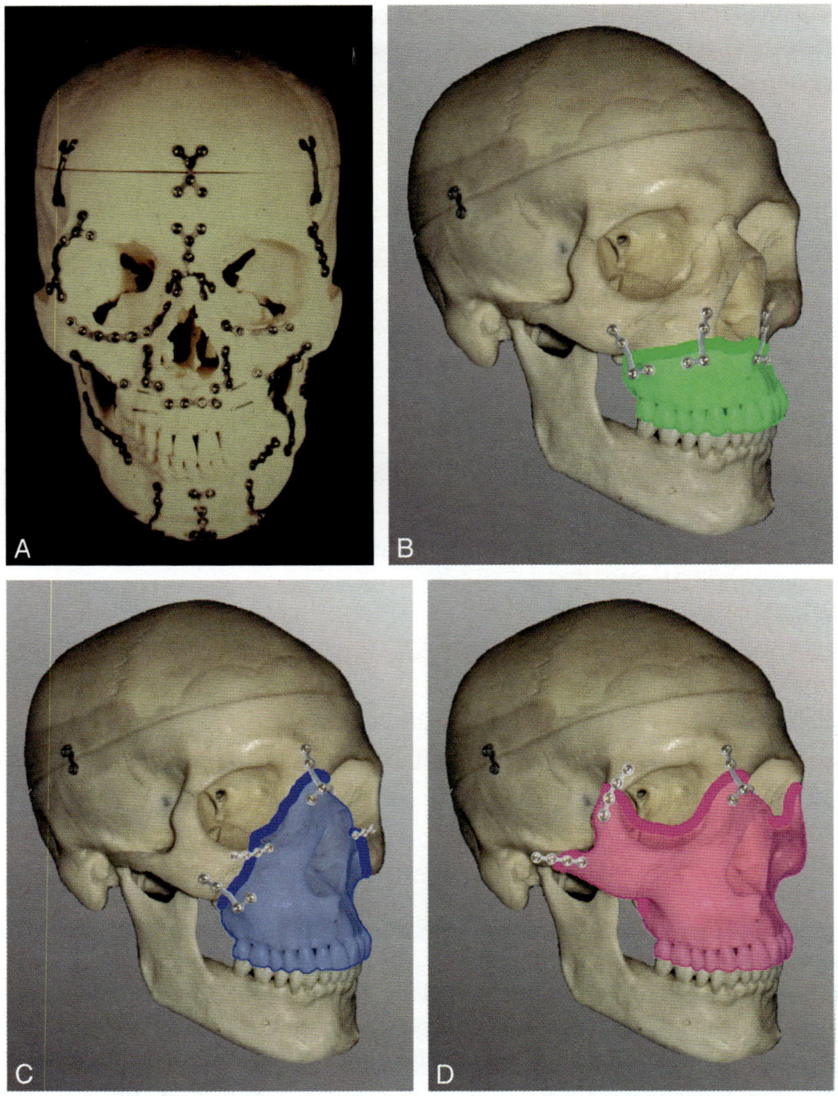

Fig. 4.51. Ⓐ **Principe du traitement chirurgical des fractures de Le Fort : ostéosynthèse à l'aide de plaques placées sur les piliers de la face.**

A. Versatilité des systèmes de plaques. B. Le Fort I. C. Le Fort II. D. Le Fort III.

F. Explorations radiographiques des fractures de l'étage moyen de la face

1. Clichés standards

B Les incidences standards antéropostérieures (Blondeau, Waters) et l'incidence axiale de Hirtz suffisent théoriquement à poser le diagnostic de fracture zygomatico maxillaire (fig. 4.53) mais manquent de sensibilité et de spécificité dans l'analyse des orbites ou des fractures peu déplacées. Les incidences axiales (de Gosserez) et orthogonales utilisées pour explorer les os nasaux peuvent aider au diagnostic, si l'analyse clinique est gênée par un œdème important. Elles conservent un intérêt médicolégal, en cas d'indication à une rhinoseptoplastie secondaire.

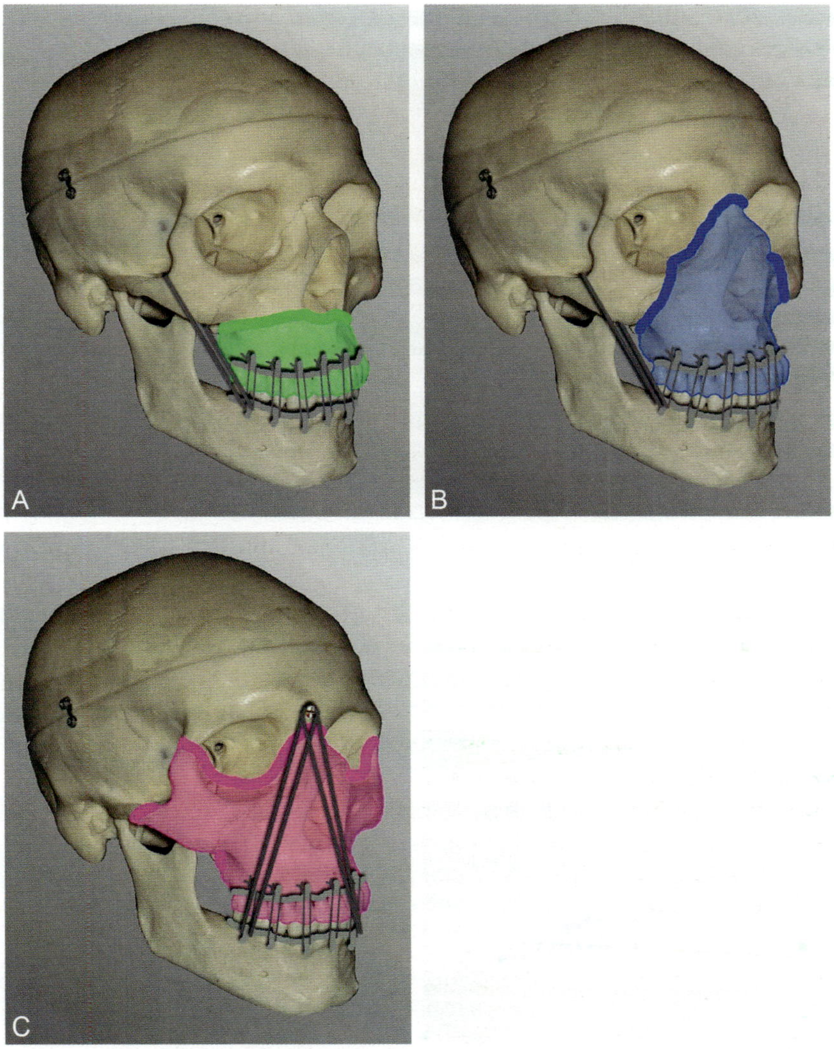

Fig. 4.52. Ⓐ **Principe du traitement orthopédique des fractures de Le Fort : blocage intermaxillaire et suspension.**

A et B. Suspension périzygomatique pour les fractures de Le Fort I et II. C. Suspension frontale pour les fractures de Le Fort III.

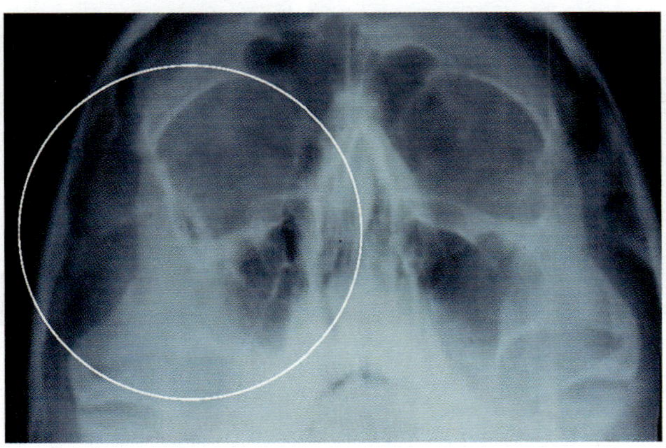

Fig. 4.53. Ⓑ **Fracture de l'os zygomatique droit (incidence de Waters) montrant l'impaction et la rotation de l'os.**

Ces clichés standards on l'avantage d'être peu irradiants. Du fait de la superposition des structures anatomiques étudiées et de la difficulté d'interprétation qui en découle, ces clichés tendent à être supplantés par le scanner du massif facial.

2. Scanner

Ⓐ Le scanner est l'examen de choix pour explorer l'étage moyen de la face. L'acquisition multibarrettes permet d'obtenir rapidement une haute définition d'image, de réaliser des reconstructions tridimensionnelles, sans irradier inutilement le patient. Puisqu'on explore des structures osseuses, l'injection de produit de contraste n'est généralement pas requise. Le scanner est plus sensible que les clichés standards (pas de superpositions osseuses, visualisation de fracture peu déplacée).

L'image scanner, magnifiée par reconstruction tridimensionnelle, permet d'explorer l'anatomie orbitaire en détail, notamment en cas de signes fonctionnels oculaires, pour apprécier l'importance des fractures des parois orbitaires (du plancher et de la paroi interne notamment) et identifier une complication éventuelle (incarcération musculaire, hématome intraorbitaire). Dans ce contexte, ce sont les reconstructions frontales (ou coronales) et sagittales centrées sur l'orbite qui sont les plus informatives.

De même, le scanner fournit une visualisation de surface simplifiée des fractures nasales et nasomaxillaires (cf. fig. 4.44), lorsqu'une réduction chirurgicale est requise. Il permet une analyse précise des orbites, des structures profondes de la région centrofaciale et de la base du crâne pour la planification opératoire d'une fracture du CNEMFO. L'existence d'une pneumatocèle (présence d'air dans l'espace sous-dural) au bilan radiologique (fig. 4.54) est pathognomonique d'une brèche de la dure-mère.

Concernant les fractures de Le Fort, le scanner craniofacial en coupes axiales avec reconstructions frontales, sagittales et tridimensionnelles permet de préciser la situation des traits de fracture et d'explorer les structures orbitaires et ethmoïdales (labyrinthes, lame criblée), ainsi que d'éliminer une éventuelle lésion neurochirurgicale associée, intracrânienne ou de la base du crâne.

Le scanner est à la base des techniques modernes de chirurgie assistée par ordinateur (planification des interventions, navigation peropératoire, impression 3D d'implants et/ou de guides chirurgicaux personnalisés pour le patient…).

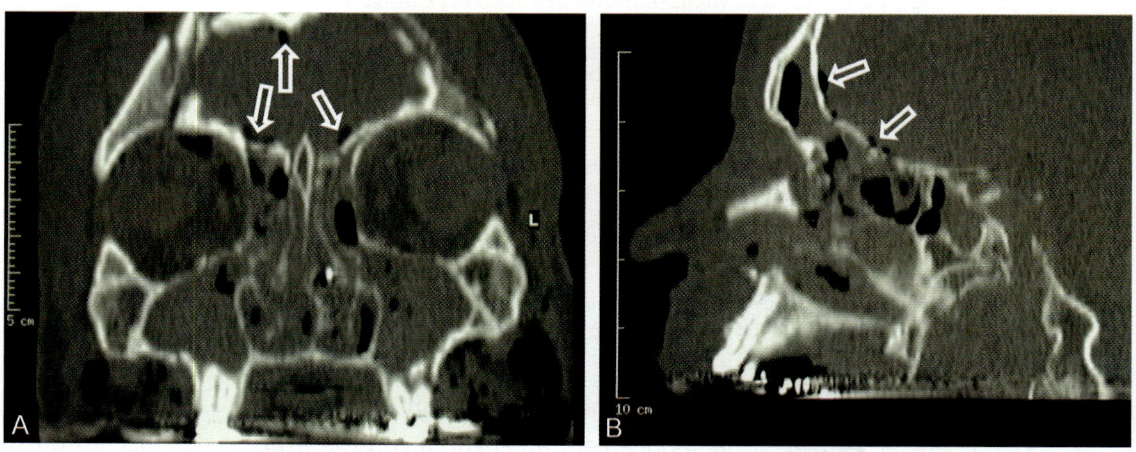

Fig. 4.54. Ⓐ **Pneumatocèle.**

A. Reconstruction scanographique frontale montrant la présence d'air intracrânien. B. Reconstruction scanographique sagittale.

VIII. Conduite à tenir devant un traumatisé facial

Objectifs thérapeutiques devant un traumatisé de la face

- Prise en charge immédiate des situations d'urgence extrême.
- Restauration morphologique et occlusale.
- Restauration des fonctions de ventilation, de mastication, de déglutition et de phonation.
- Préservation des fonctions sensitives et sensorielles.

A. Situations d'urgence extrême

1. Hémorragies extériorisées

L'hémorragie peut être extériorisée par un orifice (stomatorragie, épistaxis, otorragie), par une plaie, en distinguant un saignement artériel (sang rouge, saignement actif parfois en jet) d'un saignement veineux (sang foncé, en nappe) (fig. 4.55). Son hémostase sera assurée sans tarder par compression ou clampage ou ligature d'un vaisseau bien identifié sous contrôle de la vue. Ces hémorragies peuvent être en partie dégluties, ce qui peut amener à les sous-estimer et exposer au risque de vomissements secondaires avec risque d'inhalation.

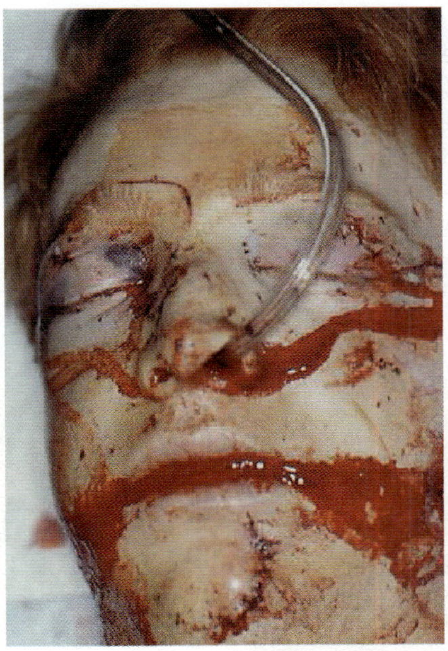

Fig. 4.55. Ⓐ **Complication hémorragique d'une fracture de l'étage moyen.**

En cas d'épistaxis grave, les moyens d'hémostase sont quadruples :

- *comprimer les plaies* : tamponnement antérieur. Il consiste à tasser des mèches grasses dans les deux fosses nasales en les introduisant par les narines (fig. 4.56). Il convient essentiellement de placer ces mèches sous l'auvent nasal, siège le plus fréquent des plaies. Une anesthésie locale préalable (pulvérisation d'un spray de Xylocaïne® naphazolinée) est souvent indispensable ;

- *confiner le saignement* : tamponnement antérieur et postérieur. Il consiste à compléter le tamponnement antérieur précédent par une obturation postérieure des choanes. Le saignement se trouve ainsi confiné dans les fosses nasales par définition inextensibles. L'obturation des choanes peut être obtenue soit par l'introduction par voie endobuccale de compresses tassées dans le nasopharynx (fig. 4.57), soit, plus simplement, par l'introduction par voie endonasale d'une sonde à double ballonnet dans chaque narine (fig. 4.58) ;
- *pratiquer une embolisation sélective* : en cas de persistance du saignement, une artériographie du système carotidien externe peut être réalisée, permettant d'effectuer une embolisation sélective des vaisseaux alimentant le saignement. La ligature par abord chirurgical de la carotide externe, longtemps recommandée, n'est plus réalisée en raison de son inefficacité et de la lourdeur du geste ;
- *réduire la fracture* : les tranches osseuses d'une fracture saignent et participent au saignement actif à travers les plaies muqueuses. Le seul fait de réduire la fracture va permettre de tarir définitivement cette part du saignement. Cela est valable non seulement pour les fractures du nez mais également pour toutes les fractures faciales.

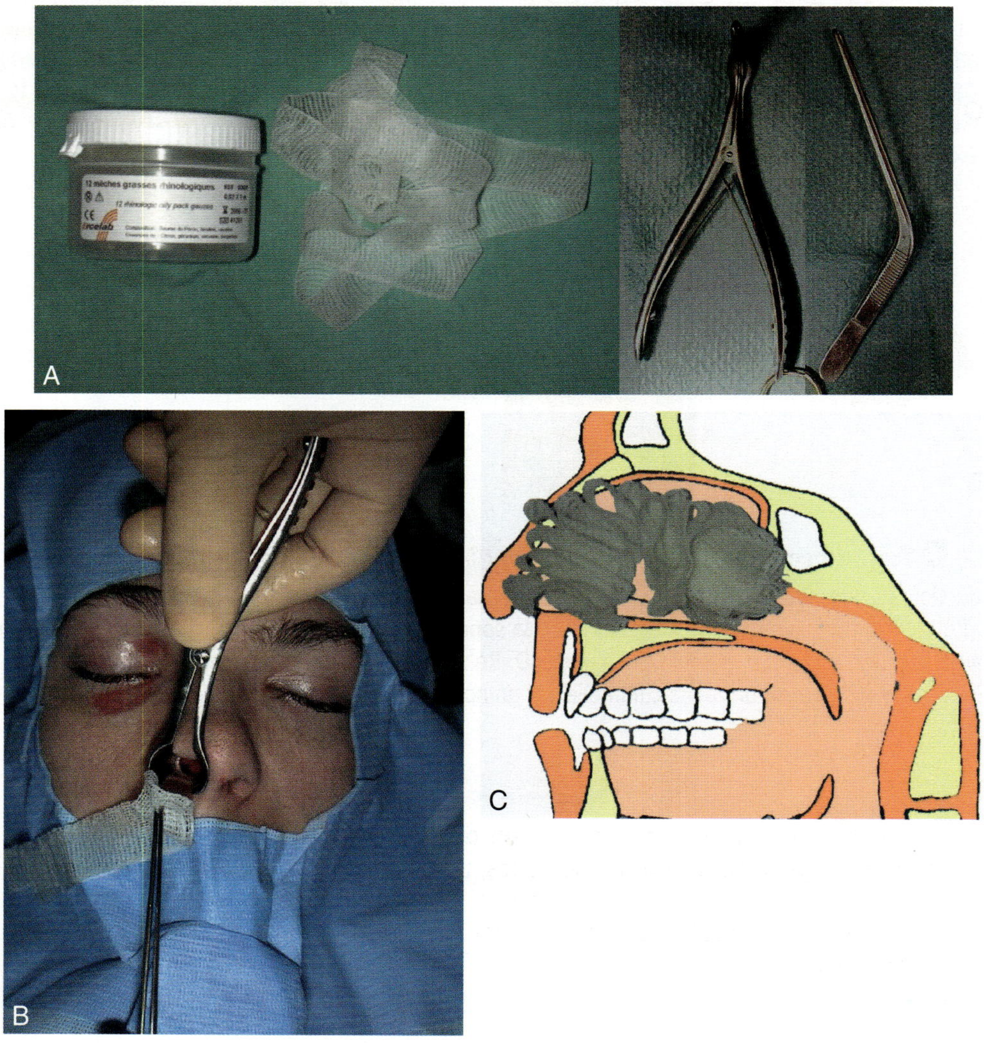

Fig. 4.56. Ⓐ Tamponnement antérieur.

A. Matériel nécessaire : mèche grasse, spéculum nasal, pince de Politzer. B. Vue peropératoire. C. Vue schématique du placement de la mèche.

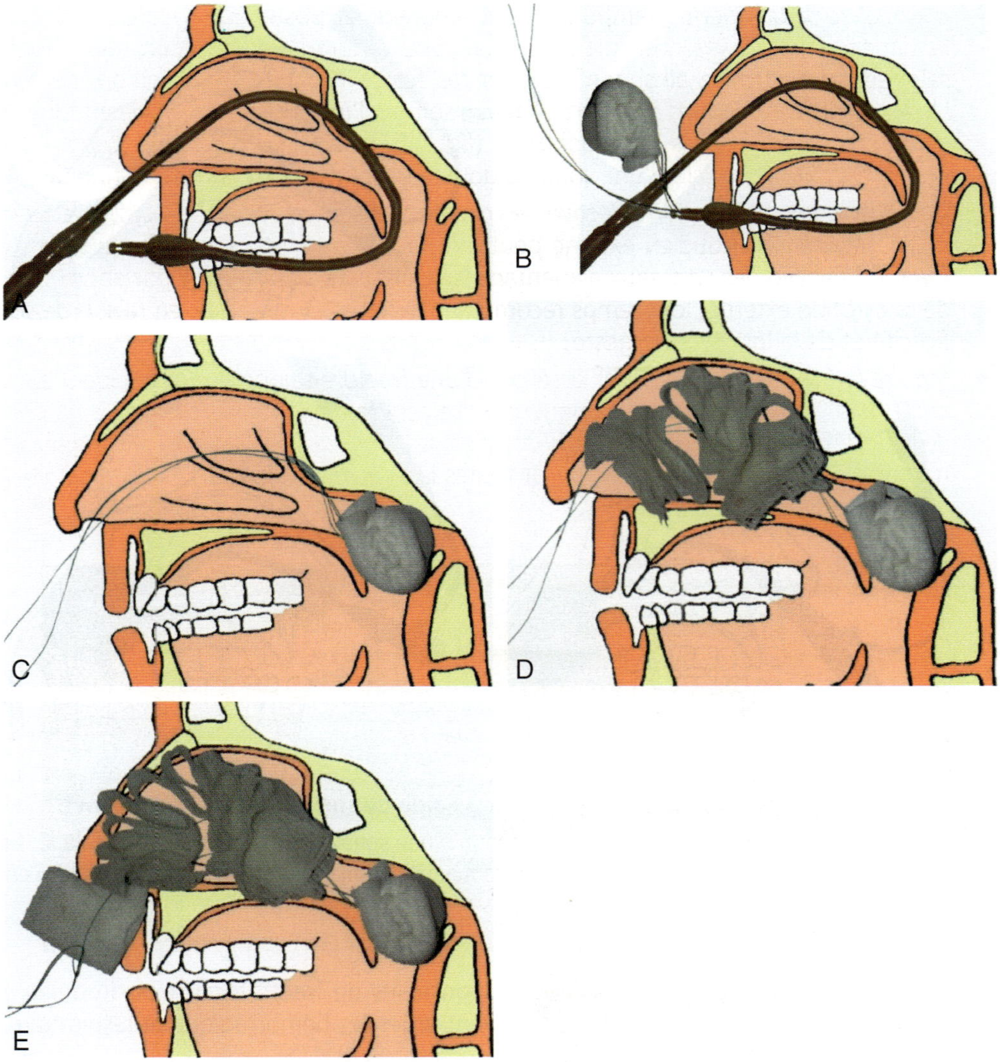

Fig. 4.57. Ⓐ **Tamponnement antérieur et postérieur à l'aide de compresses et de mèches.**
A. Introduction d'une sonde (type sonde urinaire) dans chaque narine et extériorisation par la bouche. B. Solidarisation d'un paquet de compresse à l'extrémité de la sonde. C. Retrait de la sonde et blocage des compresses au niveau des choanes (tamponnement postérieur). D. Réalisation d'un tamponnement antérieur. E. Fixation du tamponnement postérieur autour de la columelle par un nœud.

2. Asphyxie

L'asphyxie peut être liée à une obstruction des voies aériennes supérieures par des caillots, des corps étrangers, des prothèses dentaires, une diminution de calibre de ces voies aériennes (hématome, glossoptose lors de fractures mandibulaires biparasymphysaires déplacées). Elle peut également résulter d'une inhalation (sang, dents, fragments de prothèse dentaire, vomissements).

La liberté des voies aériennes supérieures doit être systématiquement vérifiée et leur libération est une urgence : nettoyage à la compresse, aspiration, canule de Mayo. Si nécessaire, une intubation en urgence ou une trachéotomie doivent être envisagées.

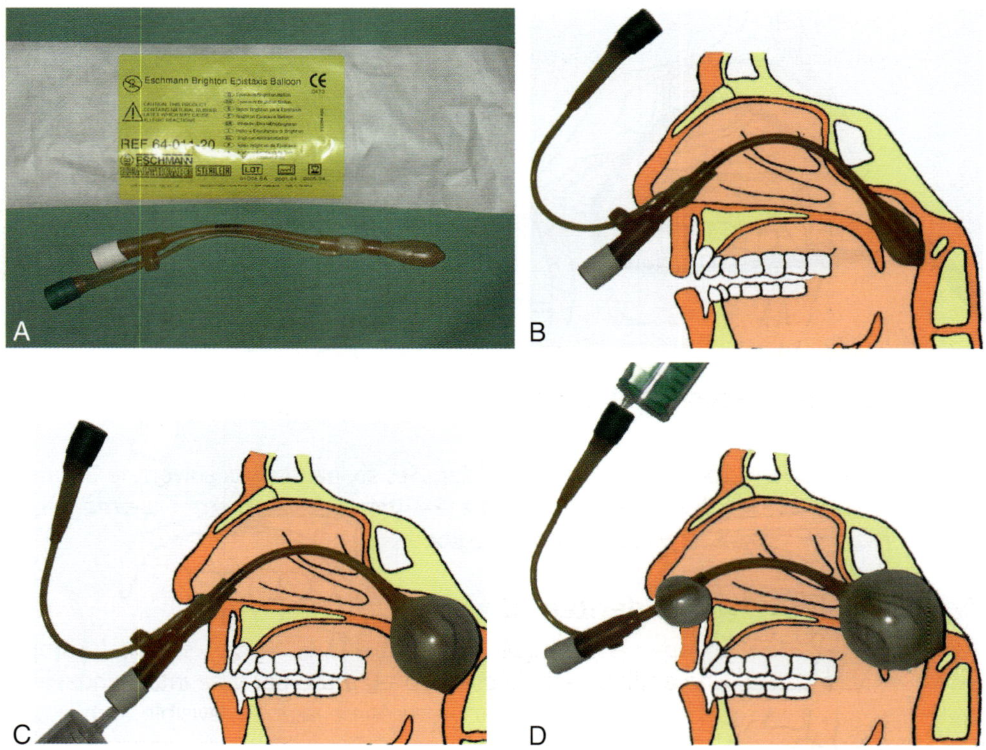

Fig. 4.58. Ⓐ **Tamponnement antérieur et postérieur à l'aide de sondes à double ballonnet.**
A. Sonde utilisée. Il faut une sonde par côté. B. Introduction d'une sonde dans chaque fosse nasale. C. Gonflage du ballonnet distal et blocage du ballonnet dans les choanes. D. Gonflage du ballonnet proximal à l'entrée de l'orifice piriforme.

Les traumatismes balistiques de la face, responsables de fracas faciaux et de délabrements complexes des parties molles, associent souvent urgences hémorragique et respiratoire.

3. Cécité traumatique

Un scanner en urgence permet de reconnaître une étiologie qui doit faire poser l'indication d'une décompression chirurgicale rapide : hématome ou œdème intraorbitaire compressif, fracture du canal optique. Le scanner doit permettre de suivre et d'analyser le nerf optique sur l'ensemble de son trajet. Des reconstructions sagittales obliques selon le plan neuro-optique sont à ce titre d'une grande contribution.

Si une sédation est nécessaire pendant le transport du blessé ou si son état neurologique se dégrade rapidement, il est indispensable d'obtenir des équipes médicales d'urgence l'état visuel initial du patient sur le lieu de l'accident. Une cécité immédiate est de pronostic très défavorable, au contraire d'une dégradation progressive de l'acuité visuelle, qui peut imposer une décompression en urgence.

B. Traumatisme facial isolé

Un traitement médical est systématiquement indiqué : antalgiques, application de glace, hygiène buccale, alimentation liquide.

L'antibiothérapie sera discutée pour chaque indication. Elle sera mise en route de principe (antibioprophylaxie) dans les plaies faciales souillées, les morsures, les traumatismes dentaires isolés et dans les fractures ouvertes.

La vaccination antitétanique sera systématiquement vérifiée.

1. Traumatismes mineurs

Il s'agit des plaies faciales simples, des traumatismes dentaires isolés, lésions qui seront habituellement traitées en ambulatoire.

2. Traumatismes de gravité intermédiaire

Plaies faciales nécessitant un traitement chirurgical sous anesthésie générale

Ce traitement doit idéalement être effectué dans les six heures qui suivent le traumatisme, si possible en milieu spécialisé. En cas de retard à la suture, les plaies seront désinfectées et mises sous pansement humidifié au sérum physiologique.

Fractures des portions dentées de la mandibule

Après élimination d'un risque asphyxique et un bilan radiologique simple (orthopantomogramme, face basse), une antibiothérapie est mise en route par voie intraveineuse (fractures ouvertes) et le patient est laissé à jeun en raison de son passage prévisible au bloc opératoire dans les heures suivant son admission. Une ostéosynthèse par plaques vissées sous anesthésie générale et par voie endobuccale est actuellement le traitement de référence (fig. 4.59 et 4.60). Les repères de réduction sont visuels (bon alignement des fragments osseux) et reposent sur la restauration de l'occlusion dentaire prétraumatique.

À défaut, un traitement orthopédique par blocage maxillo-mandibulaire (l'arcade dentaire maxillaire intacte servant d'attelle) peut être envisagé (fig. 4.61 et cf. fig. 4.12), éventuellement sous anesthésie locale, pour une durée moyenne de six semaines. Ce traitement imposera cependant une alimentation exclusivement liquide et, surtout, une surveillance postopératoire attentive, un déblocage en urgence pouvant être nécessaire en cas de vomissements pour éviter une inhalation. Une pince coupante permettant de couper les fils d'acier doit être rapidement disponible au lit du patient puis à domicile pendant toute la durée du blocage.

Chez l'enfant, l'ostéosynthèse doit être prudente du fait de la présence de germes dentaires ; un traitement orthopédique par blocage intermaxillaire voire simple contention monomaxillaire

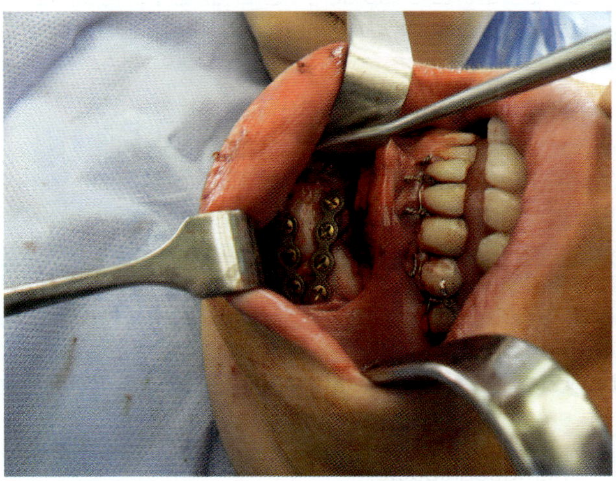

Fig. 4.59. **A** **Ostéosynthèse d'une fracture de la parasymphyse mandibulaire par plaques miniaturisées vissées.**

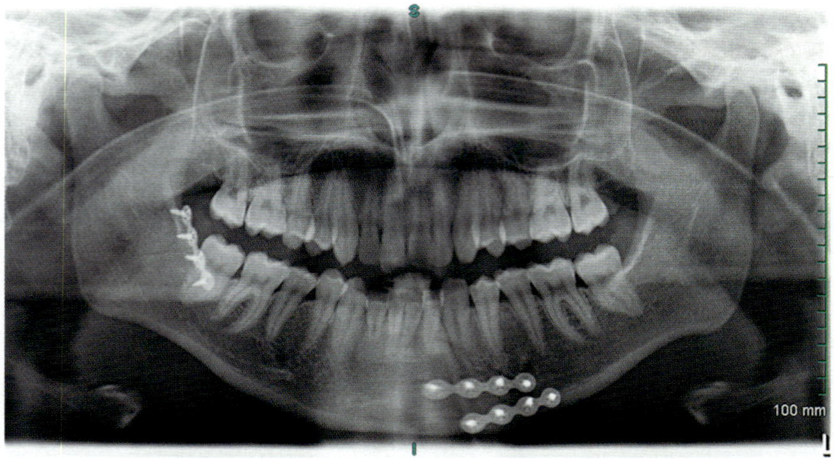

Fig. 4.60. Ⓐ **Ostéosynthèses de fracture parasymphysaire gauche et de l'angle droit.**

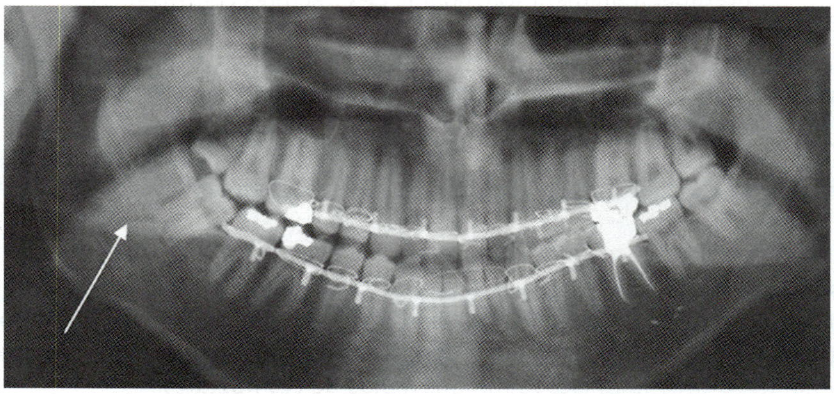

Fig. 4.61. Ⓐ **Blocage orthopédique par arcs maxillo-mandibulaires d'une fracture angulaire droite non déplacée.**

(ligature péridentaire, mise en place d'un arc dentaire ou d'une gouttière en résine) en cas de fracture peu déplacée et peu mobile est souvent préféré.

Une fracture non déplacée et non mobile peut simplement être traitée par mise en route d'une alimentation liquide et une surveillance radioclinique régulière.

Fractures de la région condylienne

Le traitement peut être fonctionnel ou chirurgical en fonction de la hauteur du trait de fracture (fractures sous-condyliennes basse ou haute, fracture capitale), de l'importance du déplacement radiologique du fragment condylien (angulation sagittale, chevauchement frontal, bascule médiale) et donc du degré de raccourcissement du ramus, du degré de répercussion fonctionnel (importance du trouble de l'occlusion dentaire) et de l'âge du patient.

Les fractures sous-condyliennes basses déplacées de l'adulte avec troubles de l'articulé dentaire sont des indications chirurgicales. Les fractures capitales de l'enfant sont des indications au traitement fonctionnel. Entre ces deux cas extrêmes, l'attitude dépend essentiellement des équipes amenées à prendre le patient en charge.

Le traitement chirurgical a pour but de réaliser une réduction anatomique de la fracture par voie ouverte (cutanée ou endobuccale, éventuellement aidée par endoscopie) et de la fixer en bonne position (on parle de *contention*) à l'aide d'une ostéosynthèse stable (cf. fig. 4.36).

L'occlusion dentaire prétraumatique et la hauteur du ramus sont d'emblée restaurées. Ce traitement est systématiquement suivi d'une rééducation kinésithérapique active.

Le traitement fonctionnel consiste en une mobilisation active ou active-aidée (mise en place d'arcs dentaires et de tractions élastiques en propulsion de la mandibule, en particulier chez l'enfant peu collaborant) dès la sédation des douleurs. Les mouvements consistent en des séries pluriquotidiennes d'ouvertures buccales, de propulsions mandibulaires et de diductions en insistant sur la diduction du côté controlatéral à la fracture, la plus limitée. Une attention toute particulière doit être accordée à la symétrie des mouvements d'ouverture et de propulsion, de manière à éviter et à corriger les latérodéviations du côté de la fracture. L'objectif du traitement fonctionnel est la restauration d'une occlusion dentaire normale, d'une ouverture buccale supérieure à 40 mm et de mouvements de propulsion et de diduction les plus physiologiques possibles. La durée de ce traitement est de plusieurs semaines, voire plusieurs mois. L'anatomie normale de la région condylienne est rarement obtenue, sauf parfois chez l'enfant.

La survenue possible de trouble de la croissance mandibulaire chez l'enfant impose une surveillance jusqu'à la puberté.

Les fractures trifocales de la mandibule (portion dentée et fracture bicondylienne) imposent au minimum une ostéosynthèse par plaque(s) vissée(s) de la fracture de la portion dentée pour permettre un éventuel traitement fonctionnel des fractures condyliennes.

Fractures de l'étage moyen de la face sans complication neuroméningée

Un bilan tomodensitométrique est nécessaire.

L'œdème facial souvent important, pouvant gêner les voies d'abord, impose généralement de différer le traitement chirurgical de quelques jours.

Seule la fracture en trappe du plancher de l'orbite avec incarcération du muscle droit inférieur est une urgence vraie.

Les fractures du nez sont traitées de manière orthopédique après fonte de l'œdème. Un délai d'attente maximal de dix jours doit cependant être respecté chez l'adulte (cinq jours chez l'enfant) en raison d'une consolidation très rapide de ces fractures.

Les fractures simples de l'os zygomatique qui sont stables après réduction orthopédique au crochet ne nécessitent pas d'ostéosynthèse.

Dans les fractures de Le Fort, l'ostéosynthèse doit être préférée au blocage maxillo-mandibulaire. La restauration de l'articulé dentaire prétraumatique est primordiale. Un blocage maxillo-mandibulaire peropératoire permet d'obtenir et de maintenir la réduction des fractures pendant le temps d'ostéosynthèse. Les plaques seront préférentiellement positionnées au niveau des différents piliers de la face de manière à rétablir la hauteur de celle-ci (cf. fig. 4.48).

En cas de diplopie, un abord (et une réparation si nécessaire) du plancher orbitaire sera réalisé.

3. Fractures graves

Il s'agit :

- soit d'une fracture panfaciale, associant une fracture de l'étage moyen de la face à une fracture de la mandibule ;
- soit d'une fracture irradiant vers les confins craniofaciaux avec complication neuroméningée.

Ces situations nécessitent un bilan d'imagerie très précis et, parfois, une prise en charge multidisciplinaire associant les neurochirurgiens en cas de brèche méningée, de fractures associées de la voûte crânienne ou de fracture complexes du sinus frontal.

C. Traumatismes associés

Le traumatisme maxillo-facial est a considéré comme un traumatisme neurochirurgical jusqu'à preuve du contraire. Il peut notamment être associé à un traumatisme crânien grave avec coma. Il faudra alors réaliser les gestes d'urgence et différer la prise en charge du traumatisme facial.

Un traitement simple consistant en une réduction de la ou des fractures et une stabilisation provisoire par blocage maxillo-mandibulaire peut être utile pour tarir une hémorragie massive en attendant l'amélioration de l'état général.

Dans le cadre d'un polytraumatisme, les priorités thérapeutiques seront à discuter avec les autres spécialistes concernés (neurochirurgiens, orthopédistes, chirurgiens viscéraux, anesthésistes-réanimateurs). Si le pronostic vital est rarement engagé en cas de traumatisme maxillo-facial, le pronostic fonctionnel est presque toujours en question.

IX. Brûlures de la face

Une brûlure de la face est une brûlure grave par définition. Sa gravité est d'abord liée au risque vital par atteinte des voies respiratoires mais aussi au risque fonctionnel en cas d'atteinte oculaire ou péri-orificielle. Les brûlures cutanées de la face mettent également en jeu le pronostic esthétique et donc psychologique.

A. Identifier une brûlure superficielle et une brûlure profonde

L'évaluation de la profondeur d'une brûlure est un élément capital dans la suite de la prise en charge. On distingue quatre profondeurs de brûlure en fonction de l'atteinte des différentes couches histologiques constituant la peau :

- la brûlure du premier degré correspond à une atteinte superficielle de l'épiderme respectant la couche basale. Cliniquement, on retrouve un érythème douloureux puis une desquamation dans un second temps. La cicatrisation est spontanée en trois à sept jours. C'est l'équivalent d'un coup de soleil ;
- la brûlure du deuxième degré superficiel (fig. 4.62) correspond à une atteinte du derme papillaire. Une fois les phlyctènes mises à plat, on retrouve un derme rouge, suintant et douloureux. Le test à la vitropression est positif et les phanères sont adhérents. L'épidermisation pourra se faire spontanément en dix jours à partir de la couche basale ;
- la brûlure du deuxième degré profond (fig. 4.63) est une destruction complète de la couche basale épidermique. Sous les phlyctènes, le derme est blanchâtre, suintant et douloureux. Le test à la vitropression est négatif mais une incision superficielle provoque un saignement. Les phanères ne sont plus adhérents. La cicatrisation est possible en vingt et un jours mais des séquelles persisteront ;
- la brûlure du troisième degré (fig. 4.64) correspond à une atteinte des structures profondes de la peau par destruction totale de l'épiderme et du derme. La peau est froide, cartonnée et insensible. Sa couleur peut varier du blanc chamois au noir voire au rouge. La guérison spontanée n'est pas possible. Un recours à la greffe de peau sera nécessaire.

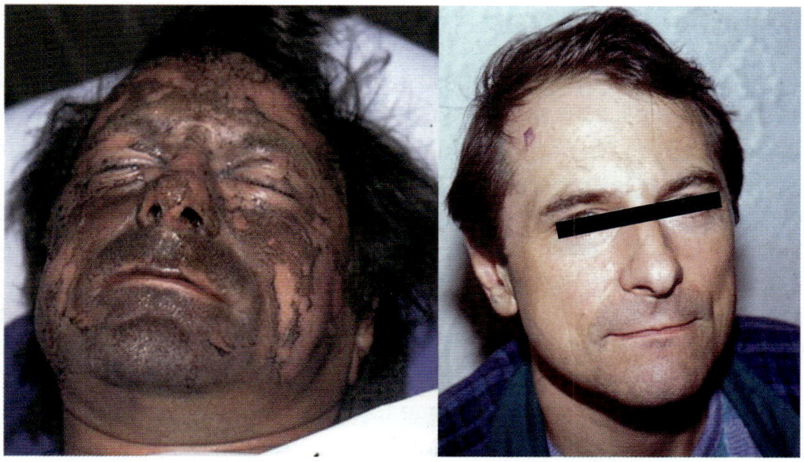

Fig. 4.62. Ⓐ Brûlure du deuxième degré superficiel.

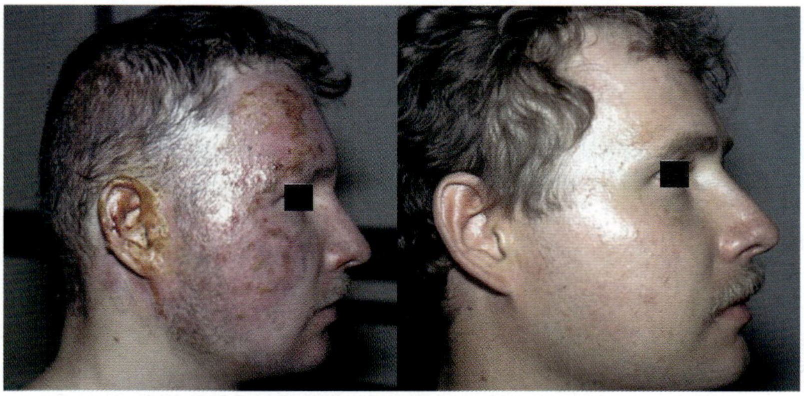

Fig. 4.63. Ⓐ Brûlure du deuxième degré profond.

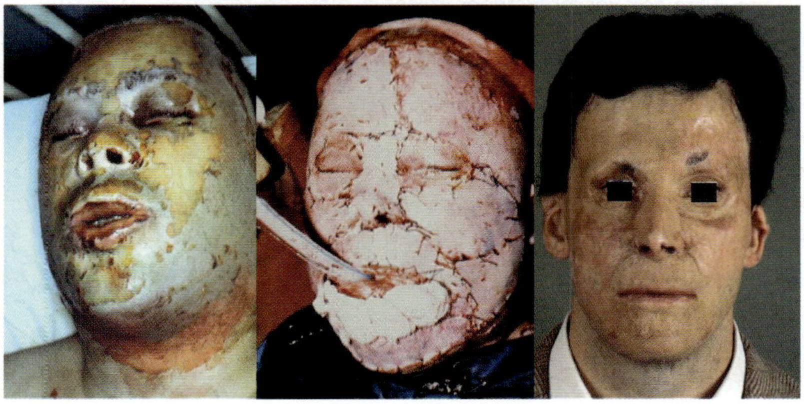

Fig. 4.64. Ⓐ Brûlure du troisième degré.

B. Identifier une urgence

La recherche de signes de gravité doit être la plus minutieuse possible en réalisant un examen des orifices, un bilan endobuccal et un bilan cutané et des structures sous-jacentes :

- la présence de suie au niveau des orifices (nez, bouche) doit faire suspecter une inhalation de fumées d'incendie qui sera confirmée par la présence de suie en aval des cordes vocales visualisée en fibroscopie bronchique si le patient est intubé ;
- une brûlure des voies aériennes va entraîner un œdème laryngé pouvant menacer le passage de l'air. Il faut donc rechercher avec insistance toute sensation de dyspnée et/ou modification de la voix du patient et ce de façon répéter aux cours des premières heures suivant la brûlure ;
- une irritation conjonctivale et/ou un œdème palpébral, une brûlure des cils et/ou des sourcils évoquent une brûlure oculaire. Il faut alors réaliser un test à la fluorescéine à la recherche d'une atteinte cornéenne qui sera confirmée par un examen spécialisé au casque ;
- une brûlure cutanée au troisième degré (peau froide et cartonnée, insensible, blanche, chamoisée, noire ou rouge) correspond à une atteinte des couches profondes de la peau empêchant toute cicatrisation spontanée et ôtant à la peau toute son élasticité. Si celle-ci se localise au niveau du cou et de façon circulaire, la réalisation d'incision de décharge peut être nécessaire pour éviter l'apparition d'un syndrome des loges et la compression des structures nobles présentes au niveau du cou.

Tout patient victime d'une brûlure de la face doit être transféré dans un centre spécialisé en brûlologie pour une évaluation rapide et précise permettant une prise en charge optimale. La prise en charge en urgence est celle visant à protéger les voies aériennes : intubation orotrachéale en cas d'œdème des voies aériennes supérieure entraînant une détresse respiratoire, incision de décharge en cas de brûlure profonde circulaire au niveau de cou.

Points clés

- Extrême urgence :
  - asphyxie : assurer la liberté des voies aériennes ;
  - hémorragie : compression, tamponnement, recours à la radiologie interventionnelle, hémostase chirurgicale ;
  - cécité : drainage d'un hématome compressif, décompression du nerf optique, corticoïdes à fortes doses ;
  - incarcération musculaire intraorbitaire : désincarcération dans les meilleurs délais.
- Traumatisme mineur : prise en charge en ambulatoire.
- Traumatisme de gravité intermédiaire :
  - fractures simples de la mandibule ou de l'étage moyen ;
  - possibilité de prise en charge légèrement différée si nécessaire (œdème).
- Traumatisme grave :
  - fractures panfaciales ;
  - fractures des confins craniofaciaux ;
  - polytraumatisé.

Pour en savoir plus

HAS. Indications de la radiographie du crâne et/ou du massif facial. Février; 2018.

SFAR. Prise en charge des traumatisés crâniens graves à la phase précoce. Référence formalisée d'experts; 2016.

CHAPITRE

5

ITEM 90 Pathologie des glandes salivaires

Situations de départ

- **29** Contracture musculaire généralisée ou localisée.
- **52** Odynophagie/dysphagie.
- **121** Déficit neurologique sensitif et/ou moteur.
- **127** Paralysie faciale.
- **132** Troubles des conduites alimentaires (anorexie ou boulimie).
- **141** Sensation de brûlure oculaire.
- **144** Douleur cervico-faciale.
- **150** Limitation de l'ouverture buccale.
- **153** Otalgie.
- **158** Tuméfaction cervico-faciale.
- **225** Découverte d'une anomalie cervico-faciale à l'examen d'imagerie médicale.

Objectifs pédagogiques, hiérarchisation des connaissances

ITEM 90 – Pathologie des glandes salivaires

Rang	Rubrique	Intitulé	Descriptif
A	Diagnostic positif	Connaître la clinique de la lithiase submandibulaire et de la lithiase parotidienne	
A	Définition	Connaître les trois étiologies principales des pathologies des glandes salivaires	Sialiadénite, sialadénose, tumeur parotidienne
A	Diagnostic	Savoir différencier les trois types de pathologie des glandes salivaires	Sialadénite, sialadénose, tumeur parotidienne
B	Examens complémentaires	Indication des examens d'imagerie devant une pathologie des glandes salivaires	

▶

Rang	Rubrique	Intitulé	Descriptif
A	Contenu multimédia	Iconographie clinique d'un exemple typique de tuméfaction parotidienne	Images les plus classiques et communes de ces deux formes
B	Contenu multimédia	Iconographie clinique d'un exemple typique de sialite	
A	Étiologie	Savoir les trois causes principales de sialites	Virale, aiguë microbienne, lithiasique
B	Prise en charge	Connaître les principes du traitement des lithiases submandibulaire et parotidienne	
B	Prise en charge	Connaître les principes de prise en charge des tumeurs des glandes salivaires	
B	Examens complémentaires	Biopsies des glandes salivaires accessoires : indications	Diagnostic d'amylose, syndrome de Sjögren, sarcoïdose
B	Définition	Connaître les deux principaux types histologiques de tumeurs salivaires	Adénome pléomorphe, carcinome adénoïde kystique

Introduction

A Les glandes salivaires sont divisées en :

- principales, au nombre de six (deux parotides, deux submandibulaires et deux sublinguales) ;
- et accessoires, qui tapissent l'intérieur de la cavité buccale et sont au nombre de 700.

Ces glandes peuvent être l'objet de trois types de pathologies : les pathologies inflammatoires aiguës (souvent lithiasiques), ou sialadénites, les pathologies tumorales et, enfin, les pathologies chroniques, ou sialadénoses.

I. Connaître les trois étiologies principales des pathologies salivaires

Les glandes salivaires peuvent être le siège de différentes affections, inflammatoire (lithiasique ou infectieuse), tumorale et immunologique.

La **sialadénite** (sialite) est une inflammation ou une infection aiguë d'une glande salivaire. Elle peut être d'origine obstructive, le canal d'évacuation de la glande étant bouché, ou d'origine non obstructive, la glande étant contaminée par voie générale, le plus souvent par un virus.

Les **tumeurs des glandes salivaires** sont le plus souvent bénignes. Leur traduction clinique relativement univoque (nodule isolé et indolore) fait qu'en l'absence de données fournies par les examens complémentaires, l'exploration chirurgicale constitue le temps essentiel par l'examen anatomopathologique qu'elle autorise. Les tumeurs de la glande parotide sont les plus fréquentes; leur chirurgie d'exérèse reste délicate par la présence du nerf facial au sein de la glande.

La **sialadénose** (ou sialose) est une pathologie chronique des glandes salivaires. Les glandes salivaires peuvent être atteintes par des pathologies immunologiques, tel le syndrome de Gougerot-Sjögren, ou par des pathologies nutritionnelles et endocrinologiques. Elles se manifestent le plus souvent par une hypertrophie de plusieurs glandes salivaires, le déficit salivaire étant seulement retrouvé dans les pathologies immunologiques. L'examen des glandes salivaires peut les retrouver augmentées de volume, indurées et sensibles à la palpation. Cette augmentation de volume est progressive. L'atteinte des glandes parotides est la plus visible.

II. Clinique de la lithiase submandibulaire et de la lithiase parotidienne

La lithiase d'une glande salivaire se définit par la présence de concrétions calciques au sein de la glande et/ou de son canal excréteur. Elle se manifeste par des gonflements de la glande concernée lors des épisodes de salivation, c'est-à-dire des repas.

A. Lithiase submandibulaire

1. Circonstances de découverte

La découverte de la lithiase peut être fortuite ou se faire à l'occasion de complications mécaniques, voire de complications infectieuses.

Découverte fortuite

À l'occasion d'un examen radiologique (panoramique dentaire, cliché de rachis cervical), il peut arriver qu'on découvre une calcification située au niveau de l'angle de la mandibule. Il peut également s'agir d'une découverte fortuite clinique avec tuméfaction du plancher buccal ou calcul visible par transparence, sous la muqueuse du plancher buccal. La palpation bidigitale du plancher buccal (cf. *infra* fig. 5.11) permet souvent de palper le calcul enchâssé dans le conduit excréteur, sous la crête salivaire.

Complications mécaniques (++)

Les signes mécaniques apparaissent les premiers. Ils sont caractéristiques et rythmés par les repas. La *hernie salivaire* est un gonflement de la glande submandibulaire (fig. 5.1) qui correspond à un blocage momentané et partiel de l'écoulement salivaire, au début de repas. Elle peut être associée à des douleurs de la glande (*colique salivaire*). À la fin du repas, un jet de salive sort sous la langue et la glande submandibulaire reprend une taille normale. Ces épisodes de tuméfaction récidivent le plus souvent aux repas suivants. Le rythme avec les repas, net au début de l'évolution, est moins typique avec le temps, la loge restant tendue.

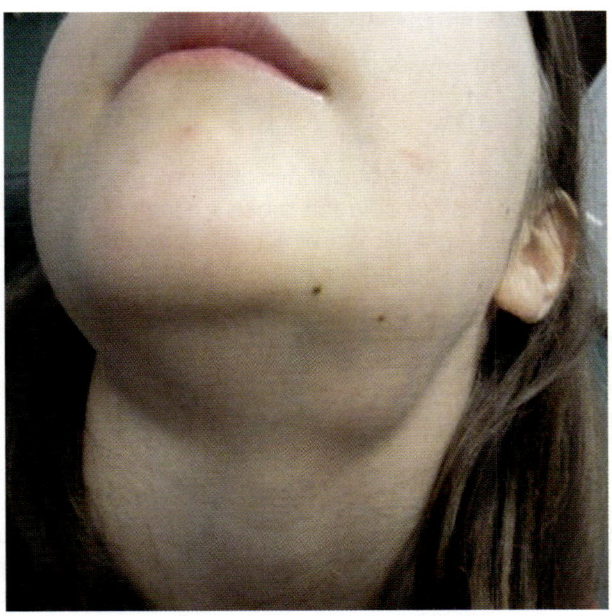

Fig. 5.1. Ⓐ **Hernie salivaire**

Connaissances

Complications infectieuses

Les signes inflammatoires et infectieux surviennent après les épisodes d'accidents mécaniques, mais peuvent parfois être inauguraux. Ils concernent le canal (sialodochite), le plancher buccal antérieur (périsialodochite) ou, enfin, la glande (sialadénite) :

- *sialodochite* (ou whartonite) : c'est une infection à l'intérieur du conduit submandibulaire (ou canal de Wharton). Elle se traduit par une douleur vive, irradiant vers l'oreille, une fièvre souvent élevée, une dysphagie, une hypersialorrhée. Il existe un sillon entre la tuméfaction et la mandibule (contrairement à une infection dentaire). Du pus sourd au niveau de l'ostium du conduit submandibulaire (près du frein de la langue), surtout après pression de la glande. Cette issue de pus signe le diagnostic. Ce pus pourra être prélevé pour examen bactériologique ;
- *périsialodochite* (abcès du plancher ou périwhartonite) : il s'agit d'un abcès péricanalaire caractérisé par des douleurs à la déglutition et, parfois, une otalgie, un trismus, une tuméfaction du plancher buccal. Des signes généraux apparaissent, avec exacerbation de la douleur et de la dysphagie. Sans traitement, l'évolution peut être gravissime avec diffusion de l'infection dans le cou, le médiastin et choc septique. La fistulisation dans le plancher buccal améliore parfois la situation clinique ;
- *sialadénite* : l'infection intracanalaire peut se propager en amont du canal, vers la glande, pour réaliser un tableau de sialadénite (submandibulite) aiguë. La région submandibulaire est chaude, tendue, douloureuse ; le revêtement cutané est normal ou érythémateux ; on note une fièvre à 38–39 °C, associée à une dysphagie importante avec otalgie et, parfois, issue de pus à l'ostium. L'évolution spontanée se fait vers la fistulisation cervicale en l'absence de traitement.

2. Examen physique

Il doit être exobuccal et intrabuccal (à l'aide d'un abaisse-langue, d'un miroir et de lumière adaptée) :

- l'inspection exobuccale retrouve un gonflement de la glande, confirmé par la palpation ;
- l'inspection endobuccale recherche une rougeur de la crête salivaire, signant une lithiase antérieure, ainsi qu'une issue de pus à l'ostium turgescent ;
- la palpation bidigitale (+++), avec un doigt endobuccal et un doigt cervical, de l'arrière vers l'avant, doit rechercher le calcul (cf. *infra* fig. 5.11).

On examine également l'ostium et la glande controlatérale.

B. Lithiase parotidienne

Les caractéristiques de la lithiase parotidienne sont superposables à celles de la lithiase submandibulaire, si ce n'est qu'elle est cinq fois moins fréquente et que les accidents infectieux y sont prédominants, car le conduit parotidien est plus étroit. Bien évidemment, la topographie des manifestations est différente puisqu'elles se situent ici au niveau de la loge parotidienne.

Complications mécaniques

Hernie et colique salivaires, rythmées par les repas, se manifestent en arrière du ramus mandibulaire et sous l'oreille externe.

Complications infectieuses (plus fréquentes)

Ici aussi, il peut s'agir de *sialodochite*, de *sialadénite* (parotidite) ou de *périsialodochite* (abcès de la joue). La sialodochite (ou sténonite) engendre une inflammation jugale sur le trajet du conduit parotidien (ou canal de Sténon), associée à l'issue de pus au niveau de l'ostium. La périsialodochite engendre une inflammation de toute la joue. La parotidite se situe en regard de la loge parotidienne et associe des douleurs et une inflammation parotidiennes.

C. Autres localisations (sublinguale, des glandes salivaires accessoires)

Elles sont exceptionnelles.

III. Savoir différencier les trois types de pathologies des glandes salivaires

La présence ou pas d'une inflammation et le caractère uni- ou bilatéral orientent déjà le diagnostic (fig. 5.2).

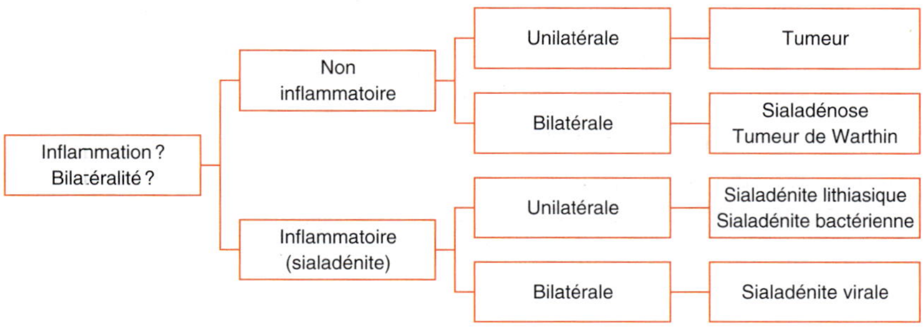

Fig. 5.2. Ⓐ Orientation diagnostique d'une pathologie salivaire.

A. Diagnostic d'une sialadénite

La sialadénite est une inflammation d'une glande salivaire. La clinique sera différente s'il s'agit d'une sialadénite sur lithiase (cf. *supra*) ou d'une sialadénite virale (cf. *infra*).

Les infections des glandes salivaires peuvent être en rapport avec une pathologie générale (oreillons, infection par le VIH, etc.) ou avec une pathologie locale (lithiase). Ces manifestations peuvent évoluer sur un mode aigu (virales, bactériennes, lithiasiques) ou chronique (parotidites récidivantes).

Tout obstacle à l'excrétion de la salive favorise l'apparition d'infections, qui peuvent se propager aux glandes salivaires par voie canalaire ascendante à partir de germes présents dans la cavité buccale. Parfois, l'infection peut atteindre les glandes salivaires par voie hématogène ou s'étendre à une glande salivaire à partir d'un processus de voisinage.

1. Infections virales

Les infections salivaires d'origine virale sont le plus souvent bilatérales puisqu'elles proviennent d'une cause générale. L'exemple le plus classique est la sialadénite parotidienne bilatérale due aux oreillons, ou sialadénite ourlienne.

Sialadénite ourlienne (virus des oreillons)

Le virus responsable de la maladie est un paramyxovirus à ARN de la famille des Parainfluenzae. L'instauration de la vaccination (vaccin ROR) a presque complètement fait disparaître les formes infantiles. Le vaccin antiourlien existe depuis 1968. Il est devenu obligatoire en France. On recommande deux doses de vaccins. La première à 12 mois (vaccin combiné ROR) et la seconde entre 16 et 18 mois. Le taux de couverture vaccinale dépasse les 95 % dans les pays industrialisés, entraînant une réduction du même ordre de l'incidence de la maladie.

Clinique

L'incubation dure environ trois semaines (quinze à vingt-quatre jours).

Le diagnostic est clinique ; il est le plus souvent inutile de requérir des examens paracliniques.

Après une notion de contage (contact, gouttelettes de Pflügge...), la phase d'invasion, de courte durée, se manifeste par une fièvre, un malaise, des otalgies. L'examen peut retrouver alors une douleur lors de la pression des glandes parotides.

La période d'état, qui dure environ une semaine, est marquée par une fièvre accompagnée de céphalées, d'une douleur irradiant vers les oreilles et de dysphagie ou d'odynophagie.

À l'inspection, il existe une tuméfaction uni- ou bilatérale (classique « faciès piriforme ») des glandes parotides. L'atteinte des deux parotides peut être simultanée mais est souvent décalée de plusieurs jours. On retrouve une rougeur à l'ostium du conduit parotidien et des adénopathies.

La maladie confère une immunité à vie. Ainsi, un second épisode de parotidite aiguë chez l'enfant élimine ce diagnostic et fait évoquer un autre diagnostic (parotidite récurrente juvénile, essentiellement).

Complications

Elles surviennent le plus souvent chez l'adulte jeune, pas ou mal vacciné : orchite (uniquement après la puberté, fréquence 35 %), méningite (la plus fréquente des complications, souvent de bon pronostic), pancréatite, surdité, etc.

Paraclinique

Les examens paracliniques ne sont indiqués qu'en cas de doute diagnostique ou de complications.

La numération-formule sanguine est normale. Le taux d'amylase sanguin est augmenté, que l'atteinte soit parotidienne ou pancréatique. En cas de méningite, la ponction lombaire ramènerait un liquide clair (« eau de roche ») et son analyse montrerait un nombre de lymphocytes augmenté.

Le virus peut être isolé au niveau de la salive, du liquide cérébrospinal ou de l'urine. Il est rarement trouvé dans le sang. L'identification du virus est réalisée grâce aux techniques de PCR sur le tissu contaminé, avec un rendement bien supérieur à la simple mise en culture, notamment au niveau du liquide cérébrospinal.

La sérologie permet également de confirmer le diagnostic de la maladie en cas de doute. Les IgM sont détectables quelques jours après l'apparition des premiers signes. L'augmentation des IgG sur deux prélèvements séparés de quinze jours est également spécifique.

Évolution

Elle se fait vers la guérison totale dans la majorité des cas ; parfois, elle peut laisser des foyers de nécrose pouvant faire le lit d'une parotidite chronique.

Autres sialadénites virales

Cf. *infra*.

2. Infections bactériennes

Les infections bactériennes procèdent souvent d'une cause locale, lithiasique notamment, et sont proportionnellement plus fréquentes à la parotide.

Infections salivaires d'origine lithiasique

Elles sont étudiées dans la section consacrée aux lithiases : cf. *supra* et *infra*.

Infections salivaires à pyogènes de l'adulte

Il s'agit d'une infection aiguë, souvent liée à une baisse du flux salivaire et/ou de l'immunité.

Les infections salivaires à pyogènes sont une pathologie du sujet âgé et/ou de l'hospitalisé en réanimation (phase postopératoire, chirurgie abdominale majeure), s'inscrivant d'emblée dans un tableau clinique brutalement sévère.

Clinique

On retrouve :

- une tuméfaction douloureuse et inflammatoire de la région parotidienne, du pus sortant à l'ostium du conduit parotidien, spontanément ou lors de la palpation glandulaire ;
- de la fièvre ;
- chez un sujet fréquemment déshydraté (et/ou immunodéprimé et/ou sous neuroleptiques) ;
- présentant des pathologies associées : dénutrition, diabète, insuffisance rénale chronique, etc.

Paraclinique

Il faut éliminer une lithiase (échographie, scanner), surtout en cas de parotidite unilatérale. Si la recherche est négative, le diagnostic de parotidite à pyogènes est confirmé. On réalise aussi un prélèvement du pus sortant à l'ostium pour analyse bactériologique (culture souvent polymicrobienne avec prédominance de staphylocoques dorés et d'anaérobies).

Parotidite récidivante de l'enfant (ou juvénile)

Clinique

La parotidite récidivante de l'enfant pose un problème car, lors du premier épisode, c'est le diagnostic d'oreillons qui était posé, avant la généralisation de la vaccination anti-ourlienne. Ces parotidites débutent chez l'enfant à partir de 4 à 5 ans et disparaissent classiquement à l'adolescence. Elles sont d'étiologie inconnue, souvent récidivantes (diagnostic posé avec la troisième poussée infectieuse) avec plusieurs épisodes infectieux chaque année, ce qui pose un problème de prise en charge et de séquelles fonctionnelles glandulaires.

Il s'agit d'une tuméfaction uni- ou bilatérale, le plus souvent asynchrone. La tuméfaction est inflammatoire et on voit sourdre du pus ou des bouchons mucofibrineux à l'ostium du conduit parotidien.

Douloureuses, elles s'accompagnent d'adénopathies cervicales satellites.

Paraclinique

La biologie retrouve une hyperleucocytose, un syndrome inflammatoire (CRP augmentée) ; la recherche de calcul par échographie est négative. On évite l'utilisation du scanner (radioprotection). La sialendoscopie permet de retrouver un aspect avasculaire de couleur jaunâtre du conduit parotidien.

3. Pathologie lithiasique

La lithiase salivaire est définie par la présence de calcul(s) dans le système canalaire excréteur des glandes salivaires.

Elle est observée à tout âge mais préférentiellement au-delà de 30 ans, de survenue unilatérale avec une prédominance masculine. La lithiase salivaire touche toutes les glandes salivaires mais préférentiellement la glande submandibulaire (85 %), plus rarement la parotide.

Il s'agit le plus souvent de calculs (sels de calcium) qui migrent avec le flux salivaire ; ces calculs peuvent être multiples.

Lorsque l'infection concerne la glande, on parle de sialadénite ; lorsqu'elle concerne le canal excréteur, on parle de sialodochite.

Clinique

La forme type est la lithiase submandibulaire (+++). Elle a déjà été décrite (cf. *supra*).

Paraclinique

Seule la découverte du calcul signe la lithiase. Lorsque les manifestations cliniques ne sont pas franches, des examens complémentaires sont nécessaires pour objectiver le calcul.

Panoramique dentaire

Systématique, le panoramique dentaire permet parfois de visualiser les gros calculs en regard de l'angle mandibulaire, mais surtout d'éliminer une pathologie non salivaire, dentaire notamment.

Une échographie ou une scanographie non injectée sont nécessaires.

Échographie

L'échographie (+) est un examen simple, non invasif, qui visualise les calculs, radiotransparents ou pas, lorsqu'ils mesurent plus de 2 mm de diamètre. Le calcul apparaît comme une image hyperéchogène avec cône d'ombre postérieur. Mais cette technique opérateur-dépendante présente encore de trop nombreux faux négatifs, notamment dans les calculs antérieurs qui restent invisibles, et a peu de valeur localisatrice pour le chirurgien.

Scanographie

La scanographie (++) a une très grande sensibilité pour les calculs radio-opaques dont elle mesure les diamètres (fig. 5.3) et une grande valeur localisatrice. Ces critères sont utiles pour orienter le geste du chirurgien. Dans quelques cas douteux, des clichés injectés peuvent être nécessaires pour éliminer une pathologie inflammatoire ou tumorale.

La scanographie est irradiante et plus coûteuse que l'échographie. Les clichés non injectés sont souvent suffisants ; ils évitent les confusions entre les calcifications salivaires et les vaisseaux injectés. Les clichés « *low dose* » ou avec un appareil de type *Cone Beam* permettent de limiter la dose d'irradiation et, pour le *Cone Beam*, le coût de l'examen.

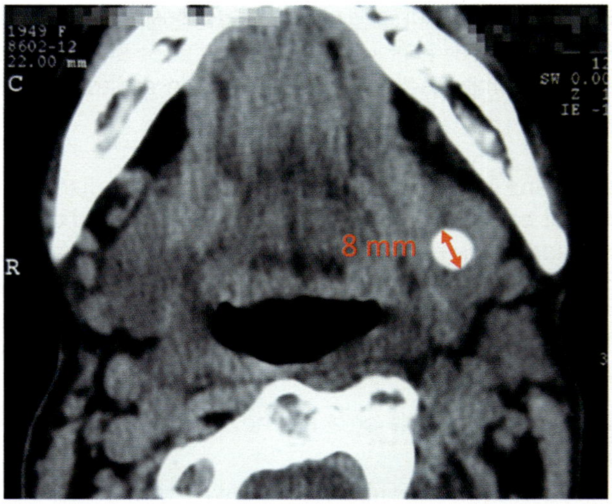

Fig. 5.3. A Scanner non injecté de la glande submandibulaire gauche montrant un calcul unique de 8 mm de diamètre.

Sialendoscopie

Technique récente, réalisable sous anesthésie locale, la sialendoscopie (+++) permet de voir et d'enlever le calcul dans le même temps (fig. 5.4).

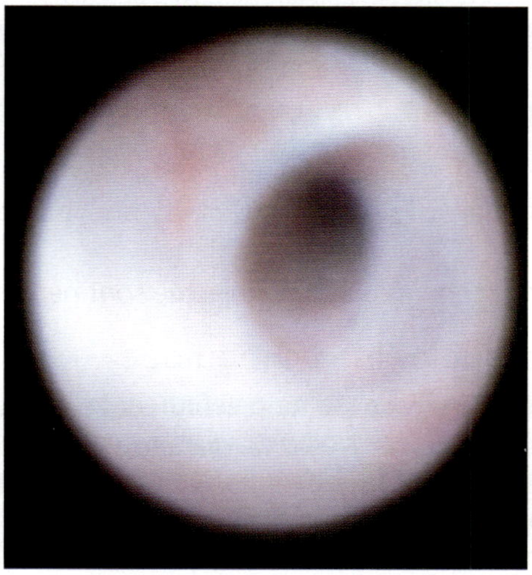

Fig. 5.4. Ⓐ Sialendoscopie normale du conduit submandibulaire droit.

IRM

Coûteuse, l'IRM est moins sensible que le scanner. Elle n'apporte pas d'éléments supplémentaires en pathologie lithiasique par rapport au scanner, sauf chez l'enfant où elle peut se discuter car elle n'irradie pas.

Diagnostic différentiel

De la lithiase submandibulaire

Le diagnostic est en général facile, fondé sur les accidents mécaniques et infectieux. En cas de doute, le scanner peut trancher avec un abcès dentaire étendu au plancher buccal ou à la loge submandibulaire — dans l'abcès dentaire, la collection est adhérente à la mandibule — qui prête parfois à confusion.

De la lithiase parotidienne

La sténose du conduit parotidien est assez fréquente. La symptomatologie est la même que celle de la lithiase mais le scanner ne retrouve pas de lithiase. La sialo-IRM confirme le diagnostic — la sialographie pourrait également être utilisée pour diagnostiquer une sténose canalaire mais elle est irradiante et peu pratiquée.

B. Diagnostic d'une tumeur

1. Tumeur de la glande parotidienne

Si les lithiases sont plus fréquentes à la submandibulaire, les tumeurs sont plus fréquentes à la parotide. La tumeur de la parotide est le plus souvent une tuméfaction isolée de la région parotidienne, c'est-à-dire située en arrière du bord postérieur du ramus mandibulaire, en avant du bord antérieur du muscle sternocléidomastoïdien, au-dessous du méat auditif externe et au-dessus d'une ligne horizontale qui prolonge le bord basilaire du corpus mandibulaire (cf. fig. 5.6 et 5.7). Dans les cas typiques, la tuméfaction parotidienne est pré- ou infra-auriculaire et peut soulever le lobule de l'oreille. Dans d'autres cas, plus rares, il peut s'agir d'une tumeur située dans le prolongement antérieur jugal ou encore d'une tumeur à expression pharyngée. Les signes de malignité doivent être recherchés, même s'ils sont rares et relèvent des tumeurs malignes évoluées : paralysie faciale, trismus, adénopathie, adhérence ou envahissement cutanés.

Les examens paracliniques (IRM et cytoponction) permettent désormais de savoir avant la parotidectomie le type histologique que l'on va rencontrer.

IRM

Cf. *infra*.

Cytoponction à l'aiguille fine échoguidée

Elle sera pratiquée après l'IRM, afin de ne pas fausser les images. La ponction cytologique à l'aiguille fine (FNAC, *Fine Needle Aspiration Cytology*) permet souvent d'apporter un diagnostic rapide et fiable pour un cytopathologiste entraîné. La sensibilité et la spécificité sont à 90 % dans les meilleures équipes.

Parotidectomie

La décision de parotidectomie tiendra compte de ces deux examens et également de l'état général du patient.

En cas de doute diagnostique ou chez un patient en bon état général, la parotidectomie exploratrice avec repérage premier du nerf facial et examen histologique extemporané est le seul examen de certitude qui donne le diagnostic histologique d'une tuméfaction parotidienne.

La distribution des tumeurs est différente dans les deux groupes de glandes : les tumeurs des glandes salivaires principales sont bénignes dans 80 % des cas, alors que celles des glandes salivaires accessoires sont malignes dans près de 50 % des cas.

2. Tumeur de la glande submandibulaire

De faible fréquence, les tumeurs de la glande submandibulaire prédominent chez la femme. L'examen clinique met en évidence le plus souvent une masse indolente, ferme, en dedans de la moitié postérieure de la branche horizontale de la mandibule, qui est séparée de la mandibule par un sillon. Comme à la parotide, les indicateurs de malignité sont la dureté de la tuméfaction (ligneuse), l'évolution rapide et douloureuse, la présence d'adénopathie voire d'une parésie du rameau marginal du nerf facial.

3. Tumeur de la glande sublinguale

La glande sublinguale est le siège d'une « tumeur » particulière, la grenouillette, ou *ranula* — il s'agit en fait d'un faux kyste mucoïde (absence de paroi vraie), secondaire à l'obstruction d'un canal excréteur. La grenouillette se manifeste par une tuméfaction bleutée et ovoïde du plancher buccal développée entre la face inférieure de la langue et l'arcade dentaire mandibulaire. La palpation montre une tuméfaction rénitente à contenu liquidien, indolore et isolée. L'évolution se fait par poussées qui sont entrecoupées d'épisodes de fistulisation buccale (fig. 5.5).

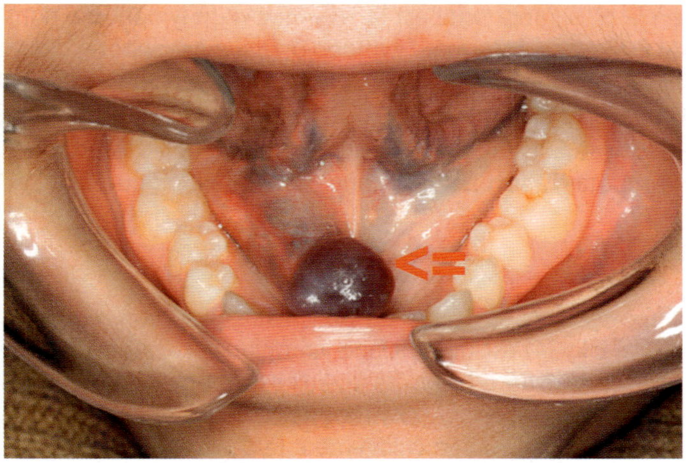

Fig. 5.5. Ⓐ **Grenouillette de la glande sublinguale droite (flèche). Celle-ci se rompt régulièrement avec issue de salive épaisse (mucoïde) dans la bouche.**

4. Tumeur des glandes salivaires accessoires

Les tumeurs des glandes salivaires accessoires s'observent à tout âge, plus volontiers chez la femme de la cinquantaine. En dehors des banales lésions traumatiques de la lèvre inférieure (mucocèle), la majorité est représentée par des lésions malignes. Cliniquement, elles se présentent sous la forme d'une tumeur sous-muqueuse indolore ou d'une ulcération chronique. Différentes formes topographiques existent : les formes palatines sont les plus fréquentes, avec risque d'extension nasale ou osseuse.

C. Diagnostic d'une sialadénose

Devant une parotidomégalie bilatérale, souvent au sein d'un tableau d'hyperplasie intéressant toutes les glandes salivaires, on recherche une sialadénose.

Les pathologies nutritionnelles et endocriniennes sont faciles à diagnostiquer (consommation de pain, d'alcool, anorexie, diabète, goutte, grossesse).

Les sialadénoses systémiques regroupent le syndrome de Gougerot-Sjögren, la maladie fibrosclérosante à IgG4 et la sarcoïdose.

1. Syndrome de Gougerot-Sjögren

C'est une pathologie inflammatoire auto-immune, caractérisée par une infiltration lymphoïde du système glandulaire exocrine (glandes lacrymales et salivaires, tube digestif, muqueuses génitales, arbre respiratoire) responsable d'un tarissement des sécrétions et d'un syndrome sec (xérophtalmie, xérostomie). Des signes de vascularite systémique peuvent être associés, le plus souvent du fait d'une cryoglobulinémie mixte. On retrouve très fréquemment des anticorps antinucléaires et de façon plus caractéristique des anticorps anti-SSA et/ou anti-SSB. Cette pathologie touche essentiellement les femmes et débute entre 40 et 60 ans.

Il peut s'intégrer à une maladie systémique (généralement une polyarthrite rhumatoïde, mais aussi un lupus érythémateux disséminé, une sclérodermie, une thyroïdite de Hashimoto ou encore une cirrhose biliaire primitive) et on porte alors le diagnostic de syndrome de Gougerot-Sjögren « secondaire ». Sinon, il s'agit d'un syndrome de Gougerot-Sjögren « primitif », qui peut comporter d'ailleurs des manifestations systémiques auto-immunes : pneumopathie interstitielle pouvant évoluer vers une fibrose, atteinte rénale tubulo-interstitielle, atteinte articulaire, douleurs diffuses de mécanismes variés dont une neuropathie des petites fibres.

La complication la plus importante est la survenue d'un lymphome non hodgkinien (dit lymphome de MALT, *Mucosa-Associated Lymphoid Tissue lymphoma*), qui touche 5 à 10 % des malades suivis pendant plus de 15 ans, avec un risque relatif pouvant aller jusqu'à 40 par rapport à la population générale.

Le diagnostic positif se fait sur l'association de quatre critères listés parmi les critères diagnostiques oculaires, buccaux, histopathologiques et immunologiques.

2. Maladie fibrosclérosante à IgG4

Initialement rapportée sous la forme de pancréatite « auto-immune », la maladie fibrosclérosante à IgG4 (MFS IgG4) est une maladie chronique typiquement caractérisée par un taux élevé d'IgG4 sérique (> 1,35 g/l — mais le taux est normal chez 12 % des patients) et histologiquement par un infiltrat lymphoplasmocytaire tissulaire riche en plasmocytes IgG4$^+$, qui peut toucher tous les organes, particulièrement le pancréas mais aussi les voies biliaires (cholangite), les glandes endocrines, avec des atteintes fibrosantes. L'atteinte salivaire se caractérise par un gonflement induré uni- ou bilatéral des glandes submandibulaires (tumeur de Kuttner).

L'association de l'atteinte des glandes submandibulaires et des glandes lacrymales définit la maladie de Mikulicz. Le gonflement salivaire est permanent, tandis que le syndrome sec est rare ou peu invalidant — contrairement au syndrome de Gougerot-Sjögren (gonflement salivaire intermittent, syndrome sec plus sévère).

Les anticorps anti-SSA et anti-SSB sont toujours négatifs, tandis que les autres anticorps antinucléaires peuvent être notés à des taux faibles.

3. Sarcoïdose

La sarcoïdose est une maladie granulomateuse systémique chronique, caractérisée sur le plan histologique par un granulome non nécrosant à cellules géantes et épithélioïdes. Les autres causes de granulomatoses doivent être éliminées. Son étiologie est inconnue.

Les lésions principales sont pulmonaires et ganglionnaires. Un gonflement douloureux des glandes salivaires survient dans environ 4 % des cas. Le syndrome de Heerfordt associe à l'hypertrophie parotidienne, une uvéite (uvéoparotidite), une paralysie faciale, de la fièvre.

L'histologie fait le diagnostic (biopsie des glandes salivaires accessoires, par exemple, cf. *infra*).

IV. Savoir les trois causes principales de sialadénites

La sialadénite est une inflammation d'une glande salivaire. La clinique sera différente s'il s'agit d'une sialadénite sur lithiase (cf. *supra*), unilatérale et localisée, ou d'une sialadénite virale, bilatérale voire diffuse.

Ces manifestations peuvent évoluer sur un mode aigu (virales, bactériennes, lithiasiques) ou chronique (parotidites récidivantes).

A. Infections virales

Les infections salivaires d'origine virale sont le plus souvent bilatérales puisqu'elles proviennent d'une cause générale. L'exemple le plus classique est la sialadénite parotidienne bilatérale due aux oreillons ou sialadénite ourlienne.

1. Sialadénite ourlienne (virus des oreillons)

Cf. *supra*.

2. Autres sialadénites virales

VIH

L'hyperplasie lymphoïde kystique est traitée dans la section consacrée à la pathologie salivaire d'origine immunologique.

Autres virus

Les autres sialadénites virales sont dues aux virus coxsackies, de la grippe, Echovirus, COVID 19…

B. Infections bactériennes

Les infections bactériennes procèdent souvent d'une cause locale, lithiasique notamment, et sont proportionnellement plus fréquentes à la parotide.

1. Infections salivaires d'origine lithiasique

Elles sont étudiées dans la section consacrée aux lithiases : cf. *supra* et *infra*.

2. Infections salivaires à pyogènes de l'adulte

Il s'agit d'une infection aiguë, souvent liée à une baisse du flux salivaire et/ou de l'immunité.

3. Parotidite récidivante de l'enfant (ou juvénile)

Cf. *supra*.

C. Pathologie lithiasique

L'étiologie exacte reste incertaine, même si le tabagisme et des antécédents lithiasiques personnels ou familiaux ont été rapportés. Des compressions locales (prothèse dentaire, torii mandibulaires) ont été évoquées pour certains patients. Contrairement aux lithiases rénales, il n'y a pas de facteur général métabolique, ni alimentaire.

V. Indications des examens d'imagerie devant une pathologie des glandes salivaires

B Les examens d'imagerie dépendent de la pathologie rencontrée : sialadénite, tumeur, sialadénose.

A. Sialadénites

Quelle que soit la cause de la sialadénite, l'imagerie doit rechercher en premier lieu une lithiase. Celle-ci se fait au mieux par une échographie ou, sinon, par un scanner non injecté.

1. Recherche d'une lithiase (cf. supra)

Les clichés standards ont peu d'intérêt.

Échographie

Cette technique opérateur-dépendante présente encore de trop nombreux faux négatifs, notamment dans les calculs antérieurs, et a peu de valeur localisatrice pour le chirurgien. C'est pourquoi on lui préfère souvent la scanographie.

Scanographie

La scanographie (++) a une très grande sensibilité pour les calculs radio-opaques dont elle mesure les diamètres et a une grande valeur localisatrice (cf. fig. 5.7). Ces critères sont utiles pour orienter le geste du chirurgien.

Sialendoscopie

Technique récente, réalisable sous anesthésie locale, la sialendoscopie (+++) permet de voir et d'enlever le calcul dans le même temps (cf. fig. 5.16).

2. En l'absence de lithiase, rechercher une sténose canalaire

En cas de sialadénite avec épisodes récurrents de gonflements intermittents, si la recherche de lithiase est négative, l'hypothèse la plus probable est une sténose canalaire. La sialo-IRM peut montrer la sténose canalaire, de gravité croissante en quatre stades : diaphragmatique, légèrement modérée, en « chapelet de saucisse » ou totale.

B. Tumeurs

L'imagerie est indispensable. Vu les progrès effectués par l'IRM, celle-ci est l'examen de choix. Les séquences de perfusion-diffusion donnent des résultats intéressants sur l'histologie tumorale. L'échographie peut être utile pour les ponctions à visée histologique.

Échographie

Examen de débrouillage, elle précise la topographie intra- ou extraglandulaire des tuméfactions cervicales. Elle ne dispense pas de l'IRM, qui reste incontournable devant une authentique tumeur parotidienne.

Scanner

Le scanner est effectué sans puis avec une injection de produit de contraste par voie veineuse en cas de doute diagnostique (adénopathie extraparotidienne, abcès ou kyste sébacé, par exemple).

IRM

C'est l'examen de choix des tumeurs salivaires. Non irradiante, non invasive, de résolution supérieure, l'IRM (+++) permet de mettre en évidence des tumeurs de petite taille, parfois de localiser le nerf facial par rapport à la tumeur, de mettre en évidence des extensions périneurales et d'éliminer des images extraparotidiennes (tableau 5.1). Elle affirme la nature parotidienne de la masse. Elle offre en outre une orientation diagnostique avec un histopronostic permis par les séquences de perfusion-diffusion (tableau 5.2).

Tableau 5.1. B IRM des tumeurs parotidiennes : séquences T1 et T2.
Valable pour les lésions > 1 cm.

	Aspect et contexte général	T1	T2	Ganglions suspects
Adénome pléomorphe	Lésion unique, bien limitée (n'infiltrant pas les structures adjacentes), strictement intraparotidienne, sans extension neurale (VII +++)	Non spécifique (isosignal au cerveau, au muscle)	Hypersignal (comme le LCS) plutôt homogène, **bien limitée**, finement frangée d'une fine capsule en hyposignal	Aucun
Tumeur de Warthin kystique	Bilatérale Pôle inférieur > 50 ans	Non spécifique (isosignal au cerveau, au muscle)	Iso/hypersignal, homogène, bien limitée, de la pointe de la parotide	Aucun
Carcinome muco-épidermoïde	Bien limitée (grade I), mal limitée et adénopathies (grade III)	Non spécifique (isosignal au cerveau, au muscle)	Iso/hyposignal, « *evil gray* »	Possible

(D'après Pr A. Varoquaux.)

Tableau 5.2. B IRM des tumeurs parotidiennes : séquences de perfusion-diffusion avec histopronostic.
Valable pour les lésions > 1 cm.

	DWI	DCE	Prise de contraste (DCE puis T1-gado)
Adénome pléomorphe	Sans restriction (ADC > 1,4) dans les portions charnues	Rehaussement progressif sur 5 minutes	Oui
Tumeur de Warthin kystique	Restriction forte dans les portions charnues (ADC 0,6)	Rehaussement explosif et lavage rapide	Aspect hétérogène, associe des zones peu rehaussées charnues et non rehaussées liquidiennes
Carcinome muco-épidermoïde	Restriction intermédiaire (ADC 0,6 à 1,2)	Rehaussement rapide et lavage intermédiaire (< 30 %)	Rehaussement habituellement différent du parenchyme adjacent

ADC : *Apparent Diffusion Coefficient*; DWI : *Diffusion-Weighted Imaging*, répond à l'étude du mouvement brownien naturel à 37 °C des protons, signe de la fraction d'eau extracellulaire; unité : 10^{-3} mm^2/s; DCE : *Dynamic Contrast Enhancement*, répond à l'étude dans le temps de la prise de contraste.
(D'après Pr A. Varoquaux.)

Scintigraphie (technétium 99m)

Elle est peu utilisée en pathologie tumorale. Parmi les tumeurs parotidiennes, seul le cystadénolymphome présente une hyperfixation.

TEP-scanner

Bien que non recommandé en routine dans le bilan des tumeurs malignes des glandes salivaires, le TEP-scanner a une bonne sensibilité diagnostique dans la mise en évidence des métastases ganglionnaires régionales et viscérales.

C. Sialadénoses

1. Syndrome de Gougerot-Sjögren

Le scanner ou l'IRM confirment le diagnostic en objectivant l'hypertrophie glandulaire bilatérale, le plus souvent parotidienne. On visualise également les dilatations intraglandulaires microkystiques. Ces examens ne sont pas obligatoires.

En revanche, en cas de lymphome de MALT (compliquant 5 % des syndromes de Gougerot-Sjögren), une IRM et une exploration histologique sont nécessaires.

2. Maladie fibrosclérosante à IgG4 et sarcoïdose

Elles ne nécessitent pas impérativement d'imagerie. En cas de doute avec une tumeur, une IRM peut être nécessaire.

VI. Iconographie clinique d'un exemple typique de tuméfaction parotidienne

A. Inspection

Ⓐ L'exemple choisi est celui d'une tumeur parotidienne droite polaire inférieure (fig. 5.6 et 5.7) : aspect évocateur d'un adénome pléomorphe (flèches). On vérifie l'absence de paralysie faciale homolatérale ou de limitation d'ouverture buccale (fig. 5.8), qui signeraient une tumeur maligne.

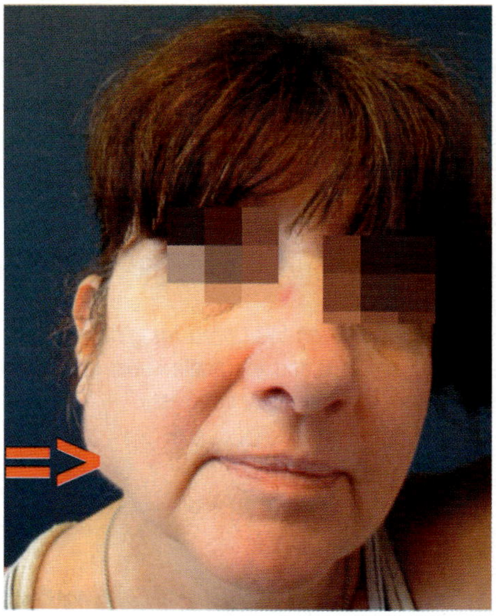

Fig. 5.6. Ⓐ **Tumeur parotidienne droite isolée, plutôt superficielle.**

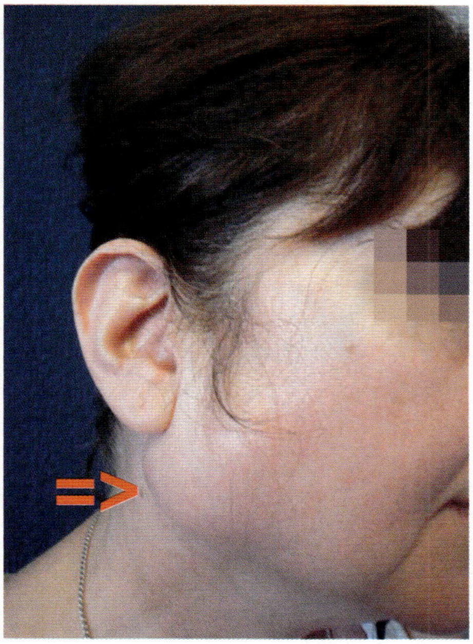

Fig. 5.7. **A Tumeur parotidienne droite de localisation polaire inférieure.**

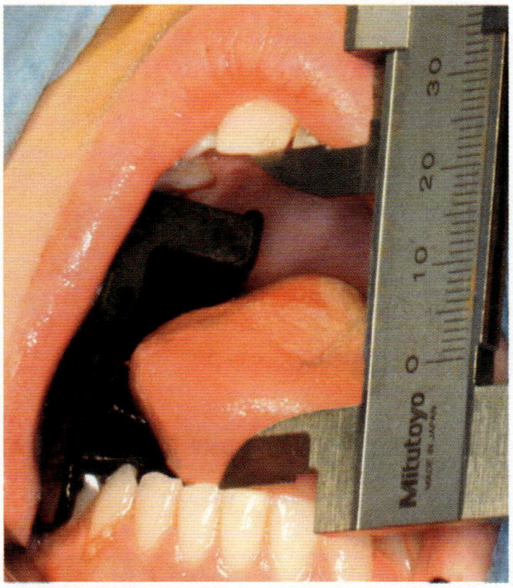

Fig. 5.8. **A Mesure de l'ouverture buccale (normale entre 30 et 50 mm) entre les bords tranchants des incisives supérieures et inférieures.**

B. Palpation

Cette tumeur sera palpée, afin d'apprécier son diamètre et sa consistance. Les tumeurs dures et rapidement évolutives sont plus suspectes. On recherche également s'il y a bilatéralité de la tumeur parotidienne ou encore la présence d'adénopathies satellites. Les autres glandes salivaires seront également palpées pour vérifier qu'il n'y ait pas d'hypertrophie diffuse, plutôt évocatrice de sialadénose.

VII. Iconographie clinique d'un exemple typique de sialadénite

B L'exemple choisi est celui d'une sialadénite de la glande submandibulaire sur lithiase (fig. 5.9 à 5.14), qui est la pathologie salivaire et la cause de sialadénite de loin la plus fréquente.

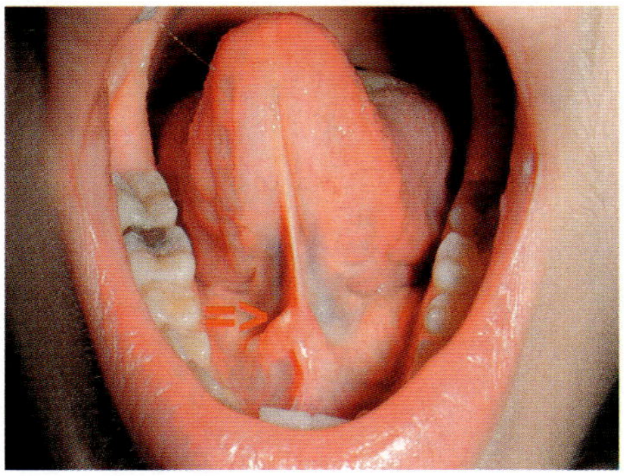

Fig. 5.9. B **Lithiase ostiale du conduit submandibulaire droit (flèche).**

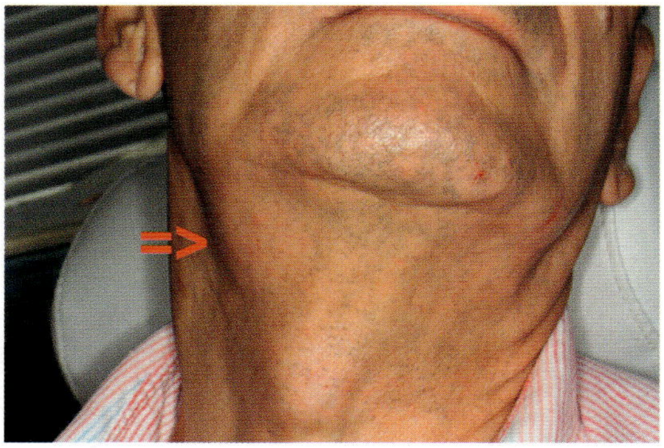

Fig. 5.10. B **Hernie de la glande submandibulaire droite lors des repas.**

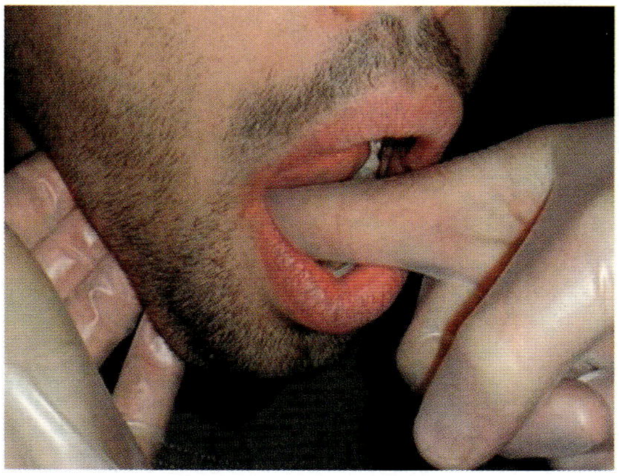

Fig. 5.11. B **Palpation bidigitale d'une lithiase de la glande submandibulaire droite.**

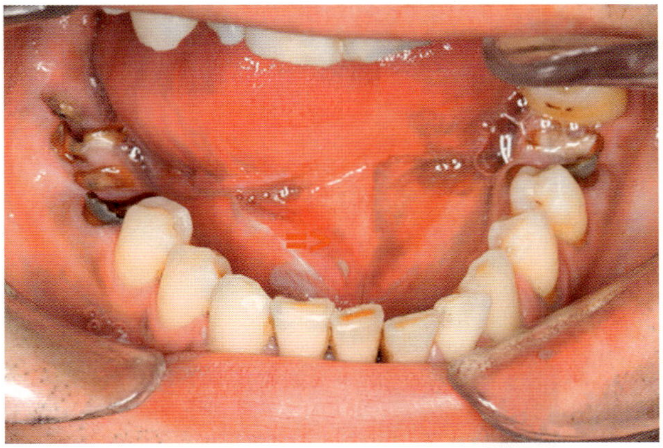

Fig. 5.12. B **Sialodochite (whartonite) submandibulaire droite. Issue de pus à l'ostium (flèche), associée à une fièvre à 40 °C et des douleurs à la déglutition.**

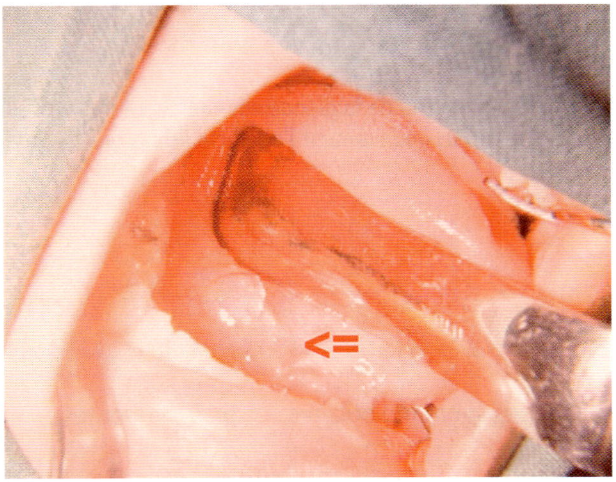

Fig. 5.13. B **Périsialodochite (abcès du plancher buccal).**

Le plancher buccal est infiltré par l'infection. Au début, l'abcès de la périsialodochite est séparé de la mandibule par un sillon. Le gonflement du plancher buccal gêne la phonation et la déglutition. La fièvre est à 39 °C. Le risque majeur est celui d'une diffusion vers le bas de l'infection, qui s'étend dans le cou puis le médiastin. Le drainage en urgence est nécessaire, sachant que l'intubation nasotrachéale par l'anesthésiste peut être rendue difficile par l'œdème buccal.

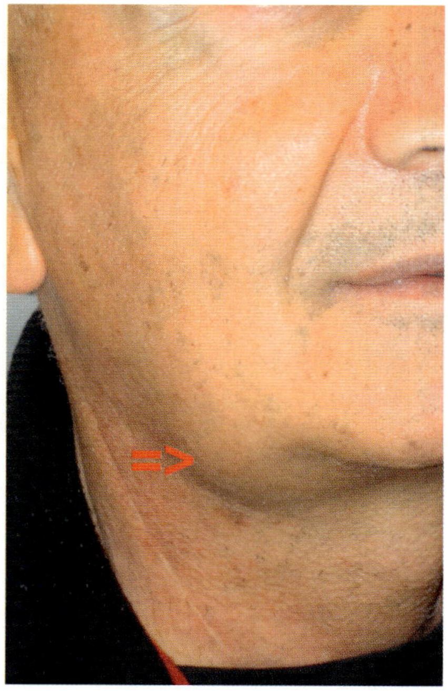

Fig. 5.14. B **Submandibulite.**
Ici, la collection infectieuse est située au niveau de la glande elle-même. La fièvre est plus modérée. L'antibiothérapie au long cours permettra d'enlever secondairement l'obstacle lithiasique, si possible par voie endobuccale (cf. *infra*).

VIII. Connaître les principes du traitement des lithiases submandibulaires et parotidiennes

On insistera sur les lithiases submandibulaires, les plus fréquentes.

A. Lithiases submandibulaires

Les principes sont simples. Le canal fait moins de 4 mm de diamètre. Le conduit submandibulaire peut être divisé en trois parties (cf. fig. 1.16D au chapitre 1) : le tiers antérieur en avant de la première molaire (croisement avec le nerf lingual), le tiers postérieur, situé dans la glande, et le tiers moyen situé entre les deux autres tiers. Enfin, les lithiases palpables peuvent être enlevées par voie buccale ; c'est heureusement le cas le plus fréquent. Le scanner non injecté est un complément indispensable qui permettra d'apprécier le diamètre et la localisation des lithiases.

1. Tiers antérieur

Ces lithiases sont enlevées sous anesthésie locale par voie buccale (fig. 5.15).

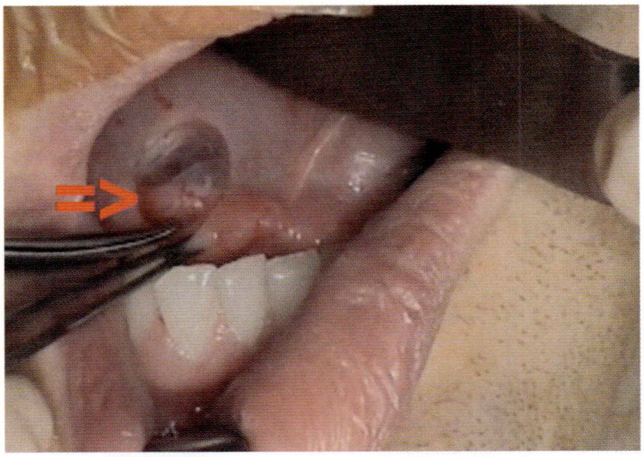

Fig. 5.15. B Taille du conduit submandibulaire droit permettant un abord du tiers antérieur du canal (flèche) et l'exérèse d'un calcul.

2. Tiers moyen et tiers postérieur

Moins de 4 mm

Mobiles, elles sont enlevées par sialendoscopie (fig. 5.16).

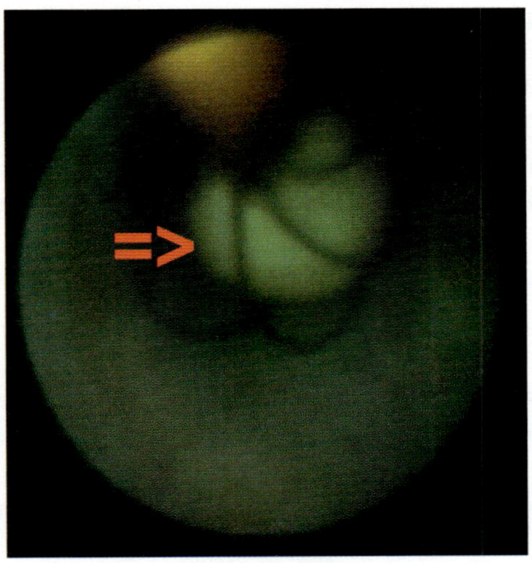

Fig. 5.16. B Sialendoscopie pour une lithiase du conduit submandibulaire (flèche) prise dans une sonde à panier. Geste effectué sous anesthésie locale.

Plus de 4 mm

Ici, la lithiase est bloquée dans le canal. L'intervention est une taille endobuccale, qui consiste à ouvrir le canal et à enlever le calcul (fig. 5.17).

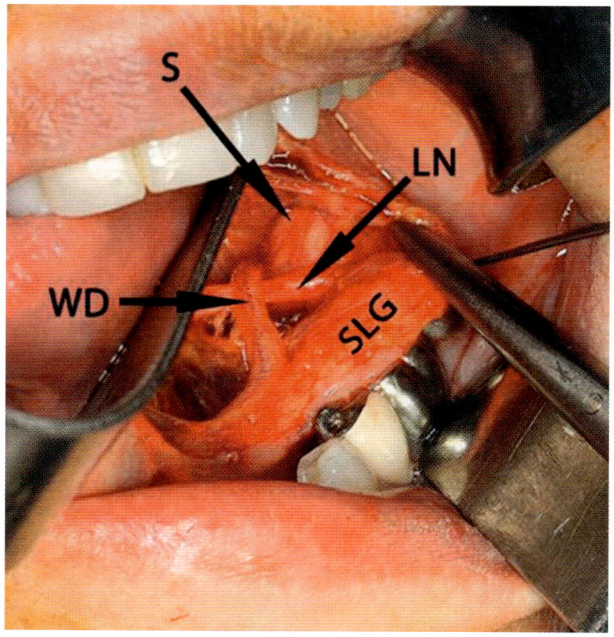

Fig. 5.17. B **Taille endobuccale pour une lithiase du hile (jonction tiers moyen-tiers postérieur).**
S : lithiase, LN : nerf lingual, WD : canal de Wharton, SLG : glande sublinguale. Le canal sera ensuite ouvert et la lithiase sera sortie.

B. Lithiases parotidiennes

La présence du nerf facial limite les indications chirurgicales. Le conduit parotidien fait ici moins de 2 mm de diamètre.

Le conduit est également divisé en trois tiers (cf. fig. 1.16A au chapitre 1) : le tiers antérieur en avant du bord antérieur du masséter, le tiers postérieur dans la glande et le tiers moyen entre les deux autres.

1. Tiers antérieur

Ici, encore, une taille endobuccale est possible (fig. 5.18). Elle sera effectuée sous anesthésie générale, en raison du risque de migration lithiasique lors de l'intervention.

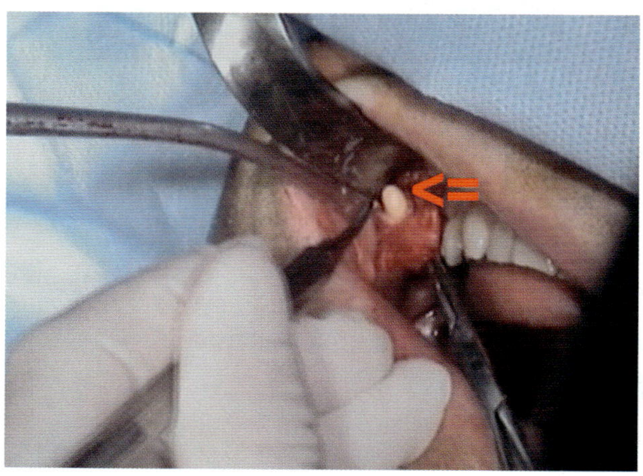

Fig. 5.18. B **Taille endobuccale du conduit parotidien droit permettant l'exérèse d'une lithiase (flèche).**
Il n'y a pas de risque avec le nerf facial, ici.

2. Tiers moyen et tiers postérieur

Inférieure ou égale à 2 mm

Sialendoscopie.

Plus de 3 mm

Il faudra envisager une fragmentation du calcul qui est enchâssé dans le canal (par lithotripsie ou laser) :

- si la fragmentation a marché, une sialendoscopie pourra suffire ;
- si le calcul n'est pas fragmenté, il faudra envisager un abord combiné par voie de lifting. Le calcul est repéré par transillumination grâce au sialendoscope. Le canal est ouvert en regard de la lithiase qui est extraite par l'extérieur. La glande parotide n'est pas enlevée. Le risque pour le rameau buccal supérieur du facial est très faible entre des mains entraînées.

IX. Connaître les principes de prise en charge des tumeurs des glandes salivaires

Les tumeurs parotidiennes sont de loin les plus fréquentes. En sus de la clinique, l'IRM et la cytoponction sont recommandées par la majorité des auteurs (cf. *supra*). Elles orientent le chirurgien et permettent de préparer le patient aux éventualités chirurgicales et post-chirurgicales.

A. Tumeurs de la parotide

La confirmation histologique étant la règle, toute tumeur parotidienne unilatérale nécessite une exérèse passant à distance de la tumeur avec examen histologique extemporané. Seuls les patients en très mauvais état général ou pour lesquels le diagnostic de quasi-certitude existe sur une petite tumeur de Warthin peuvent faire l'objet d'une surveillance clinique et radiologique.

La clinique est le plus souvent d'allure bénigne, même pour les tumeurs malignes (notamment au début). L'IRM et la cytoponction à l'aiguille fine donnent le diagnostic dans 90 % des cas. Malgré ce, seule l'histologie extemporanée et, mieux, définitive signe le diagnostic et donc la bénignité ou la malignité de la tumeur.

1. Tumeur bénigne

Il convient de passer au large de la tumeur et de respecter le nerf facial. Quand la tumeur est volumineuse, il faudra enlever le lobe superficiel, voire toute la parotide lorsque le lobe profond est atteint.

2. Tumeur maligne

Il convient d'enlever toute la glande parotide. Un curage ganglionnaire homolatéral est souvent associé. Il faut donc prévenir le patient avant l'intervention de cette éventualité. La radiothérapie adjuvante est indiquée en cas de tumeur de haut grade (carcinomes épidermoïdes, carcinomes adénoïdes kystiques, etc.), de tumeurs malignes avancées, de limites chirurgicales positives, d'envahissement cutané ou nerveux.

B. Tumeurs de la glande submandibulaire

L'exérèse chirurgicale est la règle. Elle permet d'obtenir le diagnostic histologique extemporanément. Cette exérèse de la glande submandibulaire peut être complétée par un évidement ganglionnaire cervical, si la tumeur est maligne à l'examen extemporané de la pièce d'exérèse.

Les dangers nerveux sont représentés ici par le rameau marginal du nerf facial, par le nerf lingual et par le nerf hypoglosse (XII).

C. Glande sublinguale

Le pseudokyste mucoïde de la glande sublinguale est assez fréquent. L'exérèse de la glande en totalité par voie buccale est l'attitude la plus fréquemment adoptée.

X. Biopsies des glandes salivaires accessoires : indications

La biopsie des glandes salivaires accessoires (BGSA) est un examen de pratique courante qui se fait sous anesthésie locale à la face interne de la lèvre inférieure. L'indication principale est le syndrome sec, notamment le syndrome de Gougerot-Sjögren, pour lequel elle représente avec le dosage des anticorps antinucléaires, anti-SSA et anti-SSB, le meilleur argument diagnostique.

D'autres pathologies peuvent faire l'objet d'une BGSA, comme l'amylose et la sarcoïdose.

A. Diagnostic de syndrome de Gougerot-Sjögren

Ici, les résultats histologiques de la BGSA sont classés en cinq stades de gravité croissante (classification de Chisholm) dépendant de la sclérose. Les stades 3 et 4 sont ceux rencontrés en cas de syndrome de Gougerot-Sjögren :

- Stade 0 : Absence de lymphocyte pour 4 mm^2 de tissu salivaire.
- Stade 1 : Infiltrat lymphoplasmocytaire léger.
- Stade 2 : Infiltrat modéré < 1 focus/4 mm^2 (focus : amas > 50 lymphocytes et/ou histiocytes).
- Stade 3 : 1 focus/4 mm^2. C'est la barre diagnostique du Gougerot-Sjögren.
- Stade 4 : > 1 focus/4 mm^2.

Le diagnostic sera confirmé avec le dosage des anticorps anti-SSA, notamment. La recherche d'un syndrome sec oculaire (test de Schirmer) ou d'une hypertrophie des glandes salivaires principales (clinique et en imagerie) complétera le diagnostic. La biopsie doit comprendre au moins quatre glandes salivaires pour être interprétable.

B. Diagnostic d'amylose

Dans les amyloses, une protéine normalement soluble va devenir insoluble et former des agrégats extracellulaires organisés en feuillets (dépôts d'amylose ou substance amyloïde). Certaines amyloses sont des maladies acquises, d'autres sont héréditaires. Quel que soit le type d'amylose, l'aspect histologique est le même. Ces dépôts extracellulaires peuvent ne toucher qu'un organe (amylose localisée, parfois sous forme d'une masse unique) ou plusieurs organes (amylose généralisée, qui peut mettre en jeu le pronostic vital).

Le diagnostic est histologique et se fait par la mise en évidence de ces dépôts, qui sont d'aspect homogène, éosinophile anhiste après coloration à l'hématine-éosine. La positivité de la coloration au rouge Congo (rouge avec biréfringence vert-jaune en lumière polarisée) permet d'affirmer le diagnostic d'amylose. Le typage de l'amylose peut se faire par immunofluorescence sur des prélèvements congelés.

Ce diagnostic est fait sur une biopsie des glandes salivaires accessoires avec une sensibilité de 80 à 85 %.

C. Diagnostic de sarcoïdose

La sarcoïdose est une maladie granulomateuse systémique chronique, caractérisée sur le plan histologique par un granulome non nécrosant (tuberculoïde sans nécrose caséeuse) à cellules géantes et épithélioïdes. La biopsie n'est positive qu'une fois sur deux mais permet d'éviter un geste invasif, comme une médiastinoscopie ou une biopsie bronchique, lorsqu'elle confirme le diagnostic.

XI. Connaître les deux principaux types histologiques de tumeurs salivaires

Les deux principaux types histologiques sont bénins et malins. Si l'adénome pléomorphe est la tumeur salivaire la plus fréquente avec environ deux tiers des cas, les autres types histologiques sont rencontrés avec des degrés variables selon les séries. Nous retiendrons seulement les types histologiques les plus fréquents.

A. Tumeurs bénignes

1. Adénome pléomorphe : 70 % des tumeurs parotidiennes

L'adénome pléomorphe est la tumeur la plus fréquente de la glande parotide. Elle se présente comme une tuméfaction parotidienne unilatérale, connue, d'évolution lente, dure, indolore, apparue depuis plusieurs mois ou plusieurs années, chez un adulte de 40 à 50 ans. Il s'agit d'une tumeur bénigne : la peau est mobilisable en regard, il n'y a ni paralysie faciale ni adénopathie.

Il s'agit d'une tumeur épithéliale qui comprend des cellules excrétrices et sécrétrices, d'où son nom.

L'IRM est typique : masse homogène, bien circonscrite, hyposignal T1, hypersignal T2, polylobé, unifocal.

Le traitement est chirurgical : parotidectomie superficielle voire parotidectomie partielle passant à distance de la tumeur — la tumeur ne doit pas être vue durant l'intervention.

L'adénome pléomorphe justifie une surveillance postopératoire annuelle prolongée en raison du risque de récurrence (< 3 % des cas) et également de transformation maligne (rare).

2. Cystadénolymphome : 10 % des tumeurs parotidiennes

Le cystadénolymphome, ou tumeur de Warthin, est une tumeur d'allure kystique, parfois bilatérale, prédominant chez les patients fumeurs.

La clinique est proche de celle de l'adénome pléomorphe. L'IRM est assez typique. La parotidectomie partielle passant au large de la tumeur est la règle. Elle ne récidive pas.

B. Tumeurs malignes

1. Carcinome muco-épidermoïde : 10 % des tumeurs parotidiennes

C'est la plus fréquente des tumeurs malignes.

Il peut survenir à tout âge. La clinique est souvent celle d'une tumeur bénigne. On définit trois grades de gravité croissante : I ou bas grade, de meilleur pronostic, II ou grade intermédiaire, déjà considéré comme malin, III ou haut grade, vraiment malin.

2. Carcinome adénoïde kystique (ou cylindrome) : 10 % des tumeurs parotidiennes

C'est une tumeur épithéliale. Il s'agit d'un carcinome qui atteint surtout l'adulte de 40 à 50 ans, le plus souvent localisé à la parotide. C'est aussi le type histologique le plus fréquent des glandes salivaires accessoires. Il s'agit d'une tuméfaction qui grossit lentement. Parfois, l'aspect est malin dans les tumeurs évoluées, dures, éventuellement associées à une paralysie faciale et à des adénopathies cervicales.

L'IRM est typique d'une tumeur maligne, identifiant une masse infiltrante à limites irrégulières, avec des engainements périnerveux. La parotidectomie totale est la règle. La radiothérapie adjuvante est indiquée le plus souvent. L'évolution est marquée par le risque de récurrence locorégionale et l'apparition de métastases pulmonaires tardives (20 ans).

Points clés

- Les trois pathologies salivaires à retenir sont :
  - les sialadénites, inflammation aiguë d'une ou de plusieurs glandes salivaires ;
  - les tumeurs ;
  - les sialadénoses, affections générales d'évolution lente.
- La cause la plus fréquente de sialadénite est la lithiase. Elle se localise dans 85 % des cas dans la glande submandibulaire et son canal excréteur. L'examen clinique palpe le calcul et le scanner non injecté confirme le diagnostic et oriente au mieux le chirurgien.
- La tumeur salivaire la plus fréquente est l'adénome pléomorphe (70 % des tumeurs). Elle se situe pratiquement toujours au niveau de la glande parotide. Son potentiel récidivant nécessite une exérèse passant au large de la tumeur. Toute tumeur parotidienne doit en principe être enlevée pour étude histologique, sachant la proportion non négligeable (près de 20 %) de tumeurs malignes.
- La sialadénose la plus souvent rencontrée est celle causée par le syndrome de Gougerot et Sjögren. Les deux principaux éléments diagnostiques sont le dosage des anticorps anti-SSA/anti-SSB et la biopsie des glandes salivaires accessoires (score de Chisholm 3 ou 4). Près de 5 % des patients atteints de syndrome de Gougerot et Sjögren peuvent développer un lymphome de MALT ; un suivi au long cours est donc nécessaire.

Pour en savoir plus

Chossegros C, Varoquaux A, Collet C. Lithiases et sténoses salivaires. EMC - Chirurgie orale et maxillo-faciale 2015;10:1–18 [22-057-A-15].

Bonfils P. Tumeurs des glandes salivaires. EMC - ORL 2007; [20-628-B-10].

Witt RL. Surgery of the salivary glands. London: Elsevier; 2020.

CHAPITRE

6

ITEM 298 Tumeurs de la cavité buccale, des voies aérodigestives supérieures, des cavités naso-sinusiennes et du cavum

Situations de départ

- **14** Émission de sang par la bouche.
- **16** Adénopathies unique ou multiples.
- **17** Amaigrissement.
- **21** Asthénie.
- **29** Contracture musculaire localisée ou généralisée.
- **30** Dénutrition/malnutrition.
- **35** Douleur chronique.
- **52** Odynophagie/dysphagie.
- **62** Troubles de déglutition ou fausse-route.
- **134** Troubles du langage et/ou phonation.
- **144** Douleur cervico-faciale.
- **145** Douleur pharyngée.
- **146** Dysphonie.
- **147** Épistaxis.
- **150** Limitation de l'ouverture buccale.
- **151** Œdème de la face et du cou.
- **158** Tuméfaction cervico-faciale.
- **162** Dyspnée.
- **180** Interprétation d'un compte rendu d'anatomopathologie.
- **181** Tumeurs malignes sur pièce opératoire/biopsie.
- **198** Cholestase.
- **203** Élévation de la protéine C-réactive (CRP).
- **225** Découverte d'une anomalie cervico-faciale à l'examen d'imagerie médicale.
- **230** Rédaction de la demande d'un examen d'imagerie.

- **231** Demande d'un examen d'imagerie.
- **232** Demande d'explication d'un patient sur le déroulement, les risques et les bénéfices attendus d'un examen d'imagerie.
- **233** Identifier/reconnaitre les différents examens d'imagerie (type, fenêtre, séquences, incidences, injection).
- **238** Demande et préparation aux examens endoscopiques (bronchiques, digestifs).
- **239** Explication préopératoire et recueil de consentement d'un geste invasif diagnostique ou thérapeutique.
- **250** Prescrire des antalgiques.
- **251** Prescrire des corticoïdes par voie générale ou locale.
- **256** Prescrire un hypnotique/anxiolytique
- **259** Évaluation et prise en charge de la douleur aiguë.
- **260** Évaluation et prise en charge de la douleur chronique.
- **267** Consultation de suivi d'un patient polymorbide.
- **292** Première consultation d'addictologie.
- **293** Consultation de suivi addictologie.
- **297** Consultation du suivi en cancérologie.
- **303** Prévention/dépistage des cancers de l'adulte.
- **313** Prévention des risques liés à l'alcool.
- **314** Prévention des risques liés au tabac.
- **315** Prévention des risques professionnels.
- **316** Identifier les conséquences d'une pathologie/situation sur le maintien d'un emploi
- **327** Annonce d'un diagnostic de maladie grave au patient et/ou à sa famille.
- **328** Annonce d'une maladie chronique.
- **337** Identification, prise en soin et suivi d'un patient en situation palliative.
- **339** Prescrire un arret de travail.
- **342** Rédaction d'une ordonnance, d'un courrier médical.
- **352** Expliquer un traitement au patient (adulte, enfant, adolescent).
- **354** Évaluation de l'observance thérapeutique.
- **355** Organisation de la sortie d'hospitalisation.
- **356** Information et suivi d'un patient en chirurgie ambulatoire.

Objectifs pédagogiques, hiérarchisation des connaissances

ITEM 298 – Tumeurs de la cavité buccale, des voies aérodigestives supérieures, des cavités naso-sinusiennes et du cavum

Rang	Rubrique	Intitulé	Descriptif
A	Définition	Généralités anatomiques des cancers des VADS	Connaître les différentes régions anatomiques de la sphère cervico-faciale pouvant être atteintes par le cancer
B	Définition	Principaux types histologiques des tumeurs bénignes et malignes ORL par localisation (hors glandes salivaires)	Polype naso-sinusien et papillome, carcinome épidermoïde ++ et, selon le site : carcinome indifférencié nasopharyngé, adénocarcinome de l'ethmoïde, lymphomes de l'oropharynx et du rhinopharynx
B	Éléments physiopathologiques	Histoire naturelle, facteurs de risque des cancers des VADS	Connaître les différentes étapes du processus de cancérisation et les notions de cancers synchrones et métachrones
B	Prévalence, épidémiologie	Généralités épidémiologiques des cancers des VADS	Connaître l'incidence, la mortalité et les tendances épidémiologiques des cancers de la sphère cervico-faciale
A	Diagnostic positif	Connaître les signes cliniques des cancers de la cavité buccale, naso-sinusiens ou des VADS	

Rang	Rubrique	Intitulé	Descriptif
B	Contenu multimédia	Iconographies cliniques typiques des principales formes de carcinome épidermoïde de l'amygdale palatine	
A	Contenu multimédia	Iconographies cliniques typiques des principales formes de carcinome épidermoïde de la langue	
B	Contenu multimédia	Photographie d'une leucoplasie de la face interne de joue	
B	Examens complémentaires	Indication de l'imagerie devant un cancer des VADS	
A	Prise en charge	Généralités sur la prévention en cancérologie des VADS	Lister les grandes lignes de prévention primaire des cancers de la sphère cervico-faciale

Introduction

A Les tumeurs des voies aérodigestives supérieures (VADS) sont d'une grande diversité, avec une prise en charge diagnostique et thérapeutique variable selon leur nature et leur localisation. Les cancers des VADS plus particulièrement sont fréquemment pauci-symptomatiques au stade initial et sont dans la grande majorité des carcinomes épidermoïdes (> 95 % des cas). Ces cancers requièrent un bilan préthérapeutique, afin d'évaluer le stade de la maladie et les thérapies envisageables selon l'extension de la maladie et les potentielles comorbidités du patient.

L'intoxication alcoolo-tabagique reste le facteur de risque principal de survenue de cancer des VADS. L'infection par le virus HPV (cancer viro-induit) est également reconnue comme un facteur favorisant ceux de l'oropharynx chez des patients plus jeunes sans forcément d'intoxication alcoolo-tabagique associée.

La colocalisation de tumeurs cancéreuses des VADS est également fréquente (tumeurs synchrones), ce qui impacte fortement la prise en charge et la survie de ces patients.

Ce chapitre expose les différents types de tumeurs touchant les VADS, ainsi que celles des régions naso-sinusiennes et du cavum qui sont moins fréquentes. La prise en charges des carcinomes épidermoïdes sera le plus largement développée de par leur nette prédominance.

I. Généralités

A. Rappel anatomique

Les voies aérodigestives supérieures (VADS) incluent plusieurs localisations qui sont (fig. 6.1) :

- la cavité buccale ;
- le pharynx, regroupant l'oropharynx, l'hypopharynx et le cavum (ou rhinopharynx ou nasopharynx), situé à la jonction entre les fosses nasales et l'oropharynx ;
- le larynx.

La cavité buccale plus particulièrement est une dénomination anatomique regroupant plusieurs sous-localisations comprises entre les arcades dentaires et la jonction avec l'oropharynx en arrière (fig. 6.2). Elle inclut également la face interne des joues, les lèvres muqueuses et les vestibules, étant la jonction des arcades dentaires avec la face interne de joue et les lèvres muqueuses.

Les principales localisations des cancers de la cavité buccale sont ceux de la langue mobile et du plancher buccal.

La langue mobile comprend une face dorsale et une face ventrale, les bords latéraux **ainsi que la pointe. La zone de jonction linguale est la région située entre la langue mobile et la base de langue. La base de langue quant à elle appartient à l'anneau lymphoïde de Waldeyer avec les amygdales et fait partie de l'oropharynx et non à la cavité buccale au sens strict.**

Le plancher buccal regroupe les régions latérales et une partie antérieure. Il est délimité en avant par le sillon pelvi-gingival et en arrière par le sillon pelvi-lingual.

Les autres localisations de cancers de la cavité buccale sont moins fréquentes et peuvent atteindre les lèvres muqueuses, avec une nette prédominance de la lèvre inférieure, la face interne des joues, la commissure intermaxillaire, les gencives ou le palais dur. Le palais dur (ou palais osseux) appartient à la cavité buccale, contrairement au palais mou, communément appelé voile du palais, qui constitue la partie supérieure et antérieure de l'oropharynx.

Les tumeurs des sinus (de l'ethmoïde et des maxillaires principalement) ainsi que celles des fosses nasales sont des localisations beaucoup plus rares de cancer de la région « tête et cou » et sont de diagnostic généralement tardif.

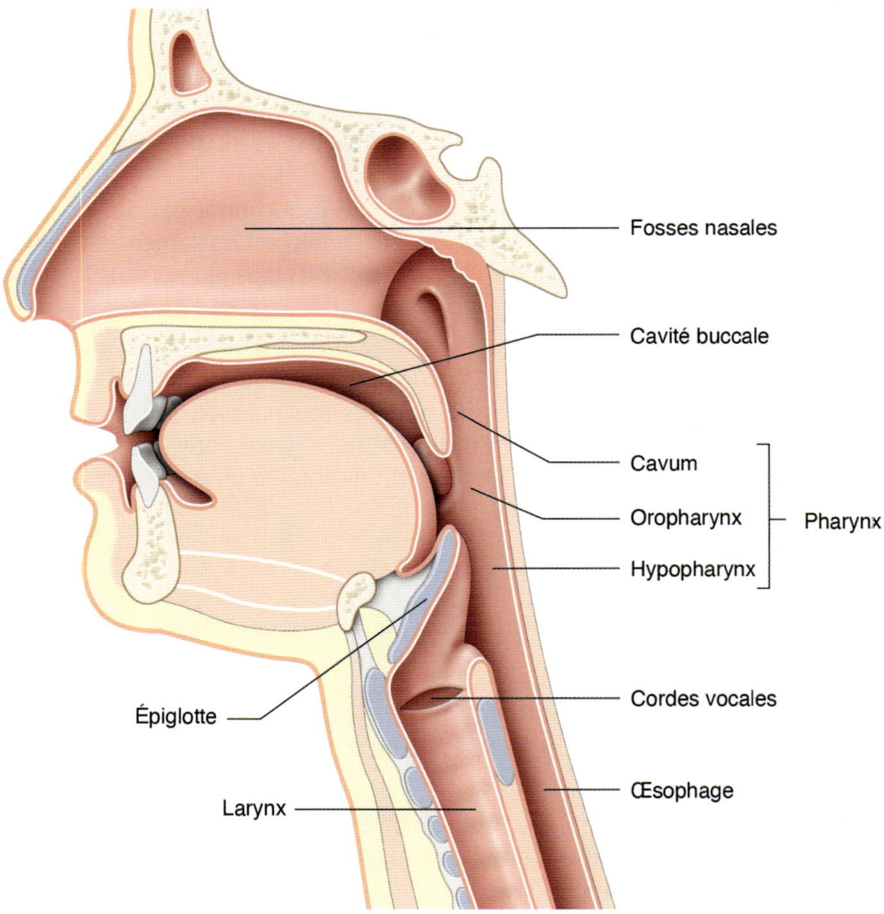

Fig. 6.1. A Coupe sagittale représentant les sous-localisations anatomiques des VADS.
(Dessin de Cyrille Martinet.)

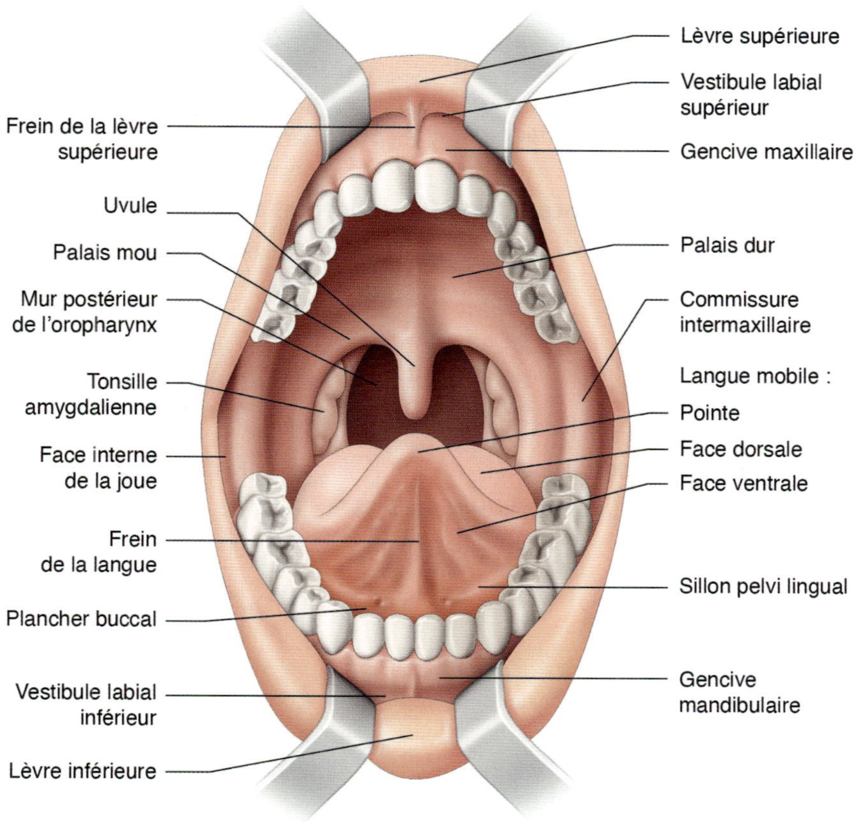

Fig. 6.2. A Anatomie de la cavité buccale.
(Dessin de Cyrille Martinet.)

B. Épidémiologie

B On dénombre, en France, environ 15 200 nouveaux cas et 3 600 décès annuels liés aux cancers des VADS (tableau 6.1). À l'échelle mondiale, le nombre de nouveaux cas est de l'ordre de 830 000 par an avec un nombre de décès annuel autour de 430 000. Le larynx est la première localisation des cancers des VADS avec la cavité buccale, suivi par l'hypopharynx, l'oropharynx, le cavum, ainsi que les cancers des sinus et des fosses nasales, qui sont beaucoup plus rares (< 1 %). Les cancers des VADS sont en très grande majorité des carcinomes épidermoïdes (> 95 %) et posent un problème de santé publique non seulement par le nombre de patients atteints, mais aussi par la tranche d'âge jeune concernée. L'âge moyen au diagnostic est de 60,3 ans chez les hommes et de 64,1 ans chez les femmes. L'augmentation de l'incidence chez les femmes est une donnée observée depuis plusieurs années, due principalement à l'augmentation de la consommation tabagique. Cependant, le sex-ratio homme/femme de 2,6 montre toujours une très nette prédominance chez l'homme.

En France, la répartition géographique est inégale avec un taux d'incidence plus important dans le Nord et l'Est, reflétant la consommation éthylique accrue dans ces régions.

Malgré les efforts de prévention, la survie reste stable depuis presque 30 ans. La survie globale à 5 ans et de l'ordre de 35 % chez l'homme et de 50 % chez la femme. Cette stabilité est à mettre en parallèle avec la persistance de l'exposition chronique au tabac et à l'alcool, ainsi que la difficulté de suivi médical régulier chez les patients à risque.

L'atteinte cancéreuse des VADS peut être multiple (tableau 6.2), de façon synchrone (concernant plusieurs localisations en même temps) ou métachrone (décalée dans le temps).

La recherche systématique d'un deuxième cancer avec biopsie des zones douteuses permet la détection d'une deuxième localisation dans environ 20 % des cas au stade initial ou lors du suivi. La survie de ces malades est donc liée au risque de récidive de la tumeur primitive, mais également par l'apparition d'une deuxième localisation aux VADS, voire à l'arbre trachéobronchique ou à l'œsophage proximal également exposés au tabac et/ou à l'alcool.

Tableau 6.1. B Épidémiologie des cancers des VADS : incidences annuelles.

	Nouveaux cas	Rang	Nombre de décès	Rang
Hommes	11 000	4e	2 700	8e
Femmes	4 300	10e	900	12e

Tableau 6.2. B Épidémiologie des cancers des VADS : répartition.

Localisation	Distribution	Histologie	Facteurs de risque
Cavité buccale	25 %	Carcinome épidermoïde > 95 %	Tabac + alcool
Oropharynx	15 %		HPV oncogène, tabac + alcool
Hypopharynx	25 %		Tabac + alcool
Larynx	35 %		Tabac (++), alcool
Sinus et fosses nasales	< 1%	Adénocarcinome, carcinome épidermoïde	Exposition professionnelle (poussières de bois, acide chromique, aldéhyde formique)
Cavum	< 1%	Carcinome nasopharyngé indifférencié (UCNT, *Unknown Carcinoma of Nasopharyngeal Type*)	Virus d'Epstein-Barr (EBV) Origine géographique (bassin méditerranéen, Asie du Sud-Est)

C. Anatomopathologie

1. Tumeur des VADS

Les carcinomes épidermoïdes totalisent plus de 95 % des cas de cancers de la cavité buccale. Ils peuvent survenir *de novo* (85 %) ou en cas de dégénérescence carcinomateuse de lésions précancéreuses (15 %). Au stade précoce, le carcinome épidermoïde est dit *in situ* lorsqu'il est superficiel et ne franchit pas la lame basale. Il devient invasif une fois qu'il franchit cette barrière anatomique. Les autres types histologiques sont beaucoup plus rares et incluent les carcinomes glandulaires (adénocarcinomes, carcinomes adénoïdes kystiques, carcinome muco-épidermoïde), les sarcomes (ostéosarcomes ou rhabdomyosarcomes principalement), les mélanomes muqueux ou encore les hémopathies. Les amygdales (palatines ou linguales) étant des structures lymphoïdes, elles peuvent être le siège privilégié de lymphomes.

2. Tumeurs des sinus et des fosses nasales

Les tumeurs bénignes des cavités naso-sinusiennes les plus fréquentes sont les polypes ou encore le papillome inversé. Les polypes sont des lésions bénignes relativement fréquentes pouvant être responsables d'une symptomatologie sinusienne obstructive et ne sont pas considérés comme à risque d'évoluer vers un stade malin. *A contrario*, le papillome inversé des sinus reste plus rare mais peut être localement agressif et présente un risque de dégénérescence en carcinome épidermoïde de l'ordre 5 à 10 %.

La nature des tumeurs malignes des sinus dépend de leur localisation. Les cancers de l'ethmoïde sont plus fréquemment des adénocarcinomes secondaires à l'exposition à la poussière de bois, tandis que ceux à point de départ des fosses nasales ou des sinus maxillaires sont plutôt des carcinomes épidermoïdes (50 à 60 % des cas).

D. Facteurs de risque des cancers des VADS

1. Intoxication alcoolo-tabagique

L'association du tabac et de l'alcool est de loin la cause principale de survenue des cancers des VADS. Pour le tabac, le risque augmente avec la durée d'exposition et plus particulièrement à partir 20 paquets-années (tableau 6.3). Inversement, après 20 ans d'arrêt, le risque rejoint celui des personnes non fumeuses. Le tabac à chiquer est également un facteur carcinogène avec notamment l'adjonction de bétel donnant préférentiellement une atteinte de la face interne des joues ou des lèvres.

L'alcool semble jouer un rôle de potentialisateur du tabac. L'éthanol induisant une atrophie de la muqueuse buccale, il solubiliserait les métabolites carcinogènes du tabac (par exemple, l'acétaldéhyde), favorisant ainsi que leur pénétration, jouant ensuite leur rôle carcinogène.

Tableau 6.3. B Risque relatif de cancers buccopharyngés en fonction de la consommation d'alcool et de tabac.

Alcool : nombre de verres/jour	Nombre de cigarettes/jours			
	< 15	16–20	21–24	> 34
< 1	1,0	2,86	1,79	8,40
1–2	1,70	2,05	1,94	3,88
3–6	6,20	7,02	8,91	5,33
> 6	9,69	11,06	17,0	19,4

D'après : Rothmann K, Keller AJ. La prévention est affaire d'éducation du public et de politique de santé. Chron Dis 1972;25:711.

2. Lésions bénignes à potentiel malin (LPM)

Les LPM sont des lésions du revêtement épithélial muqueux des VADS, potentiellement précancéreuses, avec un risque de dégénérescence en carcinome épidermoïde. Elles peuvent être classifiées en lésion « blanches » ou « rouges » et sont responsables d'environ 15 % des cancers des VADS. Elles peuvent donc induire un carcinome épidermoïde chez des patients sans intoxication alcoolo-tabagique chronique.

Lésions muqueuses blanches

Leucoplasie, ou leucokératose

La leucoplasie (fig. 6.3) se caractérise par une plage blanchâtre bien limitée, souple, ne se détachant pas au grattage et correspondant histologiquement à une accumulation de kératine

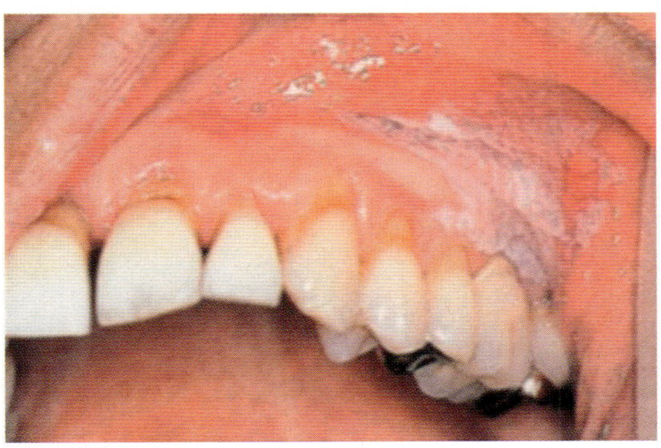

Fig. 6.3. B Leucoplasie gingivale maxillaire et du vestibule labial supérieur.

(hyperkératose) en surface. Le tabac est le facteur étiologique le plus souvent identifié. Les localisations préférentielles sont le plancher buccal, la lèvre inférieure, la région rétrocommissurale labiale. Les formes inhomogènes sont plus à risque de transformation maligne et peuvent prendre un aspect nodulaire, érosif voire verruqueux.

Lichen plan buccal

Le lichen est une maladie inflammatoire chronique, évoluant par poussées, de cause auto-immune probable. Les lésions de lichen sont blanches en dehors des poussées et peuvent être limitées en plaque ou plus étendues en nappe. Ces lésions peuvent avoir un aspect circiné, réticulé ou dendritique (aspect en « feuille de fougère »). Les formes érythémateuses et érosives (fig. 6.4) traduisent une poussée inflammatoire et sont à risque de dégénérescence maligne au cours du temps.

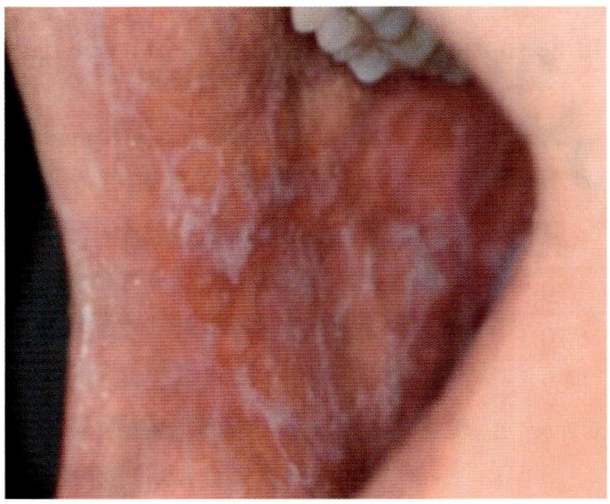

Fig. 6.4. B Lichen plan érosif de la face interne de joue.

Candidose chronique

Une candidose chronique (fig. 6.5), notamment la forme hyperplasique et kératosique, est à surveiller. Il s'agit de lésion précancéreuse potentielle, rare cependant.

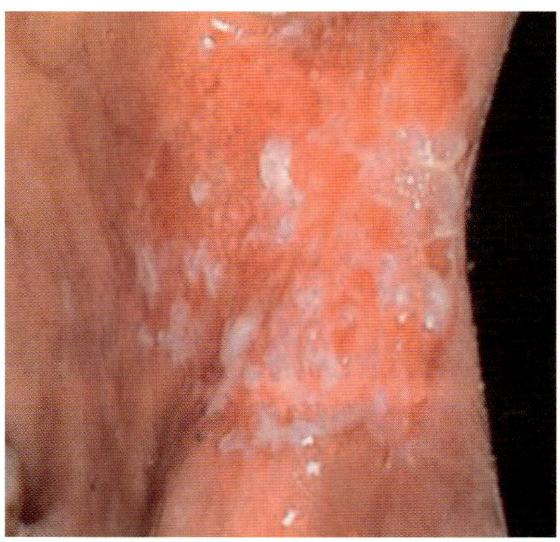

Fig. 6.5. B Candidose chronique kératosique de la commissure labiale étendue à la face interne de joue.

Leucoplasie verruqueuse proliférative

Il s'agit d'une lésion précancéreuse qui atteint le sujet âgé (> 70 ans), surtout la femme. Elle représente environ 3 % des cancers issus de LPM. Autrefois dénommée papillomatose orale floride, elle se présente sous la forme de touffes de fines villosités plus ou moins allongées, de couleur blanche ou rosée (fig. 6.6). Cette tumeur est extensive, très récidivante, avec une évolution vers un carcinome épidermoïde systématique (carcinome épidermoïde verruqueux).

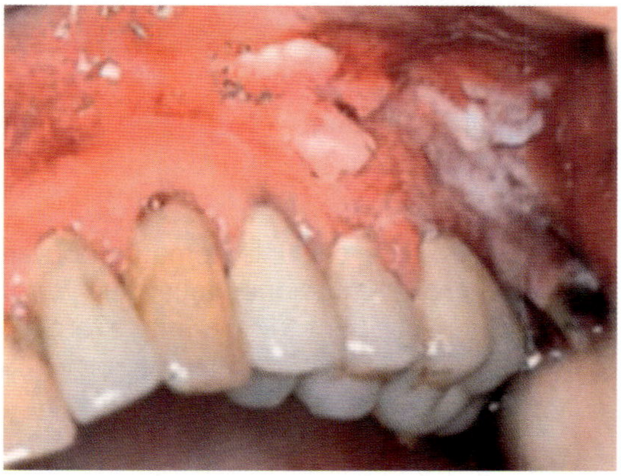

Fig. 6.6. B Leucoplasie verruqueuse proliférative du vestibule gingival maxillaire.

Lésions muqueuses rouges (érythroplasie de Queyrat)

Il s'agit de lésions avec une dégénérescence maligne systématique.

Ces plaques rouges, souvent étendues et superficielles, sont d'aspect velouté avec des bords irréguliers (fig. 6.7).

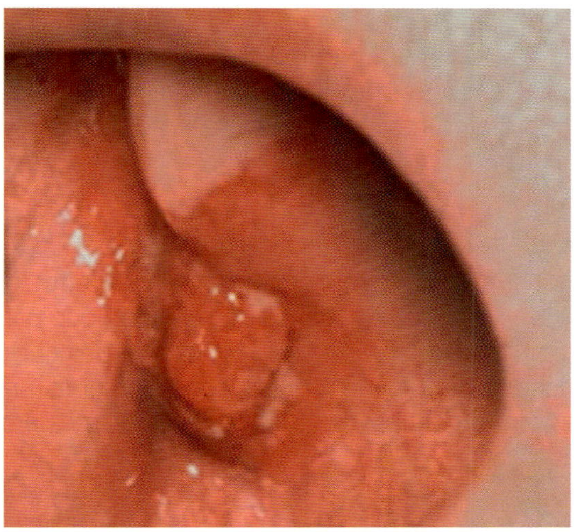

Fig. 6.7. B Érythroplasie de la tubérosité maxillaire étendue à la commissure intermaxillaire.

Chéilite actinique chronique

Elle atteint les sujets au-delà de 50 à 60 ans ayant été exposés aux UV pendant plusieurs années (métiers d'extérieur, agriculteurs, ouvriers de chantier) et ayant un phototype clair. Cette lésion atteint surtout la lèvre et est responsable de 70 % des cancers des lèvres. Cliniquement, il existe une desquamation réactionnelle de toute la lèvre inférieure, avec plaque gris-jaune et atrophie muqueuse (fig. 6.8). Le risque de transformation maligne est plus élevé en cas d'association du tabagisme à une mauvaise hygiène dentaire.

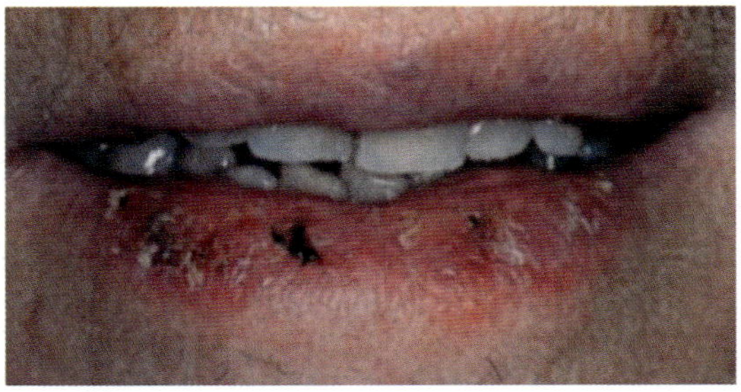

Fig. 6.8. B **Chéilite actinique de la lèvre inférieure.**

Fibrose orale sous-muqueuse

Forme rare de LPM, elle se caractérise par une stomatite pouvant être érosive, aspécifique (cliniquement et histologiquement) et chronique, qui évolue vers une fibrose sous-muqueuse buccopharyngée et laryngé potentiellement très gênante à terme (trouble de déglutition, trismus, surdité). Cette pathologie favorise la survenue de lésion leucoplasique et de carcinome épidermoïde secondaire.

3. Autres facteurs de risque

Human papillomavirus (HPV)

Le rôle carcinogène de l'HPV16 et de l'HPV18 dans le développement de certains cancers des VADS est désormais admis. En effet, 15 à 20 % des cancers des VADS touchent des adultes jeunes non buveurs et non fumeurs, pouvant être en lien avec une infection par l'HPV. L'incidence des infections par HPV dans les cancers des VADS est d'ailleurs inversement proportionnelle à la consommation alcoolo-tabagique. Le rôle de l'HPV semble surtout impliqué dans les cancers de l'oropharynx et plus particulièrement de l'amygdale, avec 30 % à 40 % de cancers viro-induits en France et presque 80 % en Amérique du Nord selon certaines études. Ces cancers oropharyngés liés à l'HPV ont un meilleur pronostic que ceux causés par l'association du tabac et de l'alcool. Dans les autres localisations, comme les cancers de la cavité buccale, l'HPV semble beaucoup moins impliqué et ne concerne qu'une faible proportion d'entre eux (< 10 %).

Facteurs nutritionnels

Les carences vitaminiques semblent impliquées dans la survenue des cancers des VADS. Souvent carencé en vitamine A et C, le patient alcoolo-tabagique présenterait une anomalie de maturation du tissu épithélial favorisant ainsi la survenue de cancer. Inversement, la consommation d'aliments riches en vitamine (fruits, légumes) serait un facteur protecteur. Leurs actions antioxydantes, antiprolifératives et immunostimulantes pourraient avoir un rôle dans la diminution du risque.

Plaies traumatiques chroniques

Les plaies chroniques responsables d'ulcérations itératives sont reconnues comme facteurs de risque à long terme. Le traitement préventif repose sur la suppression du facteur traumatisant comme l'adaptation d'une prothèse dentaire traumatique, par exemple.

Immunodépression

Traitement immunodépresseur, patients greffés, déficit immunitaire, infection par le VIH.

II. Présentations cliniques classiques des cancers de la cavité buccale

A. Circonstances de découverte

Ⓐ Les carcinomes épidermoïdes passent au début par le stade intraépithélial *in situ*. Il s'agit de lésions asymptomatiques mais déjà visibles, qui peuvent être repérées par un examen attentif et systématique de la muqueuse buccale. Qu'elles apparaissent spontanément ou sur une lésion précancéreuse blanche ou rouge, toutes nécessitent un avis spécialisé et une biopsie dès que la lésion persiste plus de dix à quinze jours. C'est à ce stade initial qu'il faudrait faire le diagnostic. Malheureusement, la majorité de ces cancers sont dépistés au stade invasif.

Parfois, la découverte de la lésion est fortuite, faite par le patient lui-même ou, plus souvent, par son chirurgien-dentiste ou son médecin lors d'un examen de la cavité buccale.

Au début, les signes d'appel sont frustes et discrets : simple gêne avec impression d'accrochage alimentaire, irritation sur une prothèse ou une dent délabrée agressive, « lésion muqueuse » persistante, saignement gingival, dent mobile.

Quand le cancer atteint un stade plus avancé, des douleurs apparaissent à la déglutition, souvent accompagnées d'otalgies réflexes (odynophagie), d'une fétidité de l'haleine, de dysphagie, de dysarthrie, de limitation progressive et inexorable de l'ouverture buccale ou de la protraction linguale par infiltration musculaire, d'une survenue d'une stomatorragie, de mobilité(s) dentaire(s) en cas d'envahissement osseux des mâchoires, d'une ou plusieurs adénopathies sous-mentales et/ou cervicales : autant de manifestations faisant présager la malignité lésionnelle.

L'état général du patient est généralement conservé tant que l'alimentation reste possible.

B. Aspect clinique des carcinomes épidermoïdes invasifs

La cavité buccale est examinée à l'aide d'un éclairage efficace (lumière frontale), le patient ayant quitté ses prothèses dentaires. L'inspection et la palpation (bidigitale) explorent l'ensemble de la muqueuse buccale et oropharyngée, soigneusement déplissée, dans ses moindres replis anatomiques. La palpation des aires ganglionnaires cervicales est indispensable. Un examen indirect par nasofibroscopie lors de la consultation doit également être réalisé pour pouvoir avoir une exploration de l'ensemble des VADS (dépistage précoce de lésions synchrones).

1. Aspect de la lésion

Tumeur bourgeonnante

Dénuée de muqueuse de recouvrement, c'est une lésion en volume, friable et hémorragique avec une base d'implantation indurée.

Ulcération

L'ulcération est une lésion creusante sensible qui ne guérit pas. Elle est de forme variable et ses bords plus ou moins irréguliers, surélevés, parfois éversés, présentent un versant externe recouvert de muqueuse saine ou inflammatoire. Le versant interne est discrètement bourgeonnant, d'aspect framboisé et parfois recouvert d'un enduit gris (lésion fibrineuse). Cette ulcération saigne facilement au contact et repose sur une base indurée secondaire à l'infiltration tumorale sous-muqueuse appréciée par la palpation. Cette induration dépasse les limites visibles de la tumeur, qui sont plus ou moins nettes selon le degré d'infiltration dans les plans sous-jacents. Cette induration revêt une valeur quasi pathognomonique de cancer.

Aspect mixte ulcéro-bourgeonnant

La forme mixte ulcéro-bourgeonnante résulte de la combinaison des deux formes précédentes et reste celle la plus fréquemment rencontrée (fig. 6.9).

2. Formes topographiques

Cancers de la langue mobile (fig. 6.9)

Son examen est facile et son diagnostic devrait être précoce. Elle se présente fréquemment comme une ulcération ou un bourgeon exophytique reposant sur une base indurée plus ou moins étendue.

Le diagnostic différentiel à évoquer est l'ulcération traumatique sur une dent délabrée ou une prothèse inadaptée. Dans ce cas, l'ulcération est en générale douloureuse et on ne retrouve pas la base indurée. De plus, la guérison doit est acquise dans les dix à quinze jours après suppression de la cause traumatisante.

Dans les stades avancés, la langue est fixée au plancher de la bouche, entraînant une gêne à l'alimentation et une limitation de la protraction linguale avec déviation du côté tumoral.

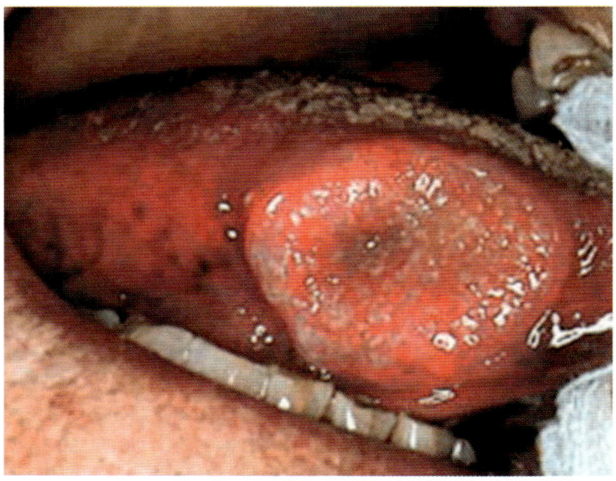

Fig. 6.9. Ⓐ Carcinome épidermoïde du bord latéral de la langue mobile, forme ulcéro-bourgeonnante.

Cancers du plancher de bouche (fig. 6.10)

Les cancers du plancher de bouche se présentent sous la forme ulcérée infiltrante, fréquemment fissuraire, envahissant rapidement en dedans les muscles linguaux sous-jacents.

Dans les stades avancés, l'atteinte osseuse mandibulaire peut être responsable d'une ostéolyse étendue pouvant causer des mobilités dentaires (« dents flottantes »).

Dans les localisations au plancher latéral et postérieur, la symptomatologie est souvent dominée par une difficulté de protraction de la langue, de déglutition, avec un certain degré de dysarthrie. Les otalgies réflexes sont très fréquentes. L'apparition d'un trismus marque l'envahissement du muscle ptérygoïdien médial.

Cancer des gencives (fig. 6.11)

Le cancer des gencives prend souvent l'aspect d'une *gingivite hyperplasique* attribuée à un mauvais état parodontal et à une hygiène buccodentaire insuffisante. Le diagnostic peut ainsi traîner un certain temps du fait de la prépondérance de la composante inflammatoire ; cependant, l'aspect ulcéro-bourgeonnant, l'apparition d'une mobilité dentaire, d'une lyse osseuse précoce et surtout l'inefficacité des traitements locaux proposés orientent vers une biopsie pour confirmer le diagnostic de cancer.

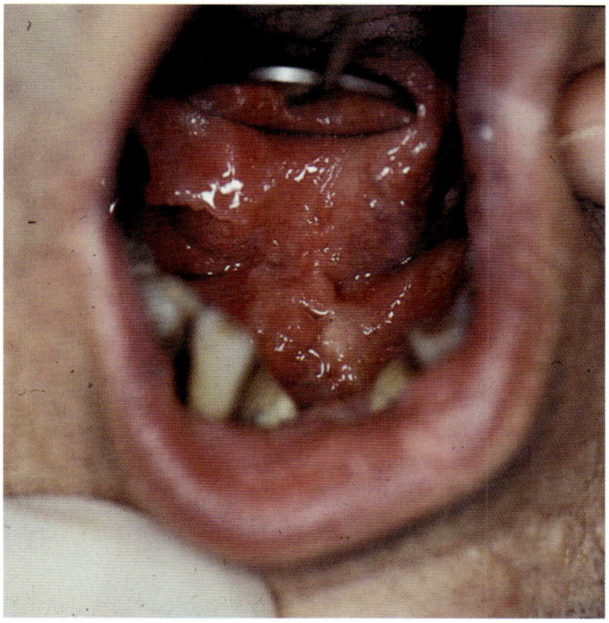

Fig. 6.10. Ⓐ **Carcinome épidermoïde du plancher antérieur.**

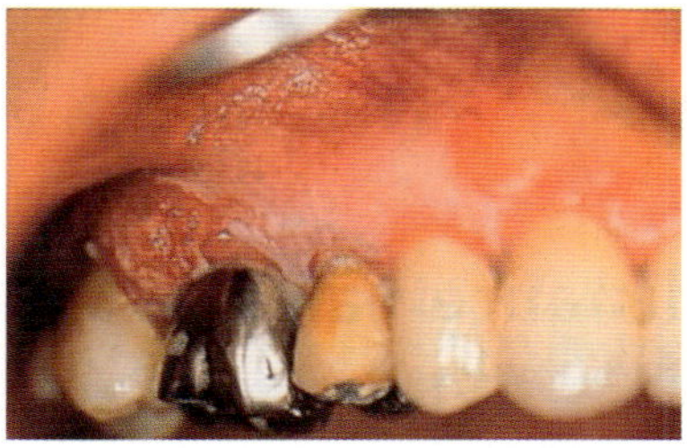

Fig. 6.11. Ⓐ **Carcinome épidermoïde gingival au collet des dents n° 16 et n°17 dans le cadre d'une leucoplasie inflammatoire chronique.**

Dans les formes *gingivomandibulaires*, l'envahissement osseux peut être responsable d'une anesthésie dans le territoire du nerf V3 (signe de Vincent)

L'aspect peut être également bourgeonnant, exophytique, d'aspect papillomateux, authentique *carcinome verruqueux* secondaire à l'évolution d'une leucoplasie verruqueuse proliférative.

Cancer de la commissure intermaxillaire (ou trigone rétromolaire)

Le revêtement muqueux est très proche de la mandibule : l'envahissement osseux est donc précoce. Les signes cliniques d'appel, algies mandibulaires, otalgies réflexes, trismus, dysphagie, traduisent l'extension rapide de cette tumeur aux structures voisines : muscles linguaux, muscles masticateurs (masséter et/ou ptérygoïdien), plancher de la bouche, loge amygdalienne, fosse infratemporale ou encore la mandibule voire la tubérosité maxillaire.

Cancer de la face interne de joue

La forme végétante est la plus fréquente. Une origine traumatique (dent délabrée ou prothèse agressive) est souvent retrouvée. Ce type de cancer peut également se développer aux dépens de lésion à potentiel malin précancéreuse.

Cancers des lèvres (muqueuses)

Son siège de prédilection est le vermillon de la lèvre inférieure. Il se présente sous la forme d'une ulcération survenant sur une lésion précancéreuse d'aspect hyperkératosique, souvent secondaire à la cigarette. Le diagnostic est en général précoce, avec un bon pronostic. L'extension ganglionnaire ne s'observe qu'en cas de prise en charge tardive.

En revanche, les atteintes des commissures labiales s'apparentent d'avantage au plan évolutif et pronostic aux cancers de la face interne de joue, qui est moins bon.

C. Dissémination lymphatique régionale

En raison du caractère très lymphophile des carcinomes épidermoïdes, une adénopathie est trouvée très fréquemment lors de la première consultation. Il est important d'examiner avec une attention particulière les aires ganglionnaires submentale, submandibulaires ainsi que les aires jugulo-carotidiennes (cf. fig. 2.12 au chapitre 2).

En cas d'adénopathie(s), les caractéristiques doivent être précisées pour pouvoir évaluer le stade de la maladie, telles que :

- le nombre unique ou multiple ;
- l'homolatéralité ou la controlatéralité à la tumeur, la bilatéralité ;
- la consistance ;
- la dimension ;
- la fixité ou mobilité par rapport au plan profond ;
- l'état de la peau en regard.

D. Dissémination à distance par voie sanguine

Le poumon, le foie et le squelette sont les organes cibles des cancers des VADS. Les métastases à distance sont présentes dans 40 % des cancers et apparaissent généralement dans les deux premières années. Elles sont très rares lors du diagnostic initial (moins de 10 %).

III. Bilan préthérapeutique

A. Biopsie et confirmation histologique

B Fréquemment, la suspicion de cancer ne laisse cliniquement que peu de place au doute. Cependant, une confirmation histologique est indispensable. La biopsie avec examen anatomopathologique est un impératif médicolégal avant toute prise en charge thérapeutique. Elle peut être réalisée lors de la première consultation spécialisée, sous anesthésie locale si le patient ne présente que peu ou pas de douleur avec une bonne exposition de la tumeur.

Le but de la biopsie est de :

- confirmer ou éliminer le caractère malin de la tumeur ;
- renseigner sur sa variété histologique (carcinome épidermoïde > 95 % des cas) ;
- déterminer son degré de différenciation et son caractère invasif ou non ;
- rechercher un cancer viro-induit par l'HPV (surexpression de la protéine P16).

B. Bilan d'extension carcinologique et classification TNM

1. Extension locale, régionale et à distance

En plus de l'examen clinique, son appréciation s'appuie sur les examens suivants :

- la *panendoscopie des VADS* (ou polyendoscopie) sous anesthésie générale : elle permet de préciser l'aspect de la tumeur, son extension, et de rechercher une deuxième localisation. L'œsophage proximal peut être examiné au cours de cette endoscopie sous anesthésie;
- La *fibroscopie œsogastroduodénale* (FOGD) : examen supplémentaire qui doit être proposé en cas d'intoxication alcoolique chronique ou de localisation tumorale oro- ou hypopharyngée. La *fibroscopie bronchique* est uniquement réalisée en cas de point d'appel clinique ou radiologique pulmonaire et/ou trachéobronchique;
- le *scanner cervico-facial* (fig. 6.12A) *et thoracique* (avec et sans injection de produit de contraste), en explorant la totalité des VADS depuis le cavum à la base du crâne, jusqu'à la trachée et l'œsophage cervical, à la base du cou et étendu au thorax :
  - il précise les caractéristiques de la tumeur (limites, latéralité), son extension aux régions et structures voisines (muscles, envahissement osseux mandibulaire ou maxillaire);
  - il permet d'explorer les aires cervicales à la recherche d'adénopathies, d'un envahissement des vaisseaux jugulaires ou carotidiens;
  - il peut révéler une deuxième localisation synchrone;
  - il permet le dépistage de lésions métastatiques à distance (os, poumon…);
- l'*IRM* (fig. 6.12B) : proposée pour mieux apprécier l'extension locorégionale dans les tissus mous, elle peut être aussi utile pour évaluer l'extension tumorale intraosseuse, en particulier dans la région médullaire mandibulaire. Cette imagerie doit être réalisée de façon quasi systématique si elle ne retarde pas la prise en charge thérapeutique;
- le *TEP-scanner* : il ne fait pas partie du bilan systématique des cancers des VADS; cependant, cette imagerie métabolique est recommandée en cas de risque ou de suspicion élevée de localisations métastatiques (tumeur localement avancée, adénopathies cervicales multiples). Il est fréquemment réalisé à partir du stade ganglionnaire N2b (cf. classification TNM) ou lors de suspicion de localisations à distance sur le scanner.

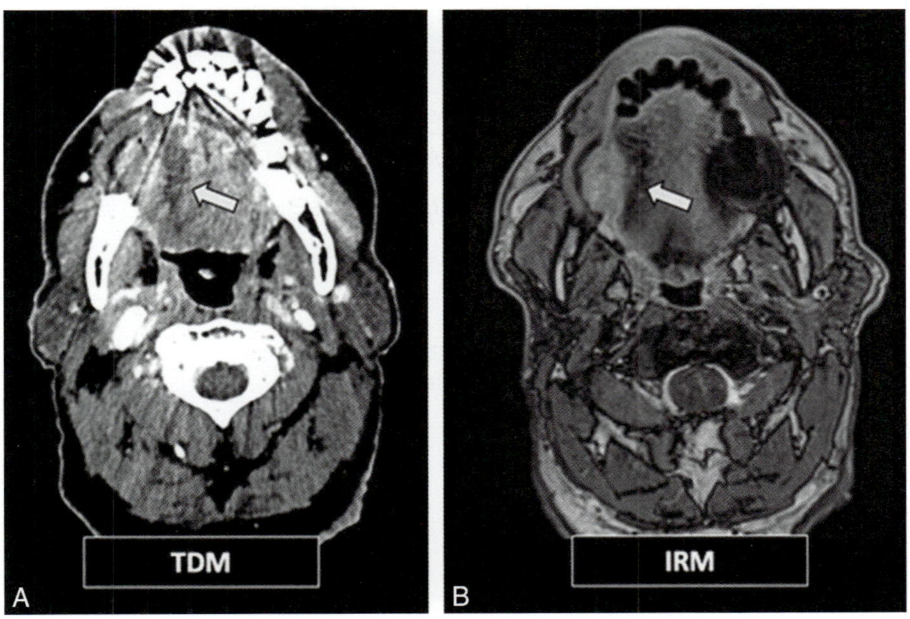

Fig. 6.12. **B** **Intérêt et complémentarité de l'imagerie dans le bilan d'extension : coupes axiales d'un scanner cervico-facial (A) et d'une IRM cervico-faciale (B) montrant un carcinome épidermoïde du sillon pelvi-gingival latéral droit.**

2. Classification TNM des cancers des VADS

Au terme de ce bilan clinique et radiologique, la tumeur sera classée selon la classification TNM de l'AJCC (8e version, 2017) selon le stade local (T, pour *Tumor*), régional (N, pour *Node* ou atteinte ganglionnaire) et à distance (M, pour *Metastasis*) (tableaux 6.4 et 6.5). Ce stade est également réévalué en cas de chirurgie à partir de l'examen anatomocytopathologique des pièces opératoires (tumeur, curage(s) ganglionaire(s)) : c'est la classification pTNM (pour *pathological TNM*).

Les cancers de l'orophraynx viro-induits par l'HPV étant de meilleur pronostic, son implication est désormais prise en compte dans la classification de l'atteinte ganglionnaire.

La classification TNM a un rôle pronostique et entre en compte pour les propositions de traitement pour les patients.

À titre d'exemples, les tableaux 6.4 et 6.5 présentent les classifications TNM des cancers de la cavité buccale et de l'oropharynx.

Tableau 6.4. Classification TNM des cancers de la cavité buccale (AJCC, 8e édition).

Stade tumoral T, local	
Tx	Non évaluable
T0	Pas de tumeur décelable
Tis	Tumeur *in situ*
T1	T ≤ 2 cm et invasion en profondeur ≤ 5 mm
T2	T ≤ 2 cm et invasion en profondeur > 5 mm mais ≤ 10 mm *ou* : 2 cm < T ≤ 4 cm et ≤ 10 mm d'invasion en profondeur
T3	T > 4 cm ou > 10 mm d'invasion en profondeur
T4	Tumeur envahissant les structures adjacentes (envahissement osseux, musculature extrinsèque de la langue, sinus maxillaire, peau) – T4a : résécable chirurgicalement – T4b : non résécable (envahissement de la base du crâne, de la carotide)
Stade ganglionnaire N, régional	
Nx	Non évaluable
N0	Pas d'adénopathie métastatique
N1	N ≤ 3 cm, unique, homolatéral sans rupture capsulaire
N2	– N2a : N ≤ 3 cm, unique, homolatéral avec rupture capsulaire *ou* 3 cm < N ≤ 6 cm, unique, homolatérale sans rupture capsulaire – N2b : N ≤ 6 cm, multiples homolatéraux sans rupture capsulaire – N2c : N ≤ 6 cm, bilatéraux ou controlatéraux sans rupture capsulaire
N3	– N3a : N > 6 cm sans rupture capsulaire – N3b : N > 3 cm en rupture capsulaire *ou* métastases ganglionnaires multiples homolatérales, controlatérales ou bilatérales si rupture capsulaire
Stade métastatique M, à distance	
Mx	Non évaluable
M0	Absence de métastase viscérale
M1	Présence de métastase(s) viscérale(s)

Tableau 6.5. Ⓒ **Classification TNM des cancers de l'oropharynx (AJCC, 8e édition).**

Stade tumoral T, local		
Tx	Non évaluable	
T0	Pas de tumeur décelable	
Tis	Tumeur *in situ*	
T1	$T \leq 2$ cm	
T2	$2 \text{ cm} < T \leq 4$ cm	
T3	$T > 4$ cm *ou* extension à la face linguale de l'épiglotte	
T4	– T4a : résécable chirurgicalement : invasion du larynx, des muscles extrinsèques de la langue, du palais dur, de la mandibule ou du muscle ptérygoïdien médial – T4b : non résécable : invasion du muscle ptérygoïdien latéral, des apophyses ptérygoïdes, du cavum, de la base du crâne ou de la carotide	
Stade ganglionnaire N, régional		
Nx	Non évaluable	
N0	Pas d'adénopathie métastatique	
N1	Tumeur HPV-négative (P16⁻)	Tumeur HPV-positive (P16⁺)
	$N \leq 3$ cm, unique, homolatéral sans rupture capsulaire	Une ou plusieurs adénopathies homolatérales < 6 cm *ou* pN1 si ≤ 4 adénopathies métastatiques après examen anatomopathologique
N2	– N2a : $3 \text{ cm} < N \leq 6$ cm, unique, homolatérale sans rupture capsulaire – N2b : $N \leq 6$ cm, multiples homolatéraux sans rupture capsulaire – N2c : $N \leq 6$ cm, bilatéraux ou controlatéraux sans rupture capsulaire	Adénopathie controlatérale ou bilatérale < 6 cm *ou* pN1 si > 4 adénopathies métastatiques après examen anatomopathologique
N3	– N3a : $N > 6$ cm sans rupture capsulaire – N3b : métastase(s) ganglionnaire(s) unique ou multiples homolatérales, controlatérales ou bilatérales avec rupture capsulaire	Adénopathie(s) > 6 cm
Stade métastatique M, à distance		
Mx	Non évaluable	
M0	Absence de métastase viscérale	
M1	Présence de métastase(s) viscérale(s)	

C. Bilan général préthérapeutique

Ce bilan a pour but de :

- détecter les *comorbidités* associées pour prévenir si possible leur décompensation et complications éventuelles au décours du traitement (cirrhose, *delirium tremens*, insuffisance respiratoire, insuffisance cardiaque ou rénale) ;
- évaluer l'*état nutritionnel et physiologique*, fréquemment altéré (prise en compte de l'index de Karnofsky) ; au minimum, il comportera un dosage de l'albuminémie ;

- instaurer si nécessaire un *traitement antalgique* majeur et, éventuellement, préparer la prise en charge par une cellule de soins palliatifs;
- une évaluation *oncogériatrique* si besoin;
- un *bilan auditif* (audiogramme) en cas de traitement ototoxique envisagé (chimiothérapie par sels de platine).

D. Bilan dentaire

Le bilan dentaire s'appuie sur l'examen clinique stomatologique et sur un cliché radiographique panoramique. Il aboutit à une mise en état dentaire compatible avec les traitements préconisés.

Il permet également la prise d'empreintes dentaires en prévision de la confection de *gouttières fluorées* en cas de radiothérapie envisagée avec conservation des dents pour limiter le risque d'ostéoradionécrose. Cela permet aussi la confection de plaque obturatrice palatine en cas de résection naso-sinuso-maxillaire non reconstruite.

IV. Moyens thérapeutiques des carcinomes épidermoïdes

A. Propositions thérapeutiques

B Après avoir informé le patient (lors de la consultation d'annonce) et réalisé le bilan d'extension de la maladie, les possibilités thérapeutiques seront discutées lors d'une réunion de concertation pluridisciplinaire (RCP) obligatoire comprenant les spécialistes suivants : chirurgien, oncologue-radiothérapeute, anatomocytopathologiste et radiologue. Ce comité d'experts permet de définir le traitement adapté à chaque cas en prenant en compte le stade de la maladie, l'état général et l'opérabilité du patient.

Un soutien psychologique doit être proposé dès l'annonce du diagnostic et/ou la mise en route du traitement.

B. Chirurgie

L'exérèse pouvant être limitée ou étendue, elle peut avoir un retentissement fonctionnel et esthétique important, nécessitant très fréquemment une chirurgie reconstructrice lors du même temps opératoire. Ainsi, la chirurgie comprend en général l'exérèse de la tumeur, la chirurgie des aires ganglionnaires cervicales (curage uni- ou bilatéral, technique du ganglion sentinelle) et la chirurgie réparatrice.

1. Chirurgie de la tumeur primitive (carcinome épidermoïde)

L'exérèse implique de prendre des marges de sécurité pour permettre une exérèse en zone saine non tumorale. Cette marge est de 10 mm minimum autour de la tumeur en prenant en compte l'infiltration en profondeur.

Exemples d'interventions (non exhaustif) :

- glossectomie : exérèse de la langue;
- pelvectomie : exérèse du plancher buccal;
- oropharyngectomie : exérèse de l'oropharynx;

- mandibulectomie : exérèse de la mandibule ;
- maxillectomie : exérèse de l'os maxillaire.

À noter que l'exérèse des structures suscitées peut être partielle ou totale selon l'étendue de la tumeur.

2. Chirurgie ganglionnaire

La chirurgie ganglionnaire est à la fois exploratrice et thérapeutique. Le type de curage (lymphadénectomie) dépend de l'extension ganglionnaire (stade N). Selon la localisation de la tumeur, le drainage lymphatique peut se faire de manière bilatérale, obligeant à pratiquer un curage bilatéral (tumeur proche de la ligne médiane ou la franchissant).

Lorsque le stade régional de la maladie le permet, le curage est dit « fonctionnel » : l'évidement ganglionnaire préserve les éléments anatomiques tels que le muscle sternocléidomastoïdien, la veine jugulaire interne et le nerf accessoire (XI).

La réalisation de la technique du ganglion sentinelle est également faisable en cas de petites tumeurs sans atteinte ganglionnaire clinique et radiologique (T1/T2-N0). Cela permet d'éviter un curage cervical étendu en cas de négativité histologique du premier relais ganglionnaire (examen extemporané).

Chez le patient N^+ (> N0), un curage complet (aires I, II, III, IV) doit être homolatéral à la tumeur voire bilatérale en cas de tumeur proche de la ligne médiane ou en cas d'adénopathie(s) controlatérale(s) ou bilatérale(s).

Encadré 6.1

Analyse histologique des pièces opératoires : intérêt pronostique et classification pTNM

- **B** L'exérèse chirurgicale s'accompagne d'une analyse histologique de la tumeur (pièce opératoire) qui détermine si les berges de la résection sont saines (dites R0), envahies (microscopiquement : R1, macroscopiquement : R2). Cette analyse des marges de résection a un rôle dans la décision d'un traitement complémentaire (reprise chirurgicale, radiothérapie).
- L'analyse recherche également des critères histologiques péjoratifs au sein de la tumeur, tels que la présence d'embole tumoral lymphovasculaire ou l'engainement péri-nerveux.
- Une évaluation de l'expression de la protéine P16 par la tumeur (surexpression) est également réalisée, à la recherche d'un cancer HPV-induit.
- L'analyse histologique évalue également l'atteinte des ganglions provenant du curage ganglionnaire :
  - le nombre total de ganglions retirés ;
  - le nombre de ganglions envahis sur le nombre de ganglions total : N^+/N ;
  - l'aire ou les aires ganglionnaire(s) atteinte(s) ;
  - l'existence ou non d'une rupture capsulaire en cas de N^+ : RC^+ ou RC^-.

Cette analyse histologique a un rôle pronostique et permet de classifier à nouveau la maladie selon les critères pTNM. Le dossier du patient est ensuite discuté lors d'une seconde RCP pour évaluer et proposer le meilleur traitement postopératoire.

3. Reconstruction

C La chirurgie visant à reconstruire la perte de substance causée par l'exérèse tumorale (muqueuse, musculaire, osseuse) est très fréquente. Le but de la reconstruction est de restituer les fonctions atteintes (phonation, mastication, déglutition, respiration) et d'obtenir le meilleur résultat esthétique possible.

Elle se fait au moyen de transplants micro-anastomosés (lambeaux libres) dans la majorité des cas ou par lambeaux pédiculés régionaux en cas de contre-indication aux lambeaux libres (comorbidités majeures).

La technique de lambeau libre repose sur le prélèvement de tissus autologues (peau, muscle, os) avec leur pédicule vasculaire, à distance du site à reconstruire. Le lambeau est modelé puis transféré à l'étage cervico-facial pour restituer la perte de substance complexe. Le pédicule est micro-anastomosés pour assurer la suppléance vasculaire du transplant.

Les principaux lambeaux libres utilisables sont :

- le lambeau fasciocutané : lambeau antérolatéral de cuisse ou antébrachial ;
- le lambeau ostéo-musculo-cutané : fibula, scapula, crête iliaque ;
- le lambeau musculaire ou musculocutané : muscle grand dorsal ou muscle gracilis.

Les lambeaux pédiculés sont :

- le lambeau musculocutané de grand dorsal (sans section/anastomose du pédicule vasculaire) ;
- le lambeau musculocutané de grand pectoral ;
- le lambeau musculo-muqueux nasogénien (buccinateur ou FAMM).

Pour optimiser le résultat esthétique et fonctionnel, la chirurgie assistée par ordinateur (guide de coupe osseux, plaques de fixation osseuse préformées) est couramment utilisée désormais pour la conformation et la fixation des lambeaux libre osseux.

C. Radiothérapie

B La radiothérapie peut être réalisée sur le site tumoral et sur les aires ganglionnaires en fonction du stade de la maladie. Elle peut être proposée en postopératoire (adjuvante) ou en cas de tumeur inopérable. Elle délivre une dose de 65 grays et est réservée aux grandes tumeurs ou à celles présentant des critères histologiques péjoratifs (envahissement lymphovasculaire, engainement péri-nerveux, marge de résection tumorale courte ou atteinte, ganglion(s) cervical(aux) présentant une rupture capsulaire). L'irradiation est fractionnée en une trentaine de séances (2 grays par séance) sur une durée de cinq à sept semaines. La radiothérapie est réalisée par modulation d'intensité (IMRT) pour limiter les doses reçues par les tissus sains voisins.

En cas d'adénopathies, une irradiation cervicale est associée (50 à 56 grays), notamment en cas de rupture capsulaire (60 à 66 grays).

La radiothérapie peut être exclusive chez les patients inopérables. La dose sur la tumeur est de l'ordre de 66 à 70 grays et les adénopathies sont irradiées de la même manière que la tumeur primitive. En cas de cou N0, la dose est diminuée à 50 à 56 grays.

L'irradiation expose à des complications potentielles dont doit être informé le patient et qui nécessitent une prévention stricte et au long cours (encadré 6.2).

La curiethérapie sur la tumeur primitive utilisant l'iridium 192 n'est applicable qu'à certaines localisations et aux tumeurs de petites tailles (lèvres, langue, plancher antérieur de bouche). Elle est contre-indiquée si la tumeur est au contact de l'os car, au-delà de 50 grays, elle provoque une ostéonécrose. Cette technique ne se pratique plus que dans quelques centres.

E. Chimiothérapie

La chimiothérapie est un traitement systémique qui est discuté en RCP de façon collégiale et potentiellement adaptable en fonction de l'évolution de la maladie. Lorsqu'elle est instituée, elle peut reposer sur les sels de platine (cisplatine et carboplatine), les taxanes (taxol), le 5-fluoro-uracile ou encore le cétuximab (anticorps monoclonal anti-EGF). Elle peut être utilisée dans un cadre thérapeutique curatif lorsqu'elle est associée à la radiothérapie (radiochimiothérapie concomitante postopératoire ou associée à de la radiothérapie exclusive), dans un cadre palliatif, en cas de rechute inopérable ou métastatique, ou dans le cadre d'essais thérapeutiques encadrés.

Encadré 6.2

Complications aiguës et séquelles chroniques des irradiations des VADS

Mucite et dermite

B Elles apparaissent dès le quinzième jour après le début de la radiothérapie. Variable, la mucite va de l'érythème non douloureux n'entravant pas l'alimentation (grade 1) à de très nombreuses ulcérations saignantes accompagnées de sévères douleurs empêchant de s'alimenter et même de boire, obligeant à une alimentation entérale ou parentérale (grade 4).

Elles ont tendance à régresser quelques mois après la fin de la radiothérapie mais peuvent laisser place à une fibrose causant une mucite et une dermite (épithélite) chronique.

Hyposialie/xérostomie

La diminution de la sécrétion salivaire est secondaire à l'irradiation des glandes salivaires se trouvant dans le champ d'irradiation :

- 50 % en cas d'irradiation des aires ganglionnaires;
- 80 % en cas de tumeurs de l'oropharynx;
- 100 % en cas de tumeurs de la cavité buccale ou du cavum.

Éviter cette complication n'est à l'heure actuelle pas possible. Si les doses n'ont pas été trop élevées, la salive revient progressivement en six à douze mois. Outre ce désagrément, cette hyposialie entraîne fréquemment des pathologies dentaires (caries puis odontonécrose).

Dysgueusie/agueusie

Conséquence directe de l'irradiation sur les bourgeons du goût et de l'asialie, elle intervient dans l'inappétence fréquente rencontrée chez ces patients. Une dysgueusie peut persister à long terme.

Mycoses

Elles représentent un risque permanent et très fréquent. Elles cèdent à un traitement antifongique (traiter le patient et les prothèses mobiles).

Complications dentaires

Elles apparaissent après la radiothérapie (délai d'au moins un an) et concernent les dents situées dans le volume d'irradiation, mais aussi celles situées en dehors de lui (conséquence de l'hyposialie). Il s'agit de caries du collet, de fracture par fragilisation de la dentine, d'une abrasion progressive, d'une coloration noire des dents (« dents d'ébène ») avec comme terme ultime un effritement des dents par odontonécrose.

Ostéoradionécrose mandibulaire

Liée à une dévascularisation osseuse, c'est la complication la plus redoutable, car cette nécrose osseuse est en général extensive. Elle est fonction de la dose de radiothérapie, de l'âge, de l'hygiène buccodentaire, de l'existence de gestes agressifs ou intempestifs sur la mandibule (extractions dentaires après l'irradiation), de la poursuite du tabagisme. Elle est spontanée dans 50 % des cas et, sinon, provoquée par un geste chirurgical (extraction en terrain irradié, par exemple). Les symptômes associent douleur souvent très intense, trismus et signes radiologiques caractéristiques (ostéolyse mal limitée, fracture pathologique, séquestre). Une récidive locale doit toujours être discutée en cas de symptômes atypiques. Devant l'insuffisance habituelle du traitement médical (antibiotiques, oxygénothérapie hyperbare pour quelques centres), le recours à la chirurgie est nécessaire (curetage osseux étendu, voire mandibulectomie interruptrice). Cette complication peut apparaître précocement (trois mois après la fin de l'irradiation) et reste un risque permanent à long terme (plus de dix ans).

La prévention de l'ostéoradionécrose mandibulaire repose sur :

- avant irradiation : soins et hygiène buccodentaire avec détartrage; avulsion de toute dent non correctement traitable ou siège d'une parodontopathie;
- à vie : fluoration des dents conservées par application de gouttière; avulsions dentaires sous antibiothérapie et avec fermeture muqueuse étanche.

Limitation de l'ouverture de bouche (trismus) par myosite rétractile des muscles masticateurs

Elle est douloureuse et invalidante, gênant l'alimentation et entravant le port des prothèses dentaires.

Réhabilitation dentaire prothétique difficile (et parfois impossible)

En raison de l'asialie et de l'absence de dents restantes.

Ulcérations torpides et nécroses muqueuses

En rapport avec un trouble trophique post-radique, elles sont à distinguer d'une récidive — ce qui nécessite un « œil expérimenté » —, afin d'éviter les gestes agressifs (biopsie intempestive) favorisant l'extension rapide de ces ulcérations jusque parfois aux gros vaisseaux du cou, qu'elles peuvent ulcérer, provoquant des hémorragies cataclysmiques (ruptures de carotides) terminales.

F. Traitements associés

- Traitement de la douleur : les traitements permettant de lutter contre la douleur doivent être institués sans attendre le traitement carcinologique ; il faut d'emblée user d'antalgiques de paliers II ou III jusqu'à effet antalgique total.
- Prise en charge nutritionnelle :
  - après mise en place du traitement antalgique, qui favorise l'alimentation orale ;
  - par hyperalimentation entérale (sonde gastrique si utile) ;
  - par hyperalimentation parentérale (dans les grandes dénutritions).
- Rééducation orthophonique et kinesithérapeutique pour :
  - les difficultés et altérations de déglutition, de mastication, d'élocution ;
  - les séquelles neuromusculaires et trophiques : lymphœdème (drainage), algodystrophie cervicobrachiale (kinésithérapie).
- Prise en charge psychologique pour le patient, et sa famille parfois.
- L'aide aux sevrages alcoolique et tabagique.
- La réinsertion dans la vie sociale et professionnelle.
- La demande d'invalidité (MDPH) et d'affection longue durée (ALD) par le médecin référent.

G. Indications thérapeutiques

C Les indications thérapeutiques sont discutées en RCP et dépendent du stade de la maladie, de son type histologique et de l'état général du patient. Le traitement peut être le suivant, à titre d'exemple.

Concernant la tumeur

- Pour les T1/T2 : chirurgie.
- Pour les T3/T4 : chirurgie, si elle est localement possible, suivie de radiothérapie.
- En cas de contre-indication opératoire (comorbidités, état général du malade, sujet âgé ou refus du patient) : radiothérapie exclusive ou radiochimiothérapie.

Concernant les aires ganglionnaires

- En cas de chirurgie d'exérèse de la tumeur primitive : curage ganglionnaire ou ganglion sentinelle en cas de cou N0 ; curage(s) ganglionnaire(s) systématique(s) si patent N^+.
- Radiothérapie des aires de drainage lymphatique si une irradiation de la tumeur primitive est décidée ou en cas de rupture capsulaire d'une adénopathie.

V. Surveillance post-thérapeutique

B La surveillance répond à un double objectif.

Détection et gestion des complications immédiates, précoces et des séquelles

Différents cas sont à prendre en compte dans la détection et la gestion des complications et des séquelles :

- la décompensation d'une pathologie chronique (cardiovasculaire, rénale, hépatique…) ;
- les complications de la radiothérapie ou de la chimiothérapie.

Surveillance carcinologique

Cette surveillance est initialement rapprochée et doit être poursuivie à vie (encadré 6.3) :

- la surveillance carcinologique doit veiller à la détection d'une poursuite évolutive, d'une récidive, d'une deuxième localisation métachrone des VADS ;
- la recherche de métastases viscérales (surveillance pulmonaire systématique).

Cette surveillance est assurée de manière coordonnée par chacun des intervenants : le médecin généraliste qui se trouve en situation de proximité, le chirurgien et l'oncologue-radiothérapeute. Elle repose sur un examen clinique approfondi et des imageries (scanner cervico-facial et thoracique principalement).

Encadré 6.3

Surveillance carcinologique des patients atteints de cancer des VADS

Surveillance clinique

- B Consultation tous les deux mois la première année (consultation spécialisée trimestrielle).
- Tous les trois mois la deuxième année (consultation spécialisée trimestrielle).
- Tous les quatre mois la troisième année.
- Tous les semestres à partir de la quatrième année, à vie.
- Arrêt de la surveillance à cinq ans rare, à discuter si absence d'intoxication alcoolo-tabagique.
- Surveillance odontologique semestrielle à vie.

Surveillance radiologique

- TDM et/ou IRM à trois mois de la fin du traitement (imagerie de référence post-thérapeutique).
- Imagerie TDM cervico-faciale et thoracique au moindre point d'appel clinique.

VI. Résultats

A. Survie

C À cinq ans, la survie est approximativement :

- selon le T :
  - T1/T2 : 45 % ;
  - T3/T4 : 15 à 20 % ;
- selon le N :
  - N0 : 40 % ;
  - N^+ : 25 % (dont N^+/RC^- : 30 % ; N^+/RC^+ : 15 %).

B. Confort et qualité de vie

Le confort et la qualité de vie dépendent des séquelles des traitements : gêne à la phonation, à la mastication et à la déglutition, diminution ou perte du goût, manque de salive invalidant, douleurs, modification de l'image de soi, de l'aspect extérieur, etc.

Toutes ces difficultés ont été longtemps considérées comme étant le prix à payer pour la guérison. Actuellement, on s'attache à en réduire la fréquence et la lourdeur ; c'est ainsi que d'importants progrès ont été accomplis en matière de chirurgie plus conservatrice, de reconstructions plus sophistiquées, de radiothérapie mieux ciblée, de traitements antalgiques, de prise en charge psychologique, d'hospitalisation à domicile, de qualité des soins palliatifs.

Points clés

- Les cancers des VADS sont d'une grande fréquence.
- Le diagnostic repose sur la clinique.
- Rôle majeur du tabac avec potentialisation par l'alcool.
- Toute lésion indurée et/ou saignant au contact doit la faire considérer comme un cancer jusqu'à preuve du contraire.
- La confirmation histologique est indispensable.
- Prévenir les complications de toute irradiation de l'extrémité céphalique par soins et hygiène, avulsions dentaires nécessaires et fluoration.

Pour en savoir plus

INCa. Cancers des voies aérodigestives supérieures. Du diagnostic au suivi. Février; 2018.

Paré A, Joly A. Cancers de la cavité buccale : facteurs de risque et prise en charge. Presse Med 2017;46:320–30.

CHAPITRE

7

ITEM 307
Tumeurs des os de la face primitives et secondaires

Situations de départ

- **21** Asthénie.
- **35** Douleur chronique.
- **144** Douleur cervico-faciale.
- **186** Syndrome inflammatoire aigu ou chronique.
- **225** Découverte d'une anomalie cervico-faciale à l'examen d'imagerie médicale.
- **228** Découverte d'une anomalie osseuse et articulaire à l'examen d'imagerie médicale.
- **239** Explication préopératoire et recueil de consentement d'un geste invasif diagnostique ou thérapeutique.
- **352** Expliquer un traitement au patient (adulte, enfant, adolescent).

Objectifs pédagogiques, hiérarchisation des connaissances

ITEM 307 – Tumeurs des os de la face primitives et secondaires

Rang	Rubrique	Intitulé
A	Définition	Connaître les différentes familles de tumeurs osseuses (primitive, secondaire)
B	Diagnostic positif	Connaître les circonstances de découverte, les manifestations cliniques et radiologiques des tumeurs osseuses
B	Examens complémentaires	Connaître le bilan biologique à pratiquer devant une suspicion de tumeur osseuse
B	Examens complémentaires	Connaître les principaux examens d'imagerie à pratiquer devant une suspicion de tumeur osseuse
A	Prise en charge	Savoir orienter un patient vers une prise en charge spécialisée
A	Prévalence, épidémiologie	Connaître les cancers qui sont le plus fréquemment responsable des métastases osseuses et les circonstances de découverte*
B	Diagnostic positif	Connaître les principaux éléments de l'enquête étiologique devant une métastase osseuse inaugurale

Introduction

A Les tumeurs des os de la face, plus particulièrement des mâchoires, représentent un groupe de lésions avec un polymorphisme en fonction de l'origine embryologique, l'anatomie, les localisations, la symptomatologie clinique et paraclinique, les critères diagnostiques et de la prise charge. Elles sont très fréquentes.

Certaines tumeurs entrent dans le cadre d'une pathologie commune du squelette, tandis que d'autres sont spécifiquement localisées au niveau du maxillaire et/ou de la mandibule.

Les tumeurs localisées dans les mâchoires dérivent soit des tissus précurseurs de l'odontogenèse (tumeurs odontogènes), soit des structures non liées à l'odontogenèse (osseuses, vasculaires, nerveuses). Elles peuvent être bénignes ou malignes.

Les tumeurs primitives sont généralement découvertes chez l'enfant, l'adolescent et l'adulte jeune. Les tumeurs secondaires ou métastases osseuses sont plus fréquentes après 50 ans.

I. Circonstances de découverte

B Le plus souvent, il s'agit :

- d'une tuméfaction, d'une déformation osseuse palpée ou constatée par le patient ou son entourage ;
- d'une douleur souvent peu intense, voire une simple gêne ;
- d'une découverte radiologique fortuite (bilan radiologique réalisé pour d'autres raisons, en particulier en prévision d'un traitement orthodontique) ou dans le cadre d'un bilan d'extension d'une image (ostéolyse, ostéocondensation, mixte).

Plus rarement, à l'occasion :

- d'une complication : une fracture pathologique spontanée ou à la suite d'un traumatisme minime (repas), une fistule, une ulcération, une surinfection, une compression nerveuse (paresthésie, hyperesthésie, anesthésie) ou vasculaire, une exophtalmie, une obstruction nasale ;
- d'une anomalie biologique : un syndrome inflammatoire (VS, CRP), une augmentation (LDH pour les tumeurs d'Ewing), une hypercalcémie (métastases osseuses multiples), un pic monoclonal à l'électrophorèse des protides (myélome multiple).

II. Manifestations cliniques

A. Anamnèse

Le délai entre l'apparition de la symptomatologie clinique et la consultation varie de quelques jours à mois voire années.

La notion d'évolution lente, celle d'absence de douleurs, de rythme mécanique sont plutôt en faveur d'une tumeur bénigne.

La notion de douleurs avec un rythme inflammatoire d'intensité croissante, des signes d'envahissement des tissus adjacents (trismus, signe de Vincent, diplopie, infiltration cutanée), une fracture pathologique (survenant lors d'un traumatisme mineur ou de la mastication) ou des signes généraux (fébricule, amaigrissement, asthénie) sont plutôt en faveur d'une lésion maligne.

B. Antécédents

Les antécédents personnels orientent sur le début des manifestations cliniques :

- avulsions dentaires avec retard de cicatrisation, absence d'une ou plusieurs dents sur l'arcade ;
- instabilité prothétique chez les sujets porteurs d'un appareil dentaire.

C. Examen clinique

Il peut exister une asymétrie faciale, une limitation de l'ouverture buccale.

L'examen endobuccal a pour but d'obtenir les éléments suivants : douleur exquise, taille, siège, consistance, déplacement, mobilité ou chute dentaire, saignement spontané ou provoqué, ulcération, fistule, écoulement de liquide.

Il faut systématiquement rechercher au moins une adénopathie cervicale.

III. Manifestations radiologiques

A. Radiologie conventionnelle

Il existe un retard des signes radiologiques par rapport aux signes cliniques (plusieurs semaines parfois). La radiographie permet souvent une première approche diagnostique. Le premier examen à demander est l'orthopantomogramme.

Les autres explorations habituelles sont la radiographie de face en incidence de Blondeau et certaines incidences qui permettent de mieux préciser les lésions dentaires (clichés rétro-alvéolaires).

La lésion peut être :

- unique (monostotique) ou multiple (polyostotique) ;
- claire (ostéolytique ou lacune ou géode) ;
- opaque ;
- mixte.

Les contours peuvent être :

- nets ;
- irréguliers.

1. Lésions ostéolytiques

Elles sont les plus fréquentes. La lésion élémentaire est une zone de transparence osseuse, réalisant des clartés ovalaires ou arrondies.

La localisation ou l'aspect peut orienter le diagnostic :

- à l'emporte-pièce (myélome) ;
- de localisation frontale (maladie de Paget) ;
- multiples au niveau du crâne (histiocytose X) ;
- localisations multiples crâniennes, costales, des os longs : dysplasie fibreuse.

2. Lésions condensantes

La lésion élémentaire est une opacité plus ou moins arrondie, unique ou multiple, alternant avec des zones normales.

3. Lésions mixtes

Elles comportent à la fois des zones ostéolytiques et des zones ostéocondensantes.

Aspects radiologiques évoquant une lésion osseuse maligne

- Périphérie irrégulière, inhomogène, mal limitée (absence de liseré d'ostéocondensation), érosion.
- Réaction périostée :
  - en « bulbe d'oignon », aspect dû à un épaississement;
  - spicules ou éperon de Codman, en « feu d'herbe » ou en « poils de brosse », dus à une rupture du périoste.
- Fracture pathologique.
- Élargissement du canal alvéolaire.
- Impression de dents suspendues par rapport à l'ostéolyse.

B. Tomodensitométrie

La tomodensitométrie (sans et avec injection de produit de contraste) est indispensable au bilan diagnostique. Elle permet des reconstructions coronales, sagittales et tridimensionnelles, et l'étude les relations avec les racines dentaires (Dentascanner). Le *Cone Beam* tend à supplanter l'orthopantomogramme et le Dentascanner.

Elle apporte plus de précisions concernant :

- le nombre, le volume tumoral, l'homogénéité, l'aspect uni- ou multiloculaire, le statut des corticales osseuses;
- les structures anatomiques adjacentes (sinus maxillaire, cavité orbitaire, dents, fosses nasales, fosse ptérygomaxillaire, canal alvéolaire inférieur);
- l'existence d'adénopathie(s);
- l'état des corticales.

C. Imagerie par résonance magnétique

L'IRM (sans et avec injection de gadolinium) est performante pour l'analyse endomédullaire osseuse (*skip* métastases) et de l'envahissement des tissus mous adjacents.

L'angioscanner et l'angio-IRM ont des indications quand la tumeur à une composante vasculaire.

D. Autres examens

Le TEP-scan et la scintigraphie au technétium 99 permettent la recherche de tumeurs polyostotiques (myélome, granulome éosinophile, dysplasie fibreuse).

IV. Principales tumeurs

Ⓐ L'anamnèse, les signes cliniques et les données de l'imagerie sont souvent suffisants pour établir le diagnostic d'une tumeur bénigne. Dans ces cas, il est inutile de réaliser une biopsie préalable à un traitement chirurgical. La pièce chirurgicale sera en revanche systématiquement analysée.

La biopsie pour l'analyse histologique sera systématiquement effectuée en cas de doute ou de caractéristiques qui peuvent faire évoquer la malignité.

La classification de l'OMS distingue les tumeurs odontogènes et non odontogènes.

A. Kystes intraosseux

Un kyste est une cavité intraosseuse dont la paroi est revêtue d'épithélium et dont le contenu est secrété par le tissu de revêtement. On distingue les kystes d'origine dentaire (très fréquents) et les kystes d'origine non dentaire.

1. Kystes d'origine dentaire

Kystes inflammatoires

Les kystes inflammatoires sont les plus fréquents.

Kystes radiculaires (apicaux, radiculodentaires) (fig. 7.1)

Ils sont les plus fréquents, surtout à partir de la deuxième décennie. Ils siègent préférentiellement dans les secteurs incisifs et molaires. Ils se développent à l'occasion d'une infection dentaire ou parodontale. Un granulome apical (moins de 5 mm) se forme à l'apex d'une racine. Il peut rester longtemps quiescent avant de se transformer éventuellement en kyste (> 5 mm).

Cliniquement, le kyste se développe en quatre phases : latence (asymptomatique), déformation (soufflure de la table externe), extériorisation (masse visible clinique) et fistulisation.

La radiologie conventionnelle montre une image radioclaire homogène, ronde ou ovalaire, siégeant dans la zone apicale.

La dent à l'origine comporte souvent une anomalie : carie, traitement endodontique, restauration coronaire, fracture.

Le traitement associe celui de la dent causale pour tarir la source de contamination (traitement endodontique, restauration de la couronne, avulsion) et celui du kyste (curetage, énucléation).

Kystes latéroradiculaires ou latéraux

La lésion se situe le long de la racine dentaire, due à un canal aberrant ou à une perforation instrumentale.

Radiologiquement, il s'agit d'une image lacunaire radioclaire, homogène, bien limitée d'une fine bordure d'ostéocondensation, appendue latéralement à la racine dentaire.

Kystes résiduels

Le kyste résiduel est un kyste inflammatoire radiculodentaire subsistant ou se développant après une avulsion dentaire. Il se développe soit à partir de tissus épithéliaux non curetés, soit à partir de tissus kystiques résiduels. Il peut survenir à distance, parfois après plusieurs années.

Il se présente sous la forme d'une lacune homogène sans dent causale. L'histologie est celui du kyste radiculaire.

Kystes paradentaires (kystes inflammatoires collatéraux, kystes mandibulaires infectés)

Le kyste paradentaire est souvent découvert lors de l'éruption (dent de sagesse mandibulaire vivante en cours d'éruption chez l'adolescent ou l'adulte jeune) ou lors d'une infection chez l'enfant de 6 à 8 ans (première, deuxième molaire).

Radiologiquement, on note une image radiotransparente arrondie à limites nettes, avec ou sans liséré de condensation périphérique, entourant la couronne d'une dent incluse ou l'ensemble d'un germe. Le kyste paradentaire a son centre de croissance dans la région de la furcation.

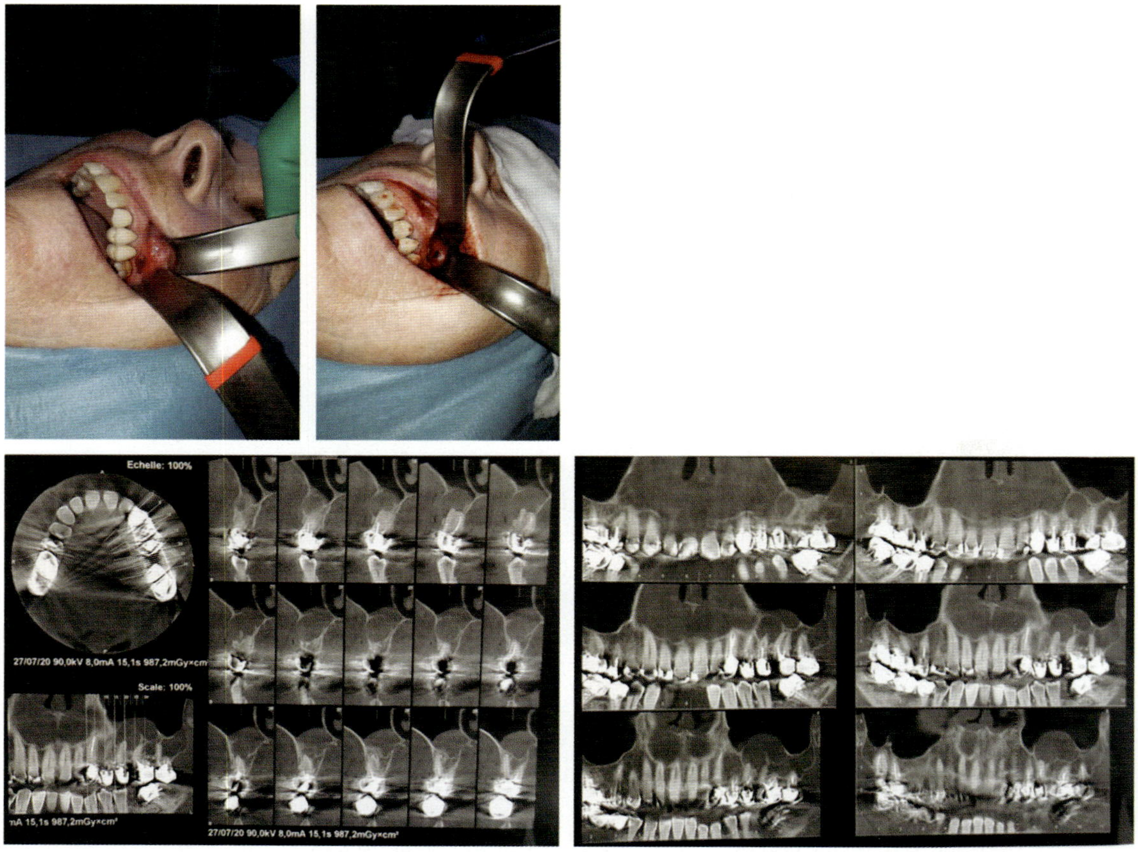

Fig. 7.1. Ⓐ Kyste inflammatoire apical de la dent n° 25 : aspects clinique et tomodensitométrique.

Kystes épithéliaux odontogènes liés au développement

Kystes dentigères (fig. 7.2) (kystes folliculaires, kystes péricoronaires, kystes coronodentaires)

Les kystes dentigères sont très fréquents et se développent à partir du sac péricoronaire d'une dent incluse ou enclavée, définitive ou surnuméraire. La dent n'est pas présente sur arcade. Ils proviendraient de débris épithéliaux (dits « de Malassez ») ou bien des restes de la lame dentaire se différencieraient en cavités kystiques. Radiologiquement, il existe une image radiotransparente arrondie à limites nettes, avec ou sans liséré de condensation périphérique, entourant la couronne d'une dent incluse ou l'ensemble d'un germe.

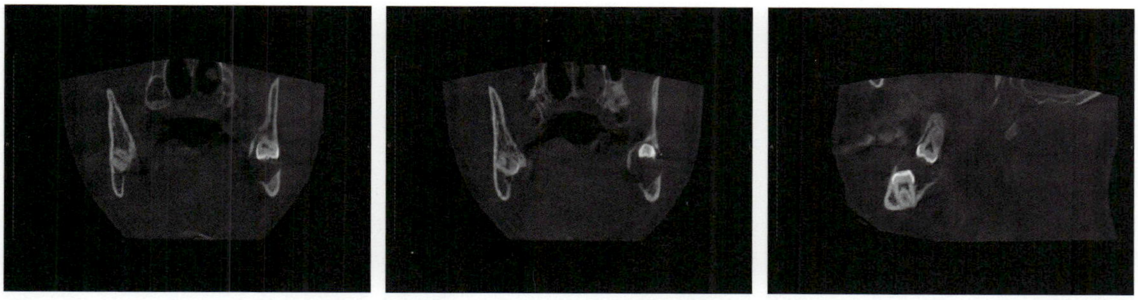

Fig. 7.2. Ⓐ **Kyste dentigère du secteur 3 (dent n° 38 incluse).**

Kystes épidermoïdes (ou kératokystes)

Les kystes épidermoïdes (fig. 7.3) dérivent des restes épithéliaux de la lame dentaire qui unissent la gencive à l'organe en cloche.

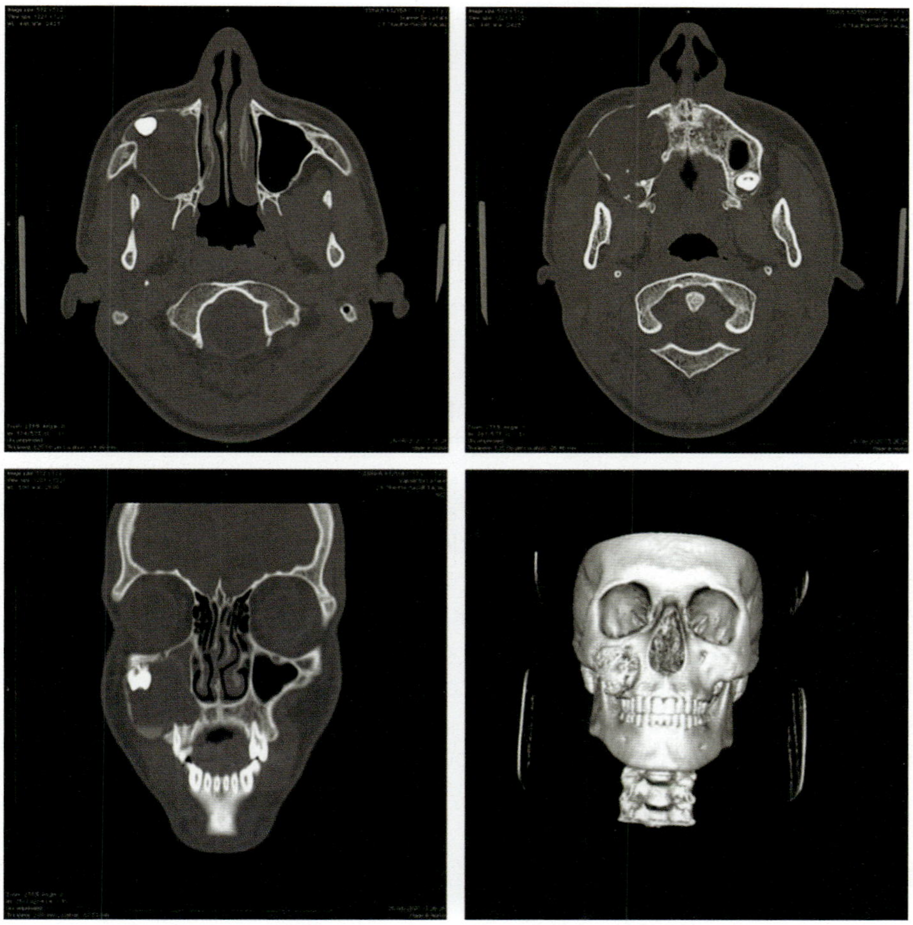

Fig. 7.3. Ⓐ **Kyste épidermoïde du maxillaire droit.**

Radiologiquement, on note une image lacunaire uni- ou multiloculaire, entourée le plus souvent d'une ligne de condensation osseuse.

Ce kyste épidermoïde peut faire partie d'un syndrome de Gorlin (fig. 7.4), ou nævomatose basocellulaire, associant kystes épidermoïdes des mâchoires, nævomatose basocellulaire, anomalies osseuses (côtes, vertèbres, crâne), dysmorphie faciale (macrocéphalie, fente palatolabiale

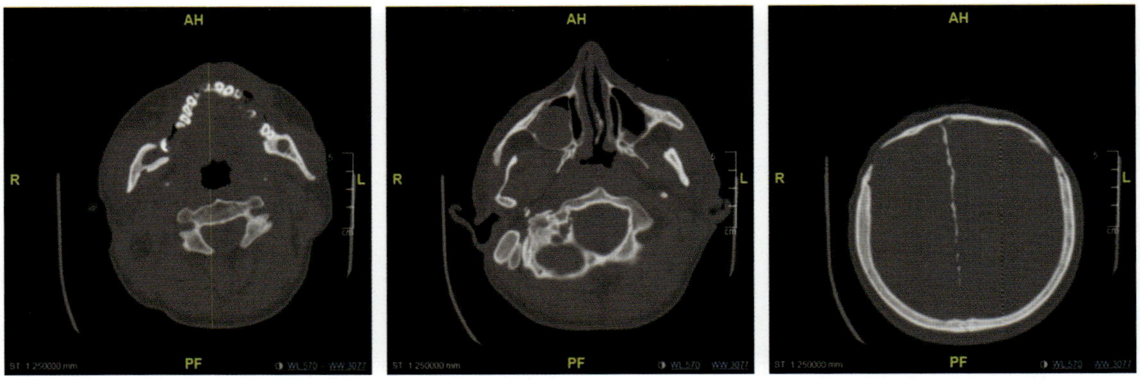

Fig. 7.4. Ⓐ **Multiples kystes épidermoïdes mandibulaires et maxillaires et calcification de la faux du cerveau dans le cadre d'un syndrome de Gorlin.**

et anomalies oculaires sévères), carcinomes basocellulaires, anomalies oculaires, génito-urinaires et cardiovasculaires. La cause de décès précoce est liée à la survenue d'un médulloblastome.

La croissance agressive du kyste peut entraîner la destruction de l'os environnant et l'essaimage dans les tissus mous.

2. *Kystes d'origine non dentaire*

Kystes fissuraires

Ce sont des kystes formés par inclusion épithéliale au niveau des fentes faciales embryonnaires.

Le diagnostic est suspecté en fonction de la topographie :

- latéraux : entre l'incisive latérale et la canine supérieures se trouve le kyste globulomaxillaire ; radiologiquement l'image est en « poire » et bien limitée ;
- médians : sur la ligne médiane peuvent se rencontrer des kystes médians maxillaires ou médians mandibulaires (image lacunaire elliptique à grand axe vertical entre les incisives centrales) ou un kyste médian palatin.

Le diagnostic est conforté par le fait qu'il n'existe radiologiquement aucune relation vraie avec les dents et que les tests de vitalité de ces dents sont positifs.

Kystes du canal nasopalatin (ou kystes du canal incisif)

L'origine des kystes du canal nasopalatin reste discutée, attribuée le plus souvent à la prolifération des débris épithéliaux, parfois au recouvrement du canal incisif.

Ils se traduisent radiologiquement par une image lacunaire médiane rétro-incisive supérieure, classiquement en forme de cœur, le plus souvent cerclée d'un liseré dense.

B. Tumeurs intraosseuses

La dénomination de ces tumeurs est fondée sur :

- la lignée de différenciation cellulaire d'origine supposée :
  - ostéoblastique : ostéoblastome, ostéosarcome ;
  - chondroblastique : chondrome, chondrosarcome ;
- le caractère bénin ou malin de la prolifération tumorale :
  - ostéoblastome : tumeur bénigne ;
  - ostéosarcome : tumeur maligne.

1. Tumeurs bénignes odontogènes

On distingue les tumeurs épithéliales, les tumeurs mésenchymateuses et les tumeurs à double composante (mixtes).

Tumeurs épithéliales

Améloblastomes

Les améloblastomes dérivent des améloblastes, qui ont perdu leur capacité à fabriquer de l'émail. L'âge moyen de survenue est compris entre 15 et 30 ans. La mandibule est atteinte dans 85 % des cas, surtout dans la région molaire et rétro-molaire.

Cliniquement, comme les tumeurs bénignes à point de départ endo-osseux, la tumeur se développe progressivement et finit par souffler les corticales et s'extériorise.

Les signes fonctionnels sont : douleurs, mobilité ou infection dentaire et fracture spontanée puis, tardivement, ulcération avec bourgeonnement tumoral au niveau de la cavité buccale.

Radiologiquement (fig. 7.5), on trouve :

- soit une image kystique uniloculaire, à contours nets, associée éventuellement à des dents incluses ;
- soit des images multiloculaires : images lacunaires multiples, séparées les unes des autres, ou images en « bulles de savon » ou images en « nid d'abeille » ;
- soit une vaste image lacunaire avec quelques cloisons de refend.

La tomodensitométrie et l'IRM permettent une meilleure analyse des limites et des zones médullaires. Elles peuvent mettre en évidence des adénopathies, qui sont inflammatoires.

Les améloblastomes ne sont pas entourés d'une capsule et émettent des « pseudopodes » tumoraux intraosseux s'infiltrant dans les canaux de Havers, ce qui explique leur agressivité locale. Ces tumeurs bénignes à malignité locale peuvent être très volumineuses (fig. 7.6).

Cette tumeur peut dégénérer en une véritable tumeur maligne qui donne des métastases. Le risque de dégénérescence augmente au fur et à mesure des récidives.

Macroscopiquement, trois formes sont décrites : solide, kystique et mixte.

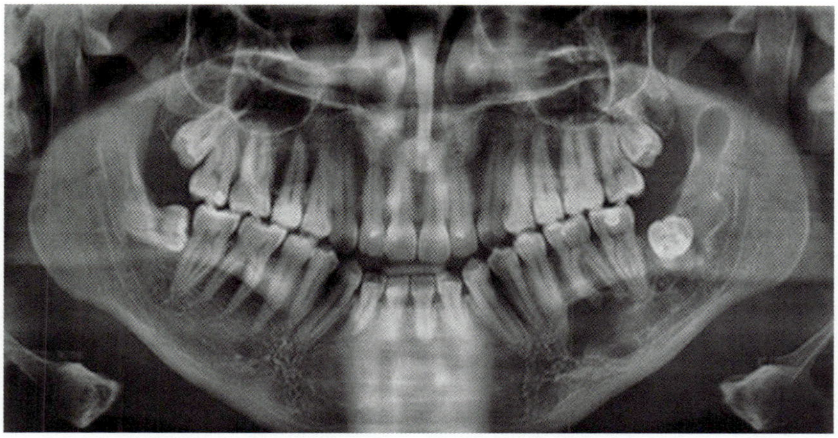

Fig. 7.5. Ⓐ Panoramique dentaire montrant un améloblastome mandibulaire gauche.

Autres tumeurs épithéliales

Elles sont habituellement diagnostiquées sur l'examen anatomopathologique de la pièce opératoire : tumeur odontogénique épidermoïde, tumeur épithéliale odontogénique calcifiée (tumeur de Pindborg)…

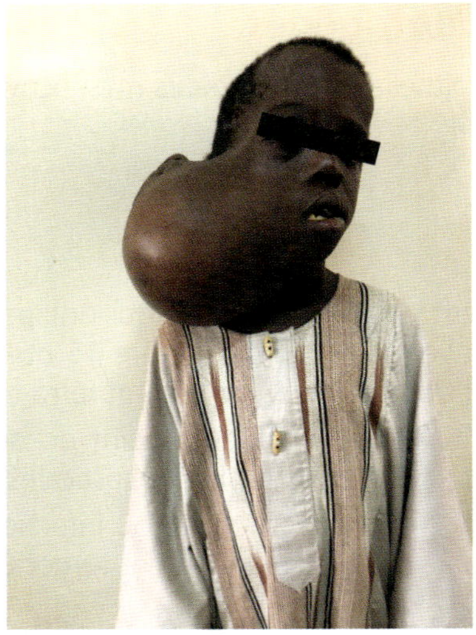

Fig. 7.6. **Ⓐ Améloblastome mandibulaire chez un enfant de 12 ans.**

Tumeurs mésenchymateuses

Ce sont des tumeurs peu fréquentes, souvent de diagnostic fortuit à l'imagerie. Elles intéressent surtout la mandibule (corps chez le sujet jeune) : fibrome odontogène, myxome odontogène, myxofibrome, cémentoblastome, cémentome, dysplasies cémentaires péri-apicales.

Tumeurs mixtes

Les plus fréquentes tumeurs de ce type sont les odontomes (fig. 7.7). Il s'agit d'hamartomes (mélange anarchique d'éléments constitutifs normalement présents dans l'organe dans lequel se développe la tumeur) de survenue fréquente, en général avant l'âge de 20 ans.

Au premier stade, il existe des zones radioclaires bien délimitées, puis on note une individualisation progressive d'opacité de type dentaire aboutissant à une masse compacte très dense entourée d'un halo clair périphérique. Le traitement est l'énucléation chirurgicale simple.

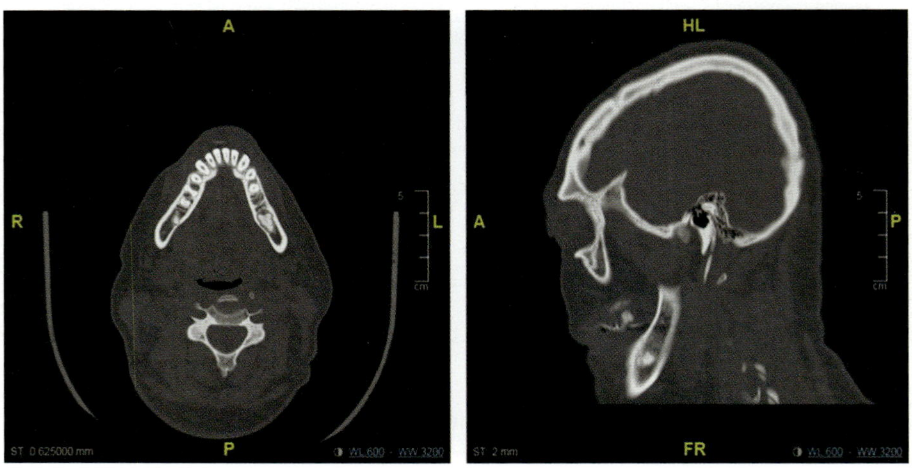

Fig. 7.7. **Ⓐ Odontome.**

2. Tumeurs bénignes non odontogènes

La classification de ces tumeurs repose sur l'identification macroscopique et microscopique du tissu reproduit par la tumeur.

Tumeurs osseuses

Tumeurs ostéoformatrices

On distingue :

- l'ostéome vrai, propre au massif facial (mandibule chez la femme après 40 ans) ; en cas de localisation polyostotique, il faut suspecter un syndrome de Gardner ;
- l'ostéoblastome et l'ostéome ostéoïde, de caractéristiques cliniques et paracliniques différentes mais aux mêmes caractéristiques anatomopathologiques ;
- les tori ou torus mandibulaires et palatins, qui sont des excroissances osseuses situées au niveau de la mandibule (face médiale) et du palais. Elles sont fréquentes et souvent asymptomatiques.

Tumeurs ostéolytiques

Granulome central à cellules géantes

C'est une affection bénigne, qui peut être localement agressive, du sujet jeune (moins de 30 ans). Il représente 10 % des lésions bénignes des mâchoires. Le siège est souvent alvéolodentaire au niveau de la symphyse mandibulaire. Dans les cas bilatéraux, il faut évoquer un chérubisme.

Tumeurs brunes de l'hyperparathyroïdie

Il faut rechercher d'autres localisations (des os longs et costovertébrales).

Chérubisme (maladie kystique multiloculaire familiale des maxillaires) (fig. 7.8)

C'est une affection génétique à transmission autosomique dominante à expression variable. Elle est caractérisée par le remplacement du tissu spongieux des maxillaires par du tissu fibreux vascularisé contenant en quantité variable des cellules géantes multinucléées et par une hypertrophie progressive des angles et des rami de la mandibule constamment atteinte.

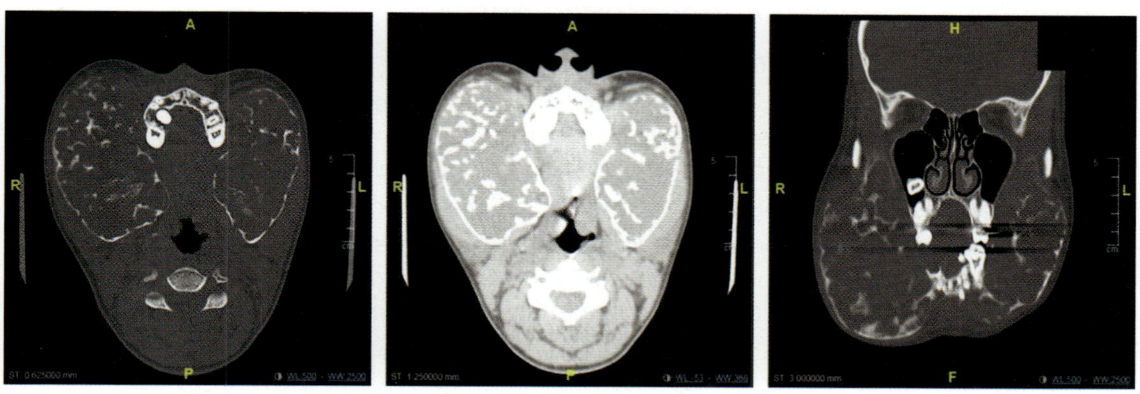

Fig. 7.8. Ⓐ **Chérubisme.**

Kyste anévrysmal

Affection rare mais non exceptionnelle, il atteint plus volontiers la mandibule. Sa méconnaissance peut conduire à des complications hémorragiques lors d'une intervention chirurgicale.

Tumeurs cartilagineuses

Chondrome, ostéochondrome unique ou multiple dans le cadre de la maladie exostosiante, chondroblastome, fibrome chondromyxoïde.

Lésions fibro-osseuses

Fibrome cémento-ossifiant

Et fibrome cémentifiant, fibrome ossifiant.

Dysplasie fibreuse

C'est une affection assez fréquente du sujet jeune, affectant principalement les deux régions molaires inférieures ou les deux maxillaires, ou encore portant globalement sur des étages d'une hémiface; elle impose la recherche d'une autre localisation osseuse.

Macroscopiquement, la lésion se présente sous forme d'une masse bien limitée, mais non encapsulée.

Fibrome desmoplasique

Il se développe de façon élective au niveau de la mandibule chez un sujet jeune. C'est une lésion à agressivité locale et qui peut récidiver.

3. Tumeurs malignes odontogènes

Ces tumeurs sont rares.

Carcinomes odontogéniques

Ils peuvent se développer :

- soit par transformation maligne d'une tumeur odontogène (améloblastome malin);
- soit directement à partir de vestiges d'épithélium odontogène (carcinome intraosseux primitif);
- soit à partir du revêtement épithélial de certains kystes odontogènes.

Autres

Il s'agit des sarcomes odontogènes.

4. Tumeurs malignes non odontogéniques

Sarcomes ostéogéniques (ostéosarcomes)

Il s'agit de sarcomes dont les cellules tumorales élaborent du tissu osseux ostéoïde. C'est la tumeur maligne la plus fréquente chez l'enfant. L'ostéosarcome des mâchoires représente 6 à 7 % des ostéosarcomes du squelette. Il est souvent découvert à un âge entre 10 et 30 ans.

Les signes d'appel habituels sont la douleur et la tuméfaction.

Les signes de malignité sont caractéristiques dans les formes évoluées, avec un remaniement osseux diffus sans limites nettes, comportant des plages d'ostéolyse ou de condensation, une rupture corticale, un éperon périosté et une image d'ostéogenèse anarchique en « feu d'herbe ».

L'irradiation est un facteur de risque (ostéosarcome radio-induit).

La prise en charge spécialisée requiert une IRM, une TDM, une scintigraphie, une biopsie.

Chondrosarcomes

Cette tumeur maligne primitive de l'os produit du cartilage. Les localisations crâniennes ou maxillaires sont peu fréquentes. C'est une tumeur qui survient surtout après l'âge de 40 ans.

Radiologiquement, l'aspect classique est une lacune centrale plus ou moins volumineuse, polylobée et irrégulière avec des calcifications, la corticale étant grignotée par sa face profonde.

Tumeurs d'Ewing

Les sarcomes d'Ewing sont des sarcomes à petites cellules rondes définis sur le plan moléculaire par un gène de fusion impliquant un gène de la famille *FET*, en général *EWSR1*, et un membre de la famille des facteurs de transcription *ETS*. Ils sont très rares au niveau de la face et concernent essentiellement l'enfant et l'adolescent. Outre le bilan local habituel comprenant tomodensitométrie et IRM, un bilan d'extension doit être effectué.

Radiologiquement, la lésion est ostéolytique, mal limitée avec une destruction corticale, une réaction périostée caractéristiques en « bulbe d'oignon », avec un envahissement très important des parties molle (image en « feu d'herbe »).

Ce sont des tumeurs agressives qui nécessitent une chimiothérapie.

Tumeurs malignes d'origine hématologique

Plasmocytome

Il s'agit d'une tumeur de la personne âgée. Le plasmocytome solitaire est une des tumeurs osseuses malignes les plus fréquentes.

Radiologiquement, l'image est lacunaire, plus ou moins soufflée. Le diagnostic est évoqué sur l'existence d'un pic monoclonal sérique et doit être confirmé par la biopsie. Il peut être l'expression locale parfois inaugurale d'un myélome multiple dans 50 % des cas dans les trois ans. Il est donc nécessaire de réaliser un bilan général complet, afin d'éliminer un myélome multiple.

Lymphomes malins non hodgkiniens

Ils peuvent être primitifs ou secondaires (lymphome ganglionnaire ou buccal). Il s'agit le plus souvent de lymphomes de haut grade, à grandes cellules. Le lymphome de Burkitt est fréquent dans les mâchoires chez l'enfant.

Maladie de Hodgkin

L'atteinte osseuse est rare dans les lymphomes hodgkiniens et a une valeur pronostique péjorative, la maladie étant alors considérée comme de stade IV.

C. Lésions métastatiques

Les mâchoires et, surtout, la mandibule peuvent être le siège de lésion métastatique. Elles se traduisent le plus généralement par des lésions lytiques plus ou moins bien limitées, avec de fréquentes ruptures de corticale et, parfois, des réactions périostées qui s'étendent sous forme de condensation dans des structures adjacentes. Elles sont souvent ostéolytiques (stimulation de la réaction ostéoclastique) et rarement ostéocondensante (stimulation de la réaction ostéoblastique) ou mixte. Elles s'observent surtout dans les cancers ostéophiles (sein, rein, poumon, prostate, thyroïde), digestifs, mélanome. Le site le plus touché est le crâne, puis la mandibule.

Les circonstances de découverte peuvent être :

- lors du bilan d'extension d'un cancer ;
- lors du suivi d'un patient cancéreux connu ;
- lors d'une métastase inaugurale (prévalente), qui révèle une tumeur primitive lors du bilan.

Les signes fonctionnels sont la douleur, une fracture pathologique, des signes d'envahissement nerveux (atteinte du nerf mandibulaire dans le signe de Vincent) ou vasculaire.

La biologie peut orienter en montrant : une hypercalcémie maligne (ostéolytique) ou une augmentation des phosphatases alcalines (ostéocondensante).

En fonction des éléments, on peut réaliser :

- une électrophorèse des protides, la recherche d'une protéinurie de Bence-Jones ;
- un dosage des marqueurs tumoraux : PSA, α-fœtoproteine, β-HCG chez les jeunes, autres (CA 15-3, CA 19-9, NSE, CYFRA 21-1, thyroglobuline…).

Les métastases osseuses sont plus fréquentes chez l'adulte.

La malignité d'une lésion est suspectée en présence de plusieurs éléments :

- âge > 50 ans;
- évolution rapide;
- douleur vive résistant aux traitements (douleur de type inflammatoire);
- signes de compression nerveuse (anesthésie mentonnière), vasculaire, d'un organe de proximité (diplopie);
- lésion irrégulière, mal limitée;
- parties molles adjacentes non souples et adhérentes;
- présence d'une adénopathie cervicale;
- altération de l'état général.

Ne pas hésiter à faire une biopsie.

Orientations diagnostiques

Lésion polyostotique

- Un certain nombre de tumeurs sont potentiellement polyostotiques : dysplasie fibreuse, granulome éosinophile, myélome.

Lésions multiples lacunaires mandibulaires et/ou maxillaires

- Les lésions de même type mais géographiquement distinctes évoquent le chérubinisme, les kystes épidermoïdes (syndrome de Gorlin), l'histiocytose X ou les lymphomes.

Localisation caractéristique

- Ligne médiane : kyste médian mandibulaire, kyste médian alvéolaire, kyste palatin médian, kyste du canal nasopalatin, progonome mélanotique.
- Entre l'incisive latérale et la canine maxillaires : kyste globulomaxillaire.
- Canal alvéolaire inférieur : tumeur nerveuse.

Limites de la lésion

- Bien définies : probablement une lésion bénigne ou peu agressive.
- Mal définies : probablement une lésion agressive ou à progression rapide.

Contenu hétérogène d'une image ostéolytique

- Soit par une coexistence de formation kystique et de masse tumorale.
- Soit par subsistance des travées osseuses.
- Soit par l'existence de zones calcifiées ou de tonalité dentaire (cémentaire ou dentinaire).

État de la corticale osseuse

- Amincissement, effacement cortical : tumeur bénigne enclose dans une coque conjonctivo-périostée.
- Destruction : tumeur maligne.

Réaction périostée

- Bien organisée, lisse et régulière : tumeur bénigne car l'os périphérique à la tumeur a eu le temps de se structurer et de se remodeler.
- Mal organisée (spicule, « rayons de soleil ») : tumeur rapidement évolutive, suspicion de malignité.

Extension des parties molles adjacentes

- Tumeurs malignes.
- Tumeurs bénignes à malignité locale : améloblastome.

Existence d'un germe dentaire ou une dent incluse dans ou au voisinage

- Kyste dentigère (+++).
- Mais aussi : améloblastome, kyste épidermoïde, tumeur de Pindborg.

Refoulement des dents voisines

- Kystes.
- Tumeurs bénignes.

Existence d'une rhizalyse

- Tumeurs bénignes.
- Tumeurs malignes.

Diagnostics différentiels

- Lésions lytiques : cavité idiopathique de Stafne (kyste osseux idiopathique, kyste osseux latent) : une image claire arrondie ou ovalaire, de la région angulaire mandibulaire au-dessous du canal dentaire ou échancrure à concavité inférieure du bord basilaire mandibulaire. Cette image correspond à une perforation osseuse contenant des tissus de la glande submandibulaire ou conjonctif ou lymphatique.
- Lésions condensantes : la dystrophie osseuse de la maladie de Paget n'est pas une tumeur osseuse. Elle survient chez le sujet âgé et intéresse la voûte crânienne, surtout le maxillaire au niveau de la face. L'élargissement osseux est responsable de déformations faciales et de risque de compression nerveuse.

Points clés

- Les modes habituels de découverte des tumeurs osseuses sont : une masse, une douleur, une fracture pathologique, une découverte fortuite.
- L'orientation diagnostique est fonction du terrain (âge du patient, antécédents, lésion osseuse préexistante) et de l'imagerie (radiographies, scanner, TEP-scan, IRM, TEP).
- Dans certains cas, une biopsie ou une chirurgie est inutile pour le diagnostic ou le traitement.
- Dans d'autres cas, une biopsie puis un bilan d'extension s'imposent.
- L'examen anatomopathologique est nécessaire pour établir le diagnostic.

CHAPITRE

8

ITEM 302
Tumeurs cutanées, épithéliales et mélaniques

Situations de départ

- **84** Lésion cutanée/« grain de beauté ».
- **230** Rédaction de la demande d'un examen d'imagerie.
- **231** Demande d'un examen d'imagerie.
- **297** Consultation du suivi en cancérologie.
- **303** Prévention/dépistage des cancers de l'adulte.
- **327** Annonce d'un diagnostic de maladie grave au patient et/ou à sa famille.

Objectifs pédagogiques, hiérarchisation des connaissances

ITEM 302 – Tumeurs cutanées, épithéliales et mélaniques

Rang	Rubrique	Intitulé	Descriptif
A	Définition	Connaître les principales tumeurs cutanées	Lister les grandes familles de tumeurs cutanées (basocellulaire, épidermoïde, mélanome, tumeurs induites par HPV) et leur fréquence relative
A	Diagnostic positif	Connaître la présentation clinique d'une tumeur épithéliale bénigne à HPV	Savoir diagnostiquer une tumeur épithéliale bénigne à HPV. Connaître la définition, l'épidémiologie et la prise en charge globale des tumeurs épithéliales bénignes à HPV (diagnostic, évolution, diagnostics différentiels, thérapeutique et suivi)
B	Prévalence, épidémiologie	Connaître l'épidémiologie des tumeurs cutanées	
A	Prise en charge	Connaître les principes de la prise en charge globale des tumeurs cutanées	
A	Diagnostic positif	Connaître la présentation clinique et la démarche diagnostique devant un carcinome basocellulaire, épidermoïde	Connaître les signes cliniques permettant de poser le diagnostic de carcinome basocellulaire et épidermoïde et d'écarter les diagnostics différentiels

Chirurgie maxillo-faciale et stomatologie

Rang	Rubrique	Intitulé	Descriptif
B	Suivi et/ou pronostic	Connaître le pronostic des carcinomes basocellulaire et épidermoïde	Lister les facteurs de risque d'évolution péjorative des cancers épidermoïdes
A	Prise en charge	Prévention des carcinomes épidermoïde et basocellulaire	Connaître les modalités de prévention des carcinomes épidermoïdes et basocellulaires
A	Définition	Connaître la définition et les principaux facteurs de risque des nævi	Connaître la définition, les facteurs de risque, les différentes formes cliniques et profils évolutifs des nævi
B	Diagnostic positif	Nævi : diagnostics différentiels	Connaître les principaux diagnostics différentiels des nævi à évoquer de principe
B	Éléments physiopathologiques	Physiopathologie des nævi	Retracer l'histoire naturelle du processus de cancérisation dans le cadre du mélanome
A	Diagnostic positif	Connaître les signes cliniques du mélanome	Savoir rechercher les 5 caractéristiques (règle ABCDE) orientant vers une tumeur mélanique maligne ; connaître les modalités d'obtention du diagnostic de certitude
B	Suivi et/ou pronostic	Évolution et pronostic du mélanome	Distinguer les différentes entités anatomocliniques des mélanomes et connaître les critères histopronostiques ainsi que leur implication pronostique. Connaître les principaux facteurs cliniques de mauvais pronostic
A	Prise en charge	Connaître les modalités de prévention du mélanome	
B	Contenu multimédia	Savoir reconnaître une lésion précancéreuse cutanée	Photographie de kératoses actiniques typiques
B	Contenu multimédia	Savoir reconnaître un carcinome basocellulaire	Photographie d'un carcinome basocellulaire typique
B	Contenu multimédia	Savoir reconnaître un carcinome épidermoïde	Photographie d'un carcinome épidermoïde typique
A	Contenu multimédia	Savoir reconnaître un mélanome	Photographie d'un mélanome typique

ITEM 290 – Épidémiologie, facteurs de risque, prévention et dépistage des cancers
ITEM 292 – Diagnostic des cancers : signes d'appel et investigations paracliniques ; caractérisation du stade ; pronostic
ITEM 294 – Traitement des cancers : chirurgie, radiothérapie, traitements médicaux des cancers (chimiothérapie, thérapies ciblées, immunothérapie). La décision thérapeutique pluridisciplinaire et l'information du malade
ITEM 295 – Prise en charge et accompagnement d'un malade cancéreux à tous les stades de la maladie dont le stade de soins palliatifs en abordant les problématiques techniques, relationnelles, sociales et éthiques. Traitements symptomatiques. Modalités de surveillance

I. Tumeurs épithéliales bénignes à papillomavirus humain

A. Incidence

Ⓐ Les infections à papillomavirus humains (HPV) sont très fréquentes et peuvent être responsables de lésions cutanées bénignes, les **verrues**. Les verrues touchent 7 à 10 % de la population générale, notamment les enfants et les adultes jeunes, en raison d'une transmission favorisée par la fréquentation des douches des piscines et des salles de sport. Certaines professions sont plus exposées aux verrues des mains à HPV7 (boucher, poissonnier, vétérinaire, abattoirs). Au niveau de la tête et du cou notamment, le rasage peut être responsable d'une autocontamination avec de multiples verrues. Les infections à HPV sont plus fréquentes et agressives chez l'immunodéprimé.

B. Formes cliniques

1. Verrues plantaires

Myrmécie

La myrmécie, liée à HPV1, est la variété la plus fréquente. Généralement unique ou en nombre limité, elle est profonde, douloureuse à la pression ou à l'appui (marche), marquée par un anneau kératosique dont le centre est piqueté de points noirs, correspondant à des microhémorragies (fig. 8.1).

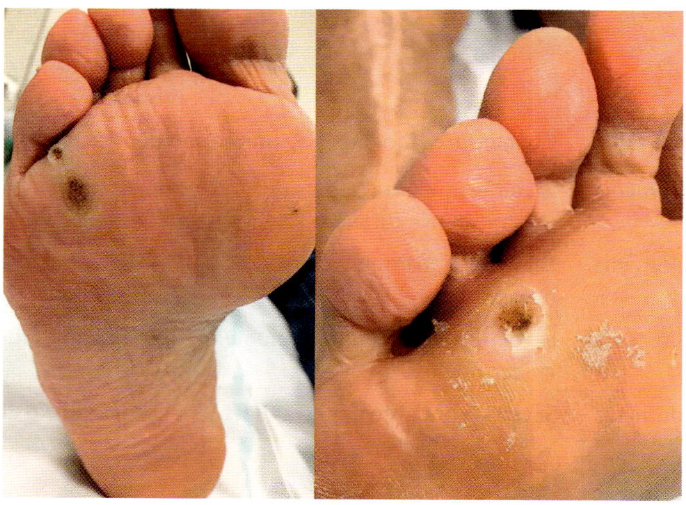

Fig. 8.1. Ⓐ **Myrmécie.**
(Photographie Dr M. Benzaquen.)

Verrues en mosaïque

Les verrues en mosaïque, liées à l'HPV2, sont non douloureuses, multiples, réalisant des plaques kératosiques. On les retrouve principalement au niveau de la plante des pieds et parfois au niveau des mains ou en périphérie des ongles (fig. 8.2).

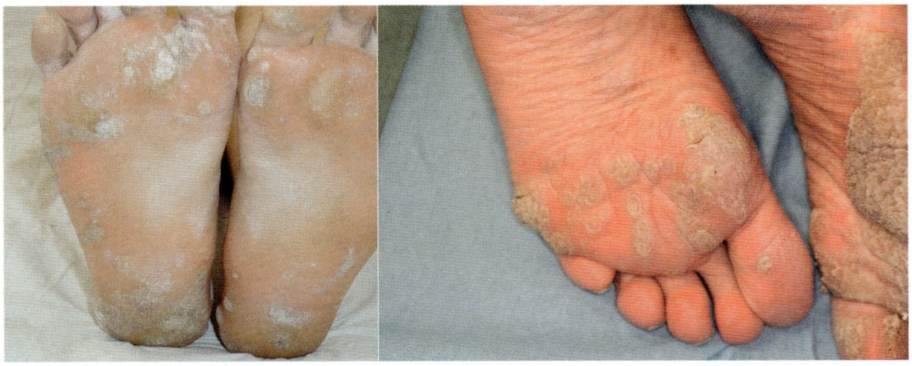

Fig. 8.2. Ⓐ **Verrues en mosaïque.**
(À droite, photographie Pr Berbis, APHM; à gauche, photographie Pr E. Delaporte, CHRU de Lille.)

2. Verrues vulgaires

Les verrues vulgaires liées à l'HPV2 se retrouvent principalement au niveau de la face dorsale des mains et des doigts sous forme d'un dôme de 3–4 mm (fig. 8.3). Au niveau du visage, elles peuvent prendre une forme allongée, dite « filiforme », fréquemment en zone péri-orificielle (bouche).

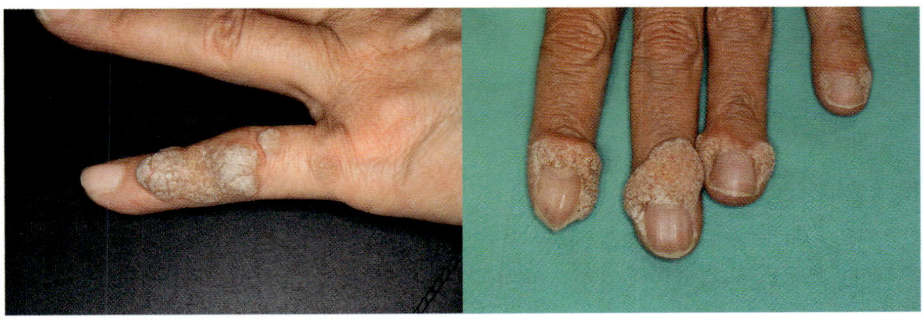

Fig. 8.3. Ⓐ **Verrues vulgaires peri-unguéales et de la face dorsale des doigts.**
(Photographie Pr E. Delaporte, CHRU de Lille.)

3. Verrues planes communes

Les verrues planes communes sont liées à l'HPV3. On les retrouve fréquemment au niveau du visage, de la face dorsale des mains, des membres, sous forme de papules jaunes à brunes. Elles régressent spontanément en un à deux ans (fig. 8.4).

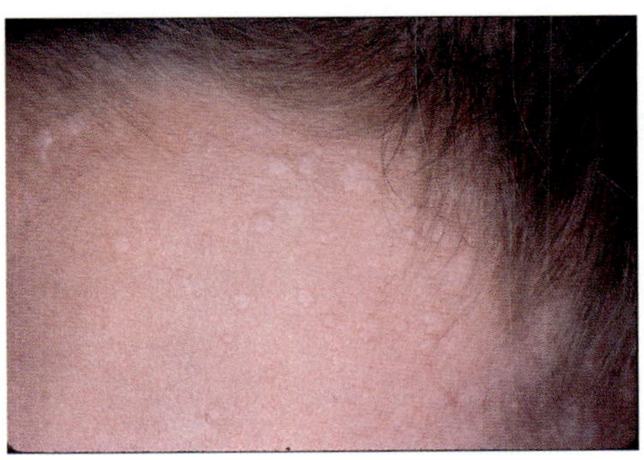

Fig. 8.4. Ⓐ **Verrues planes communes du front.**
(Photographie Pr E. Delaporte, CHRU de Lille.)

C. Diagnostics différentiels

- Durillon : épaississement cutané lié à un frottement répétitif (chaussure).
- Granulome à corps étranger.
- Mélanome achromique de la plante des pieds.
- Carcinome *in situ* péri-unguéal.

D. Traitements

La régression est souvent spontanée, mais peut être longue, conduisant dans ces cas à proposer un traitement visant à la suppression de la lésion. Cependant, la persistance du virus dans l'épiderme peut conduire à une récidive. Le traitement chez l'enfant ne doit pas être agressif.

1. Chimiques : kératolytiques

Application quotidienne prolongée de traitement à base de kératolytique, comme l'acide salicylique, après décapage mécanique.

2. Physiques

- Cryothérapie, qui peut être douloureuse.
- Laser CO_2 pratiqué sous anesthésie locale, associé à un risque de cicatrice.

E. Prévention

- Éviction des situations à risque (douches communes, partage de serviette).
- Prévention de la dissémination par application de vernis sur la verrue lors des situations à risque.
- Chez l'immunodéprimé, dont le greffé d'organe, un suivi dermatologique annuel au long cours et une photoprotection sont recommandés en raison du risque carcinogène.

II. Nævus

C Le nævus est une tumeur mélanocytaire bénigne fréquente dont la multiplication dès l'enfance est fonction de l'exposition solaire et de caractéristiques individuelles.

A. Formes cliniques

1. Nævus commun

Pigmentés ou tubéreux, ils apparaissent dès 4 à 5 ans et sont en général inférieurs à 10 mm (fig. 8.5).

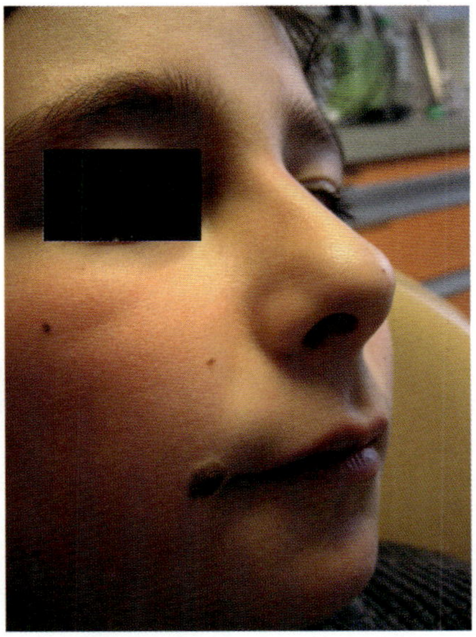

Fig. 8.5. C **Nævus commun.**

2. *Nævus bleu*

Les nævus bleus (fig. 8.6) sont le plus souvent situés au niveau du visage ou de la face d'extension du membre supérieur. Le problème principal est le diagnostic différentiel avec un mélanome.

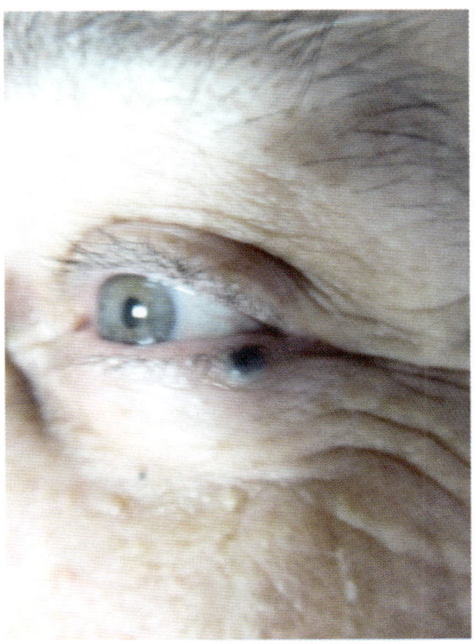

Fig. 8.6. C **Nævus bleu de la paupière.**

3. *Nævus achromique*

Ces nævus prédominent au niveau de la face ou sur le tronc.

4. Nævus cliniquement atypiques

Ils ont des caractéristiques proches de celles qui font craindre un mélanome : taille supérieure à 5 mm (fig. 8.7), couleur rosée ou brune, asymétrie des bords, forme irrégulière, couleur inhomogène, etc. Leur exérèse ne s'impose qu'en cas de doute avec un mélanome. Les sujets présentant de telles lésions en grand nombre seraient plus à risque de développer un mélanome.

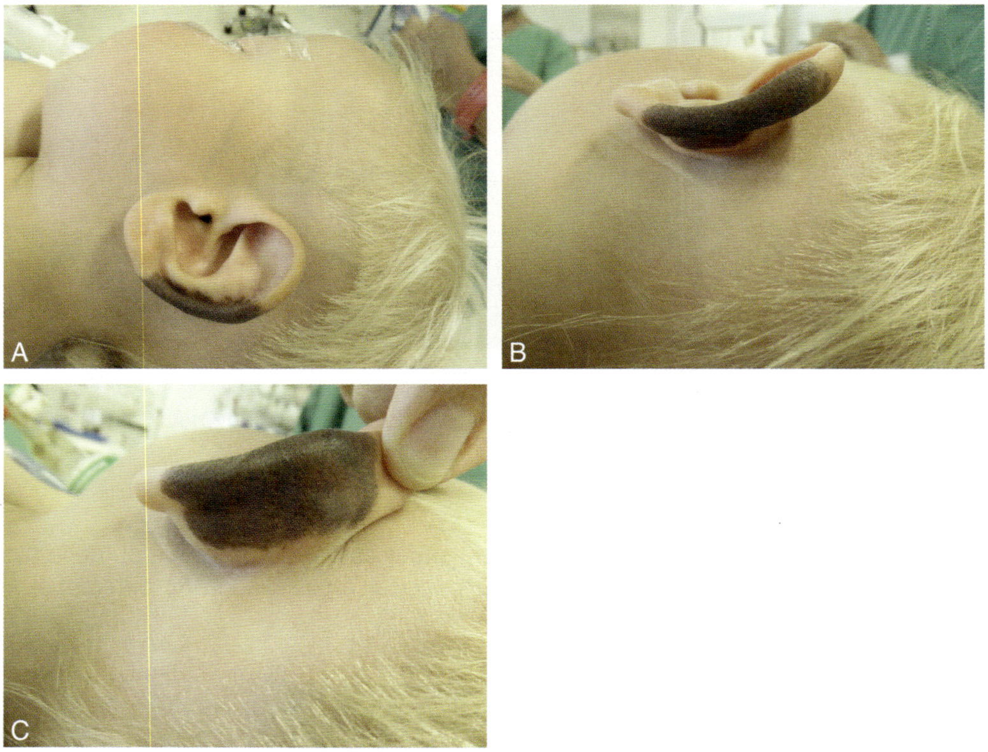

Fig. 8.7. C **Naevus géant du pavillon de l'oreille.**

5. Formes topographiques

Nævus du lit de l'ongle, nævus des muqueuses et des extrémités, des paupières avec participation conjonctivale (fig. 8.8).

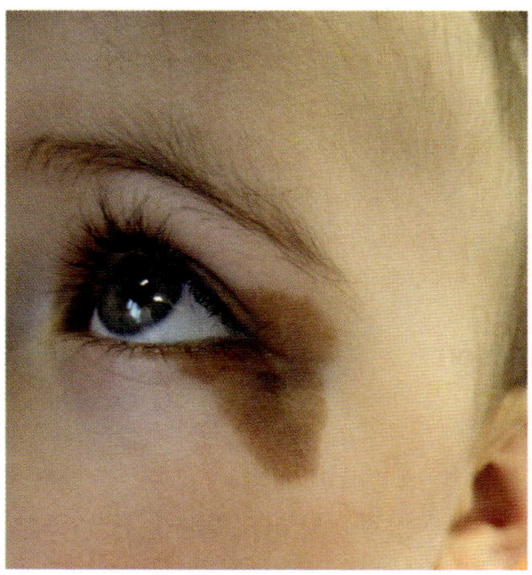

Fig. 8.8. C **Nævus palpébral, conjonctival et canthal externe.**

6. Nævus congénitaux

Ils concernent moins de 1 % des naissances. Les nævus congénitaux géants sont considérés comme des précurseurs potentiels de mélanome, avec un risque de transformation entre 5 et 20 % (fig. 8.9). Le risque de transformation des nævus congénitaux de petite taille semble très faible et comparable à celui des nævus communs.

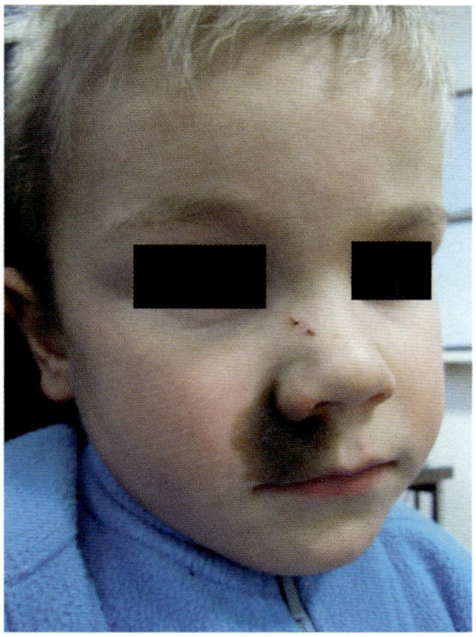

Fig. 8.9. C Nævus congénital labial supérieur.

B. Facteurs favorisants

Les facteurs favorisants sont :

- les phototypes I et II ;
- l'exposition solaire ;
- la dépression immunitaire.

C. Risque de transformation en mélanome

Il s'agit d'un événement exceptionnel (inférieur à 1 pour 100 000 nævus). Le risque est plus élevé pour les nævus géants congénitaux.

Marqueurs de risque de mélanome

Les nævus communs sont des marqueurs de risque de mélanome :

- s'ils sont en grand nombre (supérieur à 50) ;
- s'ils sont de grande taille (supérieur à 5 mm) ;
- lors de la présence d'un grand nombre de nævus atypiques ;
- s'il y a des antécédents familiaux de mélanome ;
- chez les sujets à peau blanche.

D. Exérèse

L'exérèse est réalisée :

- en cas de doute avec un mélanome;
- à la demande du patient pour des raisons esthétiques ou si le nævus est régulièrement traumatisé.

Le risque de rançon cicatricielle doit être expliqué au patient, en particulier au niveau du visage.

L'exérèse doit passer à 1–2 mm des limites macroscopiques de la lésion et un examen histologique de la pièce opératoire sera systématiquement demandé (fig. 8.10).

L'exérèse systématique préventive de tous les nævus communs n'est pas indiquée.

L'exérèse préventive précoce des nævus congénitaux géants est souhaitable mais pas toujours réalisable. Elle serait plus facile dans les premiers mois de vie du fait d'une laxité importante des téguments. Cette décision est à mettre en balance avec les risques d'une anesthésie générale chez un nouveau-né (information des parents).

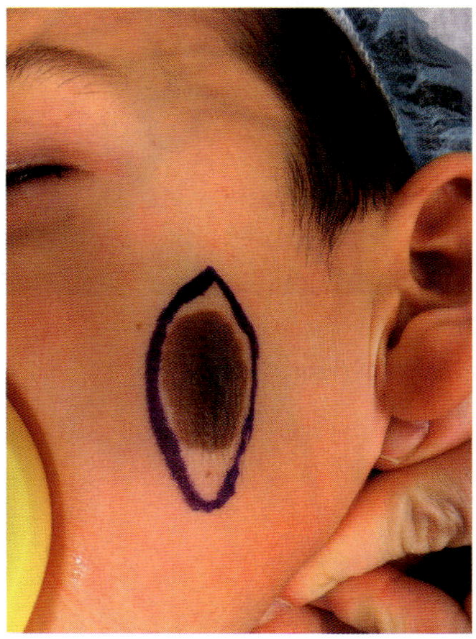

Fig. 8.10. C Résection de nævus congénital.

E. Surveillance

Il n'y a pas lieu de surveiller médicalement tous les individus mais il faut enseigner l'autosurveillance et insister sur la nécessité de consulter rapidement devant une lésion inhabituelle.

Il faut également insister sur la nécessité de la photoprotection, particulièrement durant l'enfance et l'adolescence.

III. Principe de la prise en charge des tumeurs cutanées suspectes de malignité

A La prise en charge des tumeurs cutanées repose sur :

- le bilan diagnostique :
  - interrogatoire ;
  - examen clinique local de la lésion, régional à la recherche d'adénopathies, à distance à la recherche de lésions associées sur l'ensemble des téguments ou de métastases, générale à la recherche de signes d'altération générale ;
  - un examen anatomopathologique pratiqué à partir d'une biopsie ou de l'exérèse de la lésion (selon la taille et la suspicion de malignité) confirme le diagnostic ;
  - un bilan d'extension peut être pratiqué selon le type de tumeur et les facteurs cliniques ou histologiques de mauvais pronostic ;
- le traitement :
  - il est validé en réunion de concertation pluridisciplinaire (RCP) pour les mélanomes et certains carcinomes épidermoïdes (cf. *infra*) ;
  - le traitement chirurgical est le traitement de référence dans la plupart des cas. Le traitement chirurgical est dit « carcinologique » ; ainsi, il requiert l'exérèse complète de la lésion associée à des marges de sécurité adaptées à la nature histologique et aux facteurs pronostiques. Des techniques de reconstruction adaptées visent à rétablir la fonction (zones péri-orificielles) et l'esthétique. Il peut être associé à un curage ganglionnaire dans certains cas ;
  - en cas d'inopérabilité ou en complément de la chirurgie, d'autres traitements peuvent être proposés : radiothérapie, chimiothérapie locale ou systémique ;
- la surveillance :
  - une surveillance est nécessaire dans la plupart des cas à la recherche de récidives, de nouvelles lésions ou de métastases ; la durée et la fréquence sont adaptées au type histologique et aux facteurs pronostiques identifiés ;
- la prévention :
  - elle consiste en l'éviction des facteurs de risque identifiés, notamment l'exposition solaire ;
  - elle repose également sur la sensibilisation des patients et le développement de l'autosurveillance.

IV. Mélanome

A. Incidence et mortalité

B En France, l'incidence du mélanome est estimée à cinq à dix nouveaux cas pour 100 000 personnes par an. Elle double environ tous les dix ans dans les pays à population blanche et la mortalité tend à augmenter (1,2 à 1,5 pour 100 000 en France).

Le mélanome est la plus sévère des tumeurs cutanées malignes et la première cause de décès par cancer cutané en France. Les localisations au niveau de la tête et du cou représentent 15 à 20 % des cas.

B. Facteurs de risque

A On retrouve les facteurs de risque suivants :

- l'exposition de la peau aux rayons ultraviolets solaires ou artificiels (expositions intermittentes et intenses aux UVB d'une peau non protégée et les brûlures solaires dans l'enfance) ;
- les phototypes I et II ;

- le syndrome du nævus atypique (plus de 50 nævus, souvent > 6 mm, avec des bords irréguliers et polychromes, pouvant siéger en peau non exposée au soleil);
- les nævus congénitaux géants;
- le nombre de nævus sur la totalité de la surface corporelle constitue un facteur de risque (plus de 50 nævus de diamètre de 2 à 3 mm);
- antécédents familiaux de mélanome : un antécédent familial, en particulier dans la parenté du premier degré, augmente de deux à trois fois le risque de survenue d'un mélanome;
- antécédents personnels de mélanome : ils constituent un facteur de risque pour la survenue d'une deuxième localisation.

Le mélanome cutané se développe le plus souvent *de novo*, plus rarement après la dégénérescence de nævus préexistants.

C. Diagnostic

1. Critères cliniques

En présence d'une lésion cutanée pigmentée, les critères « ABCDE » doivent faire suspecter sa malignité (fig. 8.11 et 8.12).

Critères diagnostiques des mélanomes : « ABCDE »

- **A** → **A**symétrie.
- **B** → **B**ords irréguliers, encochés ou polycycliques.
- **C** → **C**ouleur inhomogène.
- **D** → **D**iamètre supérieur à 6 mm (critère non spécifique).
- **E** → **É**volution récente documentée (extension en taille, en forme, couleur et relief).

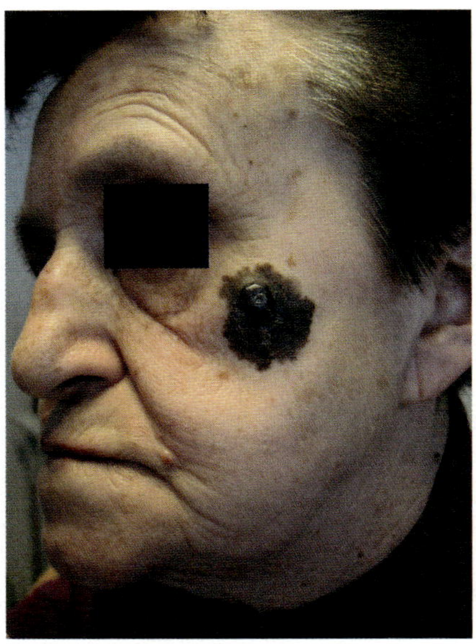

Fig. 8.11. Ⓐ Mélanome jugal.

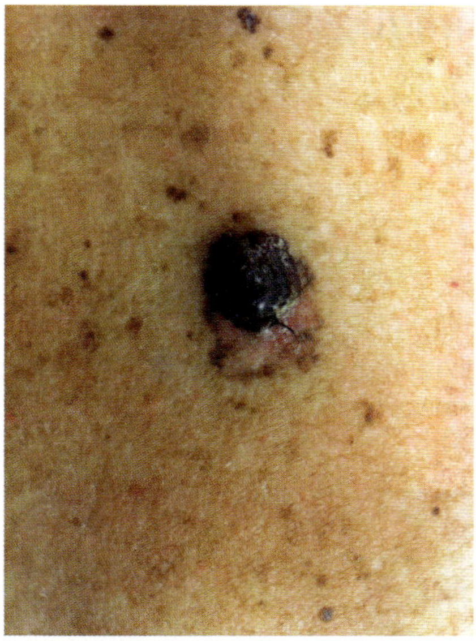

Fig. 8.12. Ⓐ **Abécédaire du diagnostic de mélanome.**

2. Diagnostic positif

Le diagnostic du mélanome, suspecté cliniquement par l'inspection parfois aidée du dermatoscope, est affirmé par l'examen anatomopathologique qui va conditionner la prise en charge ultérieure.

Toute lésion suspecte de mélanome doit être excisée en vue d'un examen anatomopathologique (fig. 8.13). L'exérèse doit être chirurgicale et complète, emportant la tumeur dans sa totalité et orientée.

Une simple biopsie peut être effectuée devant une lésion suspecte de grande taille dont l'exérèse totale exposerait à de grands délabrements.

L'analyse anatomopathologique permet d'établir le diagnostic de mélanome et de donner l'élément pronostique essentiel pour guider la stratégie thérapeutique : l'épaisseur tumorale en millimètres, ou *indice de Breslow*.

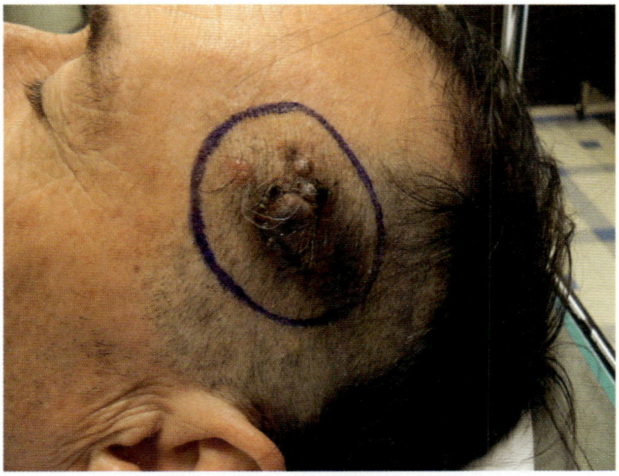

Fig. 8.13. Ⓐ **Biopsie exérèse à visée diagnostique.**

D. Types anatomocliniques

1. Mélanome à extension superficielle

B Le mélanome à extension superficielle (SSM) est la plus fréquente des variétés de mélanomes (70 % des cas). L'âge moyen de survenue se situe entre 40 et 50 ans. Ses sites de prédilection sont les membres inférieurs chez la femme et le dos chez l'homme.

2. Mélanome de Dubreuilh

Le mélanome de Dubreuilh représente 4 à 10 % des cas et se présente sous forme de macules brunâtres au niveau des zones photoexposées des sujets de plus de 60 ans. Il touche essentiellement la femme (fig. 8.14).

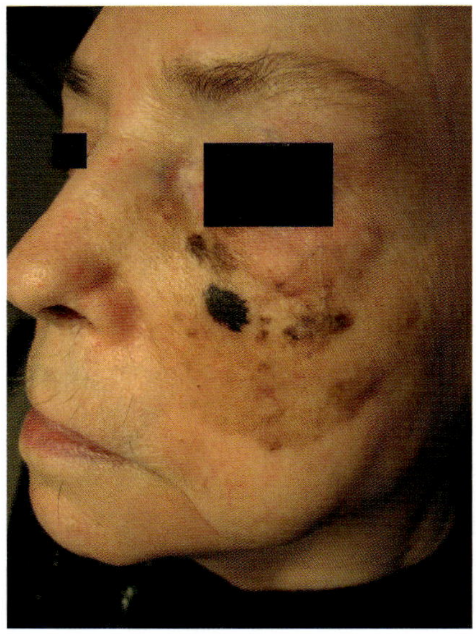

Fig. 8.14. B Mélanome de Dubreuilh.

3. Mélanome acral lentigineux

Le mélanome acral lentigineux siège principalement sur les zones palmoplantaires (fig. 8.15), le lit et le pourtour unguéal. L'aspect initial est celui d'une macule brune à bords généralement déchiquetés.

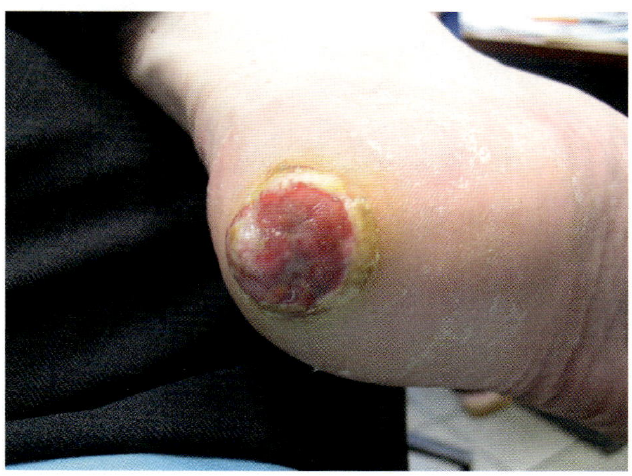

Fig. 8.15. B Mélanome acral du talon.

4. Mélanome nodulaire

Le mélanome nodulaire représente 15 à 30 % des mélanomes. Sa progression est d'emblée verticale. Il se présente sous forme d'un nodule arrondi, de couleur bleue ou noire, à croissance rapide (fig. 8.16).

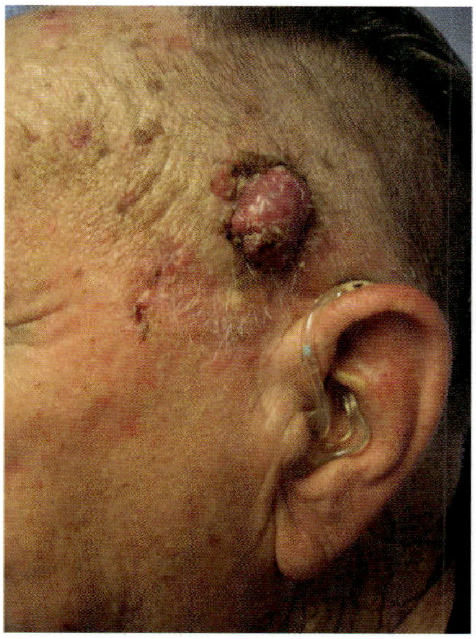

Fig. 8.16. B Mélanome nodulaire.

5. Mélanome desmoplastique

La tête et le cou sont les sites de prédilection des mélanomes desmoplastiques, survenant en général sur les zones photoexposées, sous la forme d'une plaque indurée ou d'un nodule achromique.

6. Mélanome des muqueuses

Le mélanome des muqueuses représente 5 % des mélanomes et n'est pas lié à l'exposition solaire. Le siège est en général les muqueuses anorectale et nasale, parfois buccale (fig. 8.17).

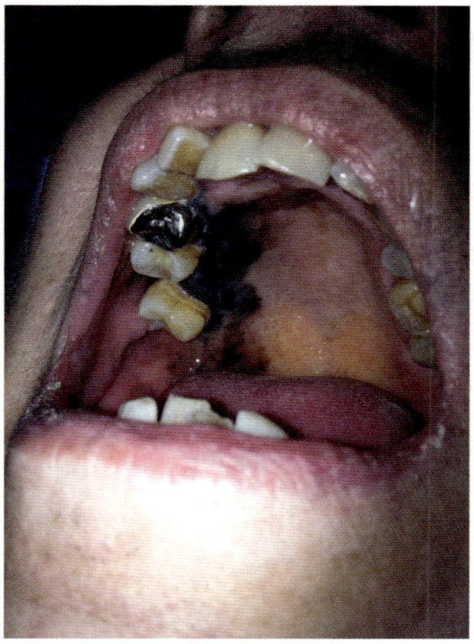

Fig. 8.17. B Mélanome buccal.

E. Particularités des mélanomes cervicocéphaliques

Les mélanomes cervicocéphaliques représentent 15 à 20 % des mélanomes et concernent essentiellement le sujet âgé de sexe masculin. L'âge moyen de survenue se situe dans la sixième décennie. Ils se développent essentiellement au niveau de la joue. Le drainage lymphatique des mélanomes de la tête et du cou se distingue par sa complexité et son caractère imprévisible. Il existe une plus grande tendance à la récidive, avec une survie plus faible par rapport aux autres localisations. Ces récidives sont essentiellement locorégionales. Le pronostic de ces localisations est plus péjoratif que celui des mélanomes des membres, avec une probabilité de survie à cinq ans variant de 55 à 70 %. Le pronostic semble être plus sombre pour les mélanomes du scalp et de l'oreille.

F. Facteurs pronostiques

Les facteurs pronostiques du mélanome sont :

- l'indice de Breslow, ou épaisseur tumorale mesurée histologiquement, qui est le principal critère pronostique avec une corrélation presque linéaire entre épaisseur et mortalité ;
- l'ulcération (clinique ou histologique), un des facteurs pronostiques les plus importants avec l'indice de Breslow ;
- l'index mitotique pour les tumeurs de faible épaisseur ;
- le statut histologique du ganglion sentinelle : l'exérèse du ganglion sentinelle n'est pas recommandée de façon systématique en France ; elle peut être indiquée en option pour les mélanomes supérieurs à 1 mm d'épaisseur ;
- le sexe, l'âge et le site de la lésion : le sexe masculin, les localisations axiales (tête, cou, tronc) et l'âge avancé seraient des facteurs de mauvais pronostic ;
- l'atteinte ganglionnaire régionale : en cas d'atteinte ganglionnaire, le nombre de ganglions envahis, le caractère microscopique ou macroscopique de cette atteinte sont des facteurs déterminants ; l'existence d'une rupture capsulaire majore le caractère péjoratif ;
- l'atteinte métastatique à distance : le pronostic est en règle très mauvais ; les facteurs pronostiques les plus importants sont le nombre de sites métastatiques, le site de survenue de la métastase et le taux de LDH plasmatique.

G. Principes thérapeutiques

1. Prévention

La prise en charge thérapeutique du mélanome au stade local reste actuellement le meilleur garant de la guérison et plaide en faveur du développement de mesures de prévention. Celles-ci vont encourager, d'une part, la photoprotection et, d'autre part, le dépistage des lésions suspectes et des formes familiales.

A Le rôle des dermatologues est essentiel dans cette activité de dépistage. Depuis 1998, les journées annuelles de sensibilisation et de dépistage contribuent à enseigner l'autosurveillance des nævus.

2. Bilan d'extension

Il s'agit d'un examen clinique complet :

- interrogatoire : facteurs de risque cutanés (expositions solaires, phototype, antécédents personnels et familiaux de cancers cutanés);
- examen clinique exhaustif :
  - examen et palpation de tout le tégument à la recherche d'une extension locale, d'une lésion cutanée à distance, d'un second mélanome ou d'une autre tumeur cutanée;
  - palpation des aires ganglionnaires : recherche d'un envahissement ganglionnaire;
  - examen général à la recherche d'un signe clinique d'appel d'envahissement à distance.

La réalisation ou non d'un bilan d'extension, par scanner thoraco-abdomino-pelvien et cérébral avec injection de produit de contraste (TAPC), tomographie par émission de positrons au fluorodéoxyglucose couplé au scanner (^{18}FDG TEP-TDM) ou échographie de la zone de drainage ganglionnaire va dépendre de la probabilité de mettre en évidence une maladie infraclinique.

Le scanner « corps entier » avec produit de contraste ou TEP est aussi de mise en cas de récidive locale cutanée ou ganglionnaire, de localisations viscérales, avant toute décision thérapeutique, afin d'éliminer d'autres métastases.

Avec les résultats de l'examen anatomopathologique et du bilan d'extension initial, le stade de la maladie peut être défini selon la classification AJCC 2009 (tableau 8.1).

Tableau 8.1. Ⓐ Classification AJCC 2009 pour les mélanomes.

Stades	Critères
IA	Breslow $\leq$ 1 mm, sans ulcération et avec un index mitotique $<$ 1/mm^2
IB	Breslow $\leq$ 1 mm, avec ulcération ou avec un index mitotique $\geq$ 1/mm^2 Breslow 1,01–2 mm, sans ulcération
IIA	Breslow 1,01–2 mm, avec ulcération Breslow 2,01–4 mm, sans ulcération
IIB	Breslow 2,01–4 mm, avec ulcération Breslow $>$ 4 mm, sans ulcération
IIC	Breslow $>$ 4 mm, avec ulcération
IIIA	Tumeur sans ulcération, métastases microscopiques dans 1, 2 ou 3 ganglions lymphatiques régionaux
IIIB	Tumeur sans ulcération, métastases macroscopiques dans 1, 2 ou 3 ganglions lymphatiques régionaux ou métastases « en transit » Tumeur avec ulcération, métastases microscopiques dans 1, 2 ou 3 ganglions lymphatiques régionaux ou métastases « en transit »
IIIC	Tumeur avec ulcération, métastases macroscopiques dans 1, 2 ou 3 ganglions lymphatiques régionaux Tumeur avec ou sans ulcération, métastases dans 4 ganglions lymphatiques régionaux ou plus ou métastases « en transit » avec métastase(s) ganglionnaire(s) régionale(s)
IV	Métastases à distance

La conduite à tenir en matière de traitement et de suivi se discute en réunion de concertation pluridisciplinaire (RCP).

3. Traitement chirurgical

Exérèse chirurgicale de la tumeur primitive

Le traitement du mélanome localisé est chirurgical et tient compte de la valeur de l'indice de Breslow qui a été déterminé lors de la biopsie-exérèse (tableau 8.2).

Tableau 8.2. B **Marges chirurgicales conseillées d'après l'épaisseur tumorale selon Breslow.**

Épaisseur selon Breslow	Marges chirurgicales latérales conseillées
Intraépidermique	0,5 cm
0–1 mm (pT1)	1 cm
1,01–2 mm (pT2)	1–2 cm
2,01–4 mm (pT3)	2 cm
> 4 mm (pT4)	2–3 cm

Évidement ganglionnaire

C Le curage de principe n'est pas indiqué chez les patients N0.

L'exérèse du ganglion sentinelle n'est pas systématique. Elle peut être proposée dans le cadre d'essais thérapeutiques ou de protocoles d'évaluation pour les mélanomes supérieurs à 1 mm ou ulcérés.

En cas d'adénopathie régionale, un curage cervical ganglionnaire complet homolatéral à l'adénopathie est réalisé.

Chirurgie des métastases

La résection chirurgicale des métastases du foie, du cerveau ou du poumon est indiquée devant une localisation unique, de croissance lente et survenant après un intervalle long.

4. Traitement médical

Interféron alpha

Son indication reste discutée en traitement adjuvant à faible dose pour les mélanomes de stade II dont l'indice de Breslow est au-delà de 1,5 mm et à forte dose pour les mélanomes de stade III (atteinte ganglionnaire).

Chimiothérapie

Elle est indiquée dans les mélanomes de stade IV, dont le pronostic reste sombre malgré les progrès thérapeutiques. Le mélanome malin est modérément chimiosensible. Les deux molécules les plus employées sont la dacarbazine (Déticène®) et la fotémuscine.

Thérapies ciblées

Ces traitements ont pour but de cibler le désordre moléculaire associé à une mutation génétique. Le vémurafénib est la première molécule de thérapie ciblée à avoir été autorisée en France pour le traitement des mélanomes métastatiques et non opérables. Elle est prescrite aux seuls patients qui sont porteurs d'une mutation de l'oncogène *BRAF* (50 % des cas environ).

Radiothérapie

Elle peut être indiquée :

- en postopératoire sur le lit de curage ganglionnaire ;
- en palliatif pour le traitement de récidive locale, de métastases en transit ou de métastases non opérables (cerveau).

H. Surveillance

Ⓐ Ses buts sont de :

- dépister une récidive locale ou ganglionnaire;
- dépister un second mélanome malin;
- traiter les effets iatrogènes des traitements.

Le rythme est défini par le stade du mélanome (conférence de consensus : tableau 8.3).

Tableau 8.3. Ⓐ **Modalités de surveillance après exérèse d'un mélanome primitif.**

	Stade IA-IB	Stade IIA-IIB	Stade IIC-IIIA	Stade IIIB-IIIC
Examen clinique	– 2 fois/an, 3 ans – 1 fois/an, à vie	– 2 à 4 fois/an, 3 ans – 1 fois/an, à vie	– 4 fois/an, 3 ans – 2 à 4 fois/an, 2 ans – 1 fois/an, à vie	– 4 fois/an, 3 ans – 2 à 4 fois/an, 2 ans – 1 fois/an, à vie
Dermoscopie				
Échographie ganglionnaire (site de drainage)		– 2 à 4 fois/an, 3 ans	– 2 à 4 fois/an, 3 ans	– 4 fois/an, 3 ans
Scanner TAPC ou PET-scan				– 2 fois/an, 3 ans
Éducation, autodépistage				
Photoprotection				

Scanner TAPC : thoraco-abdomino-pelvien et cérébral.

V. Carcinome à cellules de Merkel

Ⓒ Il s'agit d'une tumeur rare de la peau développée à partir des cellules neuroendocrines cutanées. Elle survient préférentiellement chez les personnes âgées ou immunodéprimées et se localise le plus souvent en zone photoexposée, notamment sur le visage.

Il s'agit d'une tumeur agressive sur le plan locorégional et comportant un risque élevé de métastases à distance.

A. Facteurs de risque

Les principaux facteurs de risque de cette tumeur cutanée sont l'âge avancé, l'exposition solaire, l'immunodépression.

B. Diagnostic

La présentation clinique du carcinome de Merkel n'est pas spécifique. Il s'agit en général d'un nodule saillant ou d'une plaque indurée, rouge violacée, avec des télangiectasies superficielles (fig. 8.18).

Le diagnostic positif repose sur l'analyse anatomopathologique d'une biopsie ou d'une pièce d'exérèse.

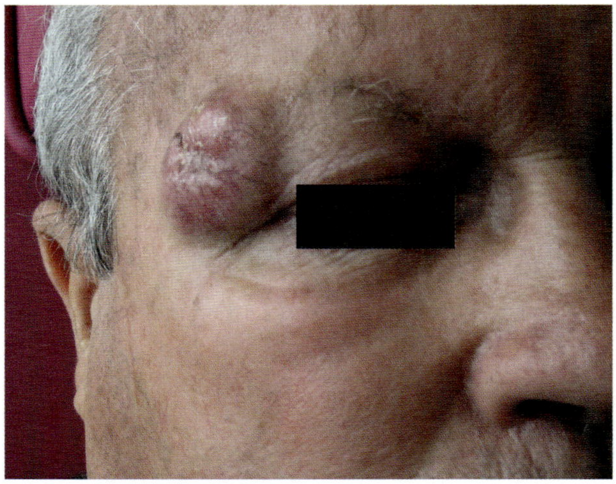

Fig. 8.18. ◆C **Carcinome à cellules de Merkel.**

C. Bilan d'extension initial

Il s'agit essentiellement de l'examen clinique :

- examen clinique complet du tégument ;
- examen des aires ganglionnaire ;
- examen général à la recherche de métastases à distance.

Le scanner du massif facial, cervical et thoraco-abdomino-pelvien est recommandé.

La biopsie du ganglion sentinelle est recommandée au moment de la reprise chirurgicale de la lésion, afin de préciser le stade du carcinome de Merkel.

D. Facteurs pronostiques

Il s'agit essentiellement de la taille de la tumeur primitive et de son extension.

E. Traitement

La conduite à tenir en matière de traitement et de suivi se discute en RCP.

1. Traitement chirurgical

Il s'agit du traitement de référence. Il consiste en une exérèse large de la tumeur, jusqu'au fascia, avec des marges de 2 à 3 cm lorsque la localisation le permet. Au niveau cervicocéphalique, des marges de 1 cm ou l'utilisation de la chirurgie micrographique de Mohs peuvent être employées.

La reconstruction doit privilégier les sutures directes ou greffes qui favorisent la surveillance ultérieure.

Dans le même temps opératoire et si la topographie de la lésion le permet, chez des patients N0, il est recommandé de réaliser la biopsie-exérèse du ganglion sentinelle.

En cas d'atteinte ganglionnaire clinique ou radiologique et en l'absence de métastases à distance, un curage ganglionnaire est indiqué.

2. Radiothérapie

Afin de diminuer les récidives locales, la radiothérapie externe est recommandée de façon systématique sur le lit d'exérèse chirurgicale de la tumeur. Elle peut s'associer à une radiothérapie sur le premier relais ganglionnaire quand le ganglion sentinelle n'a pas été prélevé.

Une irradiation complémentaire du territoire de drainage ganglionnaire est systématique en cas d'envahissement.

La radiothérapie exclusive peut être employée chez les patients inopérables et comme traitement palliatif de certains sites métastatiques.

3. Chimiothérapie

Elle est employée uniquement en cas de métastases à distance. Les deux protocoles employés sont carboplatine-étoposide et cyclophosphamide-doxorubicine-vincristine.

F. Surveillance

Il est conseillé d'instaurer une surveillance clinique tous les trois mois pendant deux ans puis tous les six mois pour une durée totale de cinq ans. On peut y associer une échographie des aires ganglionnaires de drainage et une TDM « corps entier » en cas d'atteinte ganglionnaire initiale.

VI. Dermatofibrosarcome de Darier-Ferrand

Il s'agit d'une tumeur rare, de malignité intermédiaire et de développement lent, caractérisée par son agressivité locale et sa tendance aux récidives en l'absence de chirurgie adaptée.

C'est une tumeur de l'adulte jeune (entre 20 et 40 ans) avec une légère prédominance masculine. Sa pathogénie est inconnue. Une anomalie génétique présente dans 95 % des cas a toutefois été découverte en 1990, avec la mise en évidence soit d'une translocation des chromosomes 17 et 22, soit de la formation d'un anneau chromosomique. Le rôle des traumatismes est évoqué chez 20 % des patients, certaines tumeurs se développant sur des cicatrices chirurgicales ou de brûlures.

A. Diagnostic

Cette tumeur débute le plus souvent par une plaque unique indurée, érythématoviolacée ou de couleur chair. Après plusieurs années d'évolution, l'aspect clinique est celui d'une plaque bosselée d'un ou plusieurs nodules saillants (fig. 8.19).

Les localisations préférentielles sont le tronc (47 %) (fig. 8.20), les extrémités proximales (38 %) ou la région cervicocéphalique (15 %).

Le diagnostic positif repose sur l'analyse anatomopathologique d'une biopsie.

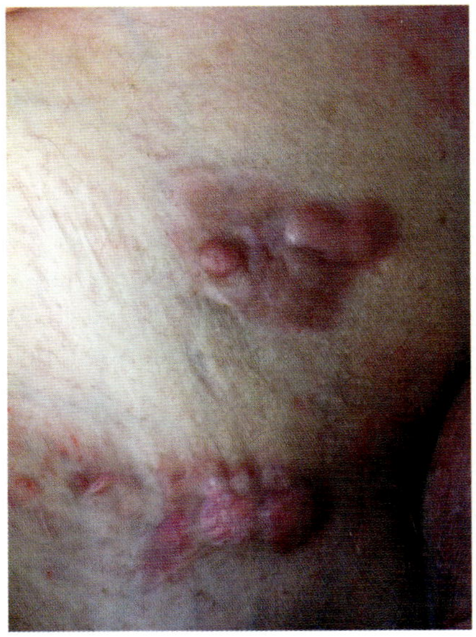

Fig. 8.19. C Dermatofibrosarcome de Darier-Ferrand.

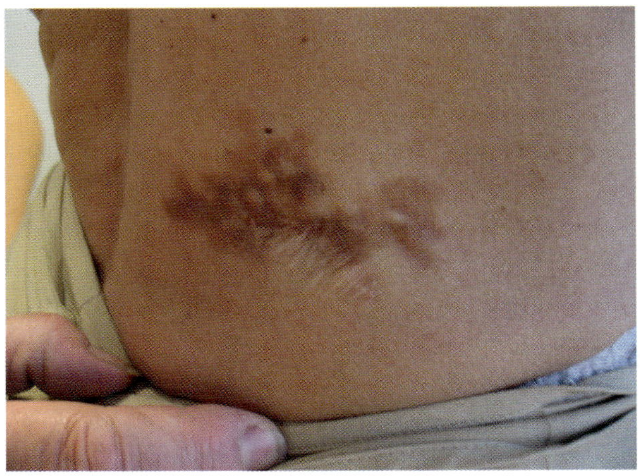

Fig. 8.20. C Dermatofibrosarcome de Darier-Ferrand lombaire, ancien.

B. Évolution

L'évolution est fréquemment émaillée de récidives, dont la fréquence dépend des marges de l'exérèse initiale. Les métastases sont rares (5 %), essentiellement pulmonaires. Elles surviennent après des récidives multiples avec en général transformation sarcomateuse de plus haut grade de malignité.

C. Traitement

La conduite à tenir en matière de traitement et de suivi se discute en RCP.

Le traitement de référence a longtemps été une exérèse chirurgicale avec des marges de 3 à 5 cm. Cette exérèse doit emporter le plan aponévrotique en profondeur. Actuellement, la technique de Mohs sur coupes en paraffine permet une épargne tissulaire avec la réalisation de marges de 2 cm, notamment au niveau de la face.

Un traitement ciblé par imatinib (Glivec®) est en cours d'évaluation pour diminuer le volume de certaines lésions. Il s'agit d'un inhibiteur spécifique de l'activité tyrosine kinase du récepteur du PDGF (l'imatinib interagit avec le site de fixation de l'ATP de la tyrosine kinase et empêche ainsi la phosphorylation des substrats). Cet inhibiteur a pour indication thérapeutique principale la leucémie myéloïde chronique à chromosome Philadelphie.

La gravité du dermatofibrosarcome de Darier-Ferrand est conditionnée par le risque de récidive et par la nécessité d'une exérèse chirurgicale large.

VII. Carcinome basocellulaire

Ⓐ Les carcinomes sont des tumeurs malignes de l'épithélium de revêtement de la peau. Les carcinomes basocellulaires et spinocellulaires représentent la majorité des tumeurs malignes. Ces tumeurs malignes ont des similitudes et des différences qui sont résumées *infra* dans le tableau 8.6.

A. Incidence et mortalité

Ⓑ Les carcinomes basocellulaires (CBC) représentent 70 % des carcinomes cutanés. L'incidence a doublé en vingt ans et varie selon les régions et l'âge de la population concernée. Elle est évaluée à 80 à 150 nouveaux cas par an pour 100 000 habitants — l'imprécision est liée au manque de registre national sur ces cancers. La malignité du CBC est essentiellement locale, la tumeur ne métastasant que de manière exceptionnelle.

B. Facteurs de risque

Ⓐ Les facteurs de risque sont :

- les expositions solaires courtes mais intenses et répétées (vacances, sport) sur phototype clair de type I ou II (sujets à peau claire, à cheveux blonds et roux, avec des yeux clairs et une incapacité à bronzer) ;
- l'âge, avec un âge moyen au moment du diagnostic de 66 ans et une incidence qui augmente fortement après 85 ans ;
- certaines anomalies génétiques liées à des troubles de réparation de l'ADN (xeroderma pigmentosum) ou par mutation du gène *Patched* dans la nævomatose basocellulaire (syndrome de Gorlin, où les CBC peuvent être associés à des kystes des mâchoires) ; ces formes sont à rechercher lorsque l'on observe des CBC de survenue précoce, avant 40 ans ;
- l'immunodépression, également en cause dans la genèse des CBC : on observerait jusqu'à dix fois plus de CBC chez les patients greffés du rein.

C. Diagnostic

1. Diagnostic positif

L'aspect typique est celui d'une lésion de croissance lente, perlée, en relief, arrondie, rouge ou rosée avec des télangiectasies. En début d'évolution, lorsque la lésion est de petite taille, l'aspect est variable et peut se limiter à une simple érosion.

2. Formes cliniques

CBC nodulaire

C'est l'aspect classique du sujet âgé et de siège facial. La lésion est arrondie avec un bord périphérique constitué de perles (bordure perlée) parfois associé à une ulcération centrale (fig. 8.21A et B). Il peut être pigmenté, comme les autres formes d'ailleurs (aspect tatoué) (fig. 8.21C).

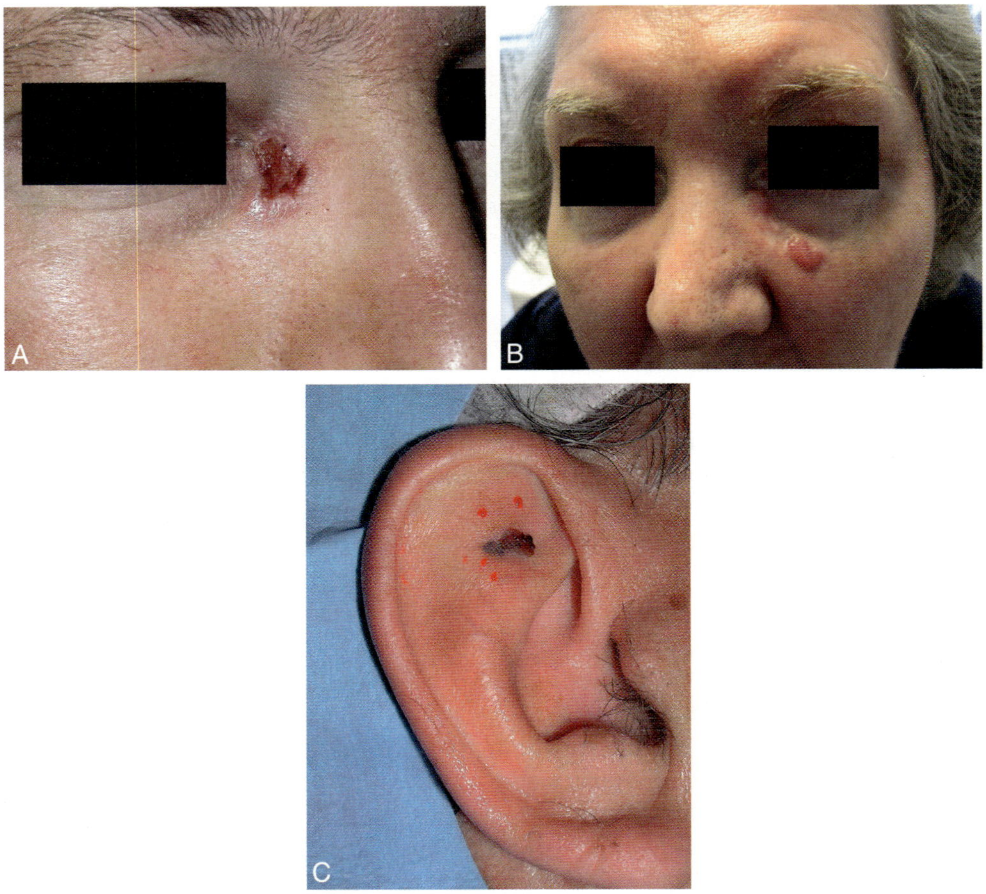

Fig. 8.21. Ⓐ **Carcinomes basocellulaires.**
A. Forme ulcérée à bordure perlée. B. Forme nodulaire. C. CBC tatoué.

CBC superficiel (pagétoïde)

La lésion est plane, érythémateuse, à bords nets et d'évolution lente. On peut observer des squames ou des croûtes mais pas de perles. Cette lésion se voit plus volontiers sur le tronc que sur le visage (fig. 8.22).

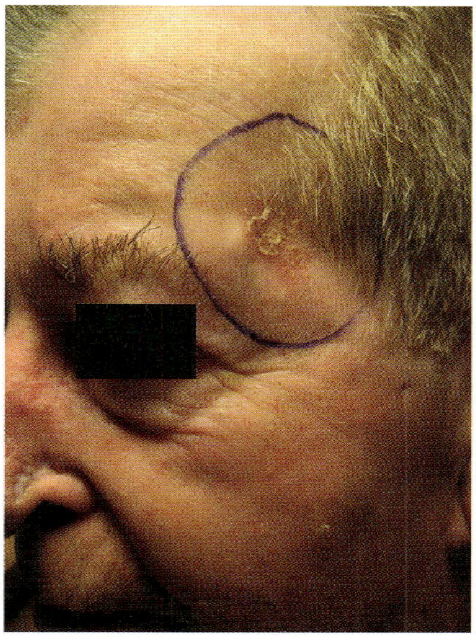

Fig. 8.22. Ⓐ **Carcinome basocellulaire pagétoïde.**

CBC sclérodermiforme

L'aspect est celui d'une plage dépolie, blanche, dure et mal limitée. La localisation est préférentiellement au niveau des orifices de la face (nez, paupière, oreille). Ce type est plus rare mais plus grave en raison du diagnostic tardif (aspect pseudocicatriciel) et d'une extension plus importante que les autres formes (fig. 8.23).

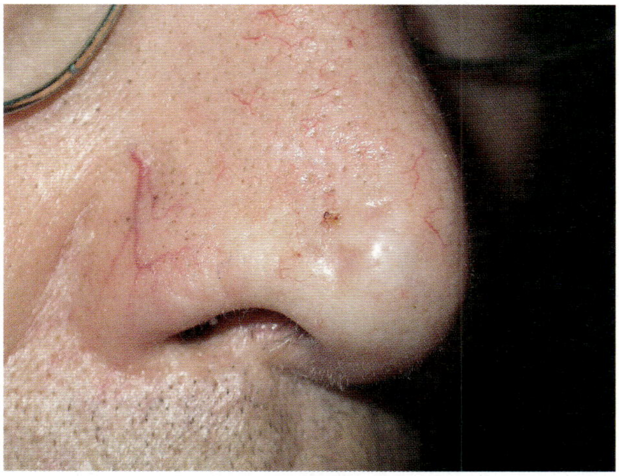

Fig. 8.23. Ⓐ **Carcinome basocellulaire sclérodermiforme.**

D. Biopsie

Le diagnostic est clinique dans l'immense majorité des cas, mais une biopsie à visée diagnostique peut être effectuée en cas de doute ou en cas de taille importante nécessitant une exérèse totale délabrante, par exemple dans la région orbitopalpébrale.

E. Diagnostic histologique

L'analyse retrouve une prolifération de cellules basaloïdes dans le derme sous forme d'amas avec un agencement variable et une disposition palissadique des noyaux en périphérie. On décrit histologiquement quatre sous-types correspondant aux trois formes cliniques (nodulaire, superficiel, sclérodermiforme), auxquels on ajoute un sous-type infiltrant.

F. Bilan d'extension

Le pronostic du CBC est essentiellement local, apprécié par l'examen clinique. Dans les formes extensives péri-orificielles (nez, paupière, oreille), l'imagerie par tomodensitométrie et/ou IRM permet de faire un bilan plus précis de l'extension anatomique (lyses osseuses, infiltration profonde).

On recherche à l'examen d'autres lésions cutanées sur le visage et le reste du corps.

Le CBC n'ayant pas de diffusion métastatique, il n'est pas indiqué de faire un bilan d'extension général à la recherche de métastases à distance.

G. Pronostic

B Le CBC est exceptionnellement responsable de décès, qui se voient dans les formes très évoluées localement, sur des sujets fragiles.

Le problème essentiel de la prise en charge du CBC est celui de la récidive locale, qui peut avoir une rançon cicatricielle et/ou fonctionnelle au niveau du visage.

Il existe des facteurs de mauvais pronostics (à haut risque de récidive), qui sont :

- la localisation péri-orificielle au niveau du visage ;
- les formes mal limitées et la forme sclérodermiforme ;
- la taille supérieure à 1 cm des localisations péri-orificielles au niveau du visage et supérieure à 2 cm dans les autres localisations (fig. 8.24) ;
- la forme récidivée.

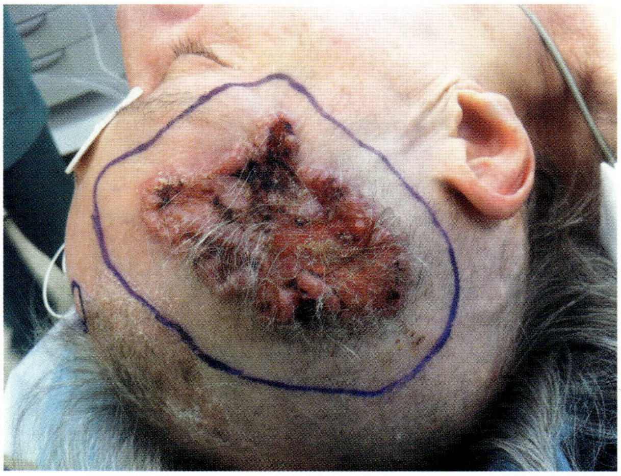

Fig. 8.24. B **Carcinome basocellulaire évolué.**

H. Principes thérapeutiques

1. Traitement chirurgical

La chirurgie est le traitement de référence de première intention.

L'ablation chirurgicale de la tumeur avec des marges d'exérèses suffisantes avec leur contrôle histologique permet un taux élevé de guérison. Les marges latérales ne sont possibles qu'après certitude diagnostique — donc sur une histologie faite préalablement sur biopsie ou bien en extemporané le jour de l'exérèse.

Modalités

C La chirurgie se réalise sous anesthésie locale, locorégionale ou générale, en fonction de l'étendue de la lésion et du terrain.

Technique

On réalise l'ablation de la tumeur en prenant des marges carcinologiques latérales allant de 3 à 10 mm en fonction des facteurs de risque de récidive. La tumeur est repérée avec des fils sur les limites d'exérèse pour l'analyse des berges.

Lorsque la perte de substance ainsi engendrée est de petite taille, une suture directe est réalisée. Lorsque la lésion est plus importante et que l'exérèse est histologiquement complète (examen extemporané ou reconstruction dans un deuxième temps), des procédés de réparation (greffes cutanées, lambeaux) sont utilisés.

2. Analyse histologique

La pièce d'exérèse est analysée au laboratoire. Le compte rendu doit mentionner la variété histologique, des facteurs éventuels d'agressivité (différenciation pilaire, par exemple), le caractère complet ou non de l'exérèse et les marges de peau saine.

Dans certains cas, on procède à une analyse extemporanée durant l'intervention chirurgicale, pour avoir le résultat immédiat des limites d'exérèse et ainsi réparer en même temps la perte de substance créée par l'ablation tumorale. Cette technique est utilisée par exemple lors de la prise en charge de CBC des paupières, car il faut réparer en même temps l'anatomie et la fonction palpébrale pour avoir une protection du globe oculaire.

La technique de Mohs, ou chirurgie micrographique, est une variante qui consiste à analyser pendant l'intervention toutes les berges de l'ablation tumorale jusqu'à avoir du tissu sain. Cette technique est peu développée en France en raison de difficultés techniques et de la durée d'intervention qui est allongée.

3. Autres méthodes thérapeutiques

Radiothérapie

La radiothérapie est une alternative à la chirurgie et permet un contrôle local satisfaisant dans les formes où la chirurgie est contre-indiquée, impossible, ou en complément d'une exérèse incomplète. Une biopsie est nécessaire avant le traitement de façon à avoir une certitude histologique. Différentes modalités sont possibles (rayons X, curiethérapie, radiothérapie de haute énergie).

Cryochirurgie, curetage-électrocoagulation

Ces techniques sont utilisables pour les CBC de petite taille, superficiels et dans les zones à faible risque de récidive.

Imiquimod (Aldara®)

Il s'agit d'un traitement local effectué par une application quotidienne de crème avant le coucher pendant six semaines, cinq fois par semaine. L'imiquimod est indiquée dans le traitement des petits CBC superficiels de l'adulte, à distance des zones péri-orificielles du visage.

Citons aussi la photothérapie, thérapeutique qui peut être utile pour certains CBC superficiels.

Vismodégib (Erivedge®)

Il s'agit d'une chimiothérapie orale à la dose de 150 mg par jour indiquée pour les CBC métastatiques ou localement étendus pour lesquels une résection chirurgicale ou une radiothérapie ne sont pas appropriées en raison du terrain ou de la taille de la lésion. La prescription est réalisée après avis favorable en RCP sous la responsabilité d'un médecin spécialiste expérimenté pour surveiller l'efficacité et la tolérance compte tenu des effets secondaires nombreux (spasmes musculaires, alopécie, troubles digestifs) et de sa tératogénicité.

I. Surveillance

B La surveillance est clinique, à la recherche d'une récidive locale, de l'apparition d'un nouveau CBC ou d'un autre cancer cutané en cas d'exposition solaire. Le rythme de la surveillance est annuel pendant cinq ans. Une éducation du patient est nécessaire pour dépister des CBC de petites tailles et réaliser une éviction solaire.

VIII. Carcinome épidermoïde cutané (spinocellulaire)

A. Incidence

Les carcinomes épidermoïdes cutanés (CEC), ou spinocellulaires, regroupent les tumeurs épithéliales malignes cutanées primitives qui expriment une différenciation malpighienne.

L'incidence annuelle du CEC en France est estimée à 30 pour 100 000 dans la population générale. L'âge moyen de découverte est de 76 ans. Il apparaît le plus souvent chez l'homme. La prévalence et l'incidence du CEC augmentent du fait du vieillissement de la population et des habitudes d'exposition solaire.

B. Facteurs de risque

A L'exposition solaire cumulative (dose totale d'UV reçue au cours de la vie) est le principal facteur causal des CEC. Ils surviennent essentiellement sur les zones photoexposées, c'est-à-dire le visage et le dos des mains.

Les autres facteurs de risque sont :

- l'âge, l'héliodermie (vieillissement cutané lié au soleil) ;
- les phototypes I et II ;

- certaines affections génétiques (xeroderma pigmentosum, nævomatose basocellulaire);
- l'immunosuppression acquise (VIH, traitements immunosuppresseurs, etc.);
- la radiodermite;
- la dermatose inflammatoire chronique;
- les plaies chroniques (ulcère, cicatrice de brûlure);
- l'exposition aux carcinogènes chimiques (tabac, goudrons, arsenic, etc.);
- l'infection par les papillomavirus humains;
- les antécédents personnels de cancer cutané.

C. Précurseurs des carcinomes épidermoïdes cutanés

Les CEC peuvent survenir *de novo* ou, le plus souvent, marquer l'évolution de lésions considérées comme des précurseurs (dites lésions précancéreuses). Ces précurseurs sont :

- B la kératose actinique;
- les leucoplasies muqueuses;
- la maladie de Bowen, ou carcinome *in situ* ou carcinome intraépithélial.

D. Diagnostic

1. Précurseurs des CEC

Kératose actinique

Le diagnostic de kératose actinique est habituellement clinique. Elle est photo-induite. C'est la plus fréquente des lésions précancéreuses. Elle siège sur les zones photoexposées (visage, dos des mains). Les lésions sont squameuses voire croûteuses, souvent multiples, érythémateuses et saignant facilement au grattage. Histologiquement, le diagnostic repose sur la présence d'anomalies de l'architecture épidermique et des kératinocytes.

Leucoplasies muqueuses

Elles résultent d'un phénomène de kératinisation de la muqueuse (lèvres), souvent dû au tabac et aux UV (cf. chapitre 6). Ce sont des lésions blanchâtres bien limitées, souples, asymptomatiques, adhérentes, ne saignant pas au contact (fig. 8.25).

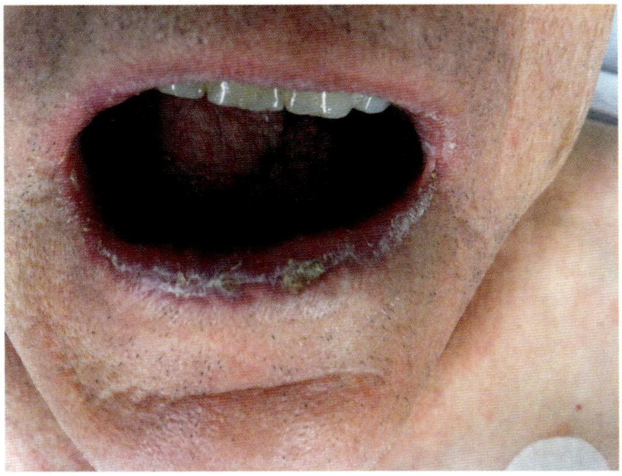

Fig. 8.25. B Chéilite actinique.

Maladie de Bowen

La maladie de Bowen est un carcinome épidermoïde intraépithélial (*in situ*). La population la plus concernée est la septième décennie et le sexe féminin. Les formes génitales sont fortement liées aux papillomavirus humains. Au niveau cutané, la lésion est souvent unique et bien limitée, ayant l'aspect d'une plaque érythémateuse plus ou moins pigmentée, squameuse ou croûteuse (fig. 8.26).

A La progression vers un carcinome invasif se traduit cliniquement par l'apparition sur le placard d'une tumeur souvent ulcérée.

B Histologiquement, l'épiderme est désorganisé et constitué sur toute son épaisseur de kératinocytes atypiques, qui ne franchissent pas la lame basale.

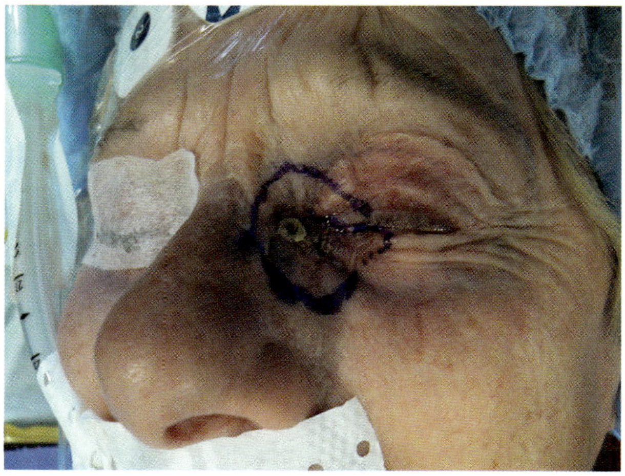

Fig. 8.26. B **Maladie de Bowen.**

2. Carcinome épidermoïde primitif cutané

A Le siège peut être cutané ou muqueux. La lésion est volontiers croûteuse, indurée et avec une ulcération centrale, mais parfois végétante ou bourgeonnante (fig. 8.27). Il existe des formes ulcérobourgeonnantes. L'examen clinique s'attache à examiner l'induration, la fixité aux plans profonds, les signes d'envahissement profond (perte de mobilité, déficit nerveux, etc.). Les aires de drainage de la face seront systématiquement examinées (aire cervicoparotidienne et occipitale en cas d'atteinte du cuir chevelu) à la recherche d'une adénopathie palpable (fig. 8.28).

Le diagnostic est confirmé par histologie sur biopsie lésionnelle. L'analyse anatomopathologique met en évidence :

- une prolifération des cellules kératinocytaires de grande taille organisées en lobules ou travées mal limités ; la tumeur envahit le derme à profondeur variable et, éventuellement, l'hypoderme au sein d'un stroma inflammatoire ;
- des différenciations kératinisantes sous forme de globes cornés ;
- des mitoses nombreuses et des atypies cytonucléaires.

E. Évolution

1. Locale

B L'évolution est agressive soit par infiltration en profondeur, soit par diffusion le long des vaisseaux ou des nerfs.

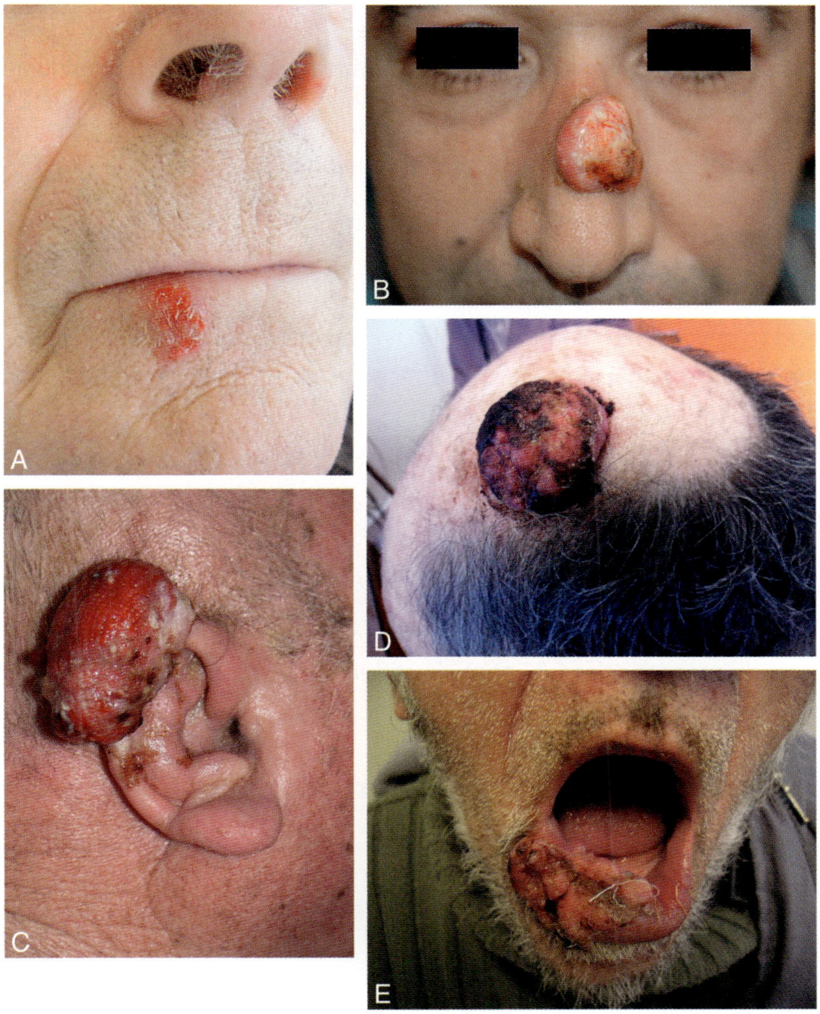

Fig. 8.27. Ⓐ **Carcinomes épidermoïdes cutanés (spinocellulaires).**

A. Forme ulcérée, lèvre inférieure cutanée. B. Forme nodulaire, pyramide nasale. C. Forme bourgeonnante du pavillon de l'oreille. D. Forme bourgeonnante du cuir chevelu. E. Forme ulcérobourgeonnante labiale cutanéomuqueuse.

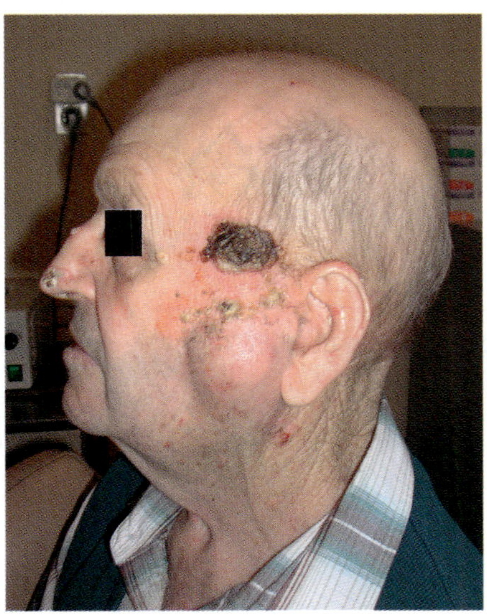

Fig. 8.28. Ⓐ **Carcinome épidermoïde cutané (spinocellulaire) temporal avec adénopathie parotidienne métastatique.**

2. À distance

Les CEC sont des lésions lymphophiles : la dissémination par voie lymphatique est responsable de 80 % des localisations métastatiques. Le risque métastatique est évalué à environ 2 % à cinq ans : métastases ganglionnaires (2 % pour les formes cutanées, 20 % pour les formes muqueuses), métastases par dissémination hématogène.

3. Récidive locale

Après le primotraitement, ce risque est de 5 à 10 %.

A La récidive devra systématiquement être recherchée par une surveillance.

B La survenue de métastases ou d'une rechute est souvent en rapport avec une prise en charge initiale tardive ou inadaptée.

F. Pronostic

Les facteurs de mauvais pronostic (risque d'évolution vers une rechute ou une métastase) sont cliniques ou histologiques.

En fonction du pronostic, les CEC sont classés en deux groupes (tableau 8.4).

Facteurs de mauvais pronostic des CEC

Facteurs de mauvais pronostic cliniques :

- localisation sur une zone à risque élevé :
  - *risque faible* : zones photoexposées (en dehors des lèvres et oreilles), autre localisation de l'extrémité céphalique, du tronc et des membres ;
  - *risque élevé* : zones péri-orificielles, cuir chevelu, zones non insolées, radiodermite, cicatrice de brûlure, ulcères ou inflammation chronique ;
- taille : > 1 cm sur les zones à risque élevé, > 2 cm sur les zones à risque faible ;
- infiltration en profondeur : adhérence au plan profond ;
- signes neurologiques d'envahissement (anesthésie du trijumeau, paralysie faciale) ;
- récidive locale ;
- immunodépression.

Facteurs de mauvais pronostic histologiques :

- épaisseur > 3 mm ;
- invasion : profondeur histologique ;
- degré de différenciation cellulaire « moyen » à « non différencié » ;
- invasion périnerveuse ;
- formes histologiques à haut risque : desmoplastiques > mucoépidermoïdes > acantholytiques.

Tableau 8.4. B Classification pronostique des CEC et risque de récidive.

Groupe 1	Absence de critères de mauvais pronostic	Risque très faible de récidive et/ou de métastases
Groupe 2	Au moins un critère de mauvais pronostic	Risque de récidive et/ou de métastases allant de « moyen » à « très haut »

G. Principes thérapeutiques

1. Prévention

L'exposition solaire pendant l'enfance et l'adolescence joue un rôle important dans l'apparition d'un CEC, ce qui incite à promouvoir la photoprotection à ces âges de la vie.

- A L'information et les conseils de prudence vis-à-vis du soleil doivent être renouvelés pendant toute la vie, en particulier chez le sujet à risque : prudence en milieu de journée (entre 12 h et 16 h), surtout chez les jeunes enfants.
- Protection vestimentaire.
- Utilisation de produits de protection solaire, néanmoins considérée comme dernière ligne de protection.
- Limiter l'utilisation de lampes à bronzer.

2. Dépistage

B Le dépistage du CEC ou de ses précurseurs est recommandé après 50 ans chez les sujets à risque.

C Le bénéfice d'un tel dépistage en termes de santé publique n'est pas connu. L'examen de la peau peut être réalisé à l'occasion de toute consultation médicale. Le rythme optimal de cet examen n'est pas connu.

3. Prise en charge des précurseurs des CEC

Kératose actinique

La kératose actinique peut évoluer vers la disparition apparente spontanée, la persistance ou la progression vers un CEC. Le traitement est principalement dermatologique et non chirurgical, par l'utilisation de la cryothérapie, de pommade au 5-FU, de la photothérapie dynamique.

Leucoplasies muqueuses

Leur traitement est la destruction (chirurgie, électrocoagulation, laser).

Maladie de Bowen

- Exérèse complète avec analyse anatomopathologique systématique.
- Cryothérapie après obtention d'un diagnostic histologique sur biopsie préalable.
- Crèmes au 5-FU, photothérapie dynamique ou imiquimod après obtention d'un diagnostic histologique sur biopsie préalable pour les lésions de grande taille.

4. Prise en charge du carcinome épidermoïde cutané infiltrant

A La conduite à tenir en matière d'explorations et de traitement se discute en RCP, sauf pour les CEC de groupe 1.

5. Bilan initial

B Pour les CEC du groupe 1 et carcinome *in situ*, on pratique un examen clinique de la totalité du tégument (second cancer, phototype, héliodermie) et une palpation des aires ganglionnaires de drainage. Une échographie de l'aire ganglionnaire peut compléter cet examen clinique. Aucun autre examen paraclinique n'est justifié.

Pour les CEC du groupe 2, l'examen clinique recherche des localisations métastatiques. Une échographie locorégionale de la zone de drainage peut être proposée. Tout autre examen n'est justifié que devant des signes cliniques d'appel ou par une décision en RCP en cas de critères de mauvais pronostic nombreux. Un scanner cervico-facial sera prescrit en cas d'adénopathie palpable ou de lésion volumineuse (à la recherche d'adénopathies et pour évaluer l'infiltration locale).

6. Traitement

Traitement chirurgical

L'exérèse chirurgicale est le traitement de référence.

C Il existe trois impératifs à respecter :

- carcinologique : exérèse complète avec marges de sécurité (tableau 8.5) ;
- fonctionnel : au niveau péri-orificiel (notamment labial et palpébral), les procédés de reconstruction font idéalement appel à des lambeaux cutanés locaux de voisinage préservant la fonction en comblant la perte de substance liée à l'exérèse. En cas de lésion particulièrement volumineuse, les procédés de reconstruction font appel à des lambeaux régionaux pédiculés ou des lambeaux libres microanastomosés ;
- esthétique : ce facteur doit toujours être pris en considération en cas de reconstruction faciale (mais il n'intervient qu'en dernier, après la prise en compte de l'impératif carcinologique et fonctionnel).

Tableau 8.5. C Marges chirurgicales des CEC (après certitude histologique).

Type de CEC	Marges chirurgicales conseillées
Tumeurs du groupe 1	4 à 6 mm
Tumeurs du groupe 2	Supérieure à 6 mm (1 cm si possible)

Radiothérapie : radiothérapie externe ou curiethérapie interstitielle

Tous les CEC traités par radiothérapie doivent avoir préalablement une confirmation diagnostique histologique. La radiothérapie n'est pas recommandée en première intention si une chirurgie d'exérèse simple peut être réalisée et sur certaines zones : main, pied, jambe, organes génitaux. Elle est contre-indiquée en cas de maladie génétique prédisposante.

Chimiothérapie systémique

Elle n'a qu'une place limitée, réduite aux échecs de la chirurgie et de la radiothérapie. Le cisplatine est la molécule de référence.

Indications

CEC du groupe 1

A L'avis d'une RCP n'est pas nécessaire.

La biopsie n'est recommandée qu'en cas de doute diagnostique. Il faudra néanmoins une certitude diagnostique histologique pour appliquer des marges d'exérèse latérale.

B L'exérèse chirurgicale avec réparation immédiate avec analyse anatomopathologique de la pièce opératoire orientée est de première intention.

CEC du groupe 2

A L'avis de la RCP est indispensable.

La biopsie préalable est recommandée. Il faudra néanmoins une certitude diagnostique histologique pour appliquer des marges d'exérèse latérale.

C L'exérèse chirurgicale avec analyse anatomopathologique de la pièce opératoire orientée est de première intention.

La prise en charge ganglionnaire n'est pas systématique. En RCP, en fonction des critères pronostiques et de l'imagerie préopératoire éventuelle, on pourra décider d'une procédure du ganglion sentinelle (non validée pour l'instant) ou d'un curage des aires ganglionnaires de drainage.

En cas de chirurgie non réalisable d'emblée (risque de troubles fonctionnels majeurs, refus), on pratique une biopsie systématique avec analyse anatomopathologique. On proposera après discussion en RCP une radiothérapie ou radiochimiothérapie.

CEC métastatiques

- Métastase en transit : exérèse chirurgicale, radiothérapie adjuvante à discuter.
- Métastase ganglionnaire : on réalisera un curage ganglionnaire complet, une radiothérapie adjuvante du relais ganglionnaire.
- Métastase à distance : chirurgie, radiothérapie, chimiothérapie.

7. Surveillance

Carcinome *in situ* et CEC du groupe 1

B On réalisera un examen clinique tous les ans pendant au moins cinq ans. Aucun examen paraclinique n'est recommandé.

CEC du groupe 2

On réalisera un examen clinique tous les trois mois puis tous les six mois pendant au moins cinq ans.

Une échographie locorégionale de la zone de drainage est préconisée tous les six mois au début de la surveillance sur les lésions avec facteurs de mauvais pronostic. Tout autre examen n'est justifié que sur point d'appel clinique.

Tableau 8.6. A **Comparaison entre carcinome basocellulaire et carcinome épidermoïde cutané.**

	CBC	CEC
Origine épidermique	Couche basale (profonde)	Couche épineuse
Âge moyen	73 ans	76 ans
Incidence/100 000	80–150	30
Exposition solaire	Répétée et aiguë	Répétée et chronique
Siège des lésions	Visage	Visage et mains
Atteinte des muqueuses	Non	Oui
Lésion préexistante	Non	Oui
Risque métastatique	Quasi nul	2 % (ganglions ++)

Points clés

- L'incidence des cancers de la peau est en augmentation constante en raison des habitudes d'exposition solaire et du vieillissement de la population.
- La chirurgie est le traitement de référence des cancers cutanés.
- Les marges d'exérèse chirurgicale sont adaptées au type histologique de la lésion.
- Le chirurgien ne pourra prendre des marges latérales qu'après avoir une certitude diagnostique, donc uniquement après réalisation préalable d'une biopsie ou bien à l'occasion d'un examen extemporané réalisé au début de l'intervention pour la chirurgie d'exérèse.
- En fonction du type, de l'existence de critères de gravité ou de contre-indication chirurgicale, la prise en charge thérapeutique doit être discutée en RCP.
- Une surveillance prolongée est nécessaire pour s'assurer de l'absence de récidive.

Pour en savoir plus

HAS. Actualisation de la revue de la littérature d'une recommandation en santé publique sur « la détection précoce du mélanome cutané ». Recommandations en santé publique. Janvier; 2013.

INCa et HAS. Carcinome épidermoïde cutané : prise en charge diagnostique et thérapeutique. Recommandations de bonnes pratiques. Juillet; 2010.

HAS. Mélanome cutané. Guide maladie chronique. Mars; 2012.

HAS. Prise en charge diagnostique et thérapeutique du carcinome basocellulaire de l'adulte. Recommandations de bonne pratique. Mars; 2004.

CHAPITRE

9

ITEM 113
Malformations vasculaires et hémangiomes

Situations de départ

- **39** Examen du nouveau-né à terme.
- **59** Tendance au saignement.
- **84** Lésion cutanée/« grain de beauté ».
- **85** Érythème.
- **90** Tache cutanée du nourrisson.
- **151** Œdème de la face et du cou.
- **158** Tuméfaction cervico-faciale.
- **225** Découverte d'une anomalie cervico-faciale à l'examen d'imagerie médicale.
- **308** Dépistage néonatale systématique.

Objectifs pédagogiques, hiérarchisation des connaissances

ITEM 113 – Hémangiomes et malformations vasculaires cutanées

Rang	Rubrique	Intitulé	Descriptif
A	Définition	Savoir définir un hémangiome et son histoire naturelle	
A	Diagnostic positif	Connaître les signes cliniques d'un hémangiome	
B	Diagnostic positif	Connaître les principaux diagnostics différentiels des hémangiomes	Tumeurs cutanées et malformations vasculaires
A	Identifier une urgence	Connaître les localisations à risque et les complications des hémangiomes	
B	Diagnostic positif	Savoir diagnostiquer un angiome plan	
B	Suivi et/ou pronostic	Connaître les complications d'une malformation veineuse	
B	Suivi et/ou pronostic	Connaître les complications d'une malformation artérioveineuse	

A Si le mot angiome (*angioma* des Anglo-saxons) doit désormais être écarté du vocabulaire médical, il garde le mérite de porter en lui étymologiquement (en grec ἀγγεῖον : « vaisseau ») la nature vasculaire des pathologies dont il est responsable.

Affecté de nombreux adjectifs métaphoriques (stellaire, tubéreux, plan…), il fait la preuve de sa visibilité quand il est superficiel et relève donc *a priori* d'une analyse clinique. Mais il peut atteindre organes profonds et viscères.

Chirurgie maxillo-faciale et stomatologie

L'angiome recouvre en fait un ensemble de pathologies soit tumorales (hémangiome) soit malformatives, dont le point commun est qu'elles sont de nature vasculaire (artères, veines, capillaires, réseau lymphatique) et qu'elles sont, le plus souvent, bénignes. De nombreuses caractéristiques opposent hémangiome (tumeur) et malformation. L'un et l'autre en revanche touchent volontiers l'extrémité céphalique, aggravant là le pronostic esthétique, pouvant évoluer défavorablement et s'inscrivant parfois dans un cadre syndromique.

Les anomalies vasculaires, mieux connues sur le plan physiopathologique, ont bénéficié des progrès de la génétique, de l'imagerie et de nouvelles thérapeutiques médicales. Leur prise en charge, pour les formes complexes notamment, relève de plus en plus de consultations multidisciplinaires où se sont développés réseau national et réseau européen.

I. Classification

Depuis 1982 est adopté par la communauté scientifique un langage commun décrivant les anomalies vasculaires sur leurs caractéristiques endothéliales, qui distinguent (tableau 9.1) :

- les tumeurs vasculaires, se manifestant par une prolifération cellulaire ;
- les malformations vasculaires liées, elles, à une perturbation de la morphogenèse au cours du développement embryonnaire.

Tableau 9.1. Ⓐ Anomalies vasculaires.

<table>
<tr><th colspan="3">Tumeurs vasculaires</th><th colspan="2">Malformations vasculaires</th></tr>
<tr><td rowspan="2">Hémangiomes infantiles
(ou hémangiomes congénitaux)</td><td colspan="2">Autres tumeurs</td><td rowspan="2">Simples (tronculaires ou non)
Capillaires
Veineuses
Lymphatiques
Artérioveineuses</td><td rowspan="2">Complexes associées
Lymphatico-veineuses
Syndromiques</td></tr>
<tr><td>Bénignes
Hémangiomes et hémangio-endothéliomes</td><td>Malignes
Angiosarcomes</td></tr>
</table>

A. Hémangiome infantile (hémangiome immature)

Tumeur bénigne la plus fréquente du jeune enfant (fig. 9.1), elle se développe le plus souvent dans les premiers mois de la vie, se stabilise au bout de six à douze mois puis involue lentement (jusqu'à dix ans d'âge) pour laisser place à une cicatrice atrophique. Le sexe féminin est le plus souvent touché (sex-ratio 3/1). Unique ou multiple, la face est volontiers affectée mais non exclusivement.

Plus rares sont les hémangiomes congénitaux, parfois suspectés en néonatal donc visibles dès la naissance. Certains sont involutifs rapidement en moins d'une année (RICH, *Rapidly Involuting Congenital Hemangioma*), d'autres n'involuent pas et portent l'acronyme NICH. (*Non-Involuting Congenital Hemangioma*). À l'histologie, ils n'expriment pas le marqueur GLUT-1, à l'opposé des hémangiomes infantiles.

Nombre de tumeurs vasculaires (beaucoup plus rares) ont été identifiées, bénignes ou à malignité atténuée (hémangio-endothéliomes), pouvant s'inscrire dans un cadre syndromique particulier avec retentissement systémique (thrombopénie du syndrome de Kasabach-Merritt), plus rarement malignes (angiosarcomes). Leur diagnostic repose sur la confrontation anatomo-clinique. De nouveaux marqueurs cellulaires permettent, au fil des années, de mieux les identifier.

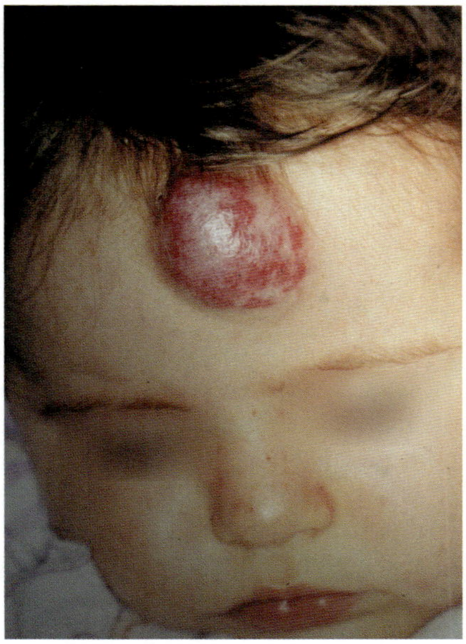

Fig. 9.1. Ⓐ **Hémangiome frontal.**

B. Malformations vasculaires

Excluant les malformations tronculaires (ectasies, atrésies, anévrysmes…), qui peuvent affecter n'importe quel vaisseau, on décrira essentiellement les malformations vasculaires tissulaires simples, qui affectent donc un type de vaisseaux.

1. Malformations capillaires

Les malformations capillaires sont communément appelées « angiomes plans ». Vulgairement dites taches lie de vin, elles affectent volontiers le visage, reproduisant parfois la somatotopie des territoires trigéminaux. Macules érythémateuses, elles s'épaississent avec l'âge, deviennent nodulaires et déformantes. Elles peuvent constituer la composante cutanée d'une dysgenèse complexe (syndromes de Sturge-Weber, de Klippel-Trenaunay, de Parks-Weber…). Histologiquement, il s'agit chez l'enfant de simples dilatations des capillaires superficiels.

2. Malformations veineuses

Les malformations veineuses ou capillaro-veineuses se manifestent par une tuméfaction molle, dépressible, non douloureuse, soulevant peau et muqueuse — la cavité buccale est volontiers affectée. Les thromboses sont fréquentes, génératrices de douleurs. Ces malformations infiltrent les tissus profonds et sont histologiquement constituées de fentes vasculaires à parois très fines. Elles ont pour caractéristique clinique essentielle d'être sensibles à la gravité.

3. Malformations lymphatiques

Les malformations lymphatiques, habituellement appelées lymphangiomes, se manifestent sous deux formes cliniques : macrokystique ou microkystique tissulaire.

Les premières (*cystic hygroma* des Anglo-Saxons), d'apparition précoce (anténatales parfois, le plus souvent avant l'âge de deux ans), se présentent comme une tuméfaction molle, limitée, transilluminable, affectant volontiers cou et région thoraco-axillaire. L'évolution en est capricieuse : parfois involutive, à l'opposé se révélant ou s'aggravant par hémorragie intrakystique ou infection intercurrente. La peau qui les recouvre est le plus souvent normale.

Les secondes sont infiltrantes, touchant volontiers la cavité buccale et le pharynx, affectant alors la muqueuse qui prend un aspect framboisé, vésiculeux. Elles évoluent par poussées inflammatoires, sensibles aux traitements médicaux (antibiotiques, corticoïdes), mais ont une répercussion à cause de leur volume sur la croissance squelettique du massif facial.

4. Malformations artérioveineuses

Les malformations artérioveineuses, plus rares, sont de pronostic grave. À haut débit, elles correspondent aux anciens « anévrysmes cirsoïdes ». Présentes dans l'enfance, elles peuvent rester quiescentes et ne se manifester qu'au décours de l'adolescence (rôle de l'inhibition hormonale) ou d'un traumatisme. La lésion devient volumineuse, rouge, battante avec parfois un thrill à la palpation. Face, cuir chevelu, extrémité des membres sont souvent affectés. La gravité des malformations artérioveineuses est liée au risque hémorragique en rapport avec des phénomènes de nécrose cutanée. Au visage, elles peuvent prendre des allures défigurantes monstrueuses.

II. Clinique

Quand bien même les techniques d'imagerie évoluent, qu'histologie et génétique portent un regard plus fondamental, l'observation clinique demeure le point essentiel du diagnostic et du suivi des tumeurs et des malformations vasculaires. Elle ne doit pas être limitée aux seuls points d'appel évidents, mais doit s'intéresser à l'ensemble du revêtement cutané pour les lésions visibles ; l'examen sera étendu à d'autres organes en cas de suspicion de pathologie syndromique.

A. Hémangiomes

Tumeurs du nouveau-né (20 % des cas) ou du nourrisson — les hémangiomes sont présents avant l'âge d'un an —, ils se manifestent dans leur forme tubéreuse par l'apparition d'un nodule ou d'une plaque rouge vif, en relief, à surface tendue ou mamelonnée, s'étendant jusque vers l'âge de six mois à un an avant de se résorber lentement sur plusieurs années (six à dix ans).

À la palpation, on note :

- une augmentation de la chaleur locale ;
- une consistance élastique, rénitente, ferme mais non indurée ;
- il n'y a ni battement ni frémissement ;
- il n'y a pas de souffle à l'auscultation.

Unique le plus souvent, l'hémangiome peut être :

- cutané pur ;
- sous-cutané dermique, soulevant une peau légèrement bleutée ;
- mixte le plus souvent.

Le seul examen complémentaire à proposer afin de conforter le diagnostic (notamment dans les formes dermiques pures) ou pour apprécier l'extension est l'échographie-doppler. L'hémangiome se présente alors sous la forme d'une masse d'échogénicité variable, hypervascularisée, à vitesse systolique élevée mais avec un index de résistance bas.

L'évolution de l'hémangiome vient en conforter le diagnostic, d'où la nécessité du suivi médical. Après une phase de croissance qui s'achève avant la première année, l'hémangiome involue spontanément; marquée par un blanchiment progressif de sa surface, une diminution lente de sa taille jusqu'à « disparition » complète, cette involution peut s'étaler jusqu'à l'âge de dix ans, laissant persister cependant quelques séquelles cicatricielles (atrophie blanchâtre ou zone de peau flasque recouvrant un tissu fibro-adipeux résiduel).

B Quelques formes cliniques doivent être prises en compte :

- l'hémangiome ulcéré : l'ulcération de surface de l'hémangiome n'entraîne pas de phénomène hémorragique important. Elle accélérerait sa régression. Certaines localisations (fesse, vulve, lèvres, plis du cou…) sont davantage concernées;
- l'hémangiome géant : si 80 % des hémangiomes ont moins de 2 cm de diamètre, de rares hémangiomes en plaque peuvent s'accompagner de malformations sous-jacentes qu'il faut rechercher :
  - visage et extrémité céphalique : malformation intracrânienne de la fosse postérieure, malformation oculaire (syndrome PHACE);
  - région périnéale : malformation ano-rectale, génito-urinaire, dysraphie spinale;
- les hémangiomes orbitopalpébraux (fig. 9.2) : par amputation du champ visuel voire par infiltration du contenu de l'orbite, ils peuvent entraîner une amblyopie et justifier un traitement précoce;
- l'hémangione « Cyrano » (fig. 9.3), déformant de manière caractéristique la pointe du nez, il justifie un acte chirurgical précoce vers l'âge de deux ou trois ans, afin de repositionner les cartilages alaires;
- l'hémangiome en barbe : touchant de façon symétrique la région sous-mentale et cervicale, il peut être associé à un hémangiome sous-glottique responsable de dyspnée laryngée;
- l'hémangiomatose miliaire : de petite taille, les hémangiomes sont étendus sur tout le corps et peuvent être associés à des lésions vasculaires viscérales, hépatiques notamment. Le volume de ces dernières peut entraîner une insuffisance cardiaque à haut débit.

Autres tumeurs vasculaires :

- les tumeurs malignes des parties molles peuvent simuler par leur teinte violacée une lésion vasculaire. Leur caractère induré invite à la biopsie;

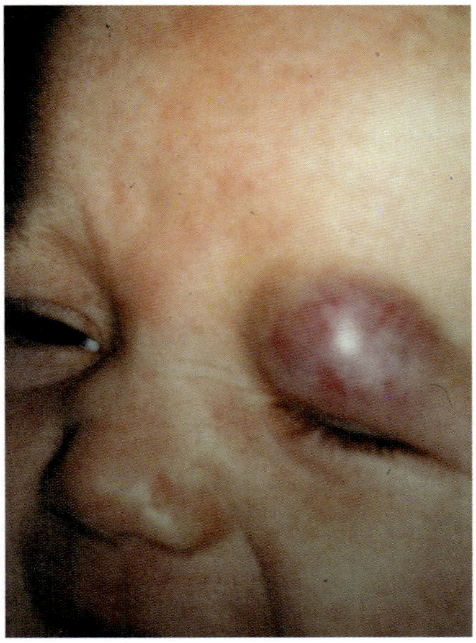

Fig. 9.2. A **Hémangiome palpébral.**

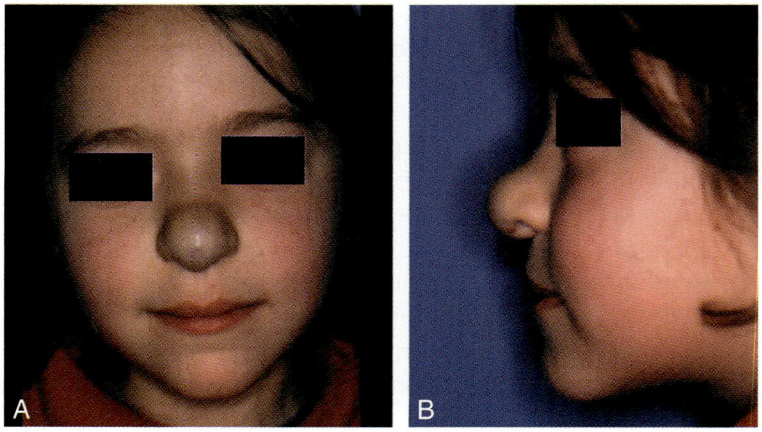

Fig. 9.3. Ⓐ **Angiome « Cyrano ».**

- les hémangiomes congénitaux parfois dépistés par l'échographie anténatale : ils ont atteint leur volume maximal à la naissance. Il en existe deux types :
  - le RICH (*Rapidly Involuting Congenital Hemangioma*) ;
  - le NICH (*Non Involuting Congenital Hemangioma*), qui impose une exérèse chirurgicale ;
- le syndrome de Kasabach-Merritt : il s'agit d'un phénomène de coagulation intravasculaire disséminée au sein d'une tumeur vasculaire volumineuse, histologiquement différente cependant des hémangiomes. La thrombopénie majeure peut mettre en jeu le pronostic vital.

B. Malformations vasculaires

Cliniquement, les malformations vasculaires s'identifient selon leur débit. On distingue :

- celles qui sont à flux lent, qui peuvent affecter différents contingents vasculaires (capillaire, veine, lymphatique) ;
- les malformations artérioveineuses à flux rapide.

Par définition présentes dès la naissance, les malformations vasculaires n'ont pas tendance à disparaître (à l'exception de cas rares de certains lymphangiomes macrokystiques). Les malformations capillaires n'évoluent pas en surface. Les autres malformations peuvent se révéler plus tardivement, au décours d'une infection intercurrente, d'un traumatisme. Certaines enfin sont sensibles à l'imbibition hormonale.

1. Malformations capillaires (angiomes plans)

Volontiers dénommées en langage populaire « taches lie de vin », « envies », elles sont présentes dès la naissance sous la forme d'une nappe plane rouge, sans relief, qui n'aura tendance ni à s'expandre ni à disparaître. Elles peuvent siéger sur n'importe quel territoire cutané, affichant une topographie volontiers métamérique au niveau du visage (fig. 9.4).

Cliniquement, l'angiome plan ne disparaît pas à la vitropression ; il n'existe ni souffle, ni frémissement, ni battement, et la température de la peau est normale. Avec l'âge, l'angiome s'épaissit ; la peau en regard devient granuleuse, violacée, parsemée de nodules rougeâtres. Les angiomes plans sont généralement isolés, sans association avec des lésions viscérales, cérébrales notamment. Leur retentissement esthétique, seul, justifie leur prise en charge thérapeutique (chirurgie, laser).

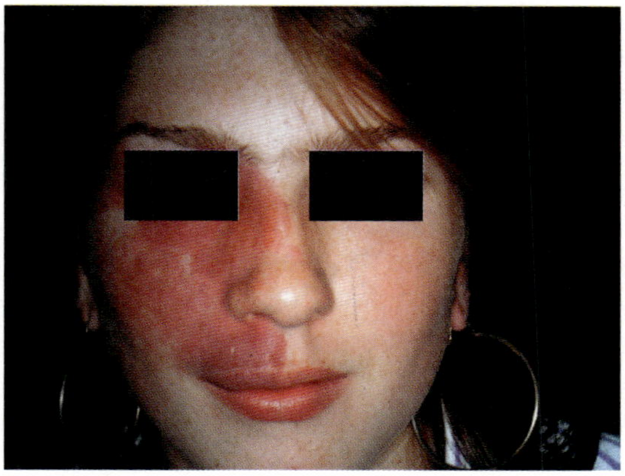

Fig. 9.4. A Malformation capillaire.

C Quelques formes syndromiques font cependant exception :

- le syndrome de Sturge-Weber-Krabbe, ou angiomatose encéphalotrigéminée :
  - il associe :
    - un angiome plan du visage couvrant le territoire du V1 ;
    - un angiome méningé de la pie-mère, qui est responsable d'une épilepsie sévère ;
    - un glaucome congénital, présent dans 1 cas sur 10 ;
  - pour mémoire, les angiomes plans du territoire du V2 et du V3 ne s'accompagnent pas de telles complications méningées et oculaires ;
- le syndrome de Klippel-Trenaunay, qui ne concerne pas l'extrémité céphalique mais les membres et associe anomalie vasculaire et hypertrophie segmentaire du membre concerné ;
- le syndrome de Cobb : il s'agit d'un angiome métamérique du tronc associé à un angiome médullaire intrarachidien pouvant être responsable de complications nerveuses.

2. Malformations veineuses

B Veineuses ou capillaro-veineuses, elles se manifestent par des tuméfactions bleutées sous-cutanées et/ou sous-muqueuses faites de lacis de veines dilatées superficielles ressemblant à des varices.

Molles et dépressives, elles se vident dans le sens de la gravité ou à la pression et, à l'opposé, se gonflent en position déclive ou lors d'un blocage (par hyperpression) au retour veineux. Cliniquement, il n'y a ni souffle, ni thrill, ni augmentation de la chaleur locale. Elles siègent volontiers au visage et à l'extrémité des membres, où elles infiltrent parfois en profondeur les masses musculaires.

Le diagnostic est conforté par l'échographie-doppler qui objective des cavités anéchogènes, mal limitées, avec un flux très lent. L'IRM montre un hypersignal en séquence pondérée T2 et a l'intérêt de préciser l'extension en profondeur de la malformation.

L'aggravation est lente au cours de la vie, marquée parfois par des épisodes de thrombose, réalisant alors des nodules douloureux inflammatoires sensibles aux médications antiplaquettaires. Ces nodules évoluent vers la calcification : phlébolithes palpables et visibles à la radiographie. Rarement, des troubles de coagulation (CIVD) ont été rapportés dans des formes volumineuses.

Au visage, selon la topographie, la malformation veineuse est responsable de complications particulières :

- aux lèvres (fig. 9.5), indépendamment du retentissement esthétique, elle est source d'incompétence labiale ;

- l'atteinte linguale entraîne une macroglossie avec ses propres effets délétères sur la phonation et sur la croissance mandibulaire;
- à l'étage orbitaire, si la conjonctive et la sclère sont parfois affectées, il n'y a pas de risque de compression oculaire, même si l'on constate une exophtalmie;
- la topographie temporo-massétérine est fréquente, liée à l'anatomie des plexus veineux extracrâniens;
- enfin, les malformations veineuses sont parfois retrouvées au sein des déformations tumorales de la maladie de von Recklinghausen.

Le traitement des malformations veineuses n'est pas univoque et il est parfois décevant : sclérothérapie, laser Diode, exérèse chirurgicale, anti-angiogénique... sont, selon les écoles, isolées ou associées, autant de thérapeutiques proposées.

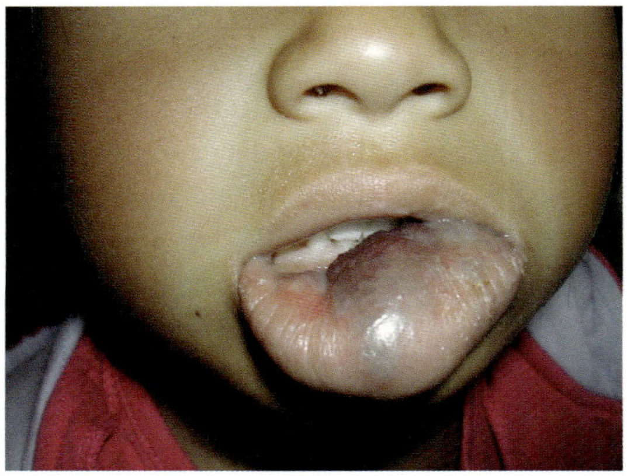

Fig. 9.5. Ⓐ Malformation veineuse labiale inférieure.

3. Malformations lymphatiques (lymphangiome)

Il s'agit d'anomalies rares dont l'incidence (d'un cas pour 4000 à un cas pour 100000 naissances) variable est liée à leur méconnaissance, à leur polylocalisation et à leur symptomatologie non univoque. On distingue (classification de l'ISSVA de 1989) les malformations tronculaires, responsables de lymphœdèmes congénitaux, des malformations extratronculaires qui seules seront décrites dans ce chapitre.

Ces dernières se manifestent sous deux formes essentielles : kystique et/ou tissulaire. La face, le cou et le creux axillaire sont en majorité affectés (entre 55 et 95 % des cas), la malformation étant présente dès la naissance et, de plus en plus souvent quand elle est volumineuse, diagnostiquée en anténatal (échographie et IRM), posant, quoique rarement en raison de son caractère dépressible, le risque de dystocie au moment de l'accouchement.

Quoique parfois associées, on décrit cliniquement :

- la malformation lymphatique macrokystique :
  - tuméfaction molle, sous-cutanée, uni- ou polykystique, elle est limitée mais peut s'étendre en profondeur. Sa consistance n'est pas influencée, contrairement à la malformation veineuse, par l'effort ou la position. La peau, quoique distendue, est normale;
  - le lymphangiome kystique, d'apparition précoce, peut avoir un volume important, notamment en région cervicale ou axillaire. Son évolution est capricieuse. Rarement spontanément involutif, il peut s'aggraver soit par hémorragie intralésionnelle, soit au décours d'une simple infection rhinopharyngée intercurrente. Un traitement médical associant antibiothérapie et corticoïdes vient commodément à bout de cet épisode;
  - l'échographie décrit les cavités kystiques comme anéchogènes, plus ou moins cloisonnées, sans flux visible;

- l'IRM est indiquée pour évaluer l'extension en profondeur de la malformation ;
- l'histologie comme la ponction évacuatrice (à visée cytologique) ne s'imposent pas ; l'histologie n'intervient qu'en vérification si une thérapeutique chirurgicale est proposée ;

- la malformation lymphatique microkystique : seule ou associée à des macrokystes (fig. 9.6), elle affecte volontiers cavité buccale et oropharynx. Faite d'un amas sous-muqueux de vésicules millimétriques, transparentes ou marquées de dépôt de sang, elle se révèle volontiers lors des poussées inflammatoires. La symptomatologie peut alors être inquiétante : dysphagie, gêne respiratoire… Un tableau clinique archétypique est celui du lymphangiome lingual responsable lors de ses poussées d'une macroglossie impressionnante, justifiant des actes d'exérèse parfois mutilants.

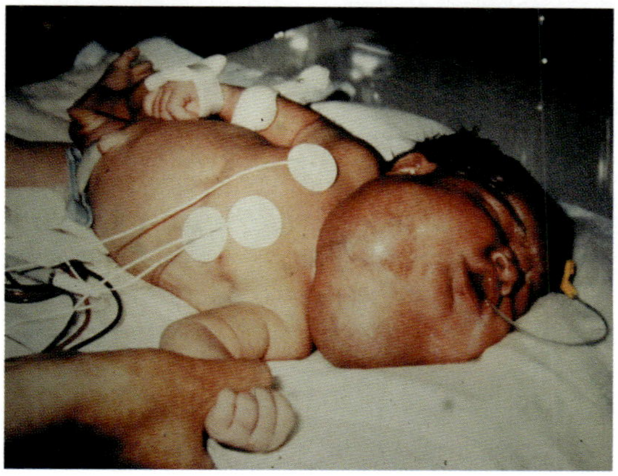

Fig. 9.6. A Malformation lymphatique micro- et macrokystique géante.

C Les malformations lymphatiques extratronculaires, hors exception, augmentent de volume jusqu'à la période pubertaire puis se stabilisent. Des complications spécifiques sont liées à leur topographie :

- il a été dit du retentissement fonctionnel des lésions microkystiques oropharyngées. Il faut ajouter celui lié aux déformations osseuses induites par la compression (cf. macroglossie et promandibulie) ;
- les lésions cervicales thoraco-médiastinales peuvent, au cours des épisodes inflammatoires, comprimer les organes de voisinage (détresse respiratoire).
- la localisation orbitaire peut entraîner blépharoptosis, chémosis, voire amblyopie ou cécité.

La suspicion d'une malformation lymphatique impose l'avis d'une consultation multidisciplinaire avant toute proposition thérapeutique. D'autant que les traitements mis en œuvre, rarement radicaux, ont leurs propres complications. Sclérothérapie, laser au CO_2, chirurgie seront, là encore en fonction des écoles, proposées. Quelques protocoles sont en cours mettant en avant l'effet antiangiogénique de certains immunomodulateurs.

4. Malformations artérioveineuses

B De toutes les malformations vasculaires, la malformation artérioveineuse (fig. 9.7), heureusement rare, est la plus dangereuse. Présente à la naissance, elle peut être quiescente pendant de nombreuses années. Son débit peut s'accélérer rapidement et la malformation se révélera alors au décours d'une infection, d'un traumatisme ou d'une modification de l'imbibition hormonale (puberté, grossesse). Elle peut se révéler par des épisodes hémorragiques difficiles à contrôler. Le « vol » sanguin qu'elle crée au sein du nidus, « cœur de la malformation », peut à terme être responsable d'une décompensation cardiaque.

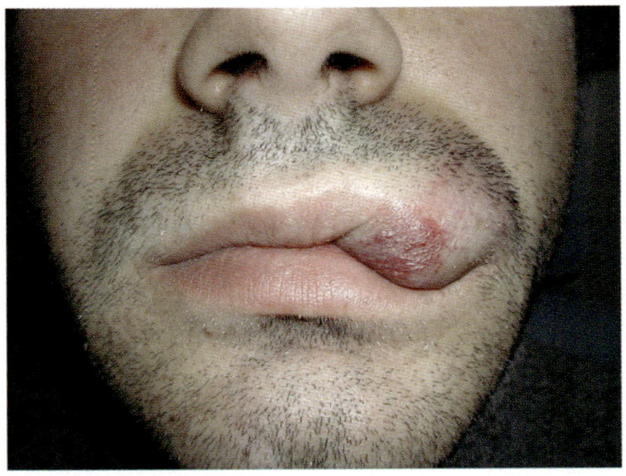

Fig. 9.7. Ⓐ **Malformation artérioveineuse.**

Ses caractéristiques cliniques et paracliniques la rendent facilement identifiable sauf peut-être au début. Son traitement est difficile, requérant souvent des compétences complémentaires (radiologues interventionnels, chirurgiens). La localisation au visage, indépendamment du retentissement esthétique parfois considérable, ajoute encore à la difficulté de la prise en charge.

Ne seront évoquées ici que les malformations artérioveineuses localisées, les malformations diffuses intéressant essentiellement les membres inférieurs. De même seront exclues les simples fistules artérioveineuses, notamment celles affectant le territoire encéphalique.

Cliniquement, il s'agit, parfois visible à la naissance, plus souvent d'apparition secondaire, d'une tache rougeâtre, plane, simulant un angiome plan, mais plus chaude. Au fil du temps, elle devient extensive, battante. À ce stade d'expansion, au-delà de l'inspection, la palpation révèle un battement pulsatile, un frémissement (thrill) perçu par le patient lui-même. L'auscultation note un souffle audible. L'échographie-doppler confirme la rapidité du flux vasculaire avec des courbes vélocimétriques artérielles comparables à celles que l'on rencontre au début dans les hémangiomes. L'IRM (fig. 9.8), mieux que le scanner, visualise l'extension en profondeur de la malformation. L'artériographie (voire l'angio-IRM) est indiquée lors du bilan préthérapeutique (fig. 9.9). Elle visualise le nidus et l'élargissement du réseau artériel.

L'évolution inexorable quoique capricieuse est marquée par la sensibilité aux traumatismes (notamment chirurgical) et à l'imbibition hormonale. Au visage, notamment, la malformation artérioveineuse peut entraîner des déformations majeures, des nécroses, des hémorragies itératives. La moitié d'entre elles sont douloureuses. Le retentissement sur la fonction cardiaque est rare (2 %).

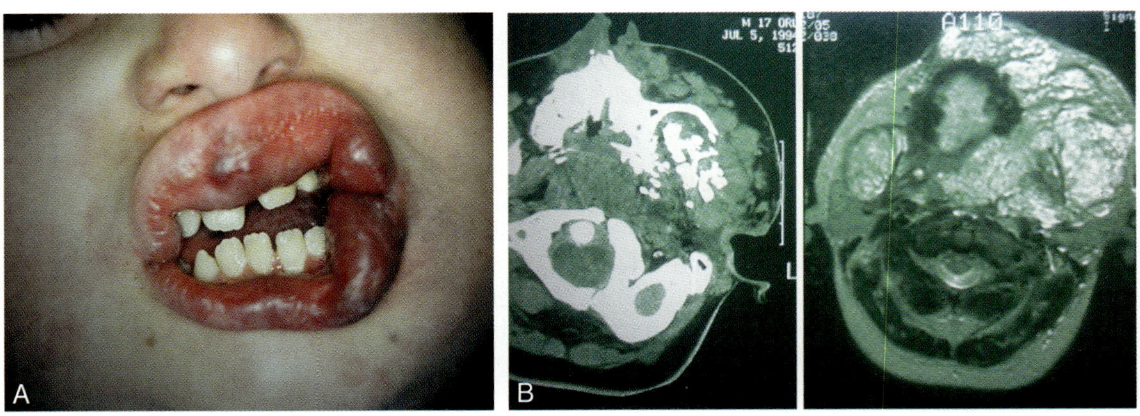

Fig. 9.8. Ⓐ **Malformation artérioveineuse.**

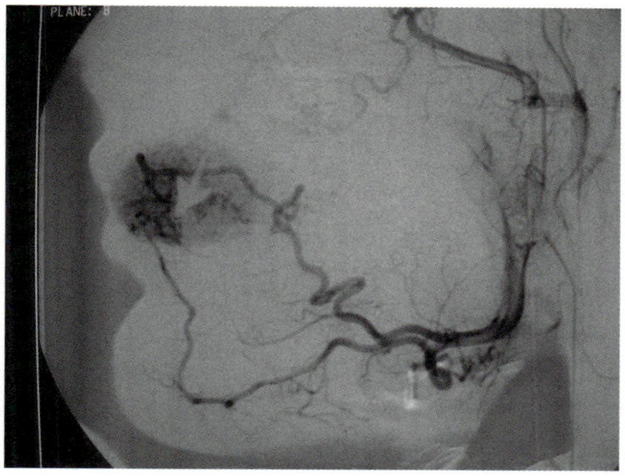

Fig. 9.9. A **Artériographie sélective de la malformation artérioveineuse du patient de la figure 9.7.**

C Cette évolution a fait l'objet d'une classification établie par Schobinger en 1995, invitant à moduler le traitement en fonction du stade :

- stade I, quiescence : simple tache rosée, chaude, avec shunt objectivé au doppler ;
- stade II, expansion : pulsation, thrill, veines de drainage tendues et tortueuses ;
- stade III, destruction : apparition de nécrose tissulaire, d'infection, d'hémorragie, de douleurs ;
- stade IV, décompensation cardiaque.

La question demeure posée du moment de l'indication thérapeutique quand celle-ci, par insuffisance ou par économie (ce qui peut se concevoir quand le visage est atteint), risque d'entraîner une récidive, une réactivation du processus malformatif (dont la genèse est mal connue), aggravant davantage encore le tableau clinique jusqu'à aboutir à des formes d'« impasses thérapeutiques monstrueuses » (fig. 9.10).

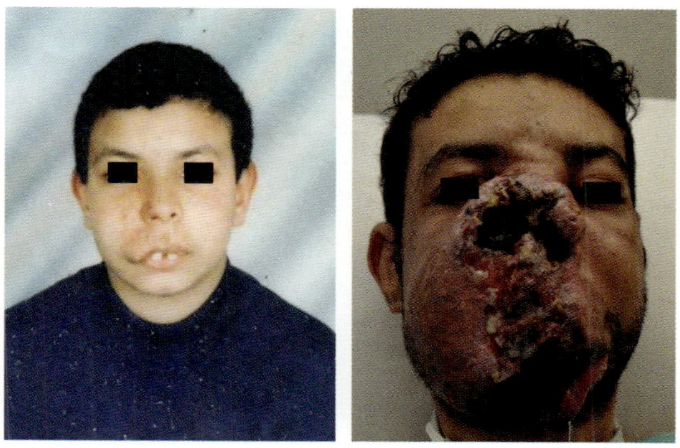

Fig. 9.10. A **Malformation artérioveineuse.**

Deux formes cliniques faciales sont individualisées :

- le syndrome de Bonnet-Dechaume-Blanc : association d'une malformation artérioveineuse médiofrontale avec extension oculaire et encéphalique ;
- les malformations artérioveineuses intramandibulaires ou maxillaires : elles se manifestent par des gingivorragies répétées ou par une hémorragie cataclysmique lors d'une extraction.

À défaut d'avoir compris parfaitement la physiopathologie des malformations artérioveineuses et d'en pouvoir maîtriser l'évolution, leur traitement relève parfois de l'abstention, parfois du palliatif, parfois de thérapeutiques combinées mutilantes.

Là encore, quelques protocoles de recherche s'efforcent de montrer l'intérêt de l'usage de certains immunomodulateurs. Si la radiologie interventionnelle (embolisation) est indispensable dans les formes évolutives et destructrices, quoique rarement suffisante, elle est toujours combinée à l'exérèse chirurgicale large quand cette dernière est envisageable.

III. Conclusion

Ⓐ Il y eut très tôt conscience que la prise en charge des malformations et tumeurs vasculaires relevait de compétences multiples. Ont donc été mises en place des consultations pluridisciplinaires et il convient de rappeler les noms d'Odile Anjolras, Marie-Claire Riché, Jean-Jacques Merland et John Mulliken et de l'ouvrage qu'ils ont cosigné en 1990. Ces consultations, marquées encore de l'empreinte de celles et ceux qui les animent, sont sur notre territoire généralisées. Elles doivent être le lieu où seront prises les décisions thérapeutiques et, de manière à améliorer le parcours du patient, elles se doivent d'être sollicitées le plus rapidement possible.

L'amélioration des techniques d'imagerie médicale et de radiologie interventionnelle a été un élément déterminant ces dernières années, permettant un diagnostic plus fin et un traitement plus pertinent. De nouvelles thérapeutiques médicales ont modifié le pronostic de certaines tumeurs vasculaires. D'autres constituent un espoir dans la maîtrise de l'évolution de certaines malformations. Les recherches en génétique éclairent la physiopathologie de certains syndromes rares.

Points clés

- Distinguer tumeurs vasculaires et malformations vasculaires.
- Prise en charge multidisciplinaire, au sein de centres de référence.
- Évolutivité et aggravation possible au long cours justifient un suivi et une surveillance chronique.

Pour en savoir plus

Enjolras O, Riché M-C. avec la collaboration de Mulliken JB et Merland J-J. Hémangiomes et malformations vasculaires superficielles. Les grands atlas médicaux. McGraw-Hill Publishing Company; 1990.

CHAPITRE
10

ITEM 155
Cellulite faciale d'origine dentaire

Situations de départ

- **44** Hyperthermie, fièvre.
- **52** Odynophagie, dysphagie.
- **62** Trouble de la déglutition ou fausse route.
- **144** Douleur cervico-faciale, douleur pharyngée.
- **150** Limitation de l'ouverture buccale.
- **151** Œdème de la face et du cou.
- **160** Détresse respiratoire aigüe.
- **203** Élévation de la CRP.
- **225** Découverte d'une anomalie cervico-faciale à l'examen d'imagerie médicale.
- **233** Identifier et reconnaître les divers examens d'imagerie.
- **259** Évaluation et prise en charge de la douleur aiguë.

Objectifs pédagogiques, hiérarchisation des connaissances

ITEM 155 – Infections cutanéo-muqueuses et des phanères, bactériennes et mycosiques de l'adulte et de l'enfant

Rang	Rubrique	Intitulé	Descriptif
A	Définition	Savoir définir une mycose superficielle*	CMIT
A	Diagnostic positif	Connaître les signes d'une infection candidosique et des mycoses (candidoses incluses) orale, génitale, unguéale, d'un pli*	
A	Éléments physio-pathologiques	Connaître les facteurs favorisants des infections cutanéo-muqueuses à *Candida* et mycoses*	
A	Contenu multimédia	Photographies d'un exemple typique de ces mycoses*	Images les plus classiques
B	Examens complémentaires	Connaître les indications du prélèvement mycologique de la peau et des phanères*	Prélèvement en laboratoire pour les dermatophytes
B	Prise en charge	Connaître les principes du traitement des mycoses (candidoses incluses)*	

Chirurgie maxillo-faciale et stomatologie

Rang	Rubrique	Intitulé	Descriptif
A	Définition	Connaître la définition d'un panaris*	
A	Définition	Connaître la définition d'un abcès	
B	Prise en charge	Connaître les principes du traitement d'un abcès	
B	Prise en charge	Connaître les principes du traitement d'un panaris*	
A	Définition	Définir une dermohypodermite bactérienne non nécrosante et nécrosante*	
B	Prévalence, épidémiologie	Connaître l'épidémiologie et les facteurs de risque des dermohypodermites bactériennes non nécrosantes et nécrosantes chez l'adulte et l'enfant*	
A	Diagnostic positif	Connaître les orientations diagnostique d'une grosse jambe rouge aiguë*	
A	Diagnostic positif	Connaître les signes sémiologiques évocateurs de dermohypodermite bactérienne chez l'adulte et chez l'enfant*	
A	Diagnostic positif	Connaître les localisations les plus fréquentes de dermohypodermite bactérienne non nécrosante et nécrosante*	
A	Identifier une urgence	Connaître les signes de gravité d'une dermohypodermite*	Connaître les signes cliniques devant faire évoquer une infection grave des tissus mous (état de choc, douleurs, nécrose, crépitements), permettant de différencier la dermohypodermite des infections graves des tissus mous Connaître les indications d'une demande d'avis spécialisé devant une dermohypodermite streptococcique Connaître la physiopathologie d'une dermohypodermite bactérienne non nécrosante et nécrosante
A	Contenu multimédia	Dermohypodermite bactérienne non nécrosante : contenu multimédia (érysipèle de l'adulte, dermohypodermite non nécrosante de l'enfant)*	
A	Examens complémentaires	Dermohypodermite bactérienne non nécrosante : examens à réaliser (et à ne pas réaliser)*	
A	Prise en charge	Connaître le principe du traitement d'une dermohypodermite bactérienne et la notion d'urgence médicochirurgicale dans les formes nécrosantes* Dermohypodermite bactérienne non nécrosante : traitement (antibiothérapie recommandée et si allergie pénicilline), mesures complémentaires (adulte et enfant)*	
A	Prise en charge	Savoir qu'il faut rechercher une porte d'entrée devant une dermohypodermite*	
A	Éléments physiopathologiques	Connaître la définition et la physiopathologie de l'anthrax et furoncle*	
A	Diagnostic positif	Connaître les signes cliniques du furoncle*	
A	Contenu multimédia	Photographie de furoncle*	
B	Suivi et/ou pronostic	Connaître les principes du traitement du furoncle*	
B	Suivi et/ou pronostic	Connaître les complications du furoncle*	
B	Suivi et/ou pronostic	Furonculose (facteurs favorisants, examens à réaliser)*	

Rang	Rubrique	Intitulé	Descriptif
A	Définition	Impétigo : définition (physiopathologie, épidémiologie, impétiginisation)*	
A	Diagnostic positif	Impétigo : diagnostic (impétigo croûteux, impétigo bulleux, impétiginisation)*	
A	Contenu multimédia	Impétigo : contenu multimédia (impétigo croûteux, impétigo bulleux, impétiginisation)*	
B	Prise en charge	Connaître les principes du traitement (adulte et enfant) : antibiothérapie et mesures complémentaires*	
B	Suivi et/ou pronostic	Diagnostiquer les complications d'un impetigo*	
A	Définition	Connaître la définition et la physiopathologie de la folliculite*	
A	Diagnostic positif	Connaître les signes cliniques de la folliculite*	
B	Prise en charge	Connaître les principes du traitement de la folliculite*	
A	Contenu multimédia	Photographie de folliculite*	
B	Suivi et / ou pronostic	Connaître les complications possibles des folliculites*	
B	Éléments physio-pathologiques	Connaître les mécanismes physiopathologiques des cellulites faciales	Mécanisme de diffusion et SACE (séreux, collectée, diffusée, chronique)
A	Diagnostic positif	Connaître les signes cliniques d'une cellulite faciale collectée et séreuse	
B	Étiologie	Connaître les différentes portes d'entrée d'une cellulite de la face	
B	Examens complémentaires	Connaître les examens de première intention	
A	identifier une urgence	Connaître les signes de gravité d'une cellulite faciale et les complications graves	
B	Prise en charge	Connaître les principes thérapeutiques des cellulites faciales	

ITEM 145 – Sinuistes de l'enfant et de l'adulte

(Item secondaire, cf. aussi Référentiel d'ORL.)

I. Physiopathologie de l'infection dentaire

B Les lésions dentaires et parodontales peuvent aboutir à la formation de foyers infectieux d'origine dentaire et en particulier de cellulites. Deux mécanismes sont possibles : la voie endodontique (par la chambre pulpaire) et la voie parodontale (par le collet de la dent et le parodonte, ou tissu de soutien) (fig. 10.1) :

- voie endodontique (caries et leur évolution naturelle) : chronologiquement, l'infection diffuse *via* une carie, une effraction de la pulpe (pulpite), une nécrose pulpaire (indispensable à l'installation d'une cellulite), une parodontite apicale d'origine endodontique et, en l'absence de prise en charge, peut évoluer vers diverses complications infectieuses ;
- voie parodontale (ou sulculaire) : chronologiquement, à la parodontopathie (« déchaussement dentaire ») succède la nécrose pulpaire (mortification de la pulpe dentaire) ; une parodontite apicale apparaît et peut être suivie de complications infectieuses.

Tout traumatisme dentaire, même minime, peut entraîner une nécrose pulpaire qui peut s'installer progressivement et ne se déclarer que secondairement.

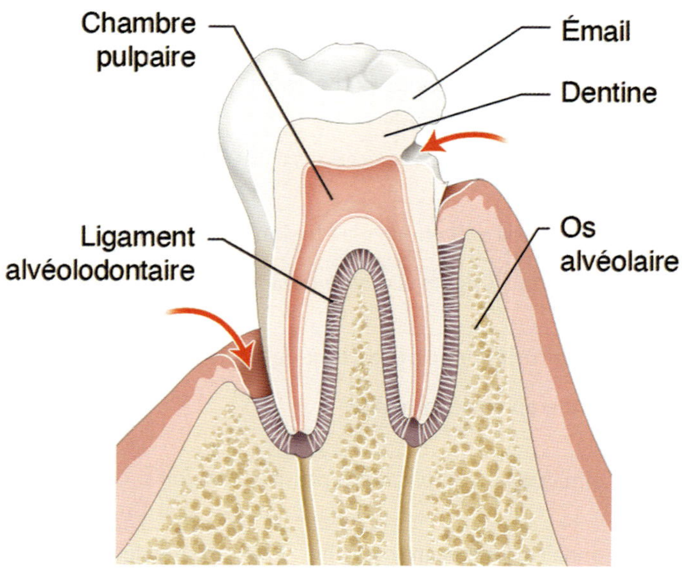

Fig. 10.1. **Ⓐ Anatomie dentaire et parodontale. Les deux voies de propagation de l'infection dentaire.**

Coupe schématique d'une molaire montrant la structure interne de la dent, son appareil suspenseur et les deux principaux mécanismes infectieux d'origine dentaire : la voie parondontale (récession osseuse et gingivale; à gauche) et la voie endodontique (carie pénétrant la dentine; à droite). (Dessin de Cyrille Martinet.)

II. Lésions dentaires, portes d'entrée des cellulites faciales d'origine dentaire

A. Carie

1. Définition

B La carie représente une des plus fréquentes pathologies au monde. Il s'agit d'une protéolyse microbienne de l'émail et de la dentine (souvent due à *Streptococcus mutans*) liée au développement et à la stagnation de la plaque dentaire.

2. Étiologie

Le milieu buccal rassemble les conditions idéales pour la vie microbienne (humidité, température, etc.). La flore est constituée d'une association de germes aérobies et de germes anaérobies. Ce sont souvent des germes commensaux non pathogènes, mais certains sont opportunistes, devenant pathogènes lors de conditions favorisantes (*Streptococcus*, *Peptostreptococcus*, *Bacteroides*, etc.). La virulence des germes peut être exacerbée par l'altération de l'état général, la mauvaise hygiène buccodentaire, le tabac, l'hyposialie, etc.

3. Clinique

La profondeur des caries est variable, touchant uniquement l'émail ou atteignant aussi la dentine (sensibilité au froid ou au chaud, au sucré, à l'acide) (fig. 10.2). La palpation à la sonde met en évidence une rugosité et un ramollissement dentinaire.

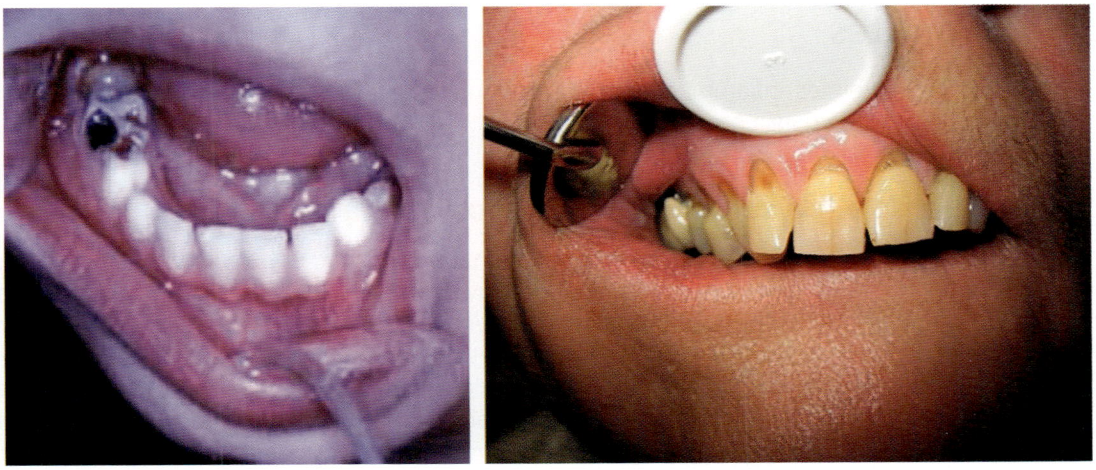

Fig. 10.2. Ⓐ **Caries.**

4. Paraclinique

Le cliché rétroalvéolaire et le panoramique, ou orthopantomogramme dentaire, montrent la lésion carieuse sous forme d'une lacune radiotransparente et permettent surtout l'exploration parodontale et apicale (granulome ou kyste péri-apical).

5. Évolution

En l'absence de traitement, l'évolution naturelle se fait vers une inflammation de la pulpe dentaire, ou pulpopathie, conséquence de la carie pénétrante de la pulpe. Cette évolution peut être lente ou rapide.

B. Pulpopathies

1. Pulpite aiguë

La pulpite aiguë fait suite à la dentinite (atteinte carieuse profonde de la dentine). Il s'agit de l'inflammation de la pulpe dentaire (paquet vasculonerveux) contenue dans le canal dentaire. Elle est réversible lorsque le traitement adéquat est rapidement mis en place. Elle devient irréversible lorsqu'il y a nécrose de la pulpe dentaire (mortification dentaire). Sur le plan clinique, il existe une douleur spontanée, continue, violente et mal localisée (« rage de dent »).

2. Pulpite chronique

Une pulpite aiguë peut aboutir à la chronicité si le traitement odontologique adéquat n'a pas été mis en place. Sur le plan clinique, il n'y a habituellement pas de douleur spontanée, mais une douleur qui peut être déclenchée par la mastication. L'examen endobuccal met en évidence une lésion ulcérative profonde de la dent ou une lésion hyperplasique (polype pulpaire). Les tests de vitalité, le plus souvent négatifs (aucune douleur provoquée par la stimulation au *pulp-tester*), traduisent une nécrose ou gangrène pulpaire.

C. Parodontites

Il s'agit des atteintes inflammatoires du parodonte. C'est le stade local de la diffusion de l'infection dentaire dans l'organisme.

1. Desmodontite (périodontite ou monoarthrite dentaire)

La desmodontite est définie comme une inflammation du ligament alvéolodentaire, ou desmodonte. Elle peut faire suite, mais non exclusivement, à une pulpite ayant entraîné une mortification dentaire. Elle peut être aiguë (douleur pulsatile, lancinante, avec irradiation trijéminale, majorée par le décubitus, la percussion et s'accompagnant d'une sensation de « dent longue » au serrage), ou passer à la chronicité (dent indolore, dyschromique, accompagnée d'une fistule apicale avec épaississement radiologique du ligament alvéolodentaire sous la forme d'une clarté anormalement épaisse autour des racines de la dent incriminée) (fig. 10.3). Dans les deux formes, la dent est mortifiée.

2. Granulomes et kystes apicaux dentaires

Il s'agit de l'atteinte osseuse alvéolaire située au contact de l'apex dentaire avec formation d'un tissu de granulation pouvant contenir des germes (foyer infectieux latent). Par définition, une lacune osseuse $\leq$ 10 mm est dénommée granulome et une lacune osseuse > 10 mm est dénommée kyste. Ils sont l'évolution commune de la carie ou de la desmodontite.

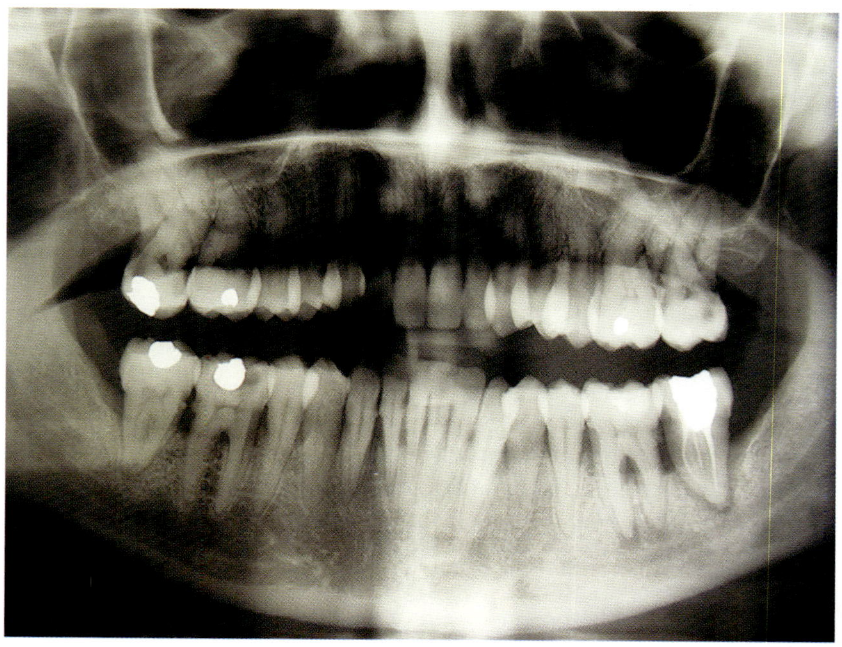

Fig. 10.3. **A** **Granulome apical sur dent n° 36 et desmodontite chronique sur dent n° 37.**

Le panoramique dentaire (ou des clichés rétroalvéolaires) montre une image radiotransparente (clarté) localisée autour de l'apex, dénommée granulome ou kyste apical en fonction de la taille (fig. 10.3 et 10.4).

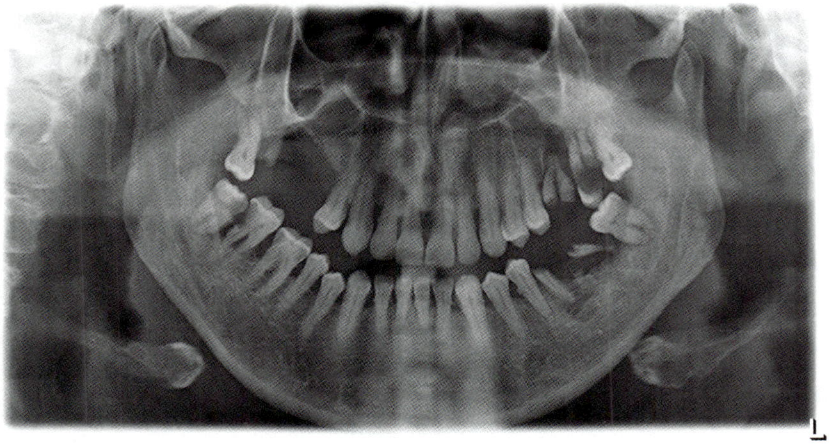

Fig. 10.4. **Ⓐ Kyste à l'apex de la dent n° 26 délabrée ; caries sur dents n°s 27, 28, 47 et 48 ; dents n° 17, 36, 37 à l'état de racines.**

D. Lésions gingivales, ou parodontopathies

Les parodontopathies sont des maladies inflammatoires d'origine bactérienne affectant les tissus de soutien de la dent. Selon le tissu concerné, il s'agit de : gingivite (gencive), parodontite (cément et desmodonte), alvéolyse (os alvéolaire).

Très fréquentes, elles constituent un véritable fléau par l'édentation précoce qu'elles entraînent (plus fréquente qu'avec les caries) et par leurs complications infectieuses (identiques à celles des caries évoluées : complications locales, locorégionales et à distance).

L'agression bactérienne par défaut d'hygiène et de brossage dentaires est le premier et indispensable facteur de développement de la maladie parodontale.

1. Gingivite tartrique

Physiopathologie

Le tartre est constitué par la plaque dentaire calcifiée. L'inflammation est liée à l'irritation locale due au tartre, qui constitue un support idéal pour la flore pathogène buccale. L'inflammation et les bactéries provoquent une protéolyse, entraînant une fragilisation et une destruction plus ou moins localisée de la gencive. La cause est une hygiène buccale médiocre, souvent associée à une consommation alcoolotabagique (fig. 10.5).

Clinique

L'examen clinique est marqué par l'existence d'une couche de tartre plus ou moins épaisse, attachée à la gencive, qui est rouge, inflammatoire, plus ou moins hypertrophiée, saignant au moindre contact (au brossage des dents, ce qui inquiète souvent les patients) et sensible. Les localisations les plus fréquentes des poches de gingivite tartrique se situent au niveau du collet lingual des incisives (souvent inférieures) et du collet vestibulaire des molaires supérieures.

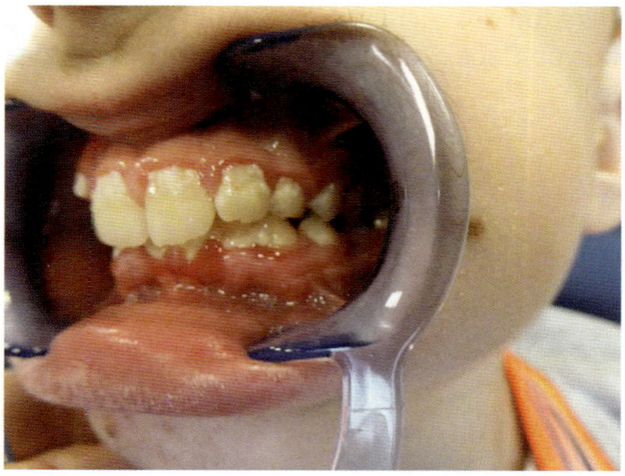

Fig. 10.5. Ⓐ Gingivite tartrique diffuse par défaut d'hygiène.

Évolution

En l'absence de traitement de la gingivite tartrique, l'évolution spontanée vers une lyse de la gencive, ou parodontolyse (fig. 10.6), est inéluctable. Cette parodontolyse peut évoluer vers une gingivostomatite ulcéreuse.

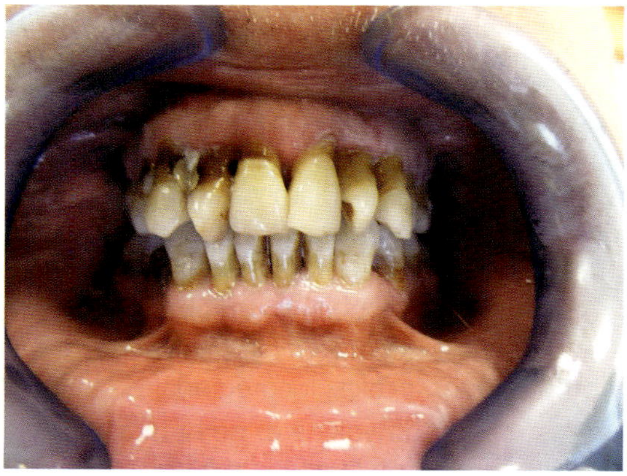

Fig. 10.6. Ⓐ Parodontopathie chronique.

2. Gingivite ulcéro-nécrotique

La gingivite ulcéro-nécrotique survient chez des patients immunodéprimés.

L'examen clinique met en évidence une gingivorragie, des pétéchies (pouvant être liées à une thrombopénie), une hypertrophie gingivale ou des gencives blanches (liée à l'anémie).

Les lésions de gingivite ulcéro-nécrotique doivent faire rechercher une hémopathie.

3. Gingivite odontiasique

Il s'agit d'une complication liée à l'éruption dentaire, l'entité classique étant la péricoronarite de la dent de sagesse inférieure chez l'adulte. Le tableau est très algique avec des signes locaux inflammatoires, douleurs irradiées (odynophagie) et adénopathie cervicale réactionnelle.

4. Hypertrophies gingivales

Les hypertrophies gingivales sont fréquentes et peuvent être :

- idiopathiques (congénitale, liée au développement dentaire);
- hormonales (puberté, pilule de contraception, grossesse);
- carentielles (carence en vitamine C, ou scorbut);
- iatrogènes par traitement antiépileptique (phénytoïne), antihypertenseur (nifédipine) ou immunosuppresseur (ciclosporine);
- l'expression d'une hémopathie (leucémie).

III. Signes cliniques d'une cellulite de la face

Ⓐ La cellulite de la face est la complication la plus fréquente des foyers infectieux dentaires, liée à l'extension de l'infection dans les espaces cellulo-adipeux de la face et du cou. Elle peut être localisée ou diffuse. Elle représente une cause d'urgence fréquente en chirurgie maxillo-faciale et orale.

A. Mécanisme

1. Position des dents

La situation des apex dentaires par rapport aux tables osseuses et aux insertions musculo-aponévrotiques détermine la localisation des cellulites.

2. Tissu celluleux

Le tissu celluleux est compartimenté en régions par des muscles et des cloisons musculo-aponévrotiques. Celles-ci s'insèrent sur le maxillaire et la mandibule. Ces espaces, ou loges cellulo-adipeuses faciales, sont en continuité avec la région submandibulaire puis le reste de la région cervicale; enfin, les loges cervicales communiquent avec les régions médiastinales. C'est en suivant ces espaces que l'infection se propage (fig. 10.7 et cf. Annexe 2).

3. Germes en cause

Ce sont ceux qu'on retrouve habituellement dans la cavité buccale. L'infection est donc polymicrobienne, avec des germes aussi bien aérobies qu'anaérobies. Les germes anaérobies ont la propriété de produire des enzymes protéolytiques et des gaz qui « dissèquent » le tissu conjonctif.

4. Voie d'entrée

Les germes gagnent les parties molles de la face à partir d'une ostéite qui s'est constituée à partir du foyer péri-apical (d'origine endodontique ou parodontale).

Non traitée ou mal traitée, une desmodontite peut donner lieu à un abcès au travers de l'os alvéolaire et aboutir sous le périoste, formant ainsi l'abcès sous-périosté. Lorsque le périoste est traversé, on passe de l'abcès sous-périosté à l'abcès sous-muqueux si les racines sont courtes comme chez les enfants (parulie). Il s'agit d'une tuméfaction tendue, fluctuante, se situant au niveau de la table osseuse, en regard de l'apex de la dent. La douleur est fonction de la distension des tissus mous. Des signes généraux sont possibles (fièvre +++).

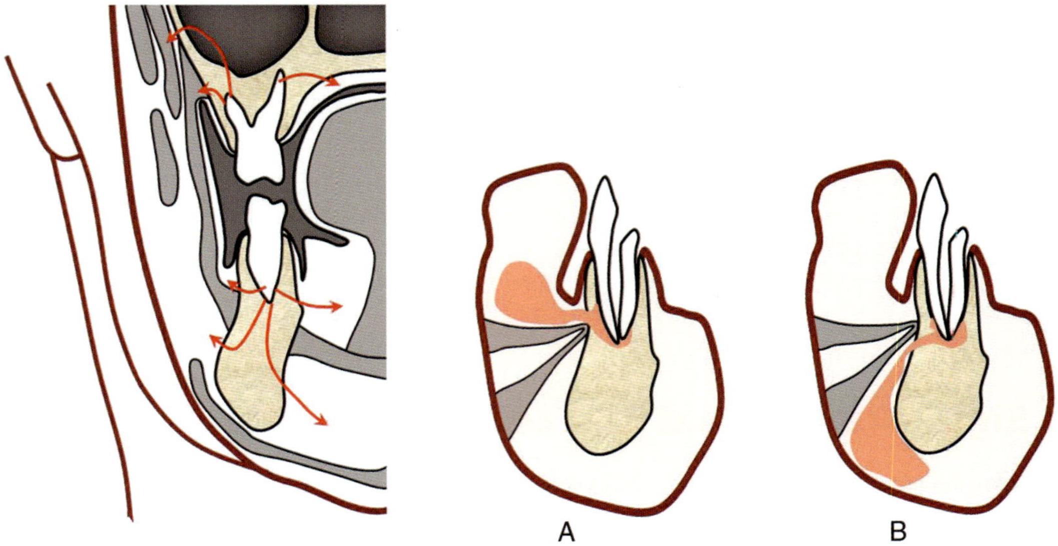

Fig. 10.7. Ⓐ Position des dents et diffusion des processus infectieux.
A. Cellulites d'origine molaire. B. Cellulites labio-mentonnières.

B. Formes cliniques

Chez l'adulte dont les dents ont terminé leur évolution, on rencontre divers tableaux cliniques.

1. Cellulites aiguës

Plusieurs stades peuvent être distingués.

Premier stade : cellulite séreuse (non collectée) (fig. 10.8)

C'est la forme de début. On retrouve les signes d'une desmodontite ou d'une infection apicale avec une tuméfaction douloureuse aux limites imprécises qui comble le sillon et efface les méplats. La peau est tendue, chaude, blanche ou légèrement érythémateuse ; les mouvements mandibulaires ou linguaux sont gênés à la suite de l'infiltration des tissus par le processus infectieux. Les signes généraux commencent à s'installer (fébricule, céphalées) et, en l'absence de thérapeutique, la cellulite séreuse évolue vers la suppuration.

Deuxième stade : cellulite suppurée, ou cellulite collectée

La tuméfaction a tendance à se limiter ; la peau devient rouge, tendue, luisante, chaude ; la masse adhère au plan osseux (fig. 10.9 et 10.10). Le palper bidigital met en évidence une fluctuation signant la collection et la formation d'un abcès proprement dit. La douleur est plus importante qu'au stade précédent : elle est intense, continue, lancinante, à prédominance nocturne, entraînant l'insomnie, entravant l'alimentation, la déglutition et l'élocution. Le trismus, secondaire à la contraction douloureuse des muscles masticateurs, infiltrés, est d'autant plus marqué que la dent causale est postérieure. D'autres signes sont possibles suivant la localisation et la gravité : dysphagie, salivation abondante, insomnie, fièvre à 38–39 °C, fatigue. Sans traitement, soit l'abcès va se fistuliser en bouche ou à la peau, la fistule étant un facteur de passage à la chronicité de la cellulite, soit l'infection diffuse vers les régions voisines : c'est la cellulite diffusée qui témoigne de la gravité de l'infection.

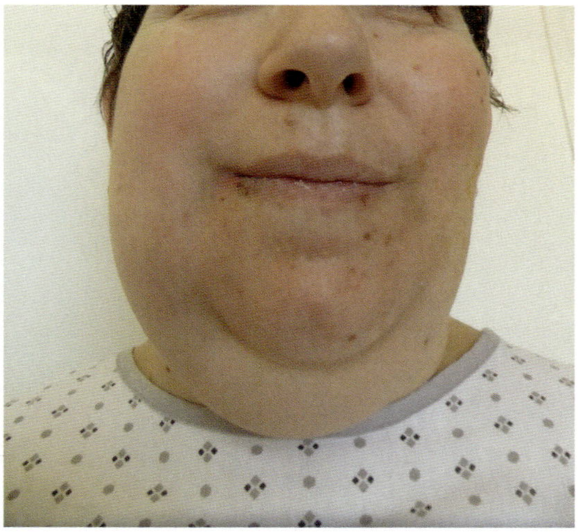

Fig. 10.8. Ⓐ **Cellulite génienne droite, stade séreux.**

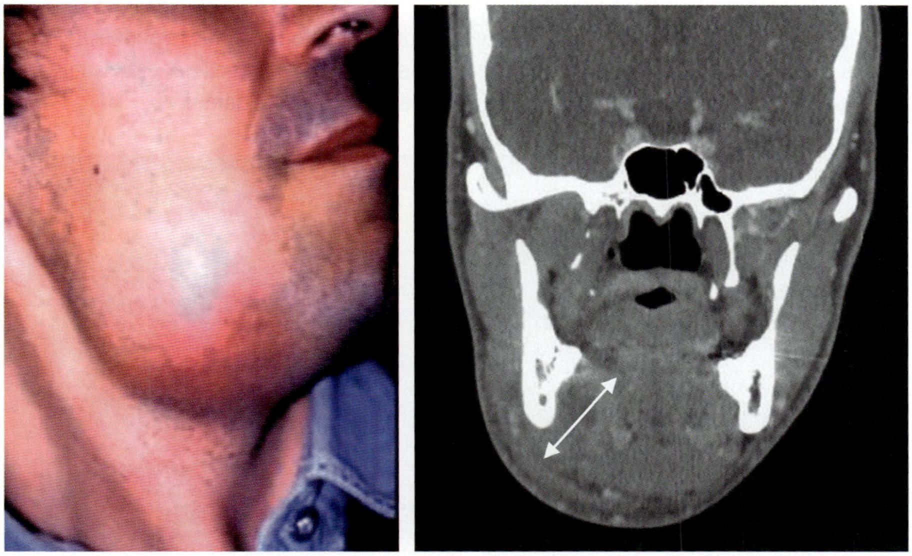

Fig. 10.9. Ⓐ **Cellulite submandibulaire (sous-mylo-hyoïdienne) droite, collectée (suppurée).**

Troisième stade : cellulite gangréneuse, ou cellulite diffusée

Heureusement rare, elle peut apparaître d'emblée ou faire suite aux stades précédents. Elle est caractérisée par une nécrose extensive des tissus (fig. 10.11), constituant alors un tableau de véritable fasciite nécrosante. En plus des signes cliniques de la cellulite suppurée, on palpe un emphysème sous-cutané avec crépitations dues à la présence de gaz et témoignant d'une infection à germes anaérobies, volontiers retrouvés à la culture, la ponction ramenant du pus brunâtre et fétide.

Le retentissement général (sepsis voire choc septique) est la règle.

L'extension de l'infection au médiastin par coulée septique dans la région cervicale constitue une médiastinite d'origine dentaire dont le pronostic est sombre.

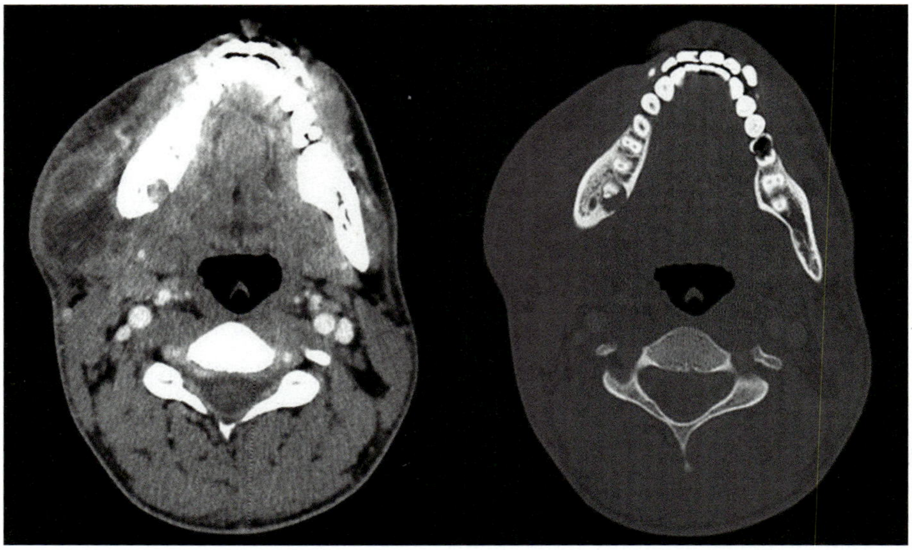

Fig. 10.10. Ⓐ **Cellulite dentaire mandibulaire droite (dent n° 47).**
À gauche, en coupe parenchymateuse, on visualise la collection sous la forme d'une hypodensité dont les contours sont rehaussés. À droite, sur la même coupe en fenêtre osseuse, le foyer infectieux est visualisé sous la forme d'une cavité osseuse dans l'os au niveau de la racine de la dent n° 47 (kyste dentaire).

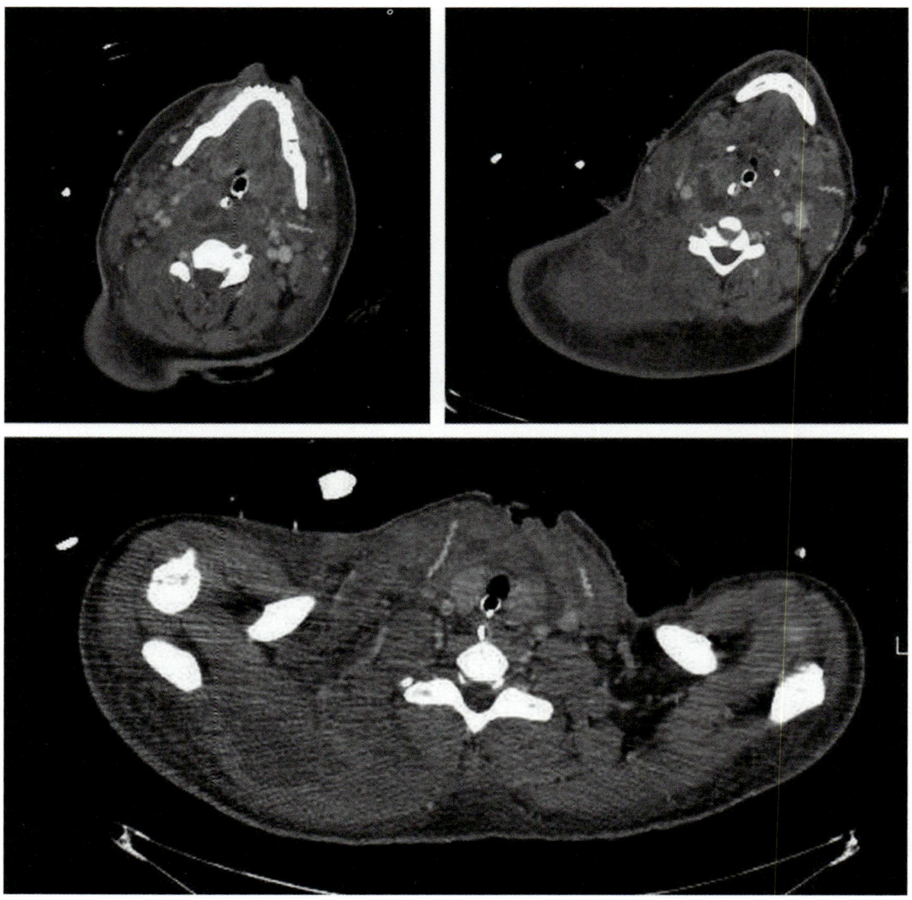

Fig. 10.11. Ⓐ **Cellulite cervicale et médiastinale.**
TDM injectée en coupe axiale mettant en évidence des collections rétropharyngées et parapharyngées bilatérales, avec des extensions médiastinales antérieures et au niveau deltoïdien droit.

2. Cellulites subaiguës et chroniques

Les cellulites subaiguës et chroniques résultent des cellulites suppurées mal traitées, soit évoluées spontanément soit dont le traitement a été insuffisant (défaut de traitement de l'infection et/ou de sa porte d'entrée).

Elles se présentent sous la forme d'un nodule d'aspect variable, indolore à la palpation, adhérant à la peau, avec présence d'un cordon induré le reliant à la zone en cause.

La chronicité peut aussi se traduire par une fistule cutanée, témoin de la persistance d'un foyer infectieux péri-apical.

Dans les formes chroniques, il faut citer la cellulite actinomycosique due à un anaérobie, l'*Actinomyces israeli*. Le pus qui s'écoule de la fistule contient des grains jaunes.

C. Signes locaux de gravité

En dehors des signes généraux graves, il est essentiel de dépister l'installation de signes locaux de gravité dont la constatation permet d'anticiper une évolution pouvant mettre en jeu le pronostic vital ou fonctionnel :

- un érythème qui, à partir de la tuméfaction, tend à s'étendre vers la partie basse du cou, vers les creux supraclaviculaires ou l'incisure jugulaire du sternum ;
- une tuméfaction suprahyoïdienne latérale qui tend à progresser vers la région cervicale médiane, voire vers le côté opposé ;
- une crépitation neigeuse au palper de la tuméfaction ;
- une tuméfaction du plancher oral, parfois associée à un œdème lingual, qui fait craindre une obstruction des voies aériennes ;
- une déglutition salivaire douloureuse s'accompagnant d'un trismus ;
- une tuméfaction jugale qui ferme l'œil du patient et fait craindre un abcès périorbitaire (fig. 10.12).

Le terrain sur lequel se développe l'infection constitue aussi un critère de gravité à prendre en compte : immunodépression, tares associées, cardiopathies valvulaires (cf. Annexe 1), etc.

La constatation d'un ou plusieurs de ces signes impose l'hospitalisation en urgence et une prise en charge spécialisée.

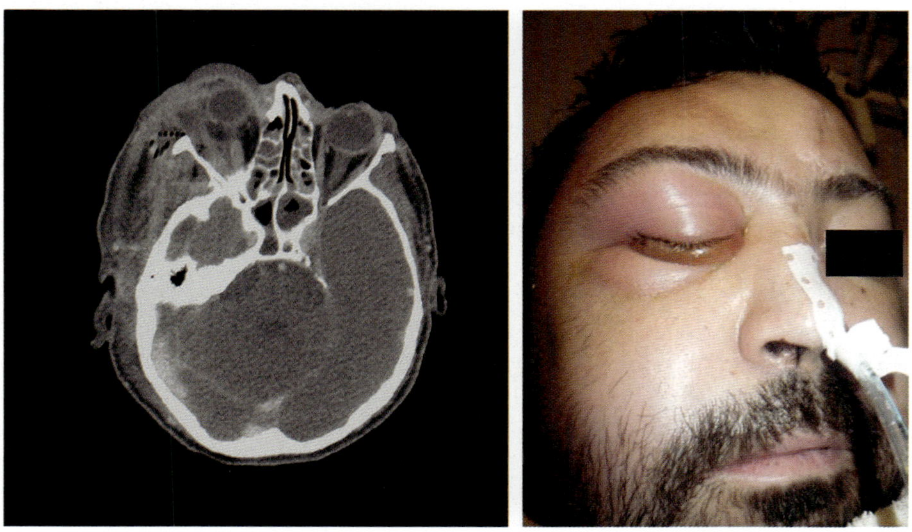

Fig. 10.12. Ⓐ Cellulite orbitaire compliquée d'un abcès intraorbitaire à droite avec exophtalmie para-axiale, œdème palpébral et chémosis.

IV. Examens complémentaires de première intention

A. Bilan radiologique

1. Orthopantomogramme (ou panoramique dentaire)

B Il permet d'identifier la dent responsable (carie, granulome, kyste, parodontopathie évoluée…) et d'analyser les autres foyers infectieux dentaires patents, les dents incluses, etc. (fig. 10.13).

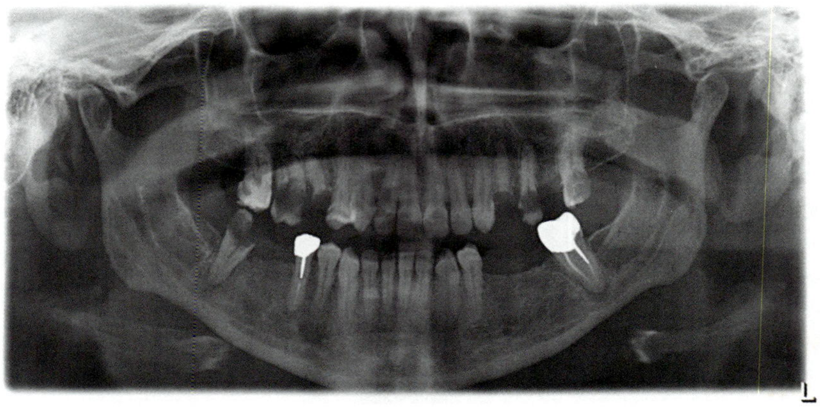

Fig. 10.13. A Orthopantomogramme avant prise en charge d'une cellulite développée à partir de la dent n° 46.
En plus de la dent n° 47, toutes les dents atteintes de caries profondes et non conservables seront avulsées.

2. Tomodensitométrie cervico-faciale

Avec (après contrôle de la fonction rénale) ou sans produit de contraste (si allergie connue), la TDM cervico-faciale permet de situer avec précision les collections purulentes, en particulier si elles sont profondes (ptérygo-massétérines, parapharyngées) et/ou multiples.

B. Bilan biologique

Il comprend : NFS (recherche d'une hyperleucocytose à polynucléaires), CRP (évaluation de la situation inflammatoire, élément de pronostic de gravité si élevée, élément du suivi postopératoire), ionogramme sanguin avec créatinine, glycémie, bilan d'hémostase (en vue d'un drainage chirurgical sous anesthésie générale).

V. Principes thérapeutiques

Le traitement médical et le traitement chirurgical sont à mettre en œuvre dès que possible.

A. Traitement médical

1. Hospitaliser le patient, le laisser à jeun.

2. Mise en place d'une voie veineuse périphérique pour administration d'antibiotiques probabilistes type d'amoxicilline-acide clavulanique 1 à 2 g toutes les 8 heures en IV en l'absence d'allergie ou de clindamycine 600 mg toutes les 8 heures associée à de la gentamycine 5 mg/kg par 24 heures pendant 48 heures si la fonction rénale est normale. Dans les formes graves un avis infectiologue est recommandé.
3. Administration d'antalgiques de palier 2 voire 3.
4. Les anti-inflammatoires stéroïdiens ou non stéroïdiens sont à proscrire devant une infection non contrôlée.
5. Délimitation de la rougeur.
6. Application de vessies de glace.

B. Traitement chirurgical, sous anesthésie générale

- Drainage des collections par voie endobuccale et/ou cervicale.
- Avulsion de la dent responsable et des autres dents non conservables.

VI. Complications régionales et générales des cellulites d'origine dentaire

A. Sinusites d'origine dentaire

Ⓐ La sinusite maxillaire d'origine dentaire (SMOD) est une réaction inflammatoire de la muqueuse du sinus maxillaire consécutive à une infection d'origine dentaire.

Forme étiologique fréquente (40 %) de sinusite maxillaire, elle s'oppose aux sinusites d'origine nasale dont elle partage une partie de la symptomatologie par une atteinte unilatérale.

Le traitement impose, sous peine d'échec, de traiter conjointement sinus et dent.

C'est, en règle, une atteinte chronique du sinus maxillaire, pouvant évoluer par poussées de réchauffement qui récidivent après l'arrêt du traitement antibiotique. L'important dans cette pathologie unilatérale est d'éliminer un cancer du sinus maxillaire.

1. Dents « sinusiennes »

Les dents en rapport intime avec le plancher du sinus maxillaire sont les prémolaires supérieures et les molaires supérieures (par ordre de fréquence : les n°s 6, les n°s 5, les n°s 7, puis les n°s 4) (fig. 10.14 à 10.16). La mince couche d'os spongieux séparant les apex dentaires de la muqueuse sinusienne diminue avec l'âge et avec l'édentement (procidence du sinus, classique après la perte des premières molaires).

2. Étiologie

Foyers dentaires

Il s'agit d'une infection endodontique ou parodontale d'une dent sinusienne aboutissant à sa mortification.

Causes iatrogènes

Les causes iatrogènes sont possibles, notamment après avulsion d'une dent maxillaire (communication buccosinusienne) ou dépassement de pâte lors de l'obturation d'une dent sinusienne.

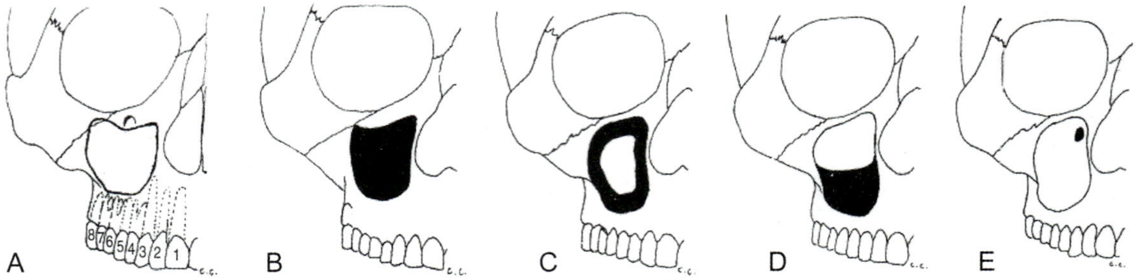

Fig. 10.14. Ⓐ **A. Dents « sinusiennes ». B à E. Différents aspects radiologiques des sinusites maxillaires d'origine dentaire.**

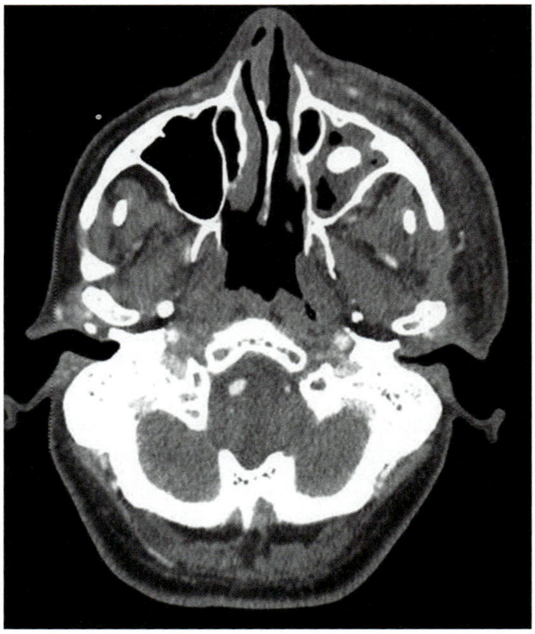

Fig. 10.15. Ⓐ **Sinusite maxillaire gauche d'origine dentaire avec aspergillome intrasinusien.**

3. Diagnostic de sinusite

Signes d'appel

Les signes d'appel, qui témoignent d'une poussée de surinfection ou d'une rétention, sont :

- une rhinorrhée purulente, unilatérale et fétide (cacosmie subjective de la flore anaérobie d'origine dentaire : seul le patient perçoit une odeur nauséabonde) ;
- une douleur maxillodentaire unilatérale et une obstruction nasale, inconstantes.

Ces signes évoquent l'atteinte sinusienne ; leur unilatéralité oriente vers l'étiologie dentaire (80 % des cas unilatéraux).

Examen clinique

Examen facial

L'examen facial recherche une douleur élective à la pression de la paroi antérieure du sinus maxillaire, sous l'émergence du nerf infraorbitaire (fosse canine). La sensibilité dans le territoire du nerf infraorbitaire est conservée (diagnostic différentiel avec les cancers du sinus maxillaire).

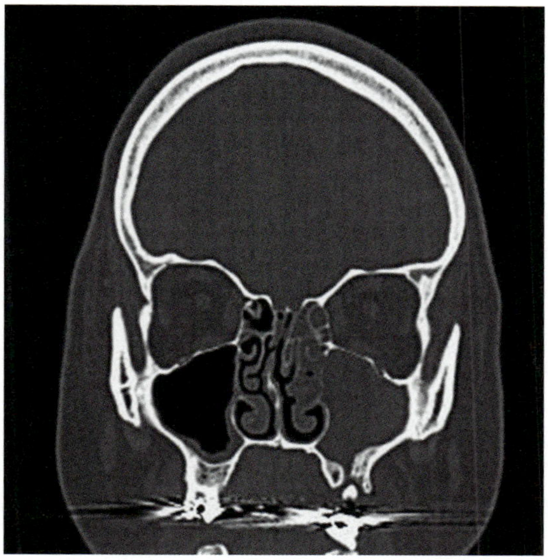

Fig. 10.16. Ⓐ **Sinusite maxillaire d'origine dentaire.**
On visualise la dent causale et son kyste communiquant avec le sinus maxillaire gauche qui est complètement comblé.

Examen rhinologique

L'examen rhinologique au speculum (après mouchage) montre une congestion de la muqueuse et des sécrétions purulentes sous le cornet moyen.

4. Diagnostic de l'étiologie dentaire

Examen clinique

On recherche un foyer infectieux (caries, parodontopathie) au niveau des dents sinusiennes avec, surtout, des signes de mortification. En pratique, seules les dents intactes réagissant aux tests de vitalité sont considérées comme hors de cause.

Parfois ne persiste qu'une communication buccosinusienne après avulsion ancienne. Dans ces cas, la manœuvre de Valsalva permet d'observer la communication sous la forme d'une fuite d'air lors de l'expiration contrariée par le nez.

Du pus au niveau du cavum sur la paroi postérieure du pharynx peut être observé (jetage postérieur).

Examens paracliniques

Ils sont dominés par l'examen radiographique, qui explore les deux pôles sinusien et dentaire de l'affection.

Modalités

Le versant sinusien est exploré par scanner sinusien sans injection (coupes axiales et coronales) ou encore par la tomographie informatisée (*Cone Beam*) qui a l'avantage de diminuer les radiations ; ces examens explorent le contenu sinusien et les parois osseuses.

Pour la recherche du foyer dentaire, l'orthopantomogramme (éventuellement associé à des clichés rétroalvéolaires) complète le bilan. Des reconstructions tridimensionnelles spécifiques depuis les acquisitions scanner (« Dentascanner ») ou *Cone Beam* permettent d'explorer en détail les apex dentaires.

Résultats

Au niveau sinusien

La sinusite maxillaire d'origine dentaire se traduit par l'existence d'un niveau hydroaérique plus ou moins associé à un épaississement en cadre de la muqueuse du sinus (fig. 10.14).

Signe négatif essentiel : les parois osseuses sont intactes.

Au niveau dentaire

L'atteinte de l'organe dentaire se traduit par des radioclartés :

- radioclarté coronaire d'une carie ;
- radioclarté péri-radiculaire d'une parodontite marginale ;
- radioclarté péri-apicale d'une parodontite apicale (granulome ou kyste).

5. Aspergillose

Aspergillus fumigatus est un champignon saprophyte de la famille des Ascomycètes. On le retrouve dans l'environnement et il peut être pathogène dans certaines affections telles que l'aspergillose pulmonaire chez les patients immunodéprimés. C'est un germe que l'on retrouve également fréquemment dans les sinus maxillaires. En effet, l'*Aspergillus* peut entraîner des sinusites en étant inhalé ou bien de façon iatrogène. Le ciment canalaire utilisé par les chirurgiens-dentistes pour les traitements endodontiques contient de l'oxyde de zinc qui favoriserait la croissance de ce germe.

L'aspergillose maxillaire donne un tableau de sinusite maxillaire chronique. L'examen TDM du sinus maxillaire met typiquement en évidence une masse parfois calcifiée correspondant à une véritable « balle fongique » (image en « grelot »).

6. Traitement

Le traitement d'une sinusite maxillaire d'origine dentaire, médicochirurgical, porte à la fois sur la sinusite et sur son étiologie dentaire.

Il repose sur une antibiothérapie par association amoxicilline-acide clavulanique à la posologie de 1 g trois fois par jour pour une durée totale de sept à dix jours.

En cas d'allergie à la pénicilline isolée (sans allergie aux céphalosporines), on privilégiera un traitement par céphalosporines de deuxième ou troisième génération.

En cas de contre-indications aux bêtalactamines, un traitement par pristinamycine ou télithromycine est indiqué.

Un traitement antalgique accompagne cette prescription, de même qu'un traitement symptomatique : désinfections rhinopharyngées au sérum physiologique, pour lutter contre la congestion de la muqueuse nasale et l'obturation inflammatoire du méat moyen.

Dans certains cas de figure, un drainage chirurgical du sinus est nécessaire. En cas d'aspergillose, le traitement est chirurgical, consistant en l'exérèse de la masse fongique.

Une fois l'épisode aigu guéri, le traitement étiologique de la cause dentaire est toujours nécessaire.

B. Thrombophlébites faciales et craniofaciales

Les thrombophlébites faciales et craniofaciales sont observées de façon exceptionnelle. Outre une altération de l'état général et un syndrome de sepsis, les signes constatés d'une thrombophlébite faciale sont :

- un œdème important gagnant l'angle interne de l'œil et surtout la paupière supérieure (signe d'alarme capital) ;

- une exophtalmie;
- une induration douloureuse du cordon veineux angulaire à la palpation;
- l'atteinte des nerfs III, IV et VI, marquée par un ptosis, un strabisme et une diplopie;
- l'atteinte méningée, se manifestant par des céphalées, des nausées, des vomissements et une raideur de la nuque.

Ce tableau classique est celui de la thrombose du sinus caverneux. Le pronostic est mauvais.

C. Endocardite infectieuse

Le rôle des foyers infectieux dentaires est primordial dans l'installation d'une endocardite infectieuse (cf. Annexe 1). L'endocardite infectieuse est parfois consécutive à un essaimage microbien venu d'un foyer parodontal ou survenant après une extraction dentaire, chez un patient porteur d'une cardiopathie à risque d'endocardite infectieuse.

D. Autres complications générales des foyers infectieux dentaires

- Fièvre prolongée inexpliquée au long cours : en présence d'une fièvre chronique apparemment isolée, il est indispensable de rechercher un foyer infectieux, notamment dentaire.
- Manifestations rhumatologiques : arthrites, notamment sur prothèse.
- Manifestations ophtalmiques : uvéites, ptosis, voire amauroses brutales doivent faire rechercher un foyer dentaire.
- Manifestations rénales : glomérulonéphrite proliférative.
- Manifestations pulmonaires : des suppurations pulmonaires aiguës ou chroniques peuvent succéder à des infections buccodentaires, soit par bactériémie soit par inhalation de produits septiques.
- Manifestations digestives : les foyers buccodentaires peuvent être à l'origine de troubles digestifs de type gastrite, entérite, colite.
- Manifestations neurologiques septiques : parmi les troubles neurologiques d'origine dentaire, il faut citer les algies de la face (cf. chapitre 12); les abcès du cerveau d'origine dentaire ne sont pas exceptionnels et s'expliquent par le même processus étiopathogénique que les thrombophlébites ou par des embolies.

Points clés

- Fréquence des infections d'origine dentaire.
- Nécessité de leur prévention par hygiène locale et contrôle dentaire.
- Les signes de gravité d'une cellulite dentaire motivant une prise en charge urgente sont :
  - trismus;
  - dyspnée, dysphagie;
  - placard inflammatoire extensif en région cervicale;
  - crépitation sous-cutanée.
- Les cellulites mandibulaires graves peuvent comprimer les voies aérodigestives supérieures avec un risque d'arrêt respiratoire et diffuser vers le médiastin avec un risque de médiastinite.
- Les anti-inflammatoires non stéroïdiens sont déconseillés dans les infections aiguës d'origine dentaire, *a fortiori* sans couverture antibiotique.
- L'éradication des foyers infectieux et le traitement de la dent causale sont indispensables et doivent être réalisé après traitement de l'infection aiguë.

Annexe 1 – Patients à risque d'endocardite

Classification des cardiopathies à risque d'endocardite infectieuse

1. Cardiopathies à haut risque

- Prothèse valvulaire intracardiaque (mécanique ou bioprothèse), quel que soit l'orifice porteur. Les endocardites malignes lentes sur prothèse représentent le quart des endocardites, avec une mortalité lourde de 20 % à 30 %, où l'étiologie dentaire représente 50 % des endocardites tardives.
- Patient en attente de remplacement valvulaire.
- Cardiopathies congénitales cyanogènes, même après plusieurs shunts palliatifs ou corrections incomplètes.
- Antécédents d'endocardite infectieuse.

2. Cardiopathies à risque

- Valvulopathies aortique (insuffisance aortique, rétrécissement aortique) et mitrale (insuffisance mitrale), à l'exception du rétrécissement mitral-prolapsus valvulaire mitral avec insuffisance mitrale et/ou épaississement valvulaire.
- Cardiopathie congénitale non cyanogène (communication interventriculaire), sauf la communication interauriculaire.
- Cardiopathie obstructive.

3. Cardiopathies sans risque particulier d'endocardite infectieuse

- Communication interauriculaire.
- Prolapsus valvulaire mitral sans insuffisance mitrale ou à valves fines.
- Cardiopathies ischémiques : angine de poitrine, infarctus du myocarde.
- Cardiopathie hypertensive.
- Cardiopathie dilatée.
- Patient opéré de pontage aortocoronarien, de shunt gauche-droit, sans communication résiduelle.
- Patient porteur de stimulateur cardiaque ou de défibrillateur implantable.
- Manœuvres de cardiologie interventionnelle (valvuloplastie percutanée, prothèse endocoronaire).
- Affections vasculaires périphériques : artérite, phlébite.

4. Gestes buccodentaires et patients à risque (conférence de consensus)

Chez les patients à haut risque d'endocardite, les pulpopathies, les parodontopathies, les traumatismes dentaires nécessitent l'extraction de la dent.

Les prothèses sur dents dépulpées, les implants et la chirurgie parodontale sont formellement déconseillés.

Lors de la préparation à une chirurgie de remplacement valvulaire, les malades entrent dans la catégorie à haut risque d'endocardite maligne lente : seules sont conservées les dents pulpées présentant un traitement endodontique parfait, sans élargissement desmodontal, remontant à plus d'un an, et au parodonte intact; toutes les autres dents dépulpées dont le traitement endodontique est incomplet, les dents dont le support parodontal est pathologique, les racines et les apex persistants seront extraits au moins 15 jours avant l'intervention cardiaque.

5. Antibioprophylaxie des endocardites infectieuses

Les cardiopathies sans risque particulier d'endocardite infectieuse ne nécessitent pas d'antibioprophylaxie spécifique.

Les cardiopathies à risque ou à haut risque d'endocardite infectieuse nécessitent une antibioprophylaxie lors de la réalisation des gestes à risque, en particulier dentaire.

On pourra par exemple proposer :

- 2 g amoxicilline *per os* ou IV chez l'adulte, 50 mg/kg chez l'enfant ;
- ou, en cas allergie à la pénicilline :
  - 600 mg clindamycine *per os* ou IV chez l'adulte, 20 mg/kg chez l'enfant ;
  - ou : 1 g vancomycine IV ;
  - ou : 400 mg IV téicoplanine.

Annexe 2 – Diffusion cervicales des cellulites mandibulaires d'origines dentaires

C Les cellulites dentaires mandibulaires sont schématiquement de deux types selon la localisation de l'infection par rapport au plancher oral (fig. 10.17 et 10.18) :

- les **cellulites infra-mylohyoïdiennes**, ou superficielles. L'infection se développe en dessous du plancher oral. Elle se traduit par un œdème important et des signes cutanés très marqués et précoces, mais le risque de formes graves est limité. En effet, l'évolution naturelle de l'infection se fait vers une collection sous-cutanée qui se fistulise spontanément à la peau ;
- les **cellulites supra-mylohyoïdiennes**, ou profondes. L'infection se développe au-dessus du plancher oral et son évolution est potentiellement plus grave du fait de la diffusion postérieure très facile vers la loge viscérale du cou sans barrière anatomique. C'est dans ces formes qu'apparaissent plus ou moins rapidement une dysphagie et une odynophagie. Un trismus est caractéristique, expliqué par une contracture réflexe des muscles masséters et ptérygoïdiens médiaux. Une dyspnée causée par un œdème laryngé peut compliquer le tableau. Si l'infection progresse, elle descendra naturellement vers le médiastin avec un risque de médiastinite et de décès.

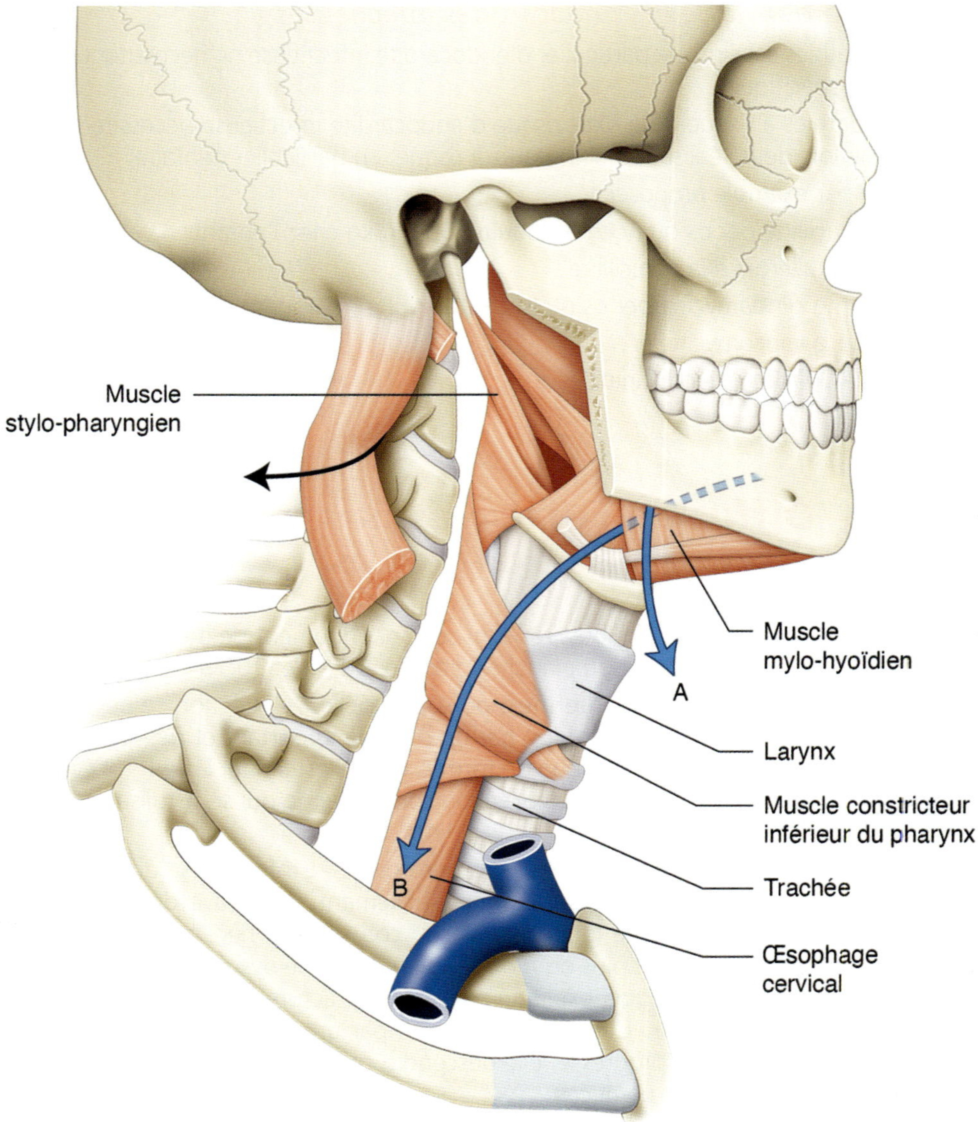

Fig. 10.17. ❹ **Vue latérale de la région cervicale illustrant les deux modes de diffusion d'un cellulite mandibulaire.**

A. Cellulite inframylohyoïdienne. B. Cellulite supramylohyoïdienne s'étendant dans le cou et le thorax. (Dessin de Cyrille Martinet.)

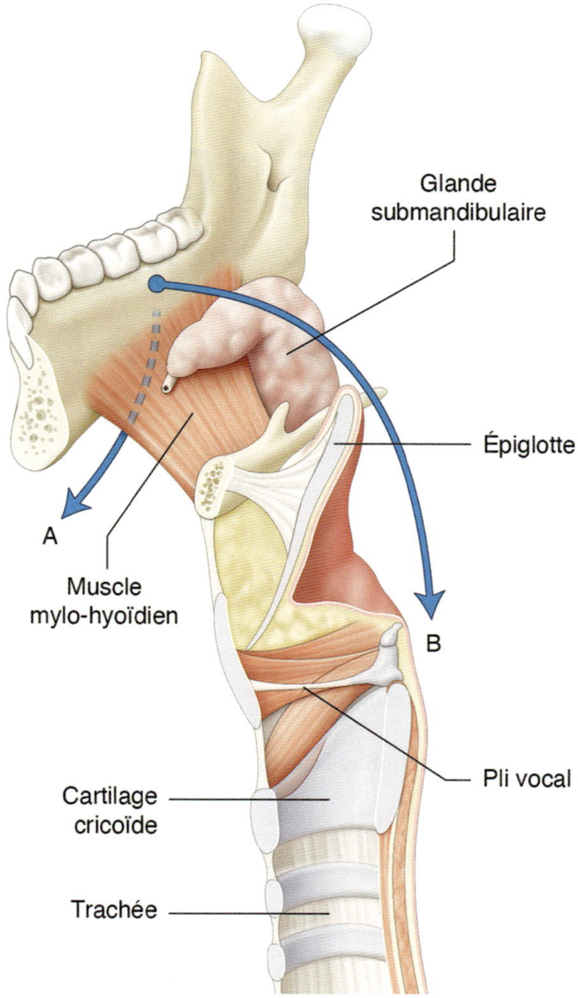

Fig. 10.18. **Ⓐ Vue médiale de l'axe aérien supérieur montrant l'extension des cellulites inframylohyoïdiennes (A) et supramylohyoïdiennes (B) avec extension cervicale.**
(Dessin de Cyrille Martinet.)

Pour en savoir plus

Thiéry G, Haen P, Guyot L. Cellulites maxillo-faciales d'origine dentaire. EMC - Chirurgie maxillo-faciale; 2017 [Article 22-033-A-10].

Nicot R, Hippy C, Hochart C, Wiss A, Brygo A, Gautier S, et al. Les anti-inflammatoires aggravent-ils les cellulites faciales d'origine dentaire ? Rev Stomatol Chir Maxillofac Chir Orale 2013;114:304–9.

Boukaïs H, Zerrouki W, Daimellah F. Cardiopathies et odontostomatologie. Problèmes de prophylaxie des endocardites infectieuses en fonction des valvulopathies. EMC - Chirurgie maxillo-faciale; 2012 [Article 22-043-R-10].

CHAPITRE

11

ITEMS 155, 168 Pathologie non tumorale de la muqueuse buccale

Infections cutanéomuqueuses à *Candida albicans*
Ulcération ou érosion des muqueuses orales

Situations de départ

- **37** Éruptions chez l'enfant.
- **82** Bulles, éruption bulleuse.
- **85** Érythème.
- **91** Anomalies des muqueuses.
- **92** Ulcère cutané.
- **93** Vésicules, éruption vésiculeuse (cutanéomuqueuse).

Objectifs pédagogiques, hiérarchisation des connaissances

ITEM 155 – Infections cutanéomuqueuses et des phanères, bactériennes et mycosiques de l'adulte et de l'enfant

Voir aussi le chapitre 10.

Rang	Rubrique	Intitulé	Descriptif
A	Définition	Savoir définir une mycose superficielle	CMIT
A	Diagnostic positif	Connaître les signes d'une infection candidosique et des mycoses (candidoses incluses) orale, génitale, unguéale, d'un pli	
A	Éléments physiopathologiques	Connaître les facteurs favorisants des infections cutanéomuqueuses à *Candida* et mycoses	
A	Contenu multimédia	Photographies d'un exemple typique de ces mycoses	Images les plus classiques
B	Examens complémentaires	Connaître les indications du prélèvement mycologique de la peau et des phanères*	Prélèvement en laboratoire pour les dermatophytes
B	Prise en charge	Connaître les principes du traitement des mycoses (candidoses incluses)	
A	Définition	Connaître la définition d'un panaris*	
A	Définition	Connaître la définition d'un abcès*	
B	Prise en charge	Connaître les principes du traitement d'un abcès*	
B	Prise en charge	Connaître les principes du traitement d'un panaris*	
A	Définition	Définir une dermohypodermite bactérienne non nécrosante et nécrosante*	

Rang	Rubrique	Intitulé	Descriptif
B	Prévalence, épidémiologie	Connaître l'épidémiologie et les facteurs de risque des dermohypodermites bactériennes non nécrosantes et nécrosantes chez l'adulte et l'enfant*	
A	Diagnostic positif	Connaître l'orientation diagnostique d'une grosse jambe rouge aiguë*	
A	Diagnostic positif	Connaître les signes sémiologiques évocateurs de dermohypodermite bactérienne chez l'adulte et chez l'enfant*	
A	Diagnostic positif	Connaître les localisations les plus fréquentes de dermohypodermite bactérienne non nécrosante et nécrosante*	
A	Identifier une urgence	Connaître les signes de gravité d'une dermohypodermite*	Connaître les signes cliniques devant faire évoquer une infection grave des tissus mous (état de choc, douleurs, nécrose, crépitements), permettant de différencier la dermohypodermite des infections graves des tissus mous. Connaître les indications d'une demande d'avis spécialisé devant une dermohypodermite streptococcique. Connaître la physiopathologie d'une dermohypodermite bactérienne non nécrosante et nécrosante
A	Contenu multimédia	Dermohypodermite bactérienne non nécrosante : contenu multimédia (érysipèle adulte, dermohypodermite non nécrosante enfant)*	
A	Examens complémentaires	Dermohypodermite bactérienne non nécrosante : examens à réaliser (et à ne pas réaliser)*	
A	Prise en charge	Connaître le principe du traitement d'une dermohypodermite bactérienne et la notion d'urgence médicochirurgicale dans les formes nécrosantes. Dermohypodermite bactérienne non nécrosante : traitement (antibiothérapie recommandée et si allergie pénicilline, mesures complémentaires) (adulte et enfant)*	
A	Prise en charge	Savoir qu'il faut rechercher une porte d'entrée devant une dermohypodermite*	
A	Éléments physiopathologiques	Connaître la définition et la physiopathologie de l'anthrax et du furoncle*	
A	Diagnostic positif	Connaître les signes cliniques du furoncle*	
A	Contenu multimédia	Photographie de furoncle*	
B	Suivi et/ou pronostic	Connaître les principes du traitement du furoncle*	
B	Suivi et/ou pronostic	Connaître les complications du furoncle*	
B	Suivi et/ou pronostic	Furonculose (facteurs favorisants, examens à réaliser)*	CNGE
A	Définition	Impétigo : définition (physiopathologie épidémiologie, impétigination)*	
A	Diagnostic positif	Impétigo : diagnostic (impétigo croûteux, impétigo bulleux, impétiginisation)*	
A	Contenu multimédia	Impétigo : contenu multimédia (impétigo croûteux, impétigo bulleux, impétiginisation)*	

Rang	Rubrique	Intitulé	Descriptif
B	Prise en charge	Connaître les principes du traitement (adulte et enfant) : antibiothérapie et mesures complémentaires*	
B	Suivi et/ou pronostic	Diagnostiquer les complications d'un impétigo*	
A	Définition	Connaître la définition et la physiopathologie de la folliculite*	
A	Diagnostic positif	Connaître les signes cliniques de la folliculite*	
B	Prise en charge	Connaître les principes du traitement de la folliculite*	
A	Contenu multimédia	Photographie de folliculite*	
B	Suivi et/ou pronostic	Connaître les complications possibles des folliculites*	
B	Éléments physiopathologiques	Connaître les mécanismes physiopathologiques des cellulites faciales*	Mécanisme de diffusion et SACE (séreux, collectée, diffusée, chronique)
A	Diagnostic positif	Connaître les signes cliniques d'une cellulite faciale collectée et séreuse*	
B	Étiologie	Connaître les différentes portes d'entrée d'une cellulite de la face*	
B	Examens complémentaires	Connaître les examens de première intention*	
A	Identifier une urgence	Connaître les signes de gravité d'une cellulite faciale et complications graves*	
B	Prise en charge	Connaître les principes thérapeutiques des cellulites faciales*	

ITEM 168 – Infections à herpès virus du sujet immunocompétent

Rang	Rubrique	Intitulé	Descriptif
A	Prévalence, épidémiologie	Connaître les modes de transmissions pour HSV et VZV*	
B	Prévalence, épidémiologie	Connaître les principales données épidémiologiques des infections à HSV et VZV*	Fréquence, contagiosité, âges de survenue
B	Éléments physiopathologiques	Connaître les principales caractéristiques virales et la réponse immunitaire aux infections à Herpesvirus*	Enveloppé à ADN
A	Éléments physiopathologiques	Connaître les différentes phases cliniques d'infection des Herpesviridae*	Primo-infection, latence, réactivation
A	Diagnostic positif	Reconnaître une primo-infection et une récurrence à HSV-1 et 2*	
B	Diagnostic positif	Connaître les facteurs favorisants des récurrences herpétiques*	
A	Diagnostic positif	Reconnaître une varicelle et ses principales complications*	
A	Diagnostic positif	Reconnaître un zona*	

Rang	Rubrique	Intitulé	Descriptif
A	Diagnostic positif	Reconnaître les principales complications du zona (kératite, douleurs post-zostériennes, neurologiques)*	
A	Contenu multimédia	Lésions de varicelle	
A	Contenu multimédia	Primo-infection génitale à HSV*	
A	Contenu multimédia	Herpès labial	
A	Contenu multimédia	Zona thoracique; zona du visage	
B	Examens complémentaires	Connaître l'indication des PCR virales dans le diagnostic des infections à Herpesviridae*	
A	Prise en charge	Connaître les principes du traitement d'une infection à HSV et à VZV*	
B	Prise en charge	Connaître les principes de la prise en charge des manifestations ophtalmologiques d'un HSV*	
B	Prise en charge	Connaître les principales toxicités des traitements actifs sur HSV et VZV*	
B	Prise en charge	Connaître les indications du vaccin varicelle et du vaccin zona*	

Infections cutanéomuqueuses à *Candida albicans*

I. Définition, épidémiologie

A Les *Candida* sont des champignons microscopiques appartenant aux levures. Ces organismes unicellulaires se multiplient par bourgeonnement. Seul *Candida albicans* est un saprophyte exclusif des muqueuses (respiratoire, vaginale, digestive) et n'est jamais trouvé sur la peau saine. Les autres espèces peuvent se trouver normalement sur la peau et les muqueuses.

C'est toujours sous l'influence de facteurs favorisants que la levure *Candida albicans* passe de l'état saprophyte à l'état parasitaire.

Les modalités d'infestation sont :

- rarement, la voie exogène, telle que la contamination du nouveau-né ou du nourrisson par la mère atteinte de vaginite candidosique (candidose néonatale);
- surtout, la voie endogène par porte d'entrée digestive ou génitale.

Sur terrain immunodéprimé, *Candida albicans* est responsable de septicémies ou de lésions viscérales profondes.

Facteurs favorisants des candidoses cutanéomuqueuses

- Facteurs locaux :
  - humidité, macération ;
  - irritations chroniques, pH acide (prothèses dentaires) ;
  - xérostomie ;
  - mucite post-radique.
- Facteurs généraux :
  - terrain : immunosuppression congénitale ou acquise (thérapeutique, VIH...), cancer, diabète, dénutrition, hypovitaminoses, grossesse, âges extrêmes de la vie ;
  - médicaments : antibiotiques généraux (à large spectre), œstroprogestatifs, corticoïdes.

II. Diagnostic positif

Le diagnostic positif repose sur deux arguments :

- l'aspect clinique, en règle très évocateur et suffisant au diagnostic, même si les manifestations cliniques revêtent des aspects très différents selon que l'infection est aiguë ou chronique et selon la topographie ;
- la confirmation biologique par l'examen mycologique, de technique simple et de résultat rapide.

A. Aspects cliniques

Les manifestations cliniques peuvent revêtir des aspects différents : formes aiguës, subaiguës, chroniques. Les formes diffuses sont beaucoup moins fréquentes et se rencontrent en règle générale chez le nourrisson et le jeune enfant. Les formes accompagnées d'une candidose viscérale sont exceptionnelles et s'observent chez le petit enfant et, surtout, en contexte d'immunodépression.

1. Forme aiguë : le muguet

Il s'agit d'une inflammation candidosique aiguë, qui est la manifestation la plus commune des candidoses buccopharyngées. Le muguet touche essentiellement le nourrisson et le jeune enfant, à un moindre degré le vieillard.

Phase de début

Elle dure deux à trois jours et réalise une stomatite érythémateuse diffuse (fig. 11.1) : sensation de sécheresse buccale, de douleurs à type de cuisson, de goût métallique et de gêne à la mastication. Des troubles de la succion sont observés chez le nouveau-né. À l'examen, la muqueuse apparaît desséchée, rouge, douloureuse. La langue est plus ou moins dépapillée. L'érythème touche la face dorsale de la langue, la voûte du palais et les faces internes des joues (macules coalescentes).

Phase d'état

Elle correspond à la période où la surface rouge se recouvre de taches blanchâtres dont le raclage léger permet de détacher les couches superficielles qui deviennent gris jaunâtre. Les signes fonctionnels sont moins intenses, semblables à ceux de la phase de début.

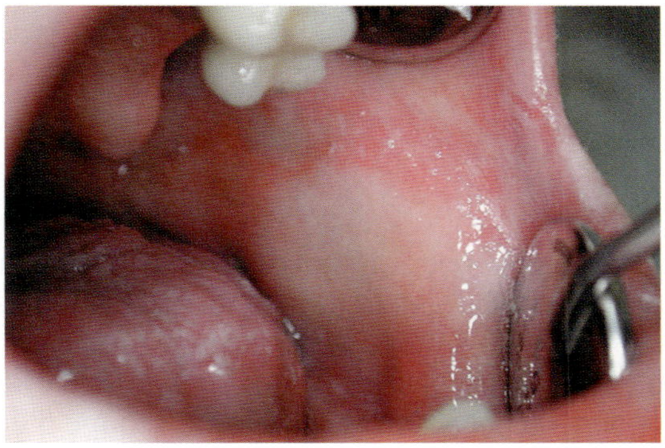

Fig. 11.1. Ⓐ **Stomatite érythémateuse à *Candida*.**

Évolution

Sous traitement, l'évolution est rapidement favorable. Sans traitement, la guérison spontanée est possible, mais un passage à la chronicité ou une extension au pharynx, responsable d'une dysphagie nette, peuvent être observées.

L'atteinte œsophagienne est plus rare que les stomatites et peut se développer en l'absence de lésions buccales cliniquement décelables. Elle doit faire rechercher une immunodépression, notamment une infection par le VIH (fig. 11.2). Elle est classique au cours ou au décours des radiothérapies sur les voies aérodigestives supérieures.

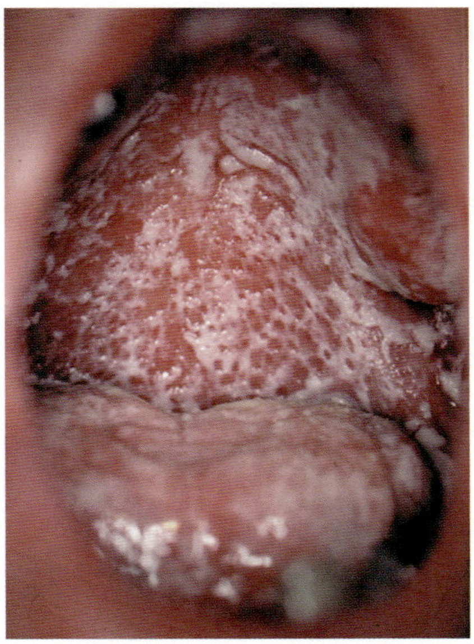

Fig. 11.2. Ⓐ **Muguet profus chez un patient immunodéprimé.**

Formes cliniques

- Forme érythémateuse pure (phase de début).
- Forme pseudomembraneuse.
- Formes localisées (ouranite superficielle : palais, glossite dépapillée centrale, forme localisée à la face intérieure d'une joue).
- Formes associées à une candidose viscérale ou cutanée.
- Atteinte concomitante du pharynx et du larynx.

2. Formes chroniques en foyers

Les différentes formes chroniques de la candidose peuvent être isolées ou associées les unes aux autres (foyers multiples).

Perlèche

Il s'agit d'une forme localisée au pourtour buccal et essentiellement aux commissures labiales (chéilite angulaire) (fig. 11.3). Elle est fréquente chez l'édenté, favorisée par la macération dans le pli commissural, lui-même accentué par la diminution de la hauteur faciale liée à la perte dentaire. Elle est très fréquente chez tous les patients souffrant de bavage quelle qu'en soit la cause. Cliniquement, la perlèche se présente sous forme d'une fissure de la commissure labiale, avec un fond du pli rouge, macéré puis desquamatif ou croûteux et, parfois, débord sur la peau adjacente. Elle est souvent entretenue par un tic de léchage.

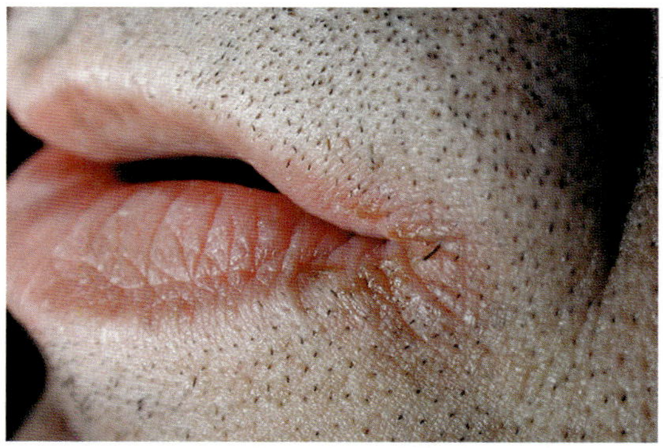

Fig. 11.3. A Perlèche.

Glossite losangique médiane

Elle siège en avant du « V » lingual sous forme d'une zone médiane dépapillée, rouge carminée, plus ou moins indurée en superficie (fig. 11.4). La lésion est légèrement surélevée, mamelonnée, mais parfois elle est un peu déprimée. La forme est grossièrement losangique ou ovalaire. Une ouranite en miroir est souvent associée.

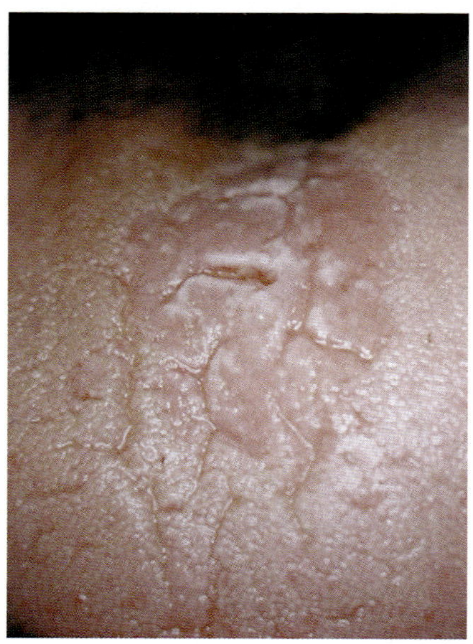

Fig. 11.4. A Glossite losangique médiane.

Langue noire villeuse

La langue noire villeuse est souvent iatrogène : antiseptiques prolongés, antibiothérapie à large spectre, psychotropes modifiant le flux salivaire, au cours ou au décours d'une radiothérapie sur la sphère orofaciale ; mais elle peut aussi apparaître sans raison apparente. Dans ce cas, la langue noire villeuse peut persister pendant des années et disparaître comme elle est venue. Ce n'est pas une candidose.

La langue présente un aspect chevelu qui traduit l'hypertrophie et l'hyperkératinisation des papilles filiformes linguales. La couleur jaune brun à noir intense (fig. 11.5) s'explique par des pigments alimentaires, tabagiques ou résultant de leur oxydation et de celle de la kératine. Un prélèvement par grattage de la surface linguale ramènera une abondante flore saprophyte. Parfois, une candidose peut se surajouter à cette affection, *Candida* ne faisant alors que profiter de conditions locales favorables à son développement.

Ce trouble est asymptomatique ; il a pour seule conséquence un préjudice esthétique avec sa composante psychologique. Le grattage de la langue à la curette après anesthésie de contact règle le problème… au moins temporairement.

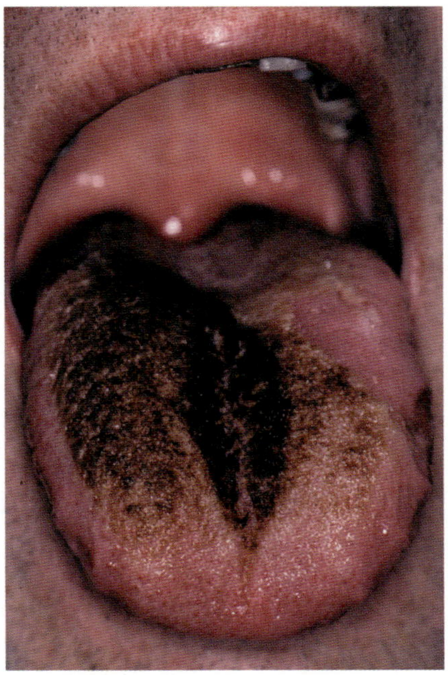

Fig. 11.5. Ⓐ Langue noire villeuse.

3. Forme chronique diffuse : muguet chronique

Le muguet peut passer à la chronicité, réalisant une stomatite intéressant la langue, le palais et les joues, évoluant par poussées déclenchées par certains aliments ou médicaments (antibiotiques, corticoïdes). Les signes fonctionnels sont très discrets en dehors des poussées et se limitent à une sensation de cuisson, de picotements et de sécheresse buccale. Parfois, un onyxis ou une vulvite associés sont présents.

B. Diagnostic biologique

La technique de diagnostic est simple, avec un prélèvement par écouvillon sec frotté fortement au niveau d'un placard blanchâtre, d'une plaque érythémateuse linguale ou au niveau des sillons d'une perlèche. Parfois, il est nécessaire de procéder à un raclage appuyé par un abaisse-langue ou une spatule.

L'examen direct recherche des levures bourgeonnantes. La présence de pseudofilaments ou de filaments est un élément de pathogénicité.

La levure pousse rapidement en 24 heures sur milieux spécifiques (milieu de Sabouraud), permettant l'isolement et l'identification de l'agent pathogène avec appréciation du nombre de colonies et fongigramme. Les levures étant saprophytes des muqueuses, l'interprétation de l'examen mycologique prend en compte l'espèce isolée, ainsi que l'abondance et la rapidité de pousse des levures, voire la présence de pseudofilaments à l'examen direct.

L'examen mycologique n'est pas toujours pratiqué en routine, en raison d'un diagnostic clinique souvent évident et du fait que le traitement d'épreuve antifongique local permet de traiter aisément les lésions candidosiques.

Toutefois, dans les cas difficiles (aspect clinique atypique, diagnostic différentiel nécessaire, lésions récidivantes malgré un traitement adéquat, etc.), le prélèvement mycologique est indispensable.

Exemple d'ordonnance pour recherche de *Candida*

Prélèvement à faire réaliser le matin, strictement à jeun et sans brossage dentaire ni bain de bouche préalable, au laboratoire d'analyses médicales de votre choix.

Effectuer un grattage de la face dorsale de la langue à la recherche d'une candidose : identification et analyse quantitative (nombre de colonies).

III. Diagnostic différentiel

Les diagnostics différentiels les plus courants sont envisagés par ordre de fréquence et selon la topographie.

A. Principaux diagnostics différentiels pour une stomatite érythémateuse ou un muguet

- Le lichen plan buccal, qui siège essentiellement sur les muqueuses jugales postérieures et la langue ; les lésions ne se mobilisent pas au grattage ; l'histologie permet le diagnostic.
- La langue géographique.
- La langue noire villeuse.
- La leucoplasie, souvent dans un contexte de tabagisme, en absence de signes fonctionnels ; l'histologie permet le diagnostic.
- Une glossodynie, où seuls les signes fonctionnels sont présents en l'absence de lésions muqueuses.

B. Diagnostics différentiels pour une perlèche

- Les perlèches à streptocoques (+++) ou à staphylocoques : très douloureuses, elles répondent mal à l'antifongique seul ; d'autres lésions cutanées par autoensemencement sont à rechercher.
- La syphilis secondaire : des plaques muqueuses buccales, dites « plaques fauchées », accompagnent des lésions cutanées génitales et péri-anales riches en tréponèmes.
- L'herpès récurrent : caractérisé par la présence de vésicules puis de croûtes, spontanément résolutives en quelques jours.

IV. Traitement

A. Principes

B Il est indispensable de rechercher les facteurs favorisants et, dans la mesure du possible, de les éradiquer, un traitement antifongique seul ne permettant pas d'obtenir une guérison durable.

Le traitement des candidoses est en règle générale local, excepté dans certaines formes récidivantes ou graves ou étendues qui nécessitent l'utilisation d'un antifongique systémique.

En raison de l'excellente activité antifongique, des traitements courts de quinze jours sont habituellement suffisants.

B. Voie locale

On peut utiliser l'amphotéricine B (Fungizone®, suspension buvable), la nystatine (Mycostatine®, suspension buvable ou ovules gynécologiques), le miconazole (Daktarin®, gel buccal) à garder en bouche le plus longtemps possible et à distance des repas, l'action de ces antifongiques étant due à leur contact avec les levures. Des soins de bouche avec une solution alcalinisante (bicarbonate de sodium à 14 %) sont à conseiller avant chaque administration d'un antifongique.

C. Voie générale

La voie générale est choisie en deuxième intention, en cas d'inefficacité, de récidives, de faible observance (mauvais goût, troubles gastro-intestinaux, intolérance) ou de formes graves ou étendues survenant dans un contexte de déficit immunitaire génétique ou acquis.

Le fluconazole (Triflucan®, 100 mg par jour pendant une semaine) est l'antifongique systémique de choix et est très bien toléré. *Candida albicans* est exceptionnellement résistant à cette molécule.

Ulcération ou érosion des muqueuses orales

A La démarche diagnostique suppose de savoir reconnaître la véritable lésion initiale qui, si elle n'est pas l'érosion ou l'ulcération, peut être aussi diverse qu'une vésicule, une bulle, un érythème caustique, un aphte ou une lésion inflammatoire ou tumorale. L'anamnèse et l'examen clinique, préalables à des explorations paracliniques sélectives éventuelles, restent donc la clé du diagnostic.

Deux diagnostics dominent par leur fréquence la pathologie ulcéreuse de la muqueuse buccale : les ulcérations traumatiques et les aphtes. Les diagnostics différentiels de ces affections sont orientés différemment selon que l'ulcération est unique ou qu'on observe plusieurs éléments. Schématiquement, on recherchera surtout une tumeur ulcérée dans le premier cas, les pathologies systémiques ou infectieuses dans le second cas.

I. Définition

- Une *érosion* se définit comme une perte de substance superficielle, épithéliale, mettant plus ou moins à nu la partie superficielle du chorion. Elle est souvent post-vésiculeuse, post-bulleuse ou post-traumatique et guérit généralement sans cicatrice.
- Une *ulcération*, plus profonde, concerne le chorion moyen et profond avec risque de cicatrice.

II. Diagnostic

Le diagnostic d'une ulcération ou d'une érosion est clinique; le diagnostic de la cause peut nécessiter des examens complémentaires.

A. Interrogatoire

L'âge, les antécédents personnels (maladies, épisodes antérieurs similaires, prise médicamenteuse), les notions de signes fonctionnels (douleur, gêne à l'élocution ou l'alimentation) et de signes associés éventuels (lésions cutanées, adénopathies douloureuses ou non) doivent être précisés.

La durée et l'évolution (aiguë ou chronique) sont des éléments d'orientation essentiels, ainsi que la notion de récurrence.

B. Examen clinique

La lésion elle-même est caractérisée (tableau 11.1) :

- par son caractère primaire ou secondaire (succédant à une autre lésion);
- par son caractère souple ou induré, inflammatoire ou non, nécrotique ou non, surinfecté ou non;
- par sa topographie, sa taille et le nombre de localisations : l'examen des autres muqueuses et de tout le tégument est requis.

L'examen général est dirigé par l'anamnèse et l'aspect lésionnel, vers la recherche d'adénopathies, de lésions dermatologiques ou de toute symptomatologie associée suggestive d'un tableau infectieux ou syndromique.

Tableau 11.1. Ⓐ Caractéristiques des ulcérations buccales.

	Forme	Bords	Fond	Base
Aphte commun	Arrondie ou ovalaire	Réguliers Halo rouge	Plat, fibrineux Jaune	Souple
Aphte géant	Arrondie ± irrégulière	Réguliers Halo rouge		
Aphte creusant	Irrégulière	Œdématiés Halo rouge	Irrégulier Nécrotique	Souple ±
Ulcération traumatique	Variable, souvent allongée	Plats ou œdématiés Pas de halo rouge	Fibrineux	Souple ±
Carcinome	Le plus souvent irrégulière	Surélevés, indurés	Végétant, nécrotique ±	Indurée, plus large que l'ulcération

C. Examens complémentaires

L'anamnèse et l'étude clinique permettent de limiter les examens au strict nécessaire dans le registre suivant :

- prélèvements locaux dans une hypothèse infectieuse : examen direct et cultures (virologique, bactériologique, mycologique);
- examen cytologique (cytodiagnostic) ou histologique (biopsie) avec, éventuellement, examen en immunofluorescence directe;
- sérodiagnostics d'infections bactériennes ou virales : en dehors du sérodiagnostic de la syphilis, ils sont demandés au cas par cas, en fonction du diagnostic envisagé.

III. Diagnostic étiologique

A. Ulcération unique

1. Aphte

Aphte isolé commun

L'aphte isolé commun (fig. 11.6) est une ulcération de petite taille, de forme arrondie ou ovalaire, à fond jaune cerné d'un bord rouge régulier, non indurée, douloureuse, évoluant en huit à dix jours.

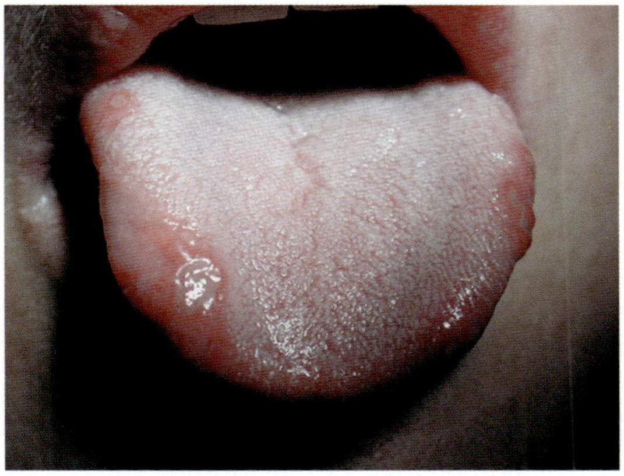

Fig. 11.6. A Aphte banal.

Aphtose idiopathique bénigne

L'aphtose idiopathique bénigne est la forme la plus fréquente : le patient, régulièrement, présente un ou quelques aphtes banals. Il existe souvent une réactivation par certains contacts alimentaires (agrumes, tomate, noix, gruyère).

Aphte géant

L'aphte géant (fig. 11.7) est une variante. Sa taille est supérieure à 1 cm, la forme est plus ou moins régulière et ses bords sont quelquefois œdématiés. Il dure souvent plus d'un mois.

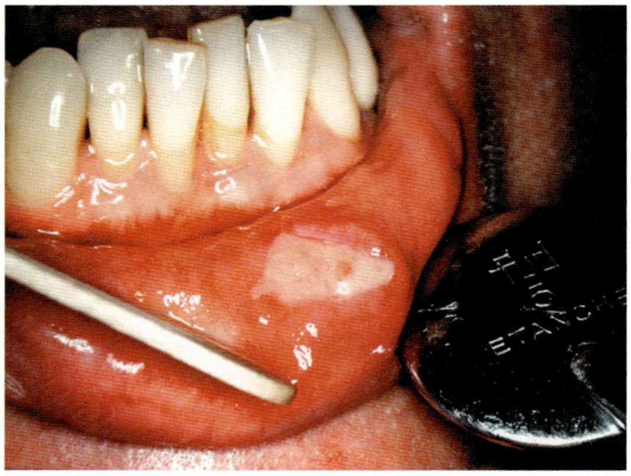

Fig. 11.7. **A** **Aphte géant.**

Aphte creusant

L'aphte creusant (ou nécrotique) a un fond nécrotique et, si le bord est irrégulier, il n'est ni dur ni éversé. La base est œdématiée mais souple. Il dure plus d'un mois et laisse des cicatrices.

Aphte géant et aphte creusant doivent faire rechercher une positivité de la sérologie VIH.

2. Ulcération traumatique

Souvent douloureuse, elle est envisagée sur :

- l'aspect (contours géographiques, bords réguliers, absence de halo érythémateux, œdème périphérique et sous-jacent, base souple, nécrose jaunâtre) (fig. 11.8);
- la topographie;
- l'anamnèse (bord ou crochet de prothèse inadaptée, dent cariée, couronne défectueuse, morsure, hygiène buccodentaire agressive, contact caustique).

Les ulcérations traumatiques ou chimiques doivent guérir en huit à quinze jours après suppression de la cause : en l'absence de guérison, le passage à la chronicité doit faire suspecter un phénomène d'entretien, par complication infectieuse, ou un carcinome.

Il convient d'évoquer une pathomimie devant une ulcération sans étiologie évidente chez un patient en difficulté psychologique. Ce diagnostic sera un diagnostic d'élimination, après contrôle histologique.

3. Carcinome épidermoïde

Une ulcération buccale chronique et indolore doit faire évoquer un carcinome épidermoïde ulcéré (fig. 11.9) : la lésion est de taille et de forme variables, irrégulière; les bords sont surélevés, éversés, durs; le fond est granité ou végétant ou bourgeonnant.

La base est indurée, dépassant l'ulcération.

La lésion saigne au contact.

Elle peut survenir sur un terrain particulier (lésion précancéreuse leucoplasique ou lichen ancien), avec influence de cofacteurs (tabac, alcool, mauvaise hygiène buccodentaire).

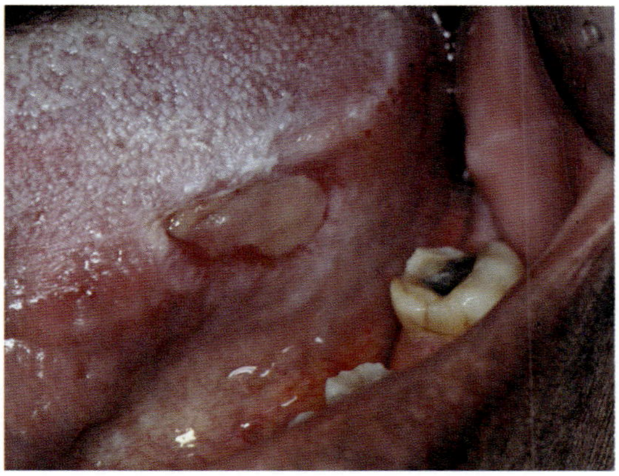

Fig. 11.8. Ⓐ **Ulcération traumatique.**

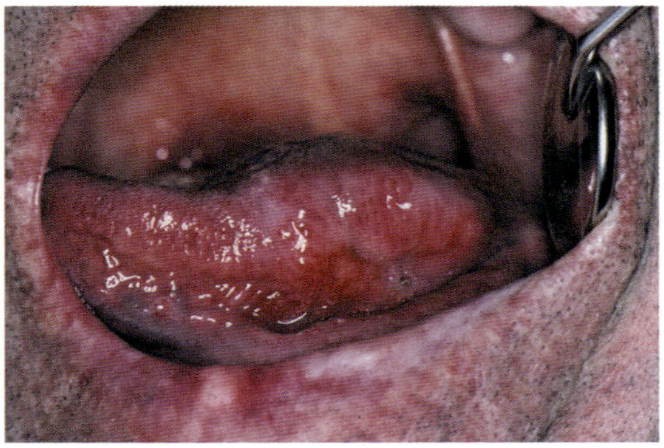

Fig. 11.9. Ⓐ **Carcinome épidermoïde lingual.**

4. Autres tumeurs ulcérées

Ces ulcérations n'ont pas le caractère typique des carcinomes épidermoïdes, en particulier en ce qui concerne le terrain.

Dans le cas du lymphome malin non hodgkinien, la tumeur est congestive, sans induration.

L'ulcération a un aspect inflammatoire.

Dans le cas des tumeurs salivaires, la localisation au palais est très fréquente. Un nodule sous-muqueux, souvent bien circonscrit, est sous-jacent à l'ulcération.

5. Autres ulcérations uniques exceptionnelles

Syphilis primaire

Le chancre syphilitique d'inoculation apparaît trois semaines après le contage : c'est une érosion indolore, localisée surtout à la lèvre ou à la langue, propre et bien limitée, à bord régulier avec quelquefois un halo érythémateux. Le fond est plat et lisse, avec un exsudat gris (fourmillant de tréponèmes). L'induration de la base est peu épaisse (dite en « carte de visite »).

La présence d'une adénopathie satellite est constante. Le chancre syphilitique est parfois multiple, avec d'autres localisations possibles (génitale ou anale).

La gomme ulcérée du voile du palais, dont les bords sont « à pic » est observée dans la syphilis tertiaire.

Tuberculose

L'ulcération buccale tuberculeuse, très douloureuse, siège souvent au niveau de la langue.

Le contour est irrégulier, le fond est irrégulier, jaunâtre. Elle est à distinguer de l'aphte géant (absence de halo rouge). La base est empâtée, ferme, mais non dure. Une adénopathie satellite est constante. Les réactions tuberculiniques sont très fortement positives. Les lésions pulmonaires sont souvent évidentes à la radiographie.

Lymphoréticulose bénigne d'inoculation (ou maladie des griffes du chat)

Le chancre d'inoculation (griffure) est situé sur la gencive, nécrotique, quelquefois retrouvé en présence d'une volumineuse adénopathie cervicale chronique qui peut en imposer pour une tuberculose. La ponction ramène une goutte de suc ou un pus stériles.

6. Autres ulcérations infectieuses

Les autres ulcérations infectieuses sont très rares et sont surtout observées chez les malades immunodéprimés : ulcération à cytomégalovirus (CMV) ou histoplasmose.

Ulcérations et érosions buccales

- **Lésion unique** :
  - aphte commun, géant, creusant;
  - ulcération traumatique;
  - carcinome épidermoïde;
  - autres tumeurs malignes : lymphome malin non hodgkinien, tumeurs salivaires;
  - syphilis primaire, tertiaire;
  - tuberculose;
  - maladie des griffes du chat;
  - infection à CMV;
  - histoplasmose.
- **Lésions multiples** :
  - aphtose multiple, commune, miliaire, géante, multipolaire;
  - lichen plan buccal érosif;
  - ulcérations post-vésiculeuses : herpès, varicelle, zona;
  - virus coxsackies (herpangine, syndrome pied-main-bouche);
  - primo-infection par le VIH;
  - ulcérations post-bulleuses : érythème polymorphe, Stevens-Johnson, maladies bulleuses auto-immunes (pemphigus, pemphigoïde cicatricielle);
  - autres causes plus rares : agranulocytoses (hémopathies, chimiothérapies), syndrome de Zinsser-Engman-Cole, maladie de Crohn, gingivite ulcéronécrotique.

B. Ulcérations multiples

1. Aphtoses multiples

Aphtose multiple commune

Les éléments typiques (cf. *supra* « Aphte isolé ») mesurent moins de 1 cm. Il n'y a pas de fièvre, ni d'adénopathie. La durée de chaque élément est de huit jours, mais l'évolution décalée des aphtes (jusqu'à dix, simultanés ou successifs) prolonge la poussée sur plusieurs semaines.

Aphtose miliaire

Les éléments sont typiques mais de petite taille (2 à 5 mm), nombreux (dix à cent éléments). Quelquefois, un ou deux éléments sont plus importants. L'aspect de l'éruption est très proche de celui de l'herpès buccal (érosions arrondies post-vésiculeuses), mais il n'y a pas de syndrome général, pas de ganglion et, surtout, on ne retrouve aucune lésion péribuccale évocatrice de l'éruption herpétique. En cas de doute, on recherche l'effet cytopathogène d'un frottis du fond d'une ulcération, positif dans l'herpès, négatif dans l'aphtose miliaire.

Aphtose géante

Le diagnostic d'aphtes géants repose sur l'aspect d'une lésion typique (ulcération arrondie de plus de 1 cm, régulière, entourée d'un liseré érythémateux, à base souple). Le problème posé par les aphtes géants multiples est celui du contexte de survenue :

- sans particularités (périadénite de Sutton) ;
- par prise médicamenteuse (nicorandil, antirétroviraux) ;
- par la présence d'une grande aphtose récurrente multipolaire (maladie de Behçet) ;
- surtout, par la survenue d'une grande aphtose, souvent nécrotique, du sida.

Les localisations au palais doivent être distinguées de la sialométaplasie nécrosante, très rare, ou la notion de vomissements est habituellement retrouvée (anorexie, grand alcoolisme). Un bourrelet périphérique peut aussi évoquer un carcinome.

Le caractère bipolaire d'une aphtose (orogénitale) impose de rechercher des éléments suggestifs d'une maladie de Behçet (aphtes plus graves, pseudofolliculites cutanées, hypersensibilité aux points d'injection, uvéite antérieure, atteinte neurologique ou articulaire, phlébite superficielle, terrain génétique HLA-B5).

2. Lichen buccal

Le lichen buccal atteint de façon prépondérante les femmes et peut se localiser au niveau de la muqueuse buccale comme au niveau de la peau. Le mécanisme de son apparition n'est pas connu mais il pourrait s'agir d'une réaction inflammatoire de l'organisme contre la muqueuse buccale déclenchée par différents stimulus.

Généralement non douloureux, il peut se révéler par une sensation de brûlure ou de goût métallique dans la bouche. Il prend, le plus souvent, un aspect de stries blanchâtres entrelacées, localisées au niveau de la face interne des joues. Au niveau lingual, il se présente plus volontiers sous la forme de plaques kératosiques. Des érosions douloureuses peuvent apparaître lors des poussées.

L'aspect de ce lichen est toutefois très variable : il peut s'agir en effet d'une zone rouge érodée, d'une zone fibreuse, atrophique ou encore pigmentée et même d'une vésicule.

Le diagnostic est assuré, en dehors des formes blanches réticulées typiques, par une biopsie.

Certaines formes sont susceptibles de dégénérer en carcinome épidermoïde, ce qui implique la mise en place d'une surveillance semestrielle.

3. Ulcérations virales (post-vésiculeuses)

Herpès

Il s'agit de la cause virale la plus fréquente à HSV-1 (*herpes simplex virus*), initialement plutôt impliqué dans les lésions buccales, et HSV-2 dans les lésions génitales. Toutefois, les contaminations buccogénitales entraînent un brassage viral : HSV-1 est de plus en plus fréquemment retrouvé dans les lésions génitales et HSV-2 dans les lésions buccales.

Primo-infection herpétique

Formes asymptomatiques

Les formes asymptomatiques sont les plus fréquentes. Ainsi, la plupart des adultes présentent des anticorps sans avoir de souvenir de l'herpès initial.

Primo-infection buccale (gingivostomatite herpétique aiguë) (HSV-1)

Elle survient le plus souvent chez le petit enfant à partir de six mois, quand les anticorps maternels ont disparu. Après une incubation de trois à six jours, précédée d'algies, de dysphagie, d'hypersialorrhée, elle apparaît dans un contexte de malaise général avec une fièvre dépassant souvent 39 °C.

Sur les gencives tuméfiées et saignantes et sur la muqueuse buccale se développent des érosions grisâtres, serties d'un liséré rouge, coalescentes en érosions polycycliques, couvertes d'un enduit blanchâtre (fig. 11.10).

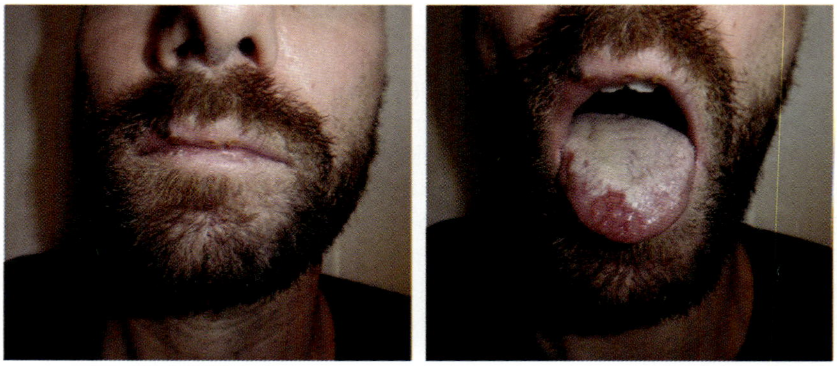

Fig. 11.10. Ⓐ Gingivostomatite herpétique.
(Source : Pr. Wolkenstein, CHU Henri-Mondor.)

Quelques vésicules groupées en bouquet ou croûteuses sont visibles sur les lèvres ou le menton. L'haleine est fétide, l'alimentation impossible. Il existe des adénopathies cervicales sensibles. Malgré ces caractères impressionnants, l'évolution est favorable en dix à quinze jours.

On distingue :

- la forme oculaire : kératoconjonctivite unilatérale aiguë, avec quelques vésicules sur les paupières œdématiées et une adénopathie prétragienne ; la kératite est souvent superficielle et guérit rapidement en l'absence de corticothérapie locale ;
- l'angine herpétique, ou rhinite aiguë, associant une obstruction nasale, des vésicules périnarinaires et des adénopathies cervicales.

Les présentations cliniques des formes récurrentes sont dominées par l'herpès labial, « bouton de fièvre ». Il survient à la jonction lèvre blanche et lèvre rouge (fig. 11.11).

Les autres formes, plus rares, sont la stomatite herpétique récurrente et la kératite herpétique dont la gravité est liée aux ulcérations de cornée, pouvant aboutir à une cécité, parfois associées à une uvéite.

Diagnostic

Il est réalisé selon deux techniques :

- le diagnostic direct sur prélèvement local par recherche d'antigènes, culture, PCR, cytologie ; la sensibilité est d'autant plus grande que le prélèvement est réalisé correctement sur des lésions récentes ;
- le diagnostic indirect par sérologie, dont l'intérêt est limité.

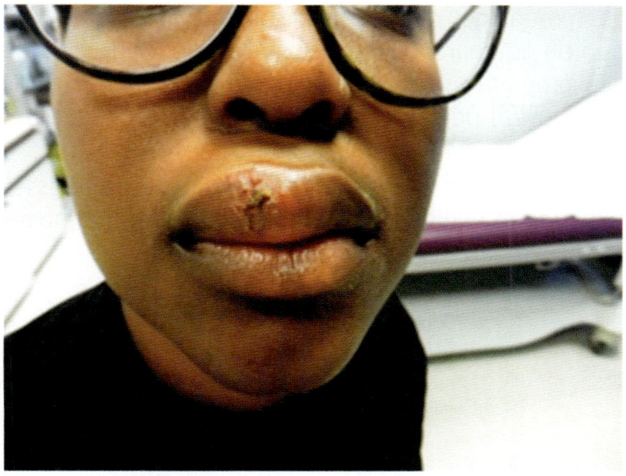

Fig. 11.11. Ⓐ **Herpès récurrent labial.**
(Source : Pr. Wolkenstein, CHU Henri-Mondor.)

Traitement

Le traitement de la primo-infection (gingivostomatite) est : aciclovir 200 mg cinq fois par jour, ou aciclovir IV 5 mg/kg/8 heures pour cinq à dix jours (enfant de moins de trois mois : 250 mg/ m^2/8 heures).

Virus de la varicelle et du zona (VZV)

Le diagnostic est clinique. La lésion élémentaire de la varicelle est une vésicule. Elle n'est pas toujours évidente et doit être recherchée avec soin.

Varicelle

Sur la muqueuse buccale, la varicelle se présente sous forme d'érosions arrondies, de quelques millimètres de diamètre, bien séparées les unes des autres; plusieurs poussées de vésicules se succèdent : l'éruption comporte donc des éléments d'âges différents (fig. 11.12).

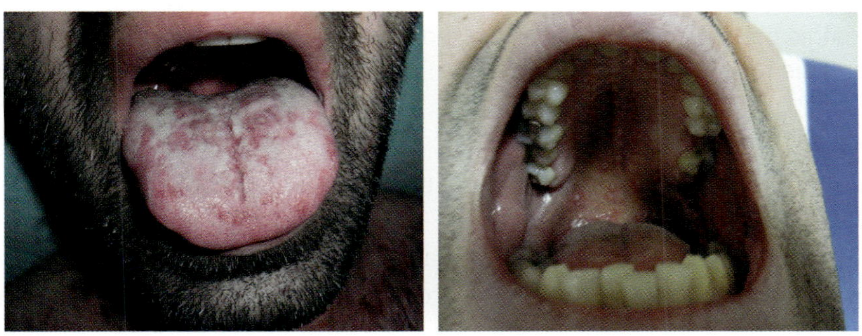

Fig. 11.12. Ⓐ **Éruption muqueuse de varicelle.**
(Source : Pr. Wolkenstein, CHU Henri-Mondor.)

Zona

Un placard érythémateux précède les vésicules, à liquide clair, groupées en bouquets confluant parfois en bulles polycycliques. L'unilatéralité et le caractère métamérique des lésions sont très évocateurs.

Il s'y associe fréquemment des douleurs radiculaires, unilatérales, à type de brûlure, parfois plus vives en « coup de poignard ». Elles peuvent précéder de trois ou quatre jours l'éruption et sont alors particulièrement trompeuses. Elles accompagnent l'éruption et disparaissent à sa guérison. Certaines peuvent persister bien au-delà ou apparaître plus tardivement, ce sont les algies post-zostériennes.

Dans le zona ophtalmique, c'est le nerf supraorbitaire qui est intéressé, branche 1 du trijumeau (V1). Il y a risque d'atteinte oculaire s'il existe une éruption narinaire et de la cloison, témoignant de l'atteinte du rameau nasal interne (fig. 11.13).

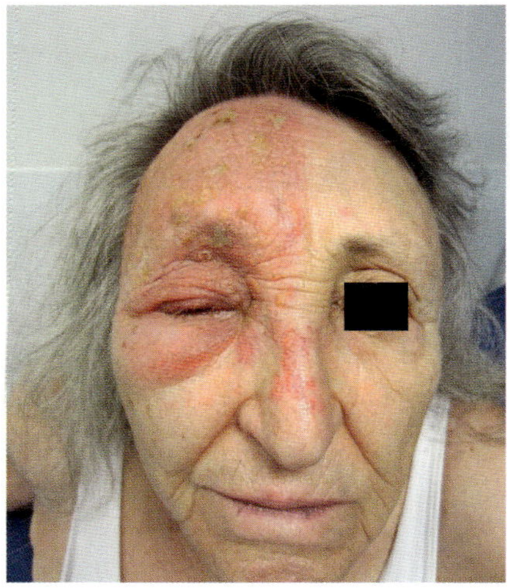

Fig. 11.13. Ⓐ Zona ophtalmique, territoire du nerf V1.
(Source : Pr. Wolkenstein, CHU Henri-Mondor.)

Devant un zona ophtalmique, il est nécessaire de traiter en prévention des complications oculaires : valaciclovir *per os* (Zelitrex®) 1 g trois fois par jour pendant sept jours (AMM).

En cas d'atteinte du ganglion géniculé, le nerf de Wrisberg est touché, branche sensitive du nerf facial dont le territoire cutané se réduit à la zone de Ramsay-Hunt (conduit auditif externe et conque de l'oreille). À l'éruption discrète dans ce territoire s'associent une vive otalgie, une adénopathie prétragienne, une anesthésie des deux tiers antérieurs de l'hémilangue et parfois une paralysie faciale.

Autres infections virales

Les autres infections virales peuvent induire des érosions ou des ulcérations buccales qui ne sont en général pas au premier plan :

- ulcérations buccales liées aux virus coxsackie : herpangine, syndrome pied-main-bouche ;
- toutes les infections virales peuvent s'accompagner de lésions ulcérées des muqueuses.

4. Ulcérations post-bulleuses

Toute lésion érosive persistante ou récidivante peut être la conséquence d'une nécrose épithéliale intervenant dans le cadre d'une toxidermie, d'un érythème polymorphe ou d'une maladie bulleuse auto-immune.

Les lésions sont volontiers recouvertes de lambeaux persistants du toit des bulles, formant des pseudomembranes nécrotiques ou des croûtes sur les lèvres.

Érythème polymorphe et syndrome de Stevens-Johnson

Ces dermatoses aiguës érythématobulleuses (fig. 11.14), parfois récidivantes, peuvent être de localisation muqueuse prédominante. Les lésions muqueuses sont douloureuses, de siège diffus dans la cavité buccale, avec prédominance de l'atteinte labiale. Le diagnostic clinique est évident en présence des lésions cutanées caractéristiques, en cocarde (au niveau des paumes de mains, en particulier). En cas d'atteinte muqueuse grave, la cause est surtout médicamenteuse : toxidermie aux sulfamides, anti-inflammatoires non stéroïdiens, antibiotiques, barbituriques.

Dans le syndrome de Stevens-Johnson, les croûtes labiales et cutanées sont hémorragiques.

L'atteinte oculaire peut entraîner la cécité; l'atteinte pulmonaire ou rénale est mortelle dans 10 % des cas.

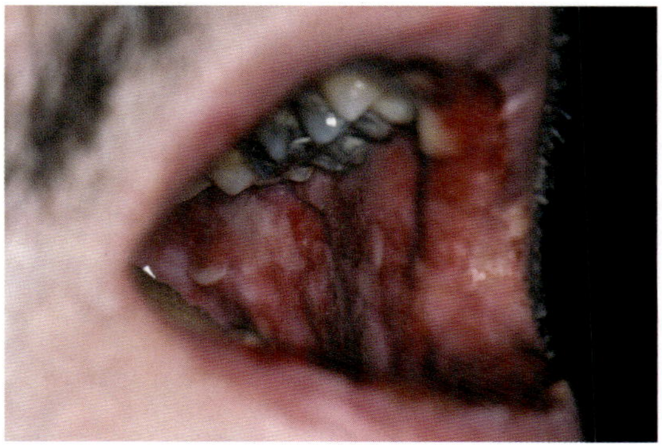

Fig. 11.14. Ⓐ **Érythème polymorphe.**

Maladies bulleuses auto-immunes

Les lésions muqueuses peuvent être le mode de début, plus ou moins étendues (érosion isolée ou stomatite érosive), d'une maladie bulleuse cutanéomuqueuse auto-immune dont le diagnostic repose sur la clinique, la biopsie et la recherche d'anticorps.

La plus fréquente des causes est le pemphigus, maladie cutanéomuqueuse à bulles flasques par clivage interkératinocytaire (ou acantholyse).

Dans la pemphigoïde cicatricielle, les lésions siègent essentiellement sur la gencive, évoquant une gingivite desquamative, quelquefois une gingivite ulcéronécrotique. Les érosions suivies d'atrophie confèrent une rougeur diffuse à la muqueuse avec, quelquefois, de petites bulles encore intactes et des cicatrices au niveau des muqueuses libres. L'atteinte oculaire doit être recherchée. L'immunofluorescence directe signe le diagnostic sur une biopsie de muqueuse non ulcérée (bande d'anticorps au niveau de la lame basale).

5. Autres causes peu fréquentes

Des stomatites érosives surviennent au cours d'hémopathies à la suite d'agranulocytoses (stomatite avec pseudomembranes) ou de chimiothérapies (adriamycine, méthotrexate).

La maladie de Crohn peut s'exprimer par des ulcérations inflammatoires aphtoïdes, buccales ou péri-anales. En l'absence de manifestation digestive, seule l'histologie permet d'orienter le diagnostic avec le constat de granulomes épithélioïdes non caséeux.

Les gingivites ulcéronécrotiques à germes banals sont surtout observées chez les immunodéprimés. Elles commencent par l'amputation nécrotique d'une languette interdentaire, puis elles s'étendent horizontalement à toute l'arcade, en hauteur à toute la gencive attachée, en profondeur à l'os sous-jacent dénudé, puis nécrosé. La gingivite ulcéronécrotique doit être distinguée des aphtes nécrotiques ou ulcères nécrotiques gingivaux observés dans le sida, ainsi que des lésions gingivales de l'histiocytose langerhansienne (histiocytose X) qui procèdent de l'atteinte osseuse en premier lieu (granulome éosinophile).

IV. Conclusion

En pratique, devant une érosion ou une ulcération muqueuse, ce sont l'anamnèse et l'analyse précise de la lésion élémentaire et de sa topographie, en prenant en considération le profil évolutif, qui donneront des orientations diagnostiques distinctes (fig. 11.15).

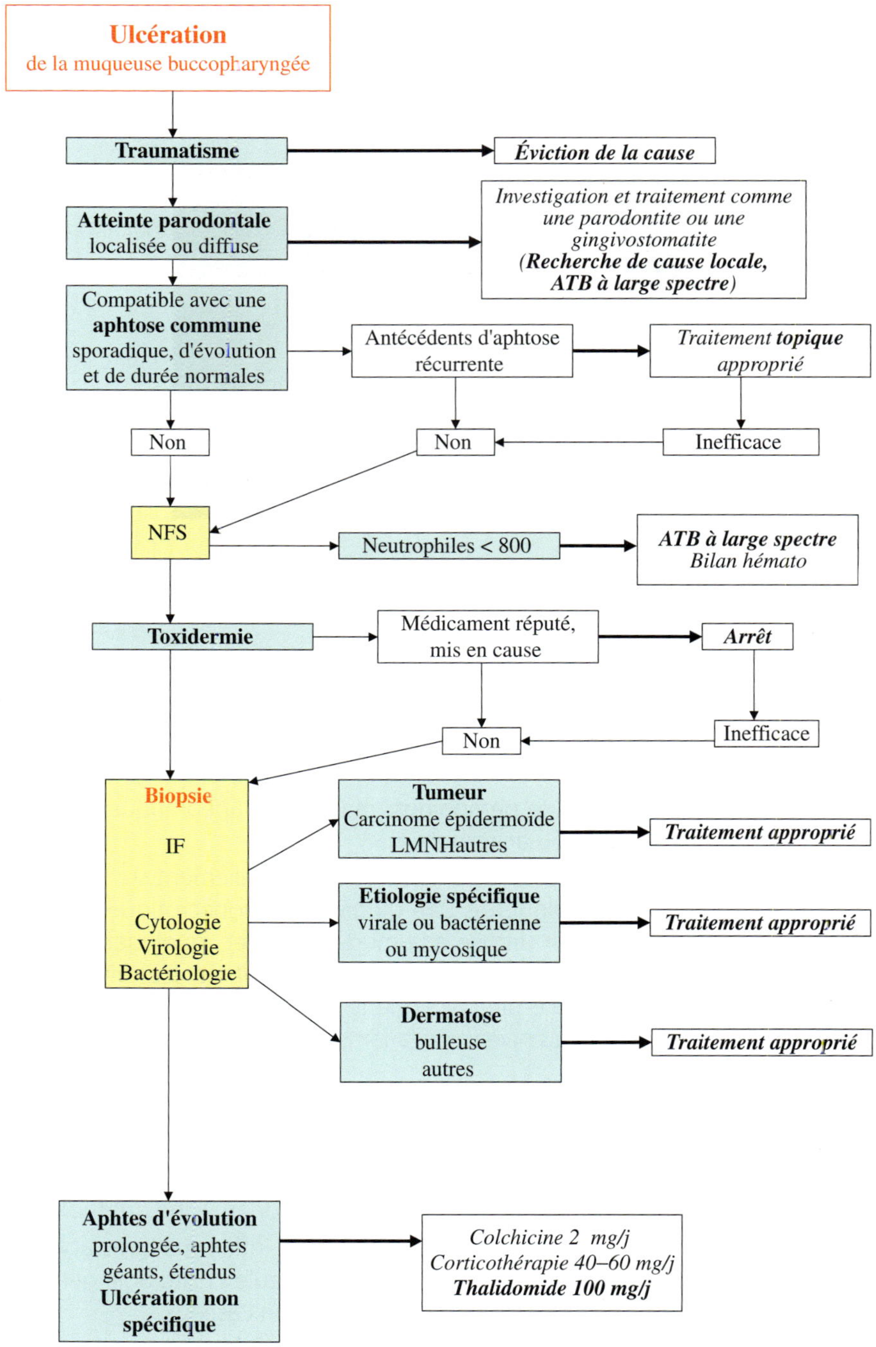

Fig. 11.15. Ⓐ **Conduite à tenir devant une ulcération de la muqueuse buccopharyngée.**

ATB : antibiothérapie ; NFS : numération-formule sanguine ; IF : immunofluorescence ; LMNH : lymphome malin non hodgkinien.

Une ulcération chronique est toujours suspecte d'une nature carcinomateuse et impose toujours une biopsie. Une ulcération orale aiguë est aussi bien suggestive d'une cause extrinsèque traumatique ou chimique que d'une origine virale ou médicamenteuse.

Compte tenu des remaniements infectieux ou inflammatoires qui ne manquent pas de survenir sur les muqueuses, il faut une grande précision dans la démarche diagnostique pour dégager l'essentiel de l'anamnèse et de la sémiologie, en faisant préciser plus particulièrement l'aspect lésionnel initial de la lésion.

Points clés

- L'érosion et l'ulcération sont des lésions élémentaires de diagnostic clinique, de causes très diverses.
- L'aphte est une forme particulière d'ulcération buccale caractérisée par son fond jaunâtre et son halo inflammatoire rouge.
- Une ulcération buccale chronique et indolore doit faire éliminer un carcinome épidermoïde.
- Une ulcération traumatique disparaît en huit à quinze jours après suppression de la cause.

Pour en savoir plus

HAS. Prise en charge de l'herpès cutanéo-muqueux chez le sujet immunocompétent; 2001.

CHAPITRE

12

ITEM 99
Diagnostic différentiel des migraines, névralgies du trijumeau et algies de la face : douleurs buccales

Situations de départ

- **35** Douleur chronique.
- **67** Douleurs articulaires.
- **73** Douleur, brûlure, crampes et paresthésies.
- **118** Céphalée.
- **144** Douleur cervico-faciale.
- **150** Limitation de l'ouverture buccale.
- **259** Évaluation et prise en charge de la douleur aiguë.
- **260** Évaluation et prise en charge de la douleur chronique.

Objectifs pédagogiques, hiérarchisation des connaissances

ITEM 99 – Migraine, névralgie du trijumeau et algies de la face

Rang	Rubrique	Intitulé	Descriptif
B	Prévalence, épidémiologie	Connaître l'épidémiologie des céphalées et douleurs de la face	
B	Éléments physiopathologiques	Connaître les bases physiopathologiques de la migraine*	
A	Diagnostic positif	Diagnostiquer une céphalée primaire*	Savoir écarter une céphalée secondaire et préciser le type de céphalée primaire
A	Diagnostic positif	Conduire l'interrogatoire et réunir les arguments du diagnostic de migraine (avec ou sans aura)*	Migraine (sans et avec aura), céphalée de tension, céphalée chronique quotidienne
A	Diagnostic positif	Conduire l'interrogatoire et réunir les arguments du diagnostic d'algie vasculaire de la face	Connaître les éléments cliniques positifs qui permettent de poser le diagnostic

(Suite)

Rang	Rubrique	Intitulé	Descriptif
A	Diagnostic positif	Conduire l'interrogatoire et réunir les arguments du diagnostic de névralgie du trijumeau	Connaître les éléments cliniques positifs qui permettent de poser le diagnostic de névralgie essentielle ou secondaire du trijumeau
A	Diagnostic positif	Connaître l'intrication migraines, céphalées de tension*	
A	Diagnostic positif	Connaître les principales causes de douleur de la face	Causes tumorale, infectieuse, inflammatoire, dentaire, osseuse, salivaire, neurologique et vasculaire, manducatrice et idiopathique
A	Diagnostic positif	Description clinique des algies d'origine dentaire, sinusienne et buccale	Connaître les éléments cliniques positifs qui permettent de poser le diagnostic
A	Diagnostic positif	Description clinique des céphalées d'origine auriculaire*	Connaître les éléments cliniques positifs qui permettent de poser le diagnostic
B	Examens complémentaires	Connaître les examens complémentaires de 1re intention devant une douleur de la face	
A	Étiologie	Identifier les facteurs favorisants éventuels d'une migraine*	
A	Étiologie	Connaître l'existence de céphalées induites par les médicaments chez le migraineux*	
A	Prise en charge	Connaître les principes généraux du traitement de la migraine, de l'algie vasculaire de la face et de la névralgie du trijumeau	
B	Prise en charge	Savoir conduire un traitement de la migraine et connaître les règles de prise d'un médicament*	Calendrier des crises, traitement de la crise, mise en route d'un traitement de fond, traitements non médicamenteux
A	Prise en charge	Savoir conseiller un patient migraineux*	Conseils de nature à réduire les facteurs de risque vasculaire associés
B	Contenu multimédia	À partir d'une vidéo d'interrogatoire, évoquer le diagnostic de migraine, d'algie vasculaire de la face, névralgie du trijumeau	

Introduction

A Les douleurs buccales et les algies de la face représentent un motif fréquent de consultation non seulement pour le chirurgien maxillo-facial ou le chirurgien-dentiste mais également pour le médecin généraliste.

L'*International Headache Society* localise la douleur faciale comme « une douleur sous le plan orbito-méatale, antérieure aux pavillons de l'oreille et au-dessus du cou », dans certaines définitions la région du front est également incluse. Les algies faciales ou algies orofaciales concernent entre 8 et 10 % de la population générale. Elles sont le plus souvent aiguës, liées à un excès de nociception, la suppression de la cause permettant une résolution. C'est le cas par exemple des douleurs d'origine dentaire qui représentent de loin la principale cause de douleur faciale. L'origine peut aussi être neurogène, vasculaire, musculo-squelettique, idiopathique (sans substrat organique), et se manifester par une symptomatologie plus complexe, très variée et récidivante.

Lorsque ces douleurs persistent plus de trois mois malgré la suppression de la cause ou du fait de l'absence de cause retrouvée, on parle de douleur chronique. La douleur devient alors une pathologie en soi qui impose une prise en charge multidisciplinaire.

I. Rappel anatomique

A. Cavité buccale

La cavité buccale représente le premier segment du tube digestif. Elle reconnaît comme limites (cf. fig. 2.17A au chapitre 2) :

- en haut, le palais ;
- en bas, la langue et le plancher de la bouche ;
- latéralement, la face interne des joues ;
- en avant, les lèvres ;
- en arrière du « V » lingual et du palais dur, l'oropharynx.

B. Innervation sensitive de la face

Au niveau de l'extrémité céphalique, l'innervation sensitive est assurée par différents nerfs crâniens et branches du plexus cervical superficiel.

L'essentielle de l'innervation sensitive de l'extrémité céphalique se fait par le nerf trijumeau V, nerf mixte à prédominance sensitive. Il se divise en trois branches : la branche V1, ou nerf ophtalmique ; la branche V2, ou nerf maxillaire ; la branche V3, ou nerf mandibulaire. À la différence des nerfs sensitifs du reste du corps, le nerf trijumeau est amené à innerver des tissus très variés (la pulpe dentaire, la cornée, les méninges, les muqueuses, la peau, le tissu osseux, l'articulation temporomandibulaire…), chacun ayant une sensibilité et une spécificité particulière. La branche V1, exclusivement sensitive, innerve la région cutanée de la paupière supérieure et du front, le nez à l'exception des ailes narinaires, la muqueuse nasale, frontale et sphénoïdale, et les méninges. Son territoire comporte également la cornée, la conjonctive de la paupière supérieure et de la partie médiale de la paupière inférieure. La branche V2, également exclusivement sensitive, transmet la sensibilité des téguments de la lèvre supérieure, de la joue, de la paupière inférieure et de la région temporale, des muqueuses des gencives supérieures, du palais, du voile, du rhinopharynx et du sinus maxillaire ainsi que des dents maxillaires. La branche V3 est la plus grosse branche du nerf trijumeau ; elle est mixte sensitivo-motrice. Son territoire cutané sensitif comprend la région jugale en regard de la mandibule, le menton, la lèvre inférieure et la région du méat acoustique externe. Elle véhicule la sensibilité de la muqueuse des deux tiers antérieurs de la langue, de la mandibule, du plancher buccal, des gencives ainsi que la sensibilité des dents et de leur tissu de soutien.

L'innervation sensitive du tiers postérieur de la langue est assurée par le nerf glossopharyngien IX.

L'innervation sensitive du pavillon de l'oreille est mixte. La partie supérieure de l'oreille est innervée par les fibres du nerf auriculotemporal (branche du V3). La partie postéro-inférieure du pavillon, le conduit auditif externe, le lobule ainsi que l'angle mandibulaire sont innervés par les rameaux auriculaires du plexus cervical superficiel C2 et C3. La conque et la partie externe du conduit auditif (zone de Ramsay-Hunt) sont innervées par le nerf de Wrisberg (VII*bis*) (cf. fig. 1.13 et 1.30 au chapitre 1).

L'innervation sensitive de la partie basse et postérieure du scalp est assurée par les racines sensitives de C1 et C2.

II. Sémiologie

La douleur s'associe souvent à des déficits sensitifs, c'est pourquoi on parle de troubles neurosensoriels.

Les termes utilisés pour décrire les troubles neurosensoriels sont rapportés dans le tableau 12.1.

Tableau 12.1. Ⓐ **Sémiologie descriptive des troubles neurosensoriels.**

Déficit sensoriel	
Hypoesthésie/anesthésie	Perte ou privation de sensibilité Permanente ou transitoire Modérée ou sévère Partielle ou complète
Hypoalgésie/analgésie	Diminution ou abolition de douleur en réponse à une stimulation qui normalement aurait dû être douloureuse
Sensations anormales	
Paresthésies	Troubles de la sensibilité tactile non désagréables et non douloureux : fourmillements, picotements, engourdissements
Dysesthésies	Troubles de la sensibilité tactile désagréables et non douloureux
Douleurs	
Douleurs spontanées	Se caractérisent par : – Rythme (continu ou paroxystique, diurne ou nocturne) – Qualité (sensation de brûlures, décharges électriques, pulsatile, crampes ou d'écrasement) – Intensité – Durée – Localisation : • La douleur localisée est ressentie à l'endroit même où est la lésion • La douleur référée est ressentie à distance de la lésion • La douleur projetée est ressentie dans un endroit précis, mais la lésion prend naissance plus profondément, dans le système musculo-squelettique profond ou dans les viscères
Douleurs provoquées	Mécaniques dynamiques : sont provoquées par le frottement Mécaniques statiques : sont provoquées par la pression Thermiques : sont provoquées par le chaud ou le froid Ce sont : – L'allodynie : douleur provoquée par une stimulation non douloureuse – L'hyperalgésie : sensation douloureuse exagérée lors de l'application d'une stimulation douloureuse

III. Examen d'un patient présentant une douleur orofaciale

Objectifs de la démarche diagnostique devant une douleur orofaciale

- Préciser la douleur.
- Effectuer un examen clinique.
- Choisir l'examen radiologique le plus adapté en première intention.
- Connaître les principales causes des algies orofaciales.

A. Interrogatoire

L'interrogatoire est un moment clé de l'examen. Il a pour objectif de connaître les antécédents du patient et de caractériser la douleur.

1. Antécédents

Les antécédents orientent sur l'étiologie des douleurs et permettent de connaître les comorbidités qui compliquent leur prise en charge.

Il faut rechercher :

- les antécédents généraux : consommation d'alcool ou de tabac, allergies, diabète, immunodépression, pathologie cardiovasculaire ou pulmonaire;
- les antécédents carcinologiques ou de chirurgie cervico-faciale;
- les traitements en cours ou anciens (anxiolytique, radiothérapie, etc.);
- les soins dentaires récents : avulsion dentaire, traitement orthodontique, etc.;
- une notion de traumatisme dentaire ou facial.

2. Caractéristiques de la douleur

L'interrogatoire est standardisé (tableaux 12.2 et 12.3) :

- topographie : son caractère uni- ou bilatéral, son point de départ, ses irradiations;
- date et circonstances d'apparition (facteur causal initial);
- facteurs déclenchants selon le tissu à l'origine de la douleur (dent, glande salivaire, nerf, appareil manducateur, etc.);
- type (lourdeur, tension, brûlure, piqûre, décharge électrique, etc.);
- intensité : aux mieux évaluée sur l'échelle visuelle analogique (EVA) ou sur une échelle sémantique;
- évolution : caractère aigu ou chronique, rythme, fréquence;
- signes d'accompagnement : œdème, rougeur, larmoiement, rhinorrhée, vertiges, etc.;
- retentissement de la douleur sur la vie courante (alimentation, mastication, sommeil, vie sociale).

Tableau 12.2. Ⓐ Interrogatoire pour caractériser la douleur d'un patient douloureux orofacial.

Siège	Face exclusive Crâne En hémicrânie Rétro- ou périorbitaires Diffuse ou précise *Remarque* : demander au patient de pointer du doigt la localisation; elle est précise dans les névralgies et diffuse dans les douleurs myofasciales
Point de départ et extension	
Latéralité	Unilatérale Toujours du même côté ou alternance Bilatérale
Intensité	Réveils nocturnes Évaluation par l'échelle visuelle analogique (EVA)
Caractère	« Éclair » « Coup de poignard » Décharges électriques Sensation de serrement comme dans un étau Brûlures, piqûres…
Durée	Quelques secondes, minutes ou heures *Remarque* : une douleur qui dure plus de 3 mois est qualifiée de chronique ou de douleur-maladie

(*Suite*)

Tableau 12.2. Suite.

Fréquence des accès douloureux	Nombre de crises par jour, semaine ou mois Intervalle libre entre les crises
Évolution dans le temps	Âge de début Période d'accalmie Aggravation récente
Facteurs déclenchants	Soins dentaires, mastication, effort, froid… Prise d'alcool dans les algies vasculaires Existence d'une zone « gâchette » (*trigger zone*) dans les névralgies Manque de sommeil, stress Traumatisme Médicaments
Existence de prodromes	Signes annonciateurs de la douleur Irritabilité, troubles de l'humeur
Signes d'accompagnements	Douleur de localisation extrafaciale Nausées, vomissements Phénomènes vasomoteurs et sécrétoires des algies vasculaires
Traitements	Quels traitements pris pour calmer les douleurs

Tableau 12.3. Ⓐ **Fiche standardisée d'examen d'un patient douloureux.**

Qui ?	Homme/Femme	
	Âge	
Localisation	Siège	
	Point de départ	
	Latéralité	
Intensité	EVA	
Caractère		
Temporalité	Durée	
	Fréquence des crises	
	Intervalle libre	
Évolution	Âge de début	
	Période d'accalmie	
	Aggravation récente	
Facteurs déclenchants		
Prodromes		
Signes d'accompagnement		
Examen neurologique		

B. Examen clinique

L'examen clinique est stéréotypé, méthodique, et associe un examen exobuccal et cervico-facial à un examen endobuccal. Il comprend une inspection puis une palpation. Le praticien doit être assis au niveau du patient, sous un éclairage adapté, avec des gants, des abaisse-langue, des miroirs dentaires et éventuellement un *cryo-spray* (bombe de froid).

1. Examen exobuccal

- Examen de l'appareil manducateur :
  - examen du chemin d'ouverture buccale : amplitude mesurée entre le bord des incisives (cf. fig. 2.10 au chapitre 2), chemin d'ouverture rectiligne ou dévié ;
  - recherche de douleurs spontanées ou à la palpation latérale et endobuccale des articulations temporomandibulaires, des muscles masticateurs.
- Examen neurologique de l'ensemble des paires crâniennes et plus spécifiquement du nerf trijumeau (V) à prédominance sensitive et du nerf facial (VII) à prédominance motrice.
- Examen des téguments : intégrité, couleur, chaleur (plaie, érythème, ecchymose, etc.).
- Palpation des glandes salivaires (loges parotidiennes, submandibulaires) et de l'appareil manducateur (articulations temporomandibulaires et muscles masticateurs).
- Recherche d'adénopathie faciale et cervicale.

2. Examen endobuccal

L'examen endobuccal comprend l'examen des structures susceptibles d'engendrer des douleurs buccales : dents, muqueuses dont les gencives, mâchoires, glandes salivaires, nerfs et vaisseaux.

Inspection

L'inspection doit être réalisée sous bon éclairage, en s'aidant d'abaisse-langue pour voir l'intégralité des structures buccales en déplissant les muqueuses (plancher buccal, sillons, vestibules) :

- dents et gencives : caries, état dentaire, occlusion (trouble de l'articulé dentaire), édentement ;
- muqueuses, notamment le bord libre de la langue, région la plus sujette aux cancers buccaux ; la langue doit être inspectée au repos et en protraction (une déviation signera une lésion des muscles du côté de la déviation) ;
- mâchoires : tuméfaction, modification de l'occlusion (fracture) ;
- glandes salivaires : quantité de salive appréciée en mettant sous la langue un morceau de sucre n° 4 qui doit être dissous en 3 minutes, inflammation ostiale, salive purulente ;
- muscles : hypertrophie des muscles masséters et temporaux ;
- appareil manducateur : recherche d'une limitation d'ouverture buccale, un ressaut articulaire, un trouble de la cinématique mandibulaire ;
- nerfs et vaisseaux : hypotonie du muscle orbiculaire des lèvres et du muscle buccinateur (difficulté à gonfler les joues ou à occlure les lèvres).

Palpation

Elle est menée protégée par des gants :

- dents : douleurs à la percussion, au froid, test de vitalité, mobilité ;
- muqueuses : induration, comblement d'un vestibule, tendance au saignement de la muqueuse au contact ;
- mâchoires : recherche d'une mobilité, d'une tuméfaction ;
- glandes salivaires : recherche d'un calcul (palpation bidigitale) ;
- nerfs et vaisseaux : recherche d'une hypoesthésie (territoires du V) et d'une hypotonie du muscle orbiculaire des lèvres et du muscle buccinateur à la palpation.

C. Examens complémentaires

1. Examens d'imagerie

B L'examen radiologique en première intention doit être orienté par les constatations faites à l'examen clinique (fig. 12.1) :

- un orthopantomogramme (+++) permet d'apporter des renseignements sur les dents, leurs racines, l'os adjacent, les gros calculs salivaires et les articulations temporomandibulaires ;
- une tomodensitométrie (TDM) ou une tomographie volumique à faisceau conique (CBCT, *Cone Beam Computed Tomography*) permet une analyse plus précise des structures osseuses ; en cas d'injection d'iode pour la TDM, il faut contrôler au préalable la créatininémie et l'absence d'allergie ;
- une échographie, voire une IRM, est utile pour l'analyse des parties molles en fonction des hypothèses diagnostiques évoquées.

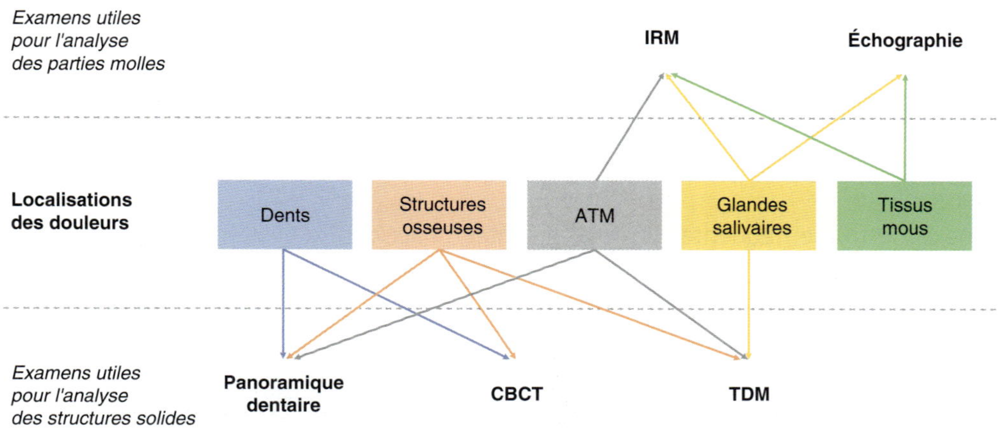

Fig. 12.1. B Prescription des examens d'imagerie.
CBCT : *Cone Beam Computed Tomography*.

2. Prélèvements

- Prélèvements à visée infectieuse : bactériologique, virologique, mycologique, sérologique.
- Bilans biologiques.
- Cytoponction.
- Biopsie, pour obtenir un diagnostic histologique (+++).

La biopsie est indispensable dès qu'il y a une suspicion de lésion tumorale. Elle permet de confirmer le diagnostic d'un cancer. Elle peut être réalisée si une maladie bulleuse est suspectée face à des ulcérations buccales étendues (dans ce dernier cas, le prélèvement sera placé dans un liquide spécial, le liquide de Mitchell).

IV. Orientation diagnostique devant une douleur orofaciale

A Les douleurs orofaciales localisées sont classées en fonction de la zone ou de l'organe :

- douleurs dentaires et gingivales ;

- douleurs muqueuses;
- douleurs salivaires;
- douleurs osseuses (maxillaires et mandibulaires).

Les douleurs orofaciales diffuses sont classées en fonction des grands syndromes :

- douleurs d'origine neurologiques ou neuropathique;
- douleurs d'origine vasculaires;
- douleurs manducatrices;
- douleurs fonctionnelles ou dysfonctionnelles;
- douleurs inexpliquées (ou idiopathiques).

Plusieurs étiologies des douleurs buccales font l'objet d'un chapitre spécifique dont seuls sont repris ici les principaux éléments.

A. Douleurs d'origine dentaire et gingivale

La carie dentaire est la première cause de douleur buccale. Les douleurs buccales d'origine dentaire ou gingivale sont les plus fréquentes (cf. chapitre 10). Le plus souvent d'origine infectieuse ou inflammatoire, elles peuvent être dues à une lésion de la pulpe dentaire ou du parodonte et diffuser secondairement. La douleur provoquée au départ devient progressivement permanente.

Une autre forme fréquente mérite d'être citée : l'accident d'évolution de la dent de sagesse mandibulaire, qui associe des douleurs locorégionales à des signes locaux inflammatoires (fig. 12.2).

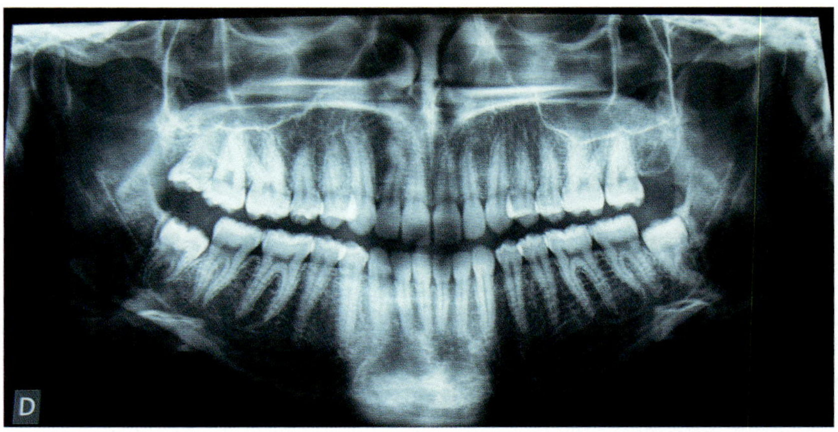

Fig. 12.2. Ⓐ Dents de sagesse en désinclusion.

B. Douleurs d'origine muqueuse

La plupart des altérations de la muqueuse buccale sont sources de douleurs. Le diagnostic est en règle générale aisé lorsque la lésion survient sur une surface muqueuse facilement accessible à l'examen clinique.

1. Causes tumorales

Les tumeurs malignes de la cavité buccale sont le plus souvent des carcinomes épidermoïdes (cf. chapitre 6). Elles peuvent être responsables de douleurs spontanées, mais surtout provoquée par la mastication, limitant les possibilités d'alimentation.

L'examen révèle typiquement une ulcération à bords surélevés et indurés à la palpation, saignant au contact. Parfois la lésion tumorale est sous-muqueuse et n'est pas visible; en revanche, elle est sentie à la palpation.

Toute lésion de ce type doit impérativement faire pratiquer une biopsie à visée diagnostique.

Les autres tumeurs malignes, telles que les lymphomes, se manifestent sous forme d'une tumeur douloureuse, congestive, inflammatoire; elles doivent, elles aussi, faire l'objet d'une biopsie à visée diagnostique.

Les causes tumorales sont peu fréquentes mais un retard de diagnostic engage le pronostic vital du patient. Au moindre doute, il faut biopsier.

2. Causes inflammatoires et immunologiques

Cf. aussi chapitre 10.

Ulcérations traumatiques

Les ulcérations traumatiques peuvent être dues :

- à un traumatisme dentaire (dent cassée, délabrée);
- à une prothèse dentaire inadaptée;
- à une morsure muqueuse (muqueuse jugale ou linguale);
- à une brûlure par ingestion trop chaude;
- ou à tout autre agent traumatisant (chute sur un objet endobuccal chez les enfants).

Dans ce cas, si la douleur est vive, l'examen retrouve la plupart du temps une lésion aux bords réguliers, discrètement érythémateuse. Il y a peu ou pas d'induration. En général, la suppression de l'agent causal doit entraîner la guérison de la lésion en quelques jours.

Toute ulcération muqueuse qui ne disparaît pas au-delà de 2 semaines doit être faire suspecter un cancer et être biopsiée.

Aphte buccal

C'est une cause très fréquente de douleurs. Celle-ci est continue, parfois insomniante, exacerbée par l'ingestion de certains aliments. Il s'agit d'une ulcération la plupart du temps unique, bien arrondie, aux bords réguliers, au fond plat et fibrineux, entourée d'un halo un peu rouge. À la palpation, la base est souple.

Lichen plan

Le lichen plan représente l'affection de la muqueuse buccale la plus fréquente, touchant 1 % à 2 % de la population. Son origine reste mal définie : pour certains auteurs elle est d'origine auto-immune, pour d'autres inflammatoire. Ces lésions blanchâtres évoluent sur de nombreuses années. Elles peuvent parfois devenir inflammatoires et douloureuses et prendre un aspect scléro-atrophique susceptible de transformation maligne.

Il est important de noter que ces lésions peuvent évoluer vers une transformation maligne.

Maladies bulleuses

Les bulles buccales peuvent être d'origine auto-immune, notamment au cours du pemphigus vulgaire, mais également d'origine non immunologique, comme dans le syndrome de Stevens-Johnson, l'érythème polymorphe et le syndrome de Lyell.

D'une grande fragilité, les bulles laissent des érosions douloureuses en se rompant.

3. Causes infectieuses

L'ulcération muqueuse provoquée par la maladie infectieuse est à l'origine du caractère algique de la lésion (cf. chapitre 10).

Stomatite localisée

La *tuberculose buccale* se manifeste par une ulcération irrégulière, non indurée, à fond jaunâtre, à base ferme, sans halo périphérique, mais très douloureuse.

Les *autres ulcérations* sont plus ou moins douloureuses, qu'elles soient dues à une lymphoréticulose bénigne d'inoculation (maladie des griffes du chat) ou à une infection par le CMV.

À noter que le chancre d'inoculation d'une *syphilis primaire* est en général indolore.

Stomatite diffuse

L'*herpès buccal* (HSV de type 1) se manifeste par des vésicules qui laissent place à des ulcérations disséminées, dans un contexte fébrile. Elles sont cause d'odynophagie sévère et s'accompagnent d'adénopathies satellites également douloureuses (fig. 12.3).

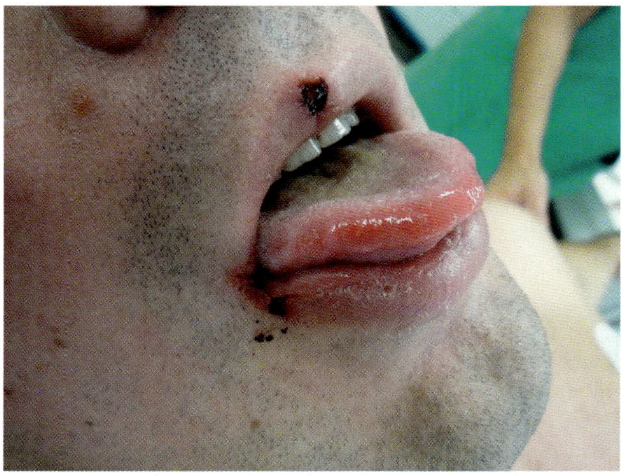

Fig. 12.3. Ⓐ Primo-infection herpétique.

Toutes les autres infections, qu'elles soient à VZV, à coxsackie virus, HSV de type 8, infections à staphylocoque ou streptocoque, peuvent entraîner des gingivites ou des mucites sévères, donc très douloureuses. La gingivite ulcéro-nécrotique des immunodéprimés est elle-même extrêmement douloureuse.

Les *mycoses*, essentiellement par candidoses, occasionnent des douleurs à type de « cuisson » prédominant sur la langue. Ces candidoses peuvent se manifester soit par une stomatite érythémateuse (langue rouge et vernissée), soit par un muguet buccal (lésion blanche se laissant bien détacher par l'abaisse-langue).

4. Autres causes de douleurs muqueuses

Toute pathologie générale peut se manifester sur la muqueuse buccale par des lésions douloureuses. En effet, l'apparition de vésicules ou de bulles au niveau buccale est souvent fugace, avec rapidement survenue d'érosions ou d'ulcérations liées à la rupture des lésions bulleuses ou vésiculeuses. Les pertes de substance peuvent être superficielles (épidermique) ou dermiques/épidermiques avec exposition du chorion.

Les *toxidermies d'origine médicamenteuse* se manifestent habituellement par un érythème polymorphe suivi de bulles et érosions post-bulleuses.

Le *pemphigus* se manifeste par des érosions buccales douloureuses associées ou non à l'apparition secondaire de bulles flasques sur peau saine.

Les *ulcérations buccales iatrogènes* (fig. 12.4) apparaissent par l'action antimétabolique directe de certains médicaments sur la muqueuse buccale. Ce sont principalement : les anti-inflammatoires, les inhibiteurs de l'enzyme de conversion de l'angiotensine et les sartans, les bêtabloquants, le tacrolimus, l'acide mycophénolique, les sels d'or, l'hydroxyurée, le nicorandil.

La *mucite induite par radiothérapie* est fréquente. La douleur liée aux ulcérations devient souvent diffuse à toute la cavité buccale du fait de la xérostomie (sécheresse buccale).

Les ulcérations diffuses imposent une hospitalisation et une alimentation parentérale ou par sonde gastrique en raison de l'impossibilité d'alimentation orale.

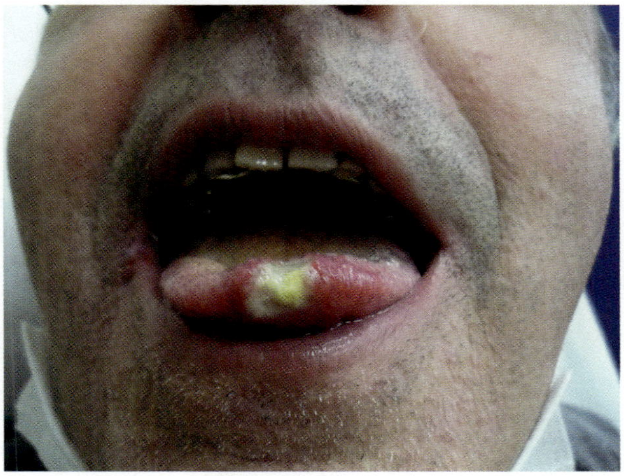

Fig. 12.4. Ⓐ **Ulcération neutropénique d'un patient sous chimiothérapie.**

C. Douleurs d'origine sinusienne

On distingue les sinusites aiguës et les sinusites chroniques. Les douleurs dans les formes aiguës sont intenses, brutales et pulsatiles. *A contrario*, les formes chroniques sont souvent indolores, sauf au moment des poussées.

Les douleurs des sinusites maxillaires par leurs irradiations dentaires ou gingivales méritent d'être évoquées. La symptomatologie peut être d'origine dentaire ou naso-sinusienne. La douleur est :

- de localisation unilatérale sous-orbitaire ;
- irradiant vers les dents et l'orbite ;

- pulsatile, à type de pesanteur ou de tension ;
- aggravée par l'effort et la position déclive de la tête ;
- déclenchée par la palpation du nerf infraorbitaire ou la pression.

Dans les sinusites chroniques la douleur apparaît lors des poussées infectieuses.

D'autres symptômes sont retrouvés :

- des céphalées ;
- une obstruction nasale ;
- une rhinorrhée purulente ;
- une cacosmie ;
- un jetage postérieur.

L'examen endoscopique ou nasofibroscopique des fosses nasales n'est pas indispensable mais permet d'objectiver l'écoulement de pus au niveau de l'ostium ou du méat moyen et de faire des prélèvements bactériologiques. Un panoramique dentaire et/ou un *Cone Beam* permettent d'observer l'état buccodentaire du patient. L'examen (non systématique) par TDM ou par radiographie en incidence de Blondeau permet de visualiser une opacité plus ou moins complète du sinus (fig. 12.5).

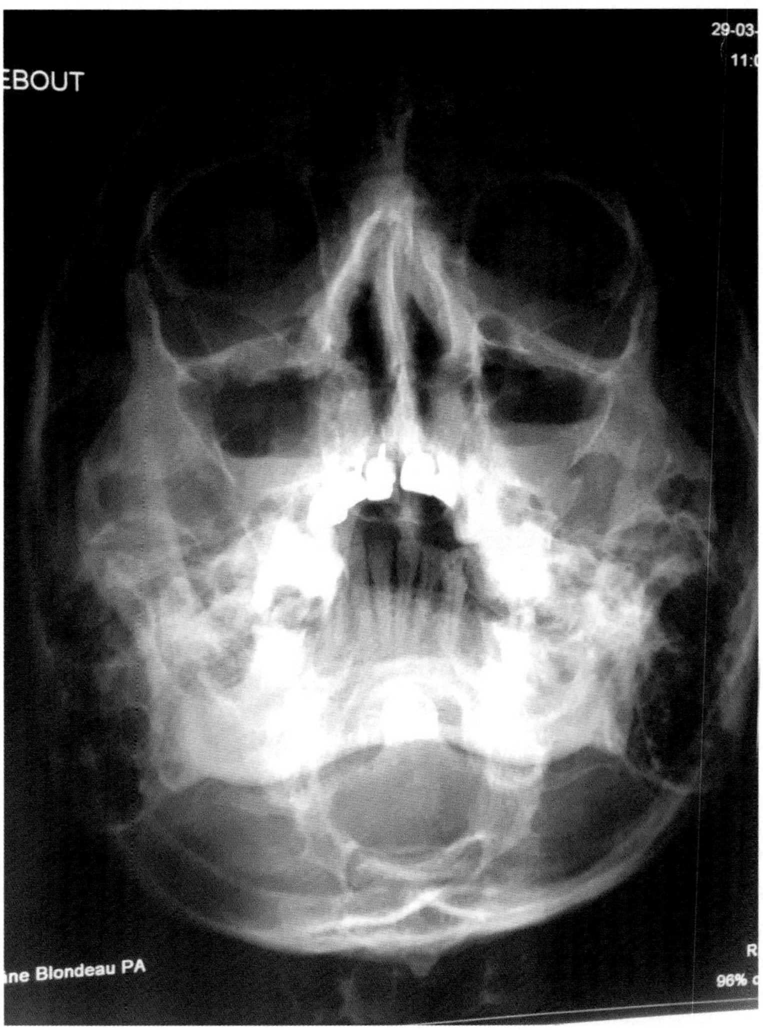

Fig. 12.5. Ⓐ Sinusite maxillaire bilatérale avec niveau hydroaérique.

D. Douleurs d'origine salivaire

Si les douleurs salivaires sont dominées par les lithiases et leurs complications infectieuses locales puis locorégionales (cf. chapitre 5), il ne faut pas oublier les sialadénites virales ou bactériennes.

Il est également important de noter que les tumeurs des glandes salivaires sont en général indolores lorsqu'elles sont bénignes.

La survenue d'une douleur chez un patient porteur d'une tumeur de glande salivaire doit faire considérer celle-ci comme maligne jusqu'à preuve du contraire (fig. 12.6).

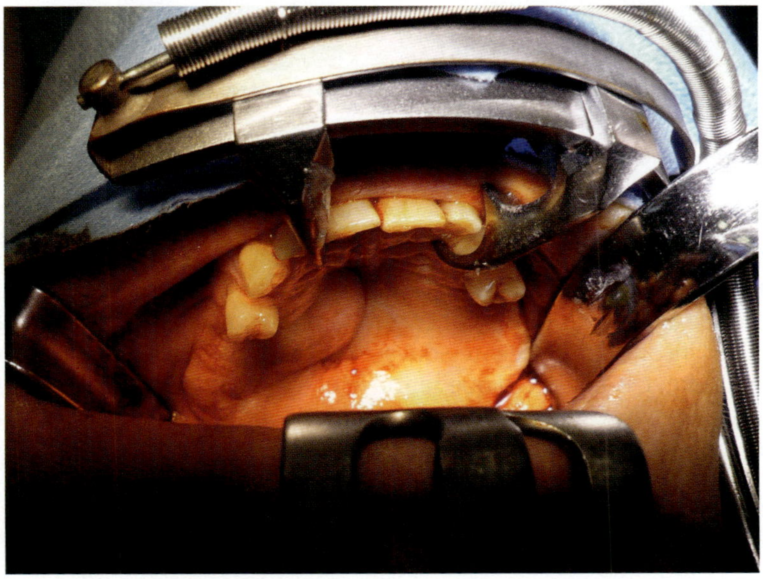

Fig. 12.6. Ⓐ **Tumeur des glandes salivaires accessoires.**

E. Douleurs d'origine osseuse

1. Causes traumatiques

Les fractures faciales sont douloureuses, tout particulièrement les fractures mandibulaires (cf. chapitre 4).

2. Causes infectieuses

Qu'elles soient d'origine dentaire ou par évolution du voisinage, les *ostéites* se traduisent par une douleur lancinante, fluctuante, non rythmée.

Deux formes particulières d'ostéites doivent être connues :

- *ostéite post-radique* (*ostéoradionécrose*) (fig. 12.7) : elle survient après une radiothérapie pour tumeur de la tête et du cou. La cause la plus fréquente est dentaire. L'aspect osseux sur la radiographie est caractéristique, avec une ostéolyse progressive toujours très difficile à traiter. Il faudra néanmoins craindre une poursuite évolutive ou une récidive tumorale ;

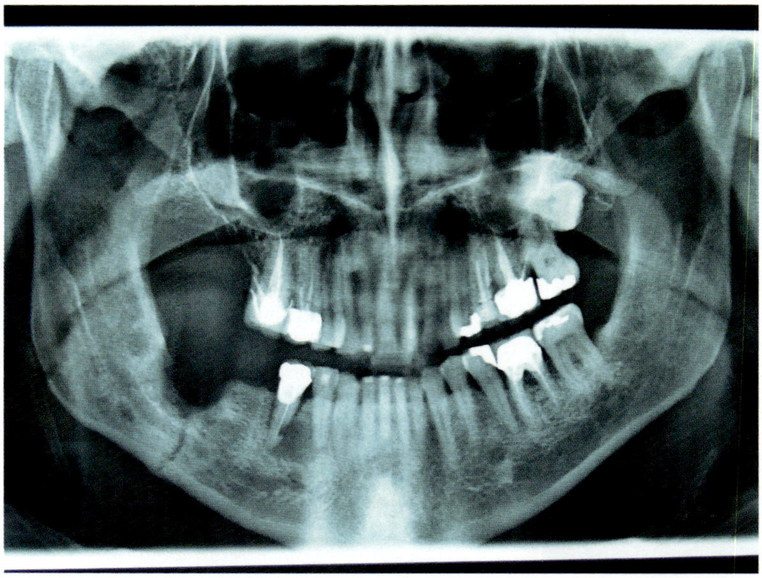

Fig. 12.7. Ⓐ **Fracture pathologique sur ostéoradionécrose.**

- *ostéochimionécrose induite par les bisphosphonates* (++) : cette forme particulière décrite depuis 2003 se manifeste par un retard de cicatrisation après un traumatisme de la muqueuse buccale chez un patient traité ou ayant été traité par bisphosphonates. La douleur est inconstante ; il existe souvent une sensation d'engourdissement, de lourdeur de la mâchoire. L'examen clinique retrouve une mobilité dentaire, une perte de substance muqueuse avec exposition osseuse. Les signes radiologiques sont absents au début, puis apparaît une image ostéolytique mal limitée, voire un séquestre osseux.

3. Causes tumorales

Les tumeurs osseuses bénignes ne sont pas douloureuses en dehors d'une poussée inflammatoire ou infectieuse (cf. chapitre 7) (fig. 12.8). Les tumeurs osseuses malignes peuvent devenir douloureuses par envahissement des trajets nerveux (nerf alvéolaire inférieur pour les tumeurs mandibulaires). Habituellement, cette douleur s'accompagne de dysesthésies dans le territoire considéré. Les tumeurs maxillaires entraînent des troubles dans le territoire du V2.

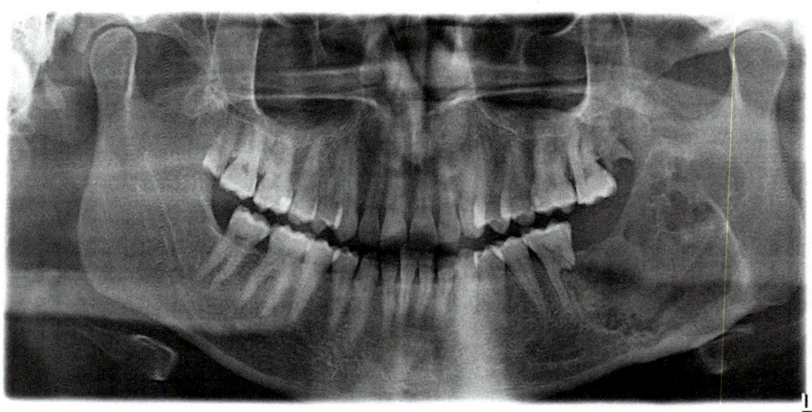

Fig. 12.8. Ⓐ **Tumeur bénigne mandibulaire gauche.**

F. Douleurs d'origine neurologique

1. Névralgie du trijumeau (V)

Décrite par André en 1756, elle a longtemps été nommée « tic douloureux de Trousseau ».

Son incidence est faible (0,07 % de la population). Elle survient le plus fréquemment chez les femmes (sex-ratio de 3/2) après 50 ans.

Il existe trois formes :

- la névralgie essentielle « classique » du trijumeau, liée à un conflit vasculo-nerveux au niveau de l'angle pontocérébelleux entre la racine du trijumeau et une artère cérébelleuse ;
- la névralgie essentielle « idiopathique » du trijumeau, qui se développe alors que les examens complémentaires ne retrouvent aucune étiologie ;
- la névralgie secondaire du trijumeau, qui peut être observée lors :
  - d'un processus **infectieux** de la base du crâne ;
  - d'une prolifération **tumorale** (+++) ;
  - d'une **polyneuropathie des connectivites** (sclérodermie, lupus, syndrome de Sjögren) ;
  - de **mononeuropathies post-zostériennes** ;
  - d'une **anesthésie douloureuse** des traumatismes faciaux ou des chirurgies ;
  - d'une **sclérose en plaques** (SEP) : dans 1 % des cas, la névralgie du trijumeau est le premier signe d'une SEP, première étiologie des névralgies trigéminales secondaires.

Les caractéristiques retrouvées à l'examen d'un patient porteur d'une névralgie du trijumeau sont rapportées dans le tableau 12.4.

Tableau 12.4. Ⓐ Examen d'un patient porteur d'une névralgie du trijumeau.

		Névralgie essentielle du trijumeau	Névralgie secondaire du trijumeau
Qui ?		Femme > 50 ans	Homme ou femme jeune
Critères diagnostiques (selon la classification IHS, ICHD-3, 2018)			
Localisation	Siège	Une, plusieurs ou la totalité des trois divisions du nerf trijumeau, sans irradiation au-delà de l'aire d'innervation sensitive du trijumeau V2 > V3	Plusieurs territoires du nerf trijumeau Irradiation au-delà de l'aire d'innervation sensitive du trijumeau V1, voire bilatérale
	Point de départ	Trijumeau	Trijumeau
	Latéralité	Unilatérale (rarement bilatérale)	Bilatérale
Intensité	EVA	Intensité sévère et paroxystique	Intensité sévère
Caractère		À type de décharge électrique, de coup de poignard, de coupure	Symptôme plus variés
Temporalité	Durée	1 seconde à 2 minutes Durée brève, de l'ordre de la seconde Elle peut parfois se répéter, réalisant une salve de décharges électriques qui peut durer 1 à 2 minutes	±
	Fréquence des crises	Récurrente paroxystique Dans les formes graves, les patients peuvent présenter 5 à 10 crises par jour, qui peuvent à l'extrême devenir subintrantes	±
	Intervalle libre	Oui Période réfractaire de 1 à 2 minutes où rien ne peut déclencher la crise	Parfois associée à une douleur de fond continue ou quasi continue

(*Suite*)

Tableau 12.4. **Suite.**

		Névralgie essentielle du trijumeau	Névralgie secondaire du trijumeau
Évolution	Âge de début	Après 50 ans	Variable
	Période d'accalmie	Oui Parfois fond douloureux persistant	Parfois fond douloureux persistant
	Aggravation récente	Non	Possible
Facteurs déclenchants		La stimulation non nociceptive directe d'un territoire cutané, plus rarement muqueux, appelé **zone « gâchette »** (*trigger zone*) est responsable du déclenchement de la crise	Pas toujours
Prodromes		Non	Non
Signes d'accompagnement		Aucun Mais au décours des accès violents, il peut se produire des phénomènes vasomoteurs avec une rougeur des téguments, une congestion de l'œil ou de la muqueuse nasale.	Aucun
Examen neurologique		Normal	Hypoesthésie, déficit du réflexe cornéen, atteinte des branches motrices du V3 Anormal

2. Névralgie du glossopharyngien (IX)

B La névralgie essentielle du glossopharyngien (IX), parfois dénommée névralgie vagoglossopharyngienne en raison de l'implication fréquente du territoire sensitif du X, intéresse la gorge et le fond de l'oreille de façon associée ou indépendante et, dans ce dernier cas, plus souvent la gorge que l'oreille.

Il s'agit d'une entité extrêmement rare (1 cas pour 70 à 100 cas de névralgie du trijumeau).

Les douleurs se caractérisent ainsi :

- elles débutent en base de langue et/ou au niveau de l'amygdale, irradient vers l'angle mandibulaire et l'oreille ;
- elles sont intenses, strictement unilatérales, toujours profondes ;
- de type : décharges électriques, fulgurantes, en coup de poignard ;
- le territoire douloureux concerne non seulement les zones de distribution du nerf glossopharyngien mais aussi celles des branches auriculaire et pharyngée du nerf vague ;
- elles sont provoquées par la déglutition, la parole, le bâillement, l'éternuement ;
- les zones « gâchettes » sont la muqueuse pharyngée, l'amygdale ou l'oreille ;
- la crise dure de quelques secondes à quelques minutes ;
- elle est suivie d'une période réfractaire ;
- la douleur peut être syncopale.

L'examen neurologique est strictement normal, sans signe déficitaire associé. Les examens paracliniques sont normaux. Seule l'IRM avec des séquences à haute résolution peut objectiver un conflit vasculo-nerveux.

Le diagnostic en est parfois difficile et doit toujours faire éliminer un carcinome de la base de la langue ou de la tonsille.

G. Douleurs d'origine vasculaire

1. Algie vasculaire de la face

Ⓐ Malgré son polymorphisme, l'algie vasculaire de la face constitue une entité sur le plan clinique, physiopathologique et thérapeutique. Les causes sont inconnues.

Le tableau clinique est stéréotypé (tableau 12.5). Les crises surviennent souvent à la même heure avec une douleur possédant toujours les mêmes caractéristiques et la même durée. Il existe une double périodicité circadienne et circannuelle. Le facteur principal déclenchant est l'alcool, mais seulement pendant les cycles — les crises surviennent en salves durant quelques semaines (de trois à quinze semaines), toujours séparées par un intervalle libre de plus de 1 mois).

L'algie vasculaire de la face est une des affections humaines parmi les plus douloureuses. Sa prévalence est de 0,1 à 0,4 % dans la population générale. Elle touche habituellement les hommes jeunes (sex-ratio homme/femme de 7/1). L'âge de la première crise se situe entre 20 et 40 ans.

Les examens sont inutiles dans les formes typiques. Dans les autres cas, une échographie extra- ou transcrânienne, une TDM ou une IRM cérébrale et une angiographie sont à envisager en cas de suspicion de dissection carotidienne.

Tableau 12.5. Ⓐ Signes cliniques d'un patient porteur d'une algie vasculaire de la face.

Algie vasculaire de la face		
Qui ?		Homme < 40 ans
Critères diagnostiques de l'algie vasculaire de la face (selon la classification IHS, ICHD-3, 2018) Au moins 5 épisodes répondant aux critères ci-dessous		
Localisation	Siège	Orbitaire, sus-orbitaire et/ou temporale
	Point de départ	Périorbitaire
	Latéralité	Unilatérale
Intensité	EVA	Sévère à très sévère
Caractère		Broiement, arrachement
Temporalité	Durée	15 à 180 minutes
	Fréquence des crises	Une tous les 2 jours à 8 par jour Durent de 2 à 8 semaines en moyenne Se reproduisent une à deux fois par an
	Intervalle libre	Oui
Évolution	Âge de début	Adulte
	Période d'accalmie	Oui (sauf si forme chronique)
	Aggravation récente	Non
Facteurs déclenchants		Non
Prodromes		Sensation d'impatience ou agitation motrice
Signes d'accompagnement		Du même côté de la douleur Syndrome de Claude Bernard-Horner incomplet Sudation du front et de la face Œdème palpébral Myosis et/ou ptosis Injection conjonctivale et/ou larmoiement Congestion nasale et/ou rhinorrhée

2. Maladie de Horton

La maladie de Horton, ou artérite gigantocellulaire, est une panartérite à cellules géantes segmentaire et plurifocale, prédominant dans les vaisseaux de moyen et de gros calibre du territoire céphalique (essentiellement aux branches de la carotide externe, dont l'artère temporale) mais capable de diffuser à tous les gros troncs artériels.

Outre l'altération de l'état général, cette panartérite peut se manifester par une claudication de la mâchoire, le patient ne pouvant mâcher très longtemps sans ressentir une douleur l'obligeant à faire des pauses. Il s'y associe souvent des céphalées avec hypersensibilité du cuir chevelu.

H. Douleurs d'origine manducatrice

1. Causes traumatiques

Les *fractures de l'articulation temporomandibulaire* (ATM) entraînent une limitation douloureuse de l'ouverture buccale, essentiellement par la réaction de contracture musculaire des ptérygoïdiens, notamment du ptérygoïdien latéral (cf. chapitre 4).

La *luxation bilatérale de l'ATM* laisse la bouche ouverte, impossible à fermer, et une glène vide à la palpation. Elle impose une réduction rapide par la manœuvre de Nélaton.

2. Causes infectieuses et inflammatoires

L'*arthrite aiguë de l'ATM* est rare ; elle se traduit par des signes inflammatoires locaux, une limitation d'ouverture buccale. On peut retrouver des antécédents de traumatisme, d'infiltration locale, voire d'infection du voisinage.

3. Dysfonctionnements de l'appareil manducateur

L'algie dysfonctionnelle de l'appareil manducateur (ADAM) est un dysfonctionnement de l'ATM qui associe deux entités : les douleurs musculo-aponévrotiques et les dérangements disco-condyliens.

Les critères diagnostiques sont :

- une douleur sourde au niveau de l'ATM ;
- une majoration des douleurs à la mastication et à la mobilisation de l'articulation ;
- la présence de points d'hyperexcitabilité déclenchés à la palpation de l'articulation (palpation latérale ou endorale) ou des muscles manducateurs (temporal, masséter et ptérygoïdiens) ;
- des troubles de la cinématique mandibulaire ;
- des troubles occlusaux ;
- la présence de symptômes associés, tels que la raideur, la pesanteur ou l'hypertrophie musculaire, des douleurs dentaires, des symptômes auditifs (acouphènes, vertiges), des céphalées de tension, une limitation d'ouverture buccale.

Lorsque les troubles sont liés à un dérangement disco-condylien, la palpation retrouve des bruits articulaires à type de craquement ou de claquement et la palpation retrouve un ressaut articulaire.

L'évolution se caractérise par des accès douloureux au cours de la journée souvent majorés au réveil. Il existe des phases de rémission parfois prolongées.

Le bilan comprend un panoramique dentaire pour visualiser les dents et les condyles et parfois une IRM pour objectiver une malposition du disque.

Le diagnostic d'ADAM est posé une fois que sont écartées les autres causes de douleurs oro-faciales (tumorales, dentaires, infectieuses…).

I. Douleurs buccales idiopathiques

Les « douleurs orofaciales idiopathiques persistantes » correspondent à l'ancien terme de douleur faciale atypique ; elles regroupent également l'odontalgie atypique. Elles se caractérisent par une douleur faciale profonde et mal localisée qui se manifeste plus de 2 heures par jour depuis plus de trois mois. L'examen neurologique est normal (pas de troubles sensoriels ou de déficits neurologiques). Les examens complémentaires tels que le panoramique dentaire, le scanner et l'IRM ne retrouvent aucune anomalie patente. La douleur a pu être initiée par un traumatisme ou un acte chirurgical au niveau orofacial mais elle persiste en l'absence de cause locale démontrable.

La « stomatodynie » est décrite par l'*International Headache Society* (IHS) comme « une sensation de brûlure intraorale pour laquelle aucune cause médicale ou dentaire ne peut être trouvée ». Elle se manifeste par des douleurs buccales à type de brûlures, de picotement ou de démangeaisons au niveau de la langue, du palais, des gencives et des crêtes maxillaires édentées et une dysgueusie. Les pathologies locales ou systémiques responsables des mêmes symptômes telles que les allergies de contact, le diabète, l'hypothyroïdie, les carences en vitamine B1, B2, B6, B12 ou les atteintes candidosiques sont à exclure. Il existe un lien significatif entre l'apparition de la stomatodynie et un âge d'environ 60 ans, le sexe féminin et des comorbidités de type psychiatriques. Le traitement psychotrope peut être à l'origine d'une hyposialie vectrice de surinfection mycotique qui doit donner lieu à un examen mycologique avant de poser le diagnostic de stomatodynie.

La stomatodynie est un diagnostic d'exclusion qui ne peut être porté qu'une fois toute cause organique écartée.

À l'inverse, il faut retenir que la prudence s'impose lorsqu'aucune cause n'est retrouvée à la douleur, d'autant que celle-ci est atypique, unilatérale, insomniante, survenant chez l'homme âgé. Dans ce dernier cas, il faut prescrire un scanner du massif facial, à la recherche d'un carcinome profond (nasopharyngé, sinusien, salivaire, etc.) (+++).

Points clés

Si la douleur buccale est un motif très fréquent de consultation, elle peut être un élément clinique de très nombreuses étiologies. Toute douleur d'origine buccale impose un examen clinique stéréotypé tant exo- qu'endobuccal qui orientera au mieux un bilan paraclinique adapté. Toute lésion suspecte de la muqueuse buccale doit être biopsiée, l'obsession du clinicien étant d'éliminer une tumeur maligne.

Pour en savoir plus

Baraoun V, Descroix V. Médicaments antalgiques de la douleur aiguë en médecine buccale. EMC - Médecine buccale; 2012 [Article 28-865-H-10].

HAS. Douleur chronique : reconnaître le syndrome douloureux chronique, l'évaluer et orienter le patient. Recommandations de bonne pratique. Décembre; 2009.

Comité de classification des céphalées de la Société internationale des céphalées. La classification internationale des céphalées. 3e édition.

International Classification of Orofacial Pain, 1st edition (ICOP). Cephalalgia 2020;40(2):129–221.

CHAPITRE

13

ITEM 101 Paralysie faciale

Situations de départ

- **25** Hypersudation.
- **29** Contracture musculaire.
- **74** Faiblesse musculaire.
- **126** Mouvements anormaux.
- **127** Paralysie faciale.
- **139** Anomalie palpébrale.
- **141** Brûlures oculaires.
- **174** Traumatisme facial.
- **239** Bilan préopératoire.
- **345** Situation de handicap.

Objectifs pédagogiques, hiérarchisation des connaissances

ITEM 101 – Paralysie faciale

Rang	Rubrique	Intitulé	Descriptif
B	Éléments physiopathologiques	Connaître les différentes fonctions du nerf facial et savoir rechercher une anomalie	Muscles, hypoesthésie, agueusie, hyperacousie, réflexe cornéen
A	Diagnostic positif	Savoir diagnostiquer une paralysie faciale et distinguer sa nature périphérique ou centrale	
A	Contenu multimédia	Photographie/vidéo d'une paralysie faciale périphérique	
A	Contenu multimédia	Photographie/vidéo d'une paralysie faciale centrale*	
A	Étiologie	Connaître les principales causes de paralysie faciale périphérique	Paralysie faciale *a frigore*, traumatisme, diabète, SEP, infections, maladies systémiques, cancers
A	Étiologie	Rechercher les arguments en faveur d'une paralysie faciale *a frigore* devant un déficit facial	
A	Prise en charge	Connaître les principes de prise en charge d'une paralysie faciale *a frigore*, y compris les complications	Corticothérapie précoce, protection oculaire
B	Suivi et/ou pronostic	Connaître les évolutions possibles d'une paralysie faciale *a frigore*	Récupération, signes de réinnervation aberrante, hémispasme

Rang	Rubrique	Intitulé	Descriptif
B	Contenu multimédia	Photographie/vidéo d'un hémispasme facial post-paralytique	
A	Examens complémentaires	Connaître les indications des examens d'imagerie devant une paralysie faciale	
A	Contenu multimédia	Iconographie clinique d'un exemple typique d'une paralysie faciale périphérique unilatérale	Visualiser l'asymétrie faciale à la mimique avec l'immobilité du territoire supérieur et inférieur
A	Contenu multimédia	Iconographie clinique d'un exemple typique d'une éruption vésiculaire de la conque en faveur d'une paralysie faciale périphérique zostérienne	Visualiser les vésicules de la zone de Ramsay-Hunt orientant vers une paralysie faciale périphérique virale zostérienne
B	Contenu multimédia	Iconographie clinique d'un exemple typique d'une tumeur parotidienne compliquée d'une paralysie faciale périphérique	Visualiser l'envahissement parotidien par une tumeur orientant vers une paralysie faciale périphérique tumorale
B	Contenu multimédia	Illustration de l'anatomie fonctionnelle du nerf facial	Visualiser l'innervation motrice, sensitive et sécrétoire du nerf facial

Introduction

Rappel anatomique et fonctions du nerf facial

B Le nerf facial (fig. 13.1) est un nerf crânien mixte composé d'une racine motrice et d'une racine sensitivo-sécrétoire anatomiquement séparées en deux nerfs distincts, le VII et le VII*bis* (ou intermédiaire de Wrisberg). Dès la sortie du tronc cérébral, les deux contingents se regroupent avec le VIII pour former le paquet acoustico-facial qui pénètre dans le conduit auditif interne. Les fibres motrices innervent les muscles peauciers de la face et du cou, le muscle stapédien, les muscles stylohyoïdien et styloglosse et le ventre postérieur du muscle digastrique. Le nerf facial véhicule, d'autre part, des fibres sensorielles gustatives provenant des deux tiers antérieurs de la langue (*via* le nerf lingual et la corde du tympan), des fibres sensitives innervant la conque et la partie postérieure du conduit auditif externe (région de Ramsay-Hunt), et des fibres sécrétoires parasympathiques destinées aux glandes lacrymales, nasales et salivaires (*via* le nerf grand pétreux superficiel). Dans sa portion intracrânienne, le nerf facial présente un long trajet intrapétreux divisé en trois segments : le segment labyrinthique en contact avec l'oreille interne, le segment tympanique traversant l'oreille moyenne, le segment mastoïdien jusqu'à la sortie du crâne au niveau du trou stylomastoïdien. Ensuite, le nerf facial entre dans sa portion extracrânienne, où il traverse la glande parotide et se divise en deux branches terminales : la branche temporofaciale qui donne les rameaux temporal, zygomatique et buccal supérieur, et la branche cervico-faciale qui se distribue en rameaux buccal inférieur, mentonnier et peaucier du cou.

Explorations physiologiques

Le nerf facial est un nerf mixte avec une activité motrice, sensitive, sensorielle et parasympathique. Lors d'un examen du nerf facial, il est important de pouvoir rechercher une anomalie d'une de ces fonctions.

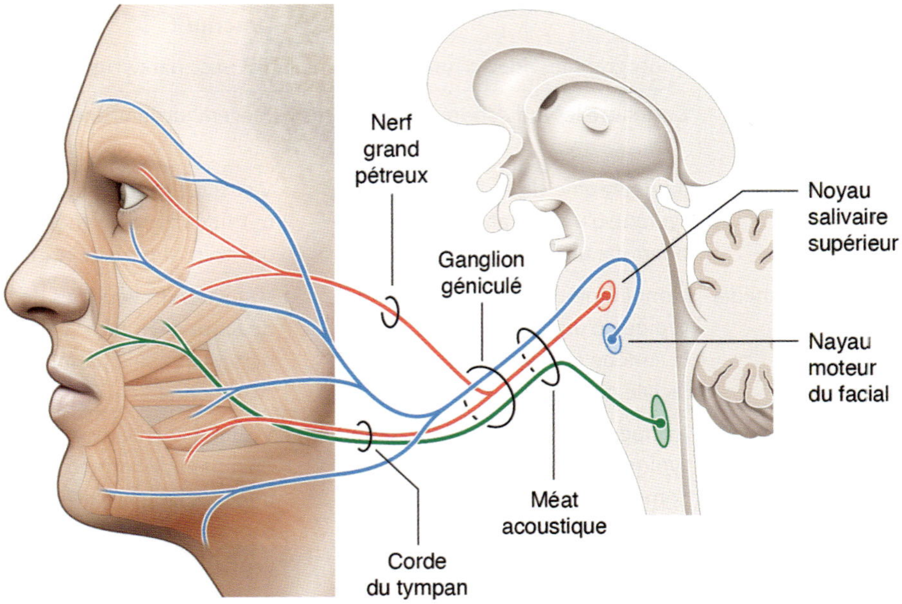

Fig. 13.1. Ⓐ **Le nerf facial de son origine cérébelleuse à sa partie terminale faciale.**
(Dessin de Cyrille Martinet.)

La plus évidente est bien sûr la fonction motrice du nerf facial qui se recherche en réalisant un testing facial, c'est-à-dire en demandant au patient de faire différents mouvements faciaux (sourire, fermer les yeux, relever les sourcils, gonfler les joues…).

La recherche d'un trouble de la sensibilité en regard de la zone de Ramsay-Hunt se fait par simple toucher en demandant au patient s'il le ressent normalement ou pas.

Le réflexe cornéen se fait en touchant la cornée avec un coton et en recherchant s'il existe un clignement des paupières, mouvement qui assure la protection cornéenne.

Le test de Schirmer permet de quantifier la quantité de sécrétion lacrymale. Il consiste en l'application d'une bandelette dans le cul-de-sac conjonctival durant 5 minutes, permettant de voir la quantité de larmes ainsi sécrétées.

L'étude de l'innervation du muscle stapédien se fait par l'étude de son réflexe, c'est-à-dire par la contraction du muscle stapédien lors de la perception d'un son fort, afin de protéger l'oreille interne. Dans le cas d'une paralysie faciale, le patient perçoit une hyperacousie.

Enfin, l'étude de la perception gustative dans les deux tiers antérieurs de la langue est réalisée soit par l'application de substances chimiques, soit par électrogustométrie.

I. Définition de la paralysie faciale

Ⓐ La paralysie faciale est due à un déficit de la fonction du nerf facial. Il en résulte une perte d'activité des muscles peauciers de la face du côté de la paralysie faciale et donc une asymétrie faciale. Les autres fonctions du nerf facial sont également altérées : sensibilité de la conque, sécrétions lacrymales, sensibilité cornéenne et perte du goût sur les deux tiers antérieurs de la langue.

II. Examen clinique

L'examen clinique (fig. 13.2), bilatéral et comparatif, doit se faire étage par étage. Il doit être statique (au repos) et dynamique, en demandant au patient de réaliser différentes mimiques (sourire, élévation des sourcils, gonfler les joues, fermer les yeux...).

L'examen de l'étage supérieur doit principalement rechercher une atteinte oculaire. Le risque principal dans la paralysie faciale est l'**atteinte cornéenne** par défaut de fermeture des paupières (lagophtalmie) et par diminution des sécrétions lacrymales. Ces lésions cornéennes vont de la kératite à la perte oculaire si elles sont négligées. Il est donc indispensable de contrôler l'occlusion palpébrale et de proposer des mesures de protection telles que la pommade à la vitamine A et l'occlusion nocturne. Une fois éliminé le risque oculaire, on s'attache à rechercher un effacement des rides du front du côté atteint, de même qu'une ptose du sourcil. La fente palpébrale paraît souvent plus grande du côté paralysé par élévation de la paupière supérieure — le muscle orbiculaire est paralysé, alors que le muscle releveur de la paupière reste fonctionnel, étant innervé par le nerf oculomoteur commun, IIIe paire crânienne — et par relâchement de la paupière inférieure, qui entraîne un larmoiement ou épiphora.

L'examen des étages moyen et inférieur objective une asymétrie au sourire, un effacement du sillon nasogénien du côté paralysé, un abaissement de la commissure labiale du côté paralysé ou encore une ptose de la joue chez les patients présentant une paralysie faciale depuis plusieurs années (fig. 13.3).

Deux classifications permettent d'évaluer la sévérité d'une paralysie faciale :

- la classification de Freyss, qui est notée sur 30 et qui reprend l'activité des dix muscles peauciers les plus importants, chacun ayant une note sur 3 en fonction de sa contractilité. Elle a le mérite d'être très précise mais est un peu contraignante. C'est pourquoi elle est souvent supplantée par la seconde classification ;

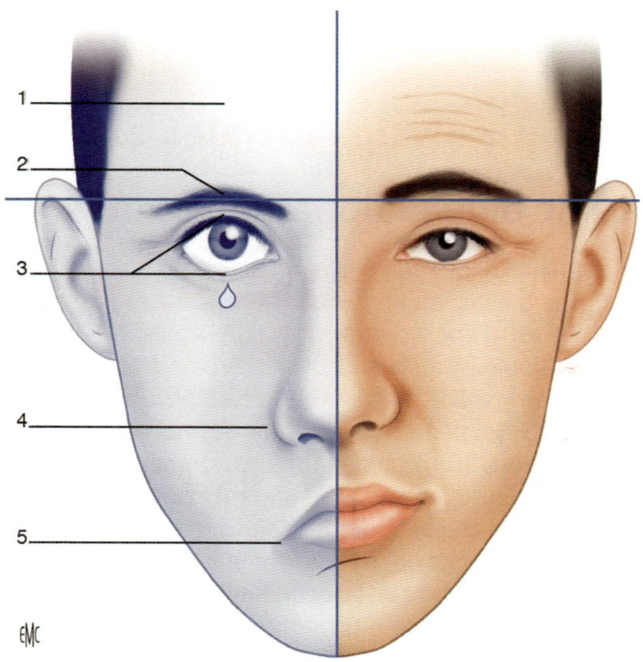

Fig. 13.2. Ⓐ Aspect clinique d'une paralysie faciale périphérique totale chez un sujet jeune.
1. effacement des rides frontales ; 2. chute du sourcil ; 3. lagophtalmie avec élévation de la paupière supérieure ; hypotonie et abaissement de la paupière inférieure, épiphora ; 4. effacement du sillon nasogénien ; 5. chute de la commissure. (Source : Guerreschi P, Labbé D. Chirurgie de la paralysie faciale et de ses séquelles. EMC – Techniques chirurgicales – Chirurgie plastique, reconstructrice et esthétique 2015 ; 10(3) : 1–22 [Article 45-562].)

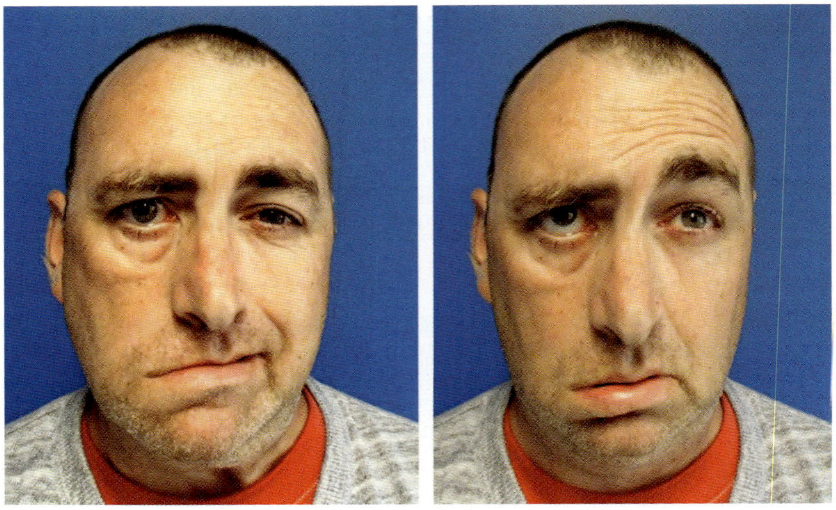

Fig. 13.3. B Patient de 49 ans présentant une paralysie faciale totale droite post-exérèse de neurinome de l'acoustique.

La photographie de gauche, au sourire, montre l'absence de mobilité de la commissure labiale droite et un effacement complet du sillon nasogénien. On retrouve également une fente palpébrale plus large du côté paralysé. La photographie de droite, à l'élévation des sourcils, met en évidence une absence de contraction du muscle frontal et une disparition des rides frontales. Notons également une absence d'ascension, voire une ptose du sourcil droit.

- la classification de House-Brackmann, qui codifie la paralysie faciale en six stades. On distingue les paralysies faciales incomplètes (du grade I — fonction faciale normale — au grade III), dont la caractéristique commune est la fermeture complète de l'œil à la motricité volontaire, des paralysies faciales complètes (grade IV à VI).

III. Étiologie des paralysies faciales

A. Paralysie faciale aiguë idiopathique dite *a frigore*

La paralysie faciale aiguë idiopathique dite *a frigore* est la cause la plus fréquente. Néanmoins, elle reste un diagnostic d'élimination. Elle s'installe souvent le matin au réveil ou après une exposition au froid, et est d'emblée maximale ou progressant sur quelques heures. Elle est volontiers précédée de douleurs rétro-auriculaires et peut s'accompagner d'une hyperacousie. Dans un tiers des cas, le malade signale une sensation d'engourdissement de la face. Elle est totalement isolée et l'examen clinique des autres nerfs crâniens est strictement normal. Elle serait liée à une neuropathie œdémateuse avec un nerf facial comprimé au niveau de sa troisième portion intrapétreuse, en lien avec un processus inflammatoire ou viral. L'évolution est favorable dans la grande majorité des cas, surtout lorsque la paralysie est incomplète. La récupération débute entre huit et quinze jours et la guérison survient en moins de deux mois le plus souvent. Dans 5 à 10 % des cas, la récupération est lente et incomplète, pouvant laisser des séquelles comme la persistance d'un déficit, d'un hémispasme facial post-paralytique, de mouvements syncinétiques — le gonflement des joues entraîne la fermeture de l'œil — ou, plus rarement, d'un syndrome des « larmes de crocodile » secondaire à une réinnervation aberrante donnant un larmoiement lors du repas. La paralysie faciale *a frigore* se traite par corticothérapie orale (1 mg/kg par jour pendant dix jours); plus l'instauration est précoce (72 premières heures), plus les chances de récupération complète augmentent. Le traitement médical du spasme hémifacial, quant à lui, repose sur un traitement local par injection de toxine botulique.

B. Paralysie faciale traumatique

Lors d'une paralysie faciale traumatique, le nerf facial peut être atteint dans son trajet intra- ou extrapétreux.

La fracture du rocher s'accompagne fréquemment d'une paralysie faciale périphérique avec otorragie et signes cochléovestibulaires. La paralysie peut, d'ailleurs, être le seul signe permettant de soupçonner une fracture du rocher chez un traumatisé crânien. Il est fondamental de faire préciser au patient, à l'entourage ou à l'équipe d'urgentistes, si cette paralysie faciale a été immédiate ou secondaire. Une paralysie secondaire, d'origine inflammatoire, guérit généralement sans séquelle, à la condition d'un traitement corticoïde précoce. Une paralysie immédiate et complète doit faire craindre une section ou un écrasement du nerf. Le scanner du rocher permet alors de localiser la lésion nerveuse et de préciser le caractère translabyrinthique — la paralysie sera donc associée à des vertiges et une surdité totale — ou extralabyrinthique de la fracture. Une intervention chirurgicale exploratrice (simple décompression du nerf, suture ou greffe) est à programmer dès que l'état neurologique du patient le permet.

Les plaies de la région parotidienne peuvent également léser le tronc ou les branches du nerf facial (fig. 13.4). La constatation d'une paralysie faciale impose une réparation chirurgicale immédiate.

Les paralysies traumatiques peuvent également être iatrogènes et survenir à tous les niveaux du nerf facial, par exemple lors de la chirurgie d'un schwannome vestibulaire dans l'espace pontocérébelleux ou au niveau du méat auditif interne, lors d'une chirurgie otologique au niveau des deuxième et troisième portions intrapétreuses, ou encore lors d'une chirurgie parotidienne, où la paralysie faciale est évitable ou transitoire (tumeurs parotidiennes bénignes, par exemple un adénome pléomorphe, cf. chapitre 5). La chirurgie des tumeurs malignes impose parfois le sacrifice du nerf facial, rendant une paralysie traumatique inévitable.

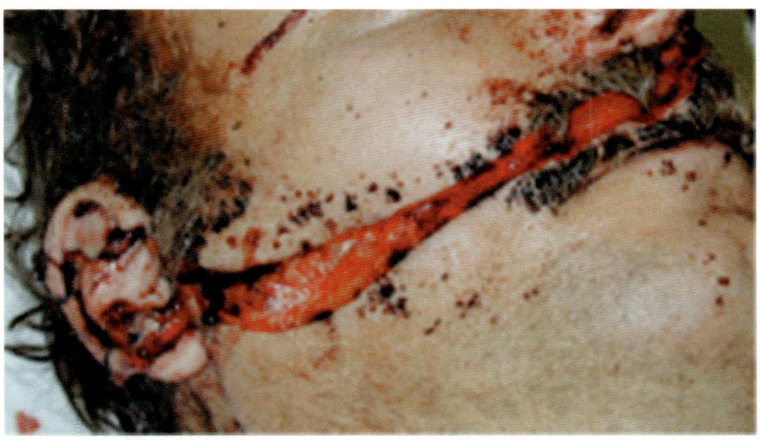

Fig. 13.4. Ⓐ **Plaie de la joue par arme blanche. L'exploration du nerf est indispensable.**

C. Tumeur maligne

Une tumeur maligne doit être suspectée devant une paralysie faciale d'installation progressive. L'atteinte d'un ou plusieurs nerfs crâniens du même côté (hypoesthésie cornéenne, hypoacousie) fait évoquer une tumeur de l'angle pontocérébelleux (neurinome de l'acoustique), un gliome du tronc cérébral, une métastase de la base du crâne, ou encore une méningoradiculite carcinomateuse. L'atteinte du nerf facial au cours de l'évolution d'une tumeur parotidienne doit toujours faire craindre une nature cancéreuse (fig. 13.5).

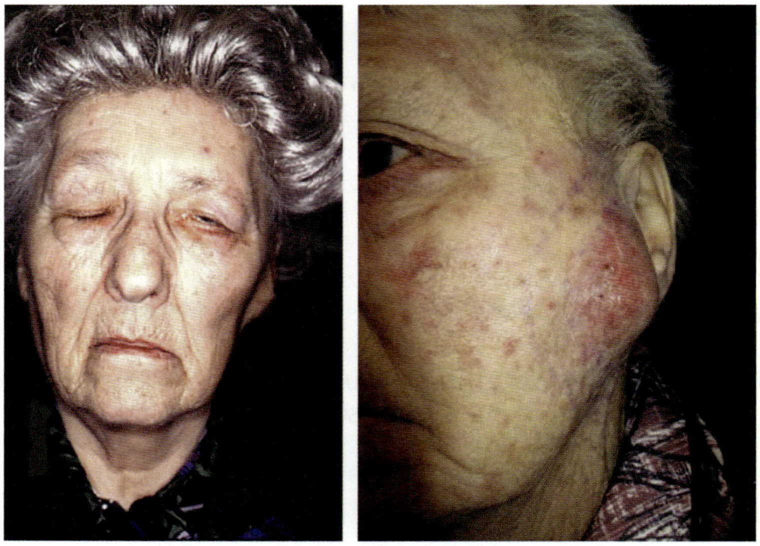

Fig. 13.5. B **À gauche, patiente présentant une tuméfaction prétragienne en rapport avec une tumeur de la parotide. L'examen facial retrouve également une lagophtalmie en rapport avec une atteinte de la branche frontale du nerf facial. À droite, autre patiente vue de trois quarts qui met en évidence une tumeur prétragienne fixée au plan profond et une infiltration cutanée.**

D. Paralysie faciale congénitale

La paralysie faciale congénitale est par définition présente dès la naissance. Son diagnostic anténatal n'est pas encore possible à ce jour. Deux étiologies principales sont retrouvées :

- une paralysie acquise lors de manœuvres obstétricales (notion d'accouchement difficile avec utilisation de forceps) ;
- une anomalie de l'embryogenèse : la paralysie faciale peut alors être soit isolée, soit syndromique comme dans les syndromes des premier et second arcs.

E. Causes infectieuses

Les causes infectieuses sont nombreuses.

Le diagnostic de zona du ganglion géniculé est à évoquer devant une éruption vésiculeuse dans la zone de Ramsay-Hunt. La paralysie faciale est en règle massive et très douloureuse, avec atteinte auditive. Un traitement par antiviral de type aciclovir est indiqué.

Un écoulement auriculaire ou une hypertrophie de la parotide orientent vers une mastoïdite, une parotidite, ou encore une tumeur parotidienne.

Un contexte fébrile et, *a fortiori*, un syndrome méningé orientent vers une méningoradiculite, laquelle impose une étude en urgence du liquide cérébrospinal pour distinguer une étiologie bactérienne d'une étiologie virale (coxsackie, herpès, oreillons).

La paralysie faciale peut être révélatrice d'une méningoradiculite de Lyme. On recherchera la notion de placard érythémateux sur le corps ou de morsure de tique dans les jours ou semaines précédents. La confirmation est sérologique.

Enfin, au cours de l'infection par le VIH, la paralysie faciale est fréquente, parfois bilatérale. Elle peut apparaître à tous les stades de la maladie, en particulier lors de la séroconversion. Le liquide cérébrospinal est souvent anormal avec une augmentation des gammaglobulines.

F. Cause vasculaire

Une origine vasculaire peut être évoquée devant l'association d'une paralysie faciale à une hémiplégie controlatérale respectant la face (syndrome alterne du tronc cérébral par atteinte de la protubérance).

G. Sclérose en plaques

La sclérose en plaques se présente rarement par une paralysie faciale inaugurale mais une régression trop rapide d'une paralysie faciale *a frigore* et l'apparition de myokimies faciales (contractures de faible intensité des muscles du visage) doivent attirer l'attention. Cela est lié à une atteinte intra-axiale du nerf facial lors de son trajet dans le tronc cérébral.

H. Syndrome de Guillain-Barré

Dans la polyradiculonévrite aiguë, ou syndrome de Guillain-Barré, la paralysie faciale est en général au second plan du tableau clinique (dominé par les troubles sensitivomoteurs des membres et l'aréflexie ostéotendineuse). La récupération complète est la règle. Elle peut cependant s'inscrire dans un tableau de diplégie faciale, plus ou moins asymétrique, et peut également s'accompagner d'une paralysie du carrefour vélo-pharyngo-laryngé, qui impose une surveillance rapprochée et des mesures de réanimation symptomatiques.

I. Diabète

Le diabète est la cause métabolique de paralysie faciale la plus fréquente, malgré une atteinte du nerf facial plus rare que l'atteinte des nerfs oculomoteurs (III, VI).

J. Maladies inflammatoires générales

Certaines maladies inflammatoires générales peuvent également causer une paralysie faciale. C'est le cas, notamment, de la sarcoïdose. L'infiltration du nerf facial est l'atteinte la plus fréquente et peut inaugurer la maladie. Elle peut s'associer à une parotidite et à une iridocyclite, constituant alors le syndrome d'Heerfordt.

Dans le syndrome de Melkerson-Rosenthal, la paralysie faciale, d'allure essentielle, est récidivante et s'associe à une infiltration cutanéomuqueuse de la face, principalement des lèvres, une langue plicaturée dite « scrotale » et des antécédents familiaux identiques.

IV. Examens complémentaires devant une paralysie faciale

Les examens complémentaires sont de deux types : les premiers vont rechercher une étiologie et les seconds essayer de déterminer un potentiel de récupération du nerf facial.

Le bilan étiologique initial va être orienté par l'interrogatoire. En cas d'apparition spontanée, un bilan standard (NFS, CRP, ionogramme sanguin, glycémie), différentes sérologies (VIH, Lyme, HSV), ainsi qu'une imagerie parotidienne de type échographie ou IRM sont demandés.

Lorsque ces éléments sont négatifs et qu'aucune étiologie n'est retrouvée, on parle alors de paralysie *a frigore*, qui est donc un diagnostic d'élimination.

Les tests électrophysiologiques permettent d'évaluer la récupération potentielle et peuvent être renouvelés si besoin. L'électromyogramme (EMG) a un intérêt dans la surveillance de la récupération à moyen et long terme. Il consiste en l'étude de la réponse électrique musculaire après stimulation du nerf facial. Dans certains cas, on peut observer des potentiels de fibrillation qui traduisent des contractions généralement invisibles et involontaires de chaque fibre musculaire. Ces potentiels traduisent une régénération des fibres, en général à partir de la deuxième ou troisième semaine d'évolution.

L'électroneurographie (ENoG), ou test d'Esslen, consiste à recueillir un potentiel d'action musculaire par une électrode de surface bipolaire placée au contact des muscles périlabiaux, dans la région nasogénienne, après stimulation du nerf facial par une électrode de surface au voisinage du trou stylomastoïdien. Cet examen est réalisé de chaque côté. La différence d'amplitude entre les deux côtés est directement corrélée au pourcentage de fibres dégénérées. Le résultat est donné sous forme de pourcentage d'atteinte des fibres du nerf facial. Ce test est intéressant du cinquième au vingt-et-unième jour d'évolution de la paralysie faciale.

V. Traitement palliatif de la paralysie faciale

C Lorsque la paralysie faciale est installée depuis plus de dix-huit mois sans signe clinique et électrique de récupération, le patient présente une paralysie faciale au stade séquellaire. Un traitement palliatif peut alors lui être proposé, permettant de limiter les séquelles.

La réanimation du sourire peut être faite par un transfert du muscle temporal (fig. 13.6), un lambeau libre ou encore une anastomose nerveuse (VII–VII transfaciale, VII–V ou VII–XII).

La correction de la lagophtalmie peut être réalisée par allongement du releveur de la paupière supérieure ou mise en place d'une plaque d'or au niveau de la paupière supérieure. Pour la paupière inférieure, une canthopexie ou une blépharoraphie externe permet de redonner une certaine tenue à cette paupière qui a tendance à être « détendue » par la paralysie.

Points clés

Notions indispensables

- Connaître les différentes fonctions du nerf facial et savoir rechercher leurs anomalies.
- Connaître l'examen clinique d'un paralysé facial.
- Connaître l'intérêt du traitement précoce d'une paralysie faciale *a frigore*.
- Savoir reconnaître et prendre en charge l'urgence fonctionnelle qu'est l'atteinte cornéenne.

Notions inacceptables

- Méconnaître le risque cornéen.
- Omettre la recherche d'une paralysie faciale sur toute plaie de la joue.
- Méconnaître le diagnostic de cancer devant une tumeur parotidienne associée à une paralysie faciale.

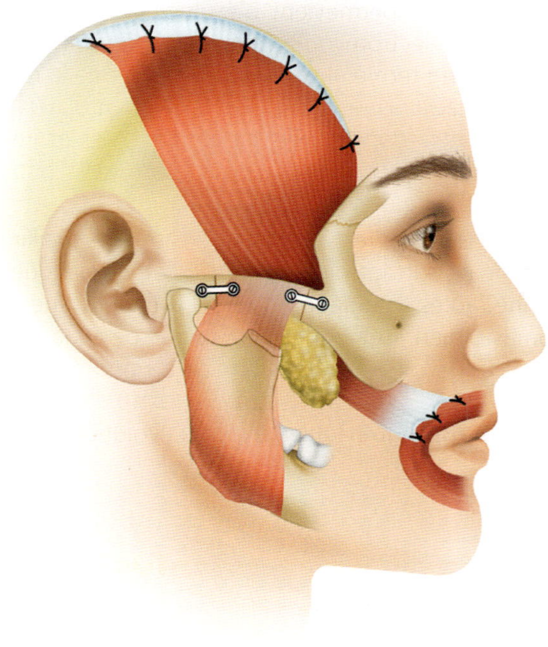

Fig. 13.6. C **Myoplastie d'allongement du muscle temporal, le principe étant de transposer le muscle temporal dans son entièreté et de le suturer sur la commissure labiale.**

À l'aide d'une rééducation spécifique, le muscle temporal perd alors sa fonction de muscle masticateur et devient un muscle du sourire. (Source : Guerreschi P, Labbé D. Chirurgie de la paralysie faciale et de ses séquelles. EMC – Techniques chirurgicales – Chirurgie plastique, reconstructrice et esthétique 2015 ; 10(3) : 1–22 [Article 45-562].)

Pour en savoir plus

Guerreschi P, Labbé D. Chirurgie de la paralysie faciale et de ses séquelles. EMC – Techniques chirurgicales – Chirurgie plastique, reconstructrice et esthétique 2015;10(3):1–22 [Article 45-562].

Maire R, Meylan P. Paralysie faciale : mise à jour pour le praticien. Rev Med Suisse 2011;7(311):1901–7.

II

Entraînement

CHAPITRE

14

Dossiers cliniques

Énoncés et questions

Dossier clinique 1

Monsieur X., 43 ans, présente dans les suites d'un accident de la voie publique un traumatisme facial. Il a présenté une perte de connaissance initiale (PCI) et a repris connaissance au cours de son transport vers l'hôpital.

Antécédents : il n'y a aucun antécédent craniofacial.

Examen clinique général : pas d'état de choc, conscience normale, abdomen souple, pas de signe d'atteinte rachidienne ou thoracique.

Examen clinique facial :

- œdème périorbitaire gauche ;
- traces d'épistaxis gauche spontanément tarie ;
- hémorragie sous-conjonctivale externe gauche ;
- effacement de la pommette gauche ;
- plaie de l'oreille droite transfixiante hémorragique ;
- douleur à la palpation de l'angle mandibulaire droit, qui est tuméfié ;
- anesthésie dans le territoire du nerf V3 droit.

Examen endobuccal :

- plaie contuse en arrière de la deuxième molaire inférieure droite, la dent de sagesse inférieure droite n'étant pas sur l'arcade ;
- contact prématuré molaire gauche.

Examen de l'appareil locomoteur : normal.

Question 1

Le bilan initial de tout traumatisé facial nécessite l'élimination d'éléments cliniques majeurs. Quels sont-ils ?

A Impotence de la colonne cervicale
B Choc hémorragique
C Détresse respiratoire
D Perte des prothèses amovibles
E Troubles de la conscience

Question 2

Quelles sont les lésions osseuses faciales que présente ce patient ?

A Fracture de l'os zygomatique droit
B Fracture de l'angle mandibulaire droit
C Fracture de l'os zygomatique gauche
D Fracture mandibulaire symphysaire
E Fracture du condyle mandibulaire gauche

Question 3

Quels territoires sensitifs appartiennent au nerf V2 gauche ?

A Lèvre inférieure gauche
B Aile gauche du nez
C Dent n° 25
D Dent n° 35
E Lèvre supérieure droite

Question 4

À quoi est dûe l'anesthésie dans le territoire du V3 ?

A À la fracture de l'os zygomatique gauche
B À la fracture de l'angle mandibulaire droit
C À un étirement ou à une section du nerf
D À l'œdème du masséter
E À la plaie de l'oreille

Question 5

Concenrnant les fractures déplacées du secteur denté de la mandibule, quelle(s) est (sont) la (les) proposition(s) correcte(s) ?

A Elles sont considérées comme des fractures ouvertes
B Elles n'entraînent pas de trouble de l'articulé dentaire
C Le déplacement vertical provoque une déchirure muqueuse
D Le décalage entraîne béance et contact prématuré
E Elles peuvent être associées à des fractures des racines dentaires

Question 6

Quelles incidences radiologiques pouvez-vous demander pour confirmer les diagnostics de fracture zygomatique gauche et de l'angle mandibulaire droit (en sachant que le patient n'est pas verticalisable compte tenu de la PCI) ?

A Incidence de Waters
B Orthopantomogramme
C Tomodensitométrie faciale avec reconstructions 3D
D IRM des articulations temporomandibulaires
E Incidence face basse

Question 7

Ce patient présente une limitation de l'ouverture buccale. Quels en sont les mécanismes les plus probables ?

A Un obstacle mécanique lié à la position du zygoma gauche
B Une fracture condylienne associée
C Un trismus réflexe du muscle ptérygoïdien médial droit

D Un trismus réflexe du masséter droit
E Une péricoronarite de la dent de sagesse inférieure droite incluse

Question 8
Comment interprétez-vous l'épistaxis gauche dans ce contexte ?
A Rhinorrhée cérébrospinale
B Poussée hypertensive liée au traumatisme
C Plaie de la muqueuse sinusienne
D Hémorragie liée à la fracture zygomatomaxillaire
E Fibrome nasopharyngé méconnu

Question 9
Quel est l'intérêt d'un bilan ophtalmologique clinique dans ce contexte ?
A Il permet de rechercher un glaucome
B Il met en évidence une lésion du nerf V2
C Il permet de dépister une lésion du globe oculaire
D Il a un intérêt médicolégal
E Il n'est pas indiqué compte tenu de l'absence de baisse de l'acuité visuelle

Question 10
Le bilan ophtalmologique clinique retrouve une diplopie dynamique.
Par quoi l'examen clinique va-t-il être complété ?
A Un test de perméabilité des voies lacrymales
B Une mesure de l'énophtalmie par volumétrie scanner
C Un test de Lancaster
D Un test de Schirmer
E Une angiographie rétinienne

Question 11
Que montre cette planche scanner (fig. 14.1) ?
A Un déplacement du zygoma gauche
B Un hémosinus maxillaire gauche
C Une fracture du plancher de l'orbite gauche
D Des traits de fracture au niveau du cintre maxillozygomatique
E Une opacité des cellules ethmoïdales

Question 12
Quelle conduite à tenir chirurgicale préconisez-vous pour la plaie de l'oreille droite ?
A La suture se fera sous anesthésie générale
B La plaie doit être désinfectée
C Après désinfection, la prévention antitétanique est inutile
D La suture se fait en trois plans
E Le parage doit être large

Question 13
Quels sont les risques de séquelles des plaies du bord libre du pavillon de l'oreille ?
A Un risque de désunion secondaire
B Un risque de chondrite
C Un risque d'encoche visible au bord libre
D Un risque d'hypoaccousie
E Des risques de vertiges

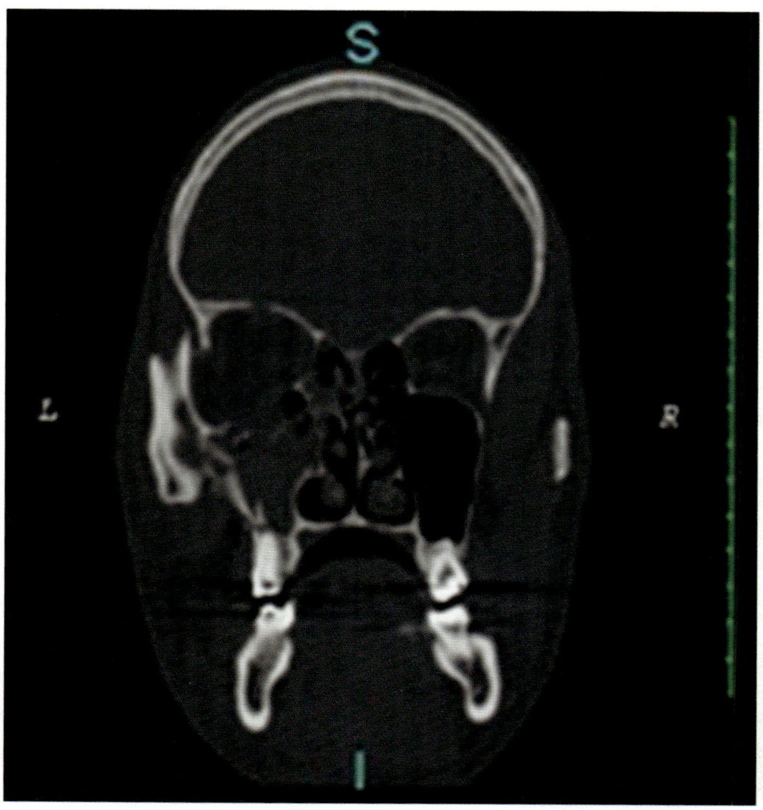

Fig. 14.1.

Question 14
Quelles sont les grandes lignes de la prise en charge des fractures de la portion dentée de la mandibule ?
A L'hospitalisation
B La programmation au bloc dès que possible
C Une restauration de l'articulé dentaire
D Une alimentation parentérale
E Une contention des foyers de fracture

Question 15
Quelles sont les complications à long terme susceptibles d'être observées chez ce patient ?
A Une anesthésie douloureuse définitive du territoire du nerf V2
B Un ptosis par atteinte musculaire
C Une asymétrie faciale
D Une limitation définitive de l'ouverture buccale
E Un trouble de l'articulé dentaire

Dossier clinique 2

Un jeune homme de 25 ans est admis aux urgences à la suite d'une agression alors qu'il retirait de l'argent à un distributeur. Il vous dit avoir été agressé par deux hommes qui l'ont frappé au visage, puis donné des coups de pied alors qu'il était à terre. Il se plaint :
- de douleurs thoraciques gauches ;
- de douleurs mandibulaires lors des mouvements de déglutition et de ne pouvoir serrer ses dents comme avant.

Vous notez aussi une plaie palpébrale inférieure gauche et de multiples érosions de la face, une tuméfaction prétragienne droite. L'examen endobuccal retrouve un décalage entre les dents n° 35 et n° 36 associé à une plaie gingivale en regard.

Question 1
Que comprend votre examen clinique initial ?
A Une évaluation neurologique et le calcul du score de Glasgow
B Une mesure du pouls et de la pression artérielle
C Une palpation abdominale
D Une palpation des apophyses épineuses cervicales
E Une auscultation carotidienne

Question 2
Les constantes vitales sont satisfaisantes. Vous vous penchez sur les problèmes maxillo-faciaux.
Devant la plaie de la paupière inférieure, que recherchez-vous ?
A Une lésion associée du globe oculaire
B Une désinsertion du releveur de la paupière
C Une lésion du nerf V2
D Une contusion du nerf VIII
E Une section de la voie lacrymale

Question 3
Vous suspectez une fracture de la portion dentée de la mandibule.
D'après les données de l'énoncé, quelle(s) est (sont) la (les) proposition(s) correcte(s) ?
A Elle est située sur la branche horizontale gauche
B Elle est déplacée
C Elle peut entraîner une anesthésie labiale supérieure homolatérale
D Elle peut être responsable d'une paralysie labiale inférieure homolatérale
E Elle est considérée comme une fracture ouverte

Question 4
Que comprend votre bilan paraclinique ?
A Un orthopantomogramme
B Un dosage des D-dimères
C Un bodyscanner avec produit de contraste
D Une gazométrie
E Un bilan biologique sanguin de débrouillage (NFS, Hb, hématocrite, ionogramme, créatinine)

Question 5
Voici l'orthopantomogramme (fig. 14.2).
Que permet-il de mettre en évidence ?
A Une fracture de la branche horizontale gauche déplacée
B Une fracture sous-condylienne droite
C Une lésion à l'apex de la dent n° 46
D La présence des quatre troisièmes molaires incluses
E Le canal alvéolaire inférieur dans sa partie postérieure

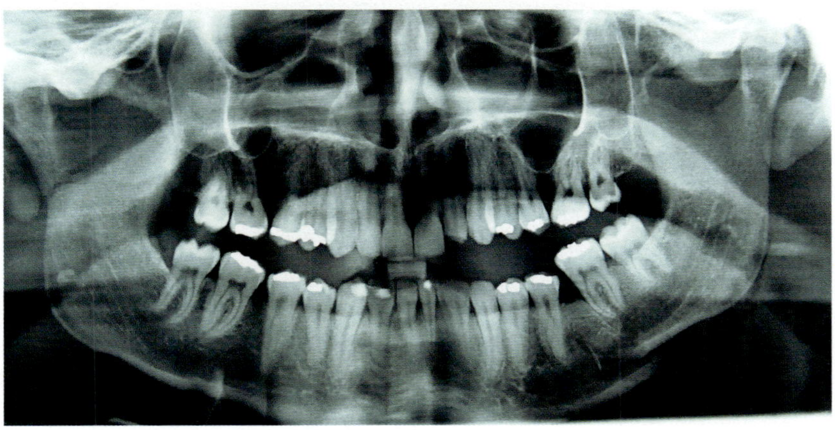

Fig. 14.2.

Question 6

Concernant une fracture isolée déplacée de la région condylienne, quelle(s) est (sont) la (les) proposition(s) correcte(s) ?

- **A** Elle peut être associée à une otorragie
- **B** Elle peut être associée à une hypoacousie temporaire
- **C** Elle entraîne un raccourcissement de la branche montante
- **D** Elle est responsable de béance homolatérale
- **E** Elle s'accompagne d'une limitation de l'ouverture buccale

Question 7

La plaie gingivale buccale saigne de manière continue et assez abondante.

Quelle peut être l'origine de ce saignement ?

- **A** Une plaie de l'artère maxillaire
- **B** Une plaie de l'artère alvéolaire inférieure
- **C** Un saignement d'origine osseuse
- **D** Une plaie de la veine faciale
- **E** Un trouble de la coagulation acquis

Question 8

Sur quels éléments repose le diagnostic clinique de fracture de côte ?

- **A** Une douleur élective latérothoracique
- **B** Des quintes de toux paroxystiques
- **C** Une inhibition de la respiration ample
- **D** Une hémoptysie
- **E** Une dyspnée

Question 9

Voici une des coupes de la TDM thoracique de ce patient (fig. 14.3).

Que notez-vous ?

- **A** Une lame d'épanchement pleural
- **B** Une fracture d'arc antérieur costal
- **C** Un hémomédiastin
- **D** Un épanchement péricardique
- **E** Une fracture vertébrale

Question 10

Que prend en compte le score de Glasgow ?

- **A** L'ouverture des yeux
- **B** Le diamètre pupillaire
- **C** Les possibilités de mémorisation immédiate
- **D** La réponse verbale
- **E** La réponse motrice

Question 11

Au terme de ce bilan, vous constatez que votre patient présente une plaie de la paupière inférieure, une fracture bifocale de la mandibule, une fracture des quatrième, cinquième et sixième arcs costaux gauches peu déplacée, stable sans hémopneumothorax. Son score de Glasgow est à 15. Son hémodynamique est stable.

Quelle est votre conduite à tenir aux urgences ?

- **A** La mise en place d'une voie centrale
- **B** La mise en place d'une voie veineuse périphérique de bon calibre
- **C** La surveillance du pouls et de la tension
- **D** La vérification de la pression intracrânienne
- **E** Le contrôle de la vaccination antitétanique

Question 12

Qu'envisagez-vous pour prendre en charge les fractures de côtes ?

- **A** Des antalgiques
- **B** Des blocs costaux en cas de douleur intense
- **C** Une mise au repos et une surveillance
- **D** Un nouveau scanner à 48 heures systématique
- **E** Une ostéosynthèse

Question 13

Concernant la prise en charge du traumatisme maxillo-facial, quelle(s) est (sont) la (les) proposition(s) correcte(s) ?

- **A** Elle doit se faire sous anesthésie générale
- **B** Elle comprend une exploration de la plaie palpébrale
- **C** Elle comprend l'ostéosynthèse des fractures mandibulaires

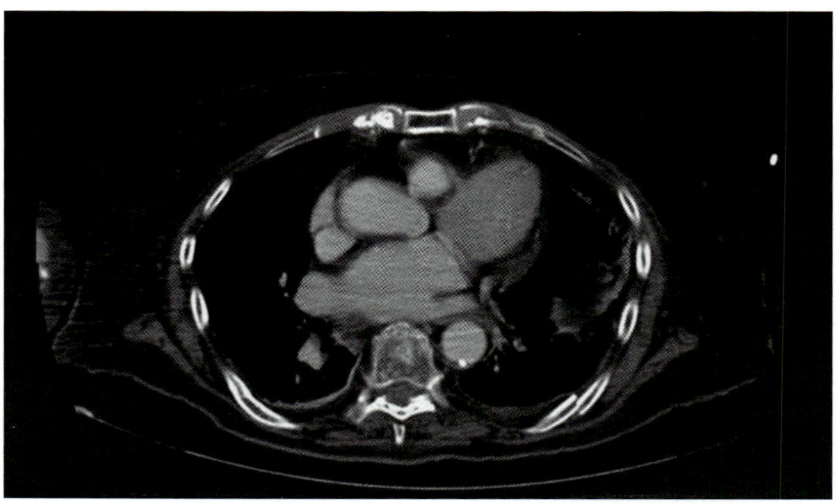

Fig. 14.3.

D Elle sera envisagée après dix jours de surveillance du traumatisme thoracique
E Elle nécessite des avulsions dentaires

Question 14
Quelles sont les séquelles d'une fracture d'un condyle mandibulaire ?
A Une anesthésie dans le territoire du V3 homolatéral
B Un syndrome algodysfonctionnel de l'articulation temporomandibulaire
C Une ankylose temporomandibulaire
D Une latérodéviation controlatérale à la fracture à l'ouverture buccale maximale
E Un trouble de l'articulé dentaire

Question 15
Quelles sont les séquelles d'une fracture de la portion dentée de la mandibule ?
A La pseudarthrose
B Le trouble de l'articulé dentaire
C Les nécroses dentaires à proximité du foyer de fracture
D La sinusite chronique
E La dysgueusie

Question 16
Ce patient s'interroge sur l'évolution prévisible de son état.
Que lui répondez-vous ?
A Il va être hospitalisé trois semaines en l'absence de complications intercurrentes
B Les points palpébraux seront à retirer dans environ six jours
C Il va s'alimenter sur un mode mou pendant environ un mois et demi
D Il faudra rééduquer son articulation temporomandibulaire
E Il ne pourra plus faire de sports de contact

Dossier clinique 3

Maryse L., 66 ans, est amenée aux urgences par son mari car elle a été mordue par un chien d'amis, Hector. Madame L. n'a pas d'antécédents particuliers ; elle n'a jamais été opérée ou eu d'anesthésie générale. Elle présente une plaie importante de 6 cm de longueur située 10 cm en avant du tragus droit, verticale, paracommissurale, et une plaie palpébrale inférieure droite interne, des traces de crocs sur le nez et les lèvres (fig. 14.4). Le pouls et la tension ont des valeurs normales.

Question 1
Parmi les critères suivants, quels sont ceux que vous retenez comme étant des critères de gravité des plaies des parties molles au niveau facial en général ?
A Plaie avec perte de substance
B Plaie à distance des orifices
C Plaie intéressant un organe noble (œil, nerf facial, conduit parotidien, etc.)
D Plaie secondaire à une morsure de chien
E Plaie nette sans présence de corps étranger

Question 2
Quelles sont les origines les plus courantes des plaies de la face chez les adultes ?
A Une chute lors d'activités sportives
B Des agressions
C Des morsures
D Des accidents de la voie publique
E Une tentative d'automutilation

Question 3
Quelles complications anatomiques majeures faut-il craindre dans le cas présent ?
A Une plaie de la muqueuse buccale
B Une lésion du nerf facial
C Une section du conduit parotidien

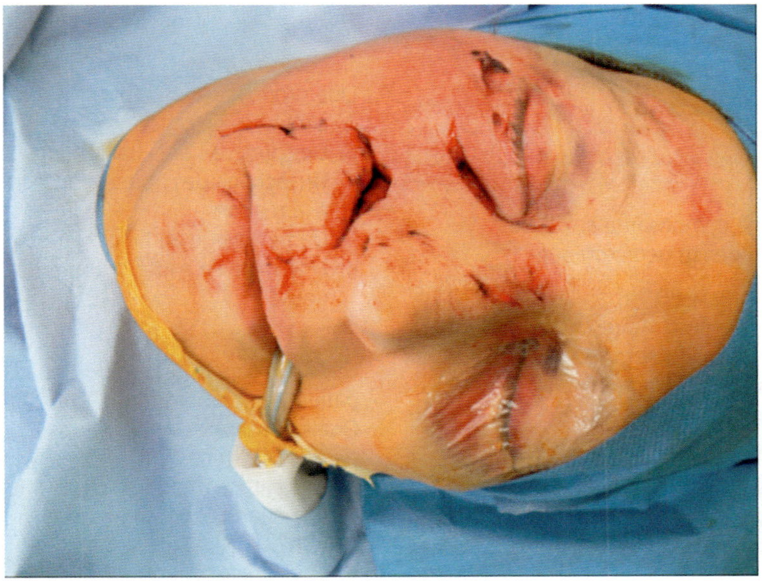

Fig. 14.4.

D Une section d'une voie lacrymale
E Une section du conduit submandibulaire

Question 4
Concernant le conduit parotidien, quelle(s) est (sont) la (les) proposition(s) correcte(s) ?
A C'est le conduit excréteur de la glande submandibulaire
B C'est le conduit excréteur de la glande parotide
C Il est facilement lésé lors de plaies jugales car superficiel à ce niveau
D Sa position se projette sur une ligne unissant le tragus à l'aile du nez
E Il s'ouvre dans la cavité orale en regard de la première prémolaire inférieure

Question 5
Concernant le muscle masséter, quelle(s) est (sont) la (les) proposition(s) correcte(s) ?
A Il fait partie des muscles masticateurs
B Il s'insère sur l'arcade zygomatique et l'angle mandibulaire
C Il s'insère sur l'arcade zygomatique et l'apophyse coronoïde
D Il est innervé par le nerf V
E Il est innervé par le nerf VII

Question 6
Lorsque vous demandez à Madame L. de sourire, vous vous apercevez que son hémilèvre supérieure droite ne bouge pas.
Qu'évoquez-vous ?
A Une lésion d'une branche distale du nerf V2
B Une lésion d'une branche distale du nerf VII
C Une section des muscles peauciers participant à la mobilité labiale
D Une section de l'artère faciale
E Une section d'une branche distale du nerf V3

Question 7
Lorsque vous demandez à Madame L. d'ouvrir grand la bouche, elle vous répond qu'elle ne peut pas.
Qu'évoquez-vous ?
A Il peut exister une participation douloureuse
B Il peut exister un trismus par lésion massétérine directe
C Il peut exister un trismus par lésion ptérygoïdienne directe
D Il peut exister une composante anxieuse
E Il peut exister un déficit neurologique

Question 8
Quel examen complémentaire prescrivez-vous ?
A Un examen tomodensitométrique du massif facial
B Une radiographie pulmonaire
C Une numération-formule sanguine
D Les trois précédents
E Aucun examen complémentaire n'est nécessaire

Question 9
Quels sont les principaux risques infectieux en cas de morsure de chien ?
A Une infection par le virus de la rage
B Une infection à *Pasteurella*
C Une infection à germes anaérobies
D Une infection à *Brucella*
E Une infection par *Clostridium tetani*

Question 10
Quel traitement médical mettez-vous en route ?
A Des soins locaux et un retour à la maison
B Une hospitalisation
C Une vaccination antitétanique
D Des prescriptions d'antalgiques
E Un passage du psychiatre

Question 11
Que proposez-vous sur le plan chirurgical ?
A Une exploration de la plaie sous anesthésie locale
B Une exploration de la plaie sous anesthésie générale
C Une hémostase soigneuse
D Un parage large des berges
E Une suture sur drainage

Question 12
Quelle est votre conduite à tenir vis-à-vis du chien ?
A Aucune précaution particulière
B Une surveillance du chien à J3, J7, J15
C Tuer le chien et envoyer sa tête à l'Institut Mérieux
D Vérifier que les vaccinations du chien sont à jour
E Prévenir les propriétaires du chien que le risque de nouvelle morsure est élevé

Question 13
Trois jours après l'épisode initial, Madame L. présente une fièvre à 38,3 °C avec un œdème et une rougeur cutanée importante de la région parotidienne droite. L'œil droit est fermé. Un liquide louche et épais s'écoule par l'extrémité inférieure de la cicatrice jugale.
Quel diagnostic évoquez-vous ?
A Une dacryocystite
B Une parotidite
C Une infection de la plaie souillée
D Une infection d'origine dentaire
E Un adénophlegmon

Question 14
Que proposez-vous sur le plan thérapeutique ?
A Une hospitalisation
B Des prélèvements bactériologiques
C Un lâchage des points en consultation et un retour à la maison
D Un nettoyage au bloc opératoire
E Une mise en route d'une antibiothérapie intraveineuse

Question 15
Un mois après l'épisode initial, vous revoyez la patiente qui a cicatrisé.
Quels conseils et informations lui donnez-vous vis-à-vis de la cicatrice ?
A La cicatrice a fini d'évoluer, il n'y a pas de précautions particulières à prendre
B La cicatrice doit être massée
C La cicatrice doit être protégée du soleil
D Il y aura des possibilités ultérieures d'amélioration esthétique si nécessaire

E À la fin de l'évolution, cette cicatrice sera probablement discrète

Dossier clinique 4

Un patient de 66 ans, fumeur, consulte pour une tuméfaction sous-lobulaire gauche qu'il a constatée il y a plusieurs années et qui présente un volume fluctuant dans le temps. Il est gêné actuellement par la lésion qui devient visible et inesthétique mais qui n'est pas douloureuse au jour de l'examen (fig. 14.5). En revanche, trois mois avant, le patient a présenté des douleurs et une augmentation nette de volume de la lésion, qui ensuite a spontanément partiellement régressé.

Le patient ne présente pas d'antécédent médical majeur, il ne prend aucun traitement au long cours.

Question 1

Que va rechercher votre inspection chez ce patient ?

A Une paralysie faciale
B Une limitation de l'ouverture buccale
C Une ouverture buccale en baïonnette
D Une sudation anormale en regard de la lésion
E Une plicature du lobule de l'oreille

Question 2

Le patient ne présente pas de paralysie faciale. Son ouverture buccale est rectiligne et d'amplitude normale. Le lobule de l'oreille est plicaturé.

Que va rechercher votre palpation chez ce patient ?

A Une infiltration cutanée
B Une consistance lésionnelle
C Un déficit sensitif du lobule de l'oreille
D Des adénopathies cervicales
E Une infiltration du plancher buccal

Question 3

La lésion est rénitente au contact, mobile par rapport au plan cutané, sans adénopathie satellite.

Vous évoquez le(s) diagnostic(s) suivant(s) :

A Une tumeur bénigne
B Un cystadénolymphome (tumeur de Warthin)
C Un carcinome mucoépidermoïde
D Une tumeur de la loge parotidienne
E Un carcinome adénoïde kystique

Question 4

Vous avez envisagé un instant la possibilité d'une complication mécanique d'une lithiase salivaire.

Quelles sont les caractéristiques de celle-ci ?

A Un gonflement obligatoirement douloureux
B Une augmentation de volume de la loge parotidienne rythmée par les repas
C Une émission de salive purulente
D Une émission de salive qui entraîne la résolution du gonflement
E La palpation de la lithiase sur le trajet du conduit parotidien

Question 5

Où est située la glande parotide ?

A En avant de la mastoïde
B Au-dessus du méat acoustique externe
C En dedans du rideau stylien
D En dehors de la carotide interne
E En dessous de l'arcade zygomatique

Question 6

Les éléments suivants traversent la glande parotide :

A Le nerf facial
B Le nerf spinal
C L'artère carotide externe
D Le muscle sterno-cléido-occipito-mastoïdien
E La veine faciale

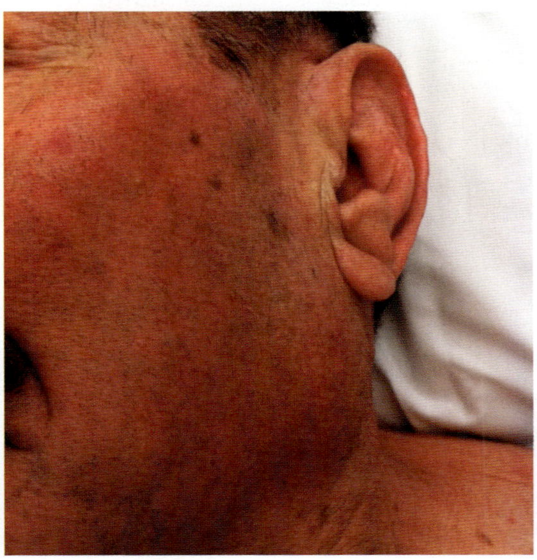

Fig. 14.5.

Question 7

Concernant le canal excréteur de la glande parotide, quelle(s) est (sont) la (les) proposition(s) correcte(s) ?

A C'est le canal de Wharton
B Son ostium se trouve au collet de la deuxième molaire supérieure
C Il contourne le bord antérieur du muscle masséter
D Il est vulnérable en cas de plaie médiojugale
E Il n'est pas cathétérisable

Question 8

Vous évoquez le diagnostic de tumeur bénigne de la glande parotide gauche.
Quels examens morphologiques peuvent vous aider ?

A Le crâne de profil
B Une échographie
C Une scintigraphie salivaire
D Une tomodensitométrie centrée sur la région
E Une IRM parotidienne

Question 9

Voici le résultat de l'IRM (fig. 14.6).
Que déduisez-vous de l'analyse de ce cliché ?

A La lésion est unifocale
B La lésion est en hyposignal
C La lésion est extraparotidienne
D La lésion est bien limitée
E La lésion est globalement homogène

Question 10

Vous évoquez le diagnostic de cystadénolymphome.
Quels sont les éléments du dossier qui vous permettent d'étayer ce diagnostic ?

A L'âge du patient
B Le fait qu'il soit fumeur
C Le caractère unilatéral et unifocal de la lésion
D La notion de poussées inflammatoires dans les antécédents
E Le caractère rénitent à la palpation

Question 11

Parmi les autres tumeurs bénignes d'origine épithéliale, que retenez-vous ?

A Un schwannome
B Un rhabdomyosarcome
C Un adénome pléomorphe
D Un adénome oxyphile (oncocytome)
E Une tumeur à cellules acineuses

Question 12

Par quoi la certitude diagnostique peut-elle vous être donnée ?

A La cytoponction
B Une biopsie transcutanée
C Un dosage de l'amylase
D Une exploration chirurgicale
E Une tomodensitométrie

Question 13

Vous envisagez une parotidectomie à visée diagnostique et thérapeutique.
Que comprend votre bilan préopératoire ?

A Une consultation de préanesthésie
B Une épreuve d'effort
C Un électrocardiogramme
D Un hémogramme
E Un bilan d'hémostase

Question 14

Quelles sont les suites normales et prévisibles de cette intervention ?

A Une cicatrice cervico-faciale latérale
B Une dépression sous-lobulaire
C Une sécheresse buccale importante
D Une anesthésie labiale inférieure
E Une sudation lors de l'alimentation apparaissant à moyen terme

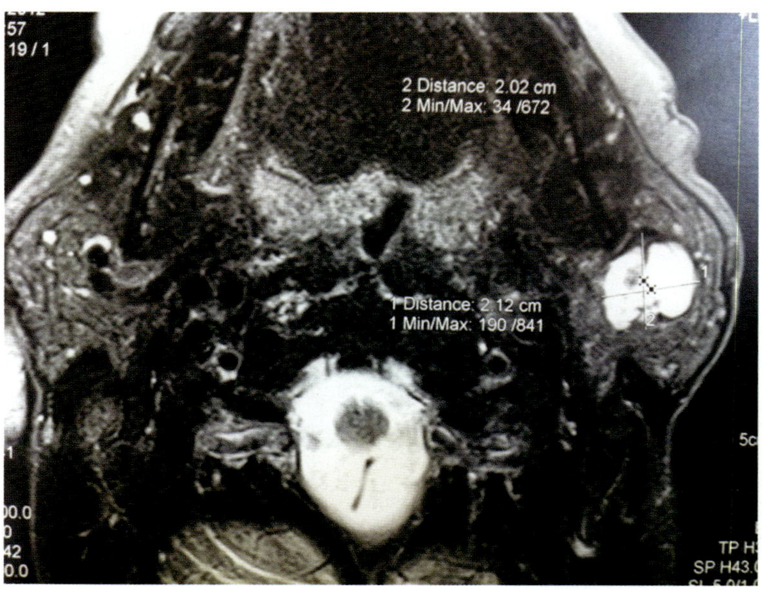

Fig. 14.6.

Question 15
En l'absence d'intervention, le patient vous pose la question des risques évolutifs.
Vous le prévenez de :
A Un risque de cancérisation
B Un risque de nouvelle poussée inflammatoire
C Un risque d'augmentation progressive de volume
D Un risque de paralysie faciale
E Un risque de déformation définitive du pavillon de l'oreille

Dossier clinique 5

Une patiente de 25 ans présente au cours des repas une tuméfaction de la partie latérale haute et gauche du cou. Ce phénomène est isolé, indolore, la patiente ne se plaignant que d'une sensation de tension dans la région. La tuméfaction disparaît spontanément, plutôt à la fin du repas. Cette résolution s'accompagne d'une sensation d'afflux salivaire dans la bouche. De prime abord, l'aspect de la patiente est normal.

Question 1
Quels sont les éléments de l'observation qui vous orientent vers une origine salivaire de la tuméfaction ?
A L'âge de la patiente
B Le sexe féminin
C L'apparition pendant les repas
D L'afflux salivaire brutal entraînant la résolution de la tuméfaction
E La localisation cervicale haute et latérale

Question 2
Que vous évoque le tableau décrit ?
A Une colique salivaire
B Une hernie salivaire
C Une sialodochite
D Une obstruction canalaire lithiasique incomplète
E Une sialadénite

Question 3
Concernant les glandes salivaires, quelle(s) est (sont) la (les) proposition(s) correcte(s) ?
A Elles sont classées en glandes exocrines et endocrines
B La glande sublinguale est une glande salivaire accessoire
C Le conduit excréteur de la parotide s'ouvre dans la partie haute de la joue
D La salivation entre les repas est le fait des glandes salivaires accessoires
E La salive sécrétée par la glande submandibulaire est muqueuse

Question 4
Concernant la glande submandibulaire, quelle(s) est (sont) la (les) proposition(s) correcte(s) ?
A Elle fait partie des glandes salivaires principales
B Elle contracte des rapports étroits avec le nerf lingual
C Elle contracte des rapports étroits avec les vaisseaux linguaux
D Elle contracte des rapports étroits avec le nerf spinal
E Elle contracte des rapports étroits avec le muscle mylohyoïdien

Question 5
Comment complétez-vous votre examen clinique pour étayer votre diagnostic ?
A Par une inspection du plancher buccal
B Par une inspection de la face interne des joues
C Par une palpation de la base de langue
D Par une palpation bidigitale du plancher buccal
E Par la recherche de calculs vésiculaires par échographie

Question 6
Quels examens complémentaires envisagez-vous ?
A Une scintigraphie salivaire
B Une biopsie de la glande salivaire
C Une sialographie
D Une échographie cervicale
E Un cliché mordu (occlusal)

Question 7
En cas de lithiase avérée, que proposez-vous comme traitement médical ?
A Des boissons abondantes
B Des anti-inflammatoires
C Des médicaments antispasmodiques
D Une alimentation froide
E Des antalgiques de niveau 3

Question 8
En cas de lithiase avérée du plancher buccal antérieur, que pouvez-vous proposer comme traitement chirurgical ?
A Une lithotripsie
B Une abstention thérapeutique
C Une sialendoscopie
D Une submandibulectomie
E Une taille du canal salivaire

Question 9
En l'absence de thérapeutique adaptée, quelle peut être l'évolution ?
A L'apparition d'un syndrome sec
B Une colique salivaire
C L'apparition de lithiases urinaires
D L'élimination du calcul
E Un abcès du plancher buccal

Question 10
Les épisodes de rétention se sont espacés et vous avez perdu de vue la patiente. Trois ans après, elle présente de manière rapidement évolutive une douleur du plancher buccal gauche avec gêne à la déglutition associée à de la fièvre. À l'examen clinique, une limitation de l'ouverture buccale, un œdème du plancher buccal droit, ainsi qu'une tuméfaction rouge de la région submandibulaire droite sont notés.
Quels diagnostics pouvez-vous évoquer ?
A Une cellulite d'origine dentaire
B Une submandibulite
C Une colique salivaire
D Une tumeur du prolongement antérieur de la glande submandibulaire
E Un phlegmon de l'amygdale

Question 11
Quels sont les éléments qui vous permettent de faire le diagnostic différentiel entre cellulite d'origine dentaire et sialadénite ?
- **A** L'existence de pus à l'ostium du canal excréteur de la glande submandibulaire
- **B** La présence d'un trismus
- **C** La présence d'un sillon entre la glande submandibulaire et le bord basilaire de la mandibule
- **D** La présence d'une dent n° 46 couronnée
- **E** La présence d'une limitation de la protraction linguale

Question 12
En l'absence de traitement, quels sont les risques évolutifs ?
- **A** Une dysphagie complète
- **B** Une cancérisation du tissu inflammatoire
- **C** Une fracture mandibulaire
- **D** Une détresse respiratoire aiguë
- **E** Une fistulisation en bouche

Question 13
Quels examens complémentaires prescrivez-vous ?
- **A** Une échographie cervicale ou un scanner cervical
- **B** NFS, VS, CRP
- **C** Une sialographie
- **D** Un orthopantomogramme
- **E** Une radiographie pulmonaire

Question 14
Le bilan morphologique a confirmé la présence de la lithiase de 9 mm intraglandulaire.
Que pouvez-vous proposer comme traitement chirurgical ?
- **A** Une lithotripsie
- **B** Une taille du canal salivaire
- **C** Une sialendoscopie
- **D** Une submandibulectomie
- **E** Une ligature du canal salivaire

Question 15
Après submandibulectomie par voie cervicale, que va présenter votre patiente ?
- **A** Une sécheresse buccale invalidante
- **B** Une cicatrice cervicale haute, latérale, discrète
- **C** Une dépression submandibulaire
- **D** Une sudation perprandiale de la région hyoïdienne
- **E** Une anesthésie labiale inférieure

Dossier clinique 6

Un patient de 56 ans vous est adressé par le service des urgences où il a été admis à la demande de son médecin traitant pour amaigrissement et dysphagie.
L'interrogatoire retrouve une consommation de 1 paquet de cigarettes par jour depuis 40 ans, et de 1 litre de bière par jour souvent précédé de pastis. Le praticien qui l'a examiné a retrouvé une adénopathie submandibulaire droite de 3 cm, une lésion bourgeonnante et indurée du bord latéral de langue droit de 3 cm de grand axe et un état dentaire très délabré.
Il vous l'adresse pour la suite de la prise en charge car il suspecte une tumeur maligne de la cavité buccale. Il vous mentionne dans son courrier que le reste de l'examen clinique général lui est apparu normal.

Question 1
Dans le contexte de ce patient, quelles sont les tumeurs malignes les plus fréquentes de la cavité buccale ?
- **A** Les carcinomes épidermoïdes cutanés (CEC, ou carcinomes spinocellulaires)
- **B** Les adénocarcinomes
- **C** Les lymphomes
- **D** Les mélanomes
- **E** Les sarcomes

Question 2
Quels sont les facteurs de risque de carcinome épidermoïde ?
- **A** La consommation de tabac
- **B** La consommation de sucres rapides
- **C** Les irritations chroniques de la muqueuse
- **D** La consommation d'alcools forts
- **E** La consommation de chocolat

Question 3
Que recherche votre interrogatoire ?
- **A** Une douleur à la déglutition
- **B** Une limitation de la protraction linguale
- **C** Une limitation de l'ouverture buccale
- **D** La pose récente d'implants
- **E** Un claquement au niveau des articulations temporomandibulaires

Question 4
Que comprend systématiquement votre examen clinique ?
- **A** Une otoscopie
- **B** La palpation des aires ganglionnaires cervicales
- **C** Un test de mobilité entre la base du crâne et le massif facial supérieur
- **D** La palpation de la langue
- **E** La percussion des dents en regard de la tumeur

Question 5
Quel examen vous permettra d'affirmer le diagnostic de carcinome épidermoïde ?
- **A** Une ponction-cytologie tumorale
- **B** Une biopsie de la tumeur à la pince
- **C** Un dosage de l'ACE
- **D** Une immunofluorescence des cellules lésionnelles
- **E** Un examen de la langue au dermatoscope

Question 6
Le diagnostic de carcinome épidermoïde lingual est confirmé par la biopsie. Vous envisagez un bilan complémentaire.
Que comprend-il ?
- **A** Une électromyographie linguale
- **B** Une panendoscopie des VADS
- **C** Un scanner cérébral
- **D** Un scanner thoracique
- **E** Une électrogustométrie

Question 7
Concernant la panendoscopie des voies aérodigestives supérieures, quelle(s) est (sont) la (les) proposition(s) correcte(s) ?
A Elle se fait en consultation, sous anesthésie de contact
B Elle permet de palper la lésion
C Elle permet de dépister des lésions métachrones
D Elle explore le duodénum
E Elle est systématiquement comprise dans le bilan

Question 8
Voici l'orthopantomogramme du patient (fig. 14.7). Que retrouve son analye ?
A De nombreuses dents saines
B La dent n° 13 est absente
C La dent n° 23 est saine et vivante
D L'absence des molaires du secteur 3
E Une réaction apicale probable sur la dent n° 16

Question 9
Concernant les épithéliomas épidermoïdes de la langue mobile, quelle(s) est (sont) la (les) proposition(s) correcte(s) ?
A Ils sont dépistés tôt car très douloureux
B Ils peuvent se présenter sous forme nodulaire
C Ils sont plus étendus à la palpation qu'à l'inspection
D Ils reposent sur une base indurée
E Évolués, ils entraînent une anosmie

Question 10
Ce patient va bénéficier d'un bilan d'opérabilité. Que comprend-il ?
A Une consultation auprès d'un cardiologue
B Une consultation avec un endocrinologue
C Une consultation avec un psychiatre
D Une consultation de préanesthésie
E Une consultation avec un urologue

Question 11
Le patient souhaite profiter de l'hospitalisation pour interrompre l'alcool et le tabac.
Que comprennent vos prescriptions ?
A De la loxapine
B Un apport hydrique suffisant
C De l'oxazépam
D Des alphabloquants
E Des patchs à la nicotine

Question 12
Votre patient est opéré de sa lésion linguale (hémiglossectomie et évidement cervical bilatéral) puis irradié (radiothérapie externe).
Quelles sont les précautions qui ont été prises au niveau dentaire compte tenu de son orthopantomogramme ?
A Avulsion de toutes les dents restantes
B Avulsion des dents délabrées et dévitalisation des autres
C Avulsion des dents délabrées et préservation des dents saines
D Pas d'avulsions dentaires avant la radiothérapie
E Préparation de gouttières porte-fluor

Question 13
Après ce traitement, ce patient va être surveillé par le spécialiste :
A Tous les trois mois pendant deux ans
B Tous les six mois à vie
C Essentiellement par des biopsies répétées
D Pour interpréter le TEP-scan annuel recommandé
E Uniquement en cas d'anomalie, la surveillance se faisant par le praticien traitant

Question 14
Quels sont les buts de la surveillance dans le cas de ce patient ?
A Identifier une récidive ganglionnaire
B Vérifier l'application quotidienne de fluor sur les dents restantes
C Dépister une complication du traitement
D Encourager le patient dans ses efforts de sevrage
E Dépister une récidive linguale

Question 15
Quelles sont les complications les plus fréquentes de la radiothérapie délivrée à ce patient ?
A Sécheresse oculaire
B Raideur scapulaire
C Difficultés de déglutition
D Ostéoradionécrose des mâchoires
E Cataracte

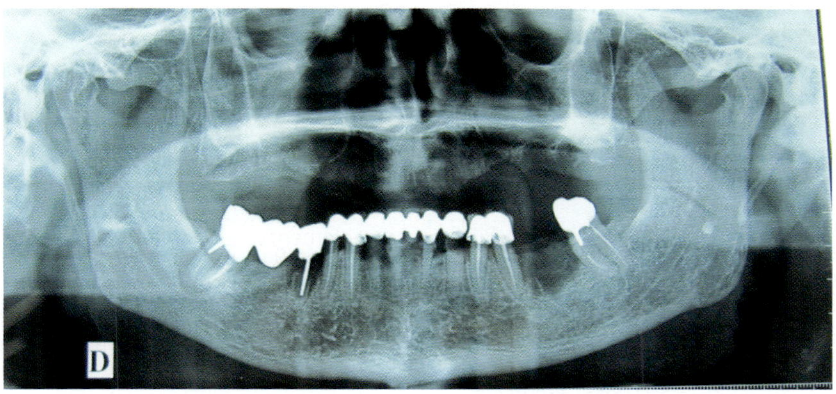

Fig. 14.7.

Dossier clinique 7

Une patiente de 65 ans se présente à votre consultation car elle a constaté récemment l'apparition d'une lésion antéro-latéro-linguale gauche qui est devenue douloureuse, bourgeonnante et saignotante lors de la prise d'aliments durs. L'interrogatoire vous révèle l'existence en lieu et place depuis plusieurs décennies d'une lésion blanche. La patiente vous avoue aussi une consommation de tabac (15 cigarettes par jour pendant 30 ans) et d'alcool (2 verres de vin à chaque repas) régulière.
L'examen clinique objective une lésion bourgeonnante faisant 2 sur 4 cm au bord libre de la langue gauche d'aspect très irrégulier (fig. 14.8).

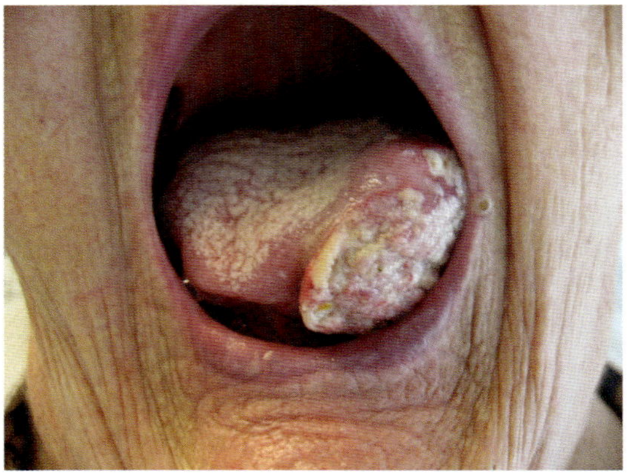

Fig. 14.8.

Sa palpation montre une induration sous la forme d'un socle périphérique dépassant les limites ulcérées.

Question 1
La consommation tabagique de cette patiente est :
A Trop faible pour présenter un facteur de risque vasculaire
B De 22 paquets-années
C De 18 paquets-années
D Peut avoir eu un rôle dans l'évolution de la lésion buccale
E De 30 paquets-années

Question 2
Par quoi votre examen clinique va-t-il devoir être systématiquement complété ?
A Un examen neurologique des paires crâniennes
B Une nasofibroscopie
C Une auscultation pulmonaire
D Une rhinoscopie antérieure
E La palpation des aires ganglionnaires cervicales

Question 3
Vous décidez de réaliser une biopsie au fauteuil.
Quel(s) est(sont) le(s) diagnostic(s) histologique(s) le(s) plus probable(s) ?
A Sarcome
B Carcinome épidermoïde *in situ*
C Carcinome épidermoïde invasif bien différencié
D Mélanome
E Carcinome épidermoïde invasif moyennement différencié

Question 4
Le diagnostic histologique de carcinome épidermoïde invasif moyennement différencié vous est communiqué huit jours plus tard.
Que prévoyez-vous ?
A Une angiographie des membres inférieurs
B Une tomodensitométrie cervicale
C Une épreuve d'effort
D Une tomodensitométrie abdominale
E Un orthopantomogramme

Question 5
Dans ce contexte, la panendoscopie des voies aérodigestives supérieures (VADS) :
A Est systématique
B Permet le diagnostic de lésions synchrones des VADS
C Se fait sous anesthésie locale
D Comprend l'examen de la muqueuse œsophagienne
E Ne permet pas la palpation précise de la lésion

Question 6
L'examen tomodensitométrique retrouve une adénopathie ronde à centre nécrotique du groupe III droit, isolée.
Qu'affirmez-vous ?
A Le ganglion est situé en sous-mental
B La lésion est classée T2N2bM0
C Le ganglion est probablement en rapport avec la tumeur de la langue
D Le ganglion est survenu du fait de l'anatomie du drainage lymphatique lingual
E Le traitement des aires ganglionnaires cervicales va être bilatéral

Question 7
Que va comprendre le reste du bilan préthérapeutique ?
A Une colonoscopie
B Un bilan nutritionnel
C Un bilan biologique préopératoire
D Une mammographie
E Un bilan dentaire

Question 8
L'annonce du diagnostic de tumeur maligne de la langue justifie :
A Une consultation médicale dédiée
B Un courrier recommandé
C Une prise en charge oncopsychologique systématique
D Une consultation d'annonce par une infirmière spécialisée
E La communication d'une fiche d'information sur le programme de soins

Question 9
La décision thérapeutique :
A Est le fait du praticien qui a établi le diagnostic
B Se fait au cours d'une réunion de concertation pluridisciplinaire
C Est l'occasion d'une inclusion systématique dans un essai thérapeutique
D Ne présente aucun caractère d'urgence
E Se fait en présence de la patiente

Question 10
La patiente vous questionne sur le sevrage tabagique et ses modalités.
Que lui indiquez-vous ?
A Que cela peut faire l'objet d'une prise en charge spécialisée
B Qu'il ne sera pas possible de lui fournir des substituts nicotiniques en raison de la présence de la lésion néoplasique avérée
C Qu'elle peut continuer à fumer compte tenu de son âge
D Qu'elle pourra reprendre le tabac après le traitement
E Que l'arrêt doit être total et définitif

Question 11
Si vous aviez vu cette patiente alors qu'elle était simplement porteuse d'une leucokératose de la muqueuse buccale, qu'aurait retrouvé votre examen clinique ?
A Une lésion blanche
B Une lésion souple
C Une lésion détachable au grattage
D Une lésion homogène
E Une lésion inhomogène

Question 12
Vous auriez pu agir sur les facteurs de risque d'apparition d'une lésion leucokératosique de la muqueuse buccale en lui :
A Faisant interrompre l'alcool
B Faisant interrompre le tabac
C Assurant un suivi dentaire
D Prescrivant de l'alprazolam
E Prescrivant de la vitamine D

Question 13
Cette patiente est ensuite perdue de vue à la suite du traitement de son épithélioma de la langue (associant chirurgie et radiothérapie). Vous la revoyez cinq ans après, alors qu'elle se présente en semi-urgence. Cette patiente, toujours aussi indisciplinée, poursuit une intoxication éthylotabagique notable. Elle se plaint depuis une dizaine de jours d'une douleur importante dans la région angulaire gauche limitant son alimentation. Il existe un léger trismus, la peau en regard de l'angle est inflammatoire. L'examen de la cavité buccale retrouve une dénudation mandibulaire postérieure, quelques dents restantes en mauvais état.
Quel(s) diagnostic(s) évoquez-vous ?
A Parotidite
B Ostéoradionécrose mandibulaire
C Récidive lésionnelle
D Phlegmon amygdalien
E Submandibulite

Question 14
Quel bilan programmez-vous dans un premier temps ?
A Artériographie des troncs supra-aortiques
B Orthopantomogramme
C Scintigraphie osseuse
D Sialographie
E Panendoscopie des VADS avec biopsies

Question 15
Que préconisez-vous sur le plan thérapeutique ?
A Une trachéotomie
B La pose d'une voie centrale
C La pose d'une sonde nasogastrique
D Une antalgie adaptée
E Une antibiothérapie à large spectre type pénicilline A + acide clavulanique

Dossier clinique 8

Une patiente de 32 ans vient vous voir pour une lésion pigmentée au niveau du décolleté (fig. 14.9).

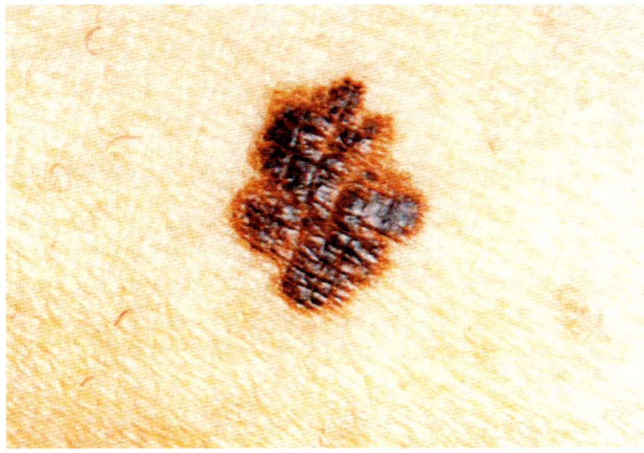

Fig. 14.9.

Question 1
Que recherchez-vous à l'interrogatoire en rapport avec un mélanome ?
A Des antécédents familiaux et personnels de mélanome
B Une notion de voyage à l'étranger
C Une exposition excessive et sans protection au soleil dans l'enfance
D La profession du patient
E Le nombre de grossesses

Question 2
Parmi ces critères, quels sont les facteurs de risques d'un mélanome ?
A Le nombre de nævus > 30
B La taille de nævus > 20 mm
C Les phototypes I et II
D Un nævus congénital
E Un antécédent de mélanome chez la maman

Question 3
À propos de l'épidémiologie des mélanomes, quelle(s) est (sont) la (les) proposition(s) correcte(s) ?
A Le mélanome est la tumeur cutanée maligne la plus sévère
B Son incidence est stable depuis les progrès du dépistage
C Son incidence est estimée à 5 à 10 nouveaux cas pour 100 000 personnes par an
D Avec les progrès des chimiothérapies, la mortalité due au mélanome diminue
E Les localisations préférentielles sont la région tête et cou dans 15 à 20 % des cas

Question 4

L'autodépistage est fondé sur les critères « ABCDE » :

A « A » pour Aspect général
B « B » pour Bords irréguliers
C « C » pour Caractère
D « D » pour Douleur
E « E » pour Évolution de la lésion

Question 5

Devant cette lésion du décolleté, que faites-vous ?

A Je ne fais pas de biopsie pour ne pas faire de cicatrice dans le décolleté de cette jeune femme
B Je fais une biopsie
C Je fais une exérèse complète avec une marge minimale (1 mm)
D Je fais une exérèse complète avec une marge de 1 cm car il s'agit très certainement d'un mélanome
E Je la surveille et la revois dans trois mois

Question 6

Quels critères histopronostiques vont orienter votre prise en charge ?

A Le type histologique : desmoplastique, nodulaire, SSM, acrolentigineux ou de Dubreuilh
B L'épaisseur de la tumeur : le Breslow
C L'activité de la tumeur : index mitotique
D La présence d'ulcération
E La présence de régression

Question 7

Les critères histopronostiques retrouvent une exérèse tangente du mélanome, un Breslow 2,3 mm, Clark et Mihn 4, sans ulcération ni régression et avec un index mitotique de 1/mm^2

Quel bilan faites-vous ?

A Un TEP-scan
B Une échographie axillaire
C Un scanner thoraco-abdomino-pelvien
D Un scanner cérébral
E Une échographie abdominale

Question 8

Le bilan d'extension ne retrouve pas de métastases ganglionnaires ou viscérales.

Proposez-vous à cette patiente un ganglion sentinelle ?

A Non, car le ganglion sentinelle ne fait pas partie des recommandations actuelles
B Oui, car il s'agit d'une patiente jeune
C Oui, dans le cadre d'un essai
D Non, car le ganglion sentinelle n'a pas prouvé d'amélioration de la qualité de prise en charge
E Oui, car le Breslow est supérieur à 1,5 et sans métastase clinique et radiologique

Question 9

Quelle marge chirurgicale doit être réalisée ?

A Pas de reprise chirurgicale
B Reprise des marges avec des marges à 5 mm
C Reprise chirurgicale avec des marges à 1 cm
D Reprise des marges avec des marges à 2 cm
E Reprise des marges avec des marges à 3 cm

Question 10

Quel traitement complémentaire doit être pratiqué (la patiente n'est pas incluse dans un essai thérapeutique) ?

A Aucun traitement complémentaire
B Une radiothérapie sur le lit tumoral
C Une chimiothérapie adjuvante
D Une immunothérapie ciblée de type vémurafénib
E Une surveillance clinique tous les trois mois par dermatologue

Question 11

Que pouvez-vous dire à la patiente quant aux risques de mélanome pour ses enfants ?

A Pas de risque plus élevé chez les enfants car un seul des parents a eu un mélanome
B Le risque est augmenté uniquement chez les sujets masculins
C Le risque de mélanome est augmenté chez le mari
D Le risque de mélanome est augmenté chez les enfants de la patiente
E Le risque n'est pas augmenté chez les enfants s'ils se protègent bien du soleil

Question 12

Quels conseils de prévention pouvez-vous lui donner ?

A Une protection solaire maximale avec écran total indice 50 toutes les deux heures lors d'une exposition
B une protection solaire uniquement entre 11 h et 15 h, à l'heure où le soleil est au zénith
C Pas de protection particulière car elle a déjà fait un mélanome
D Une autosurveillance en suivant la règle « ABCDE »
E Pas d'autosurveillance car elle voit le dermatologue régulièrement

Question 13

La patiente revient vous voir deux ans après pour une lésion pigmentée, sous-cutanée, environ 2 cm sous la cicatrice de l'exérèse initiale.

Quel est le seul examen à faire ?

A Un TEP-scanner
B Une échographie des aires ganglionnaires axillaires et inguinales
C Une biopsie de la lésion
D Une TDM thoracique
E Une IRM des tissus mous thoraciques

Question 14

La biopsie confirme la récidive de mélanome. Vous faites un bilan complet et vous retrouvez une atteinte pulmonaire et hépatique.

Après discussion en réunion de concertation pluridisciplinaire, que pouvez-vous proposer à la patiente ?

A des soins palliatifs car la patiente est métastatique
B Une exérèse complète de la récidive sous-cutanée afin de connaître son statut *BRAF*
C Une radiothérapie sur la récidive et les métastases
D Une chimiothérapie de type dacarbazine et fotémuscine en première intention
E Une immunothérapie de type vérumafénib en première intention

Dossier clinique 9

Un patient de 75 ans vient vous voir pour une lésion de la tempe droite, bourgeonnante, saignant au contact, de 3 cm de diamètre (fig. 14.10). Cette lésion évolue depuis six mois selon le patient.

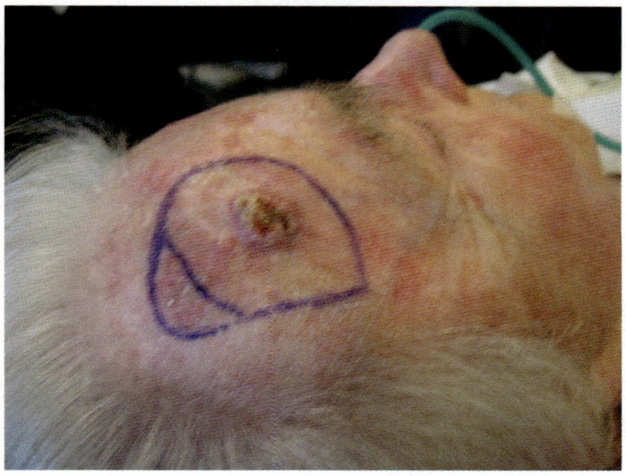

Fig. 14.10.

Question 1

Cliniquement, à quel type de lésion cela peut-il correspondre ?

- **A** Un nævus congénital
- **B** Un carcinome basocellulaire sclérodermiforme
- **C** Un carcinome épidermoïde cutané
- **D** Un angiome cutané
- **E** Un mélanome

Question 2

Votre examen clinique retrouve une impossibilité de relever les sourcils. Par ailleurs, le reste de la mobilité faciale est respecté.

Comment expliquez-vous cela ?

- **A** Une atteinte du muscle frontal par la tumeur
- **B** Une atteinte du rameau frontal du nerf facial par la tumeur
- **C** Une atteinte du nerf sus-orbitaire par la tumeur
- **D** Un envahissement intracérébral par la tumeur
- **E** Il s'agit d'un patient âgé qui présente certainement une dégénérescence musculaire ou une séquelle d'AVC passé inaperçu

Question 3

Quel est le seul examen qui vous confirmera le diagnostic ?

- **A** L'examen au dermatoscope
- **B** L'échographie de la lésion
- **C** L'IRM de la lésion
- **D** Le TEP-scan qui permet de voir si la lésion fixe
- **E** La biopsie sous anesthésie locale

Question 4

La biopsie confirme le diagnostic de carcinome épidermoïde cutané (CEC, ou carcinome spinocellulaire). Quels sont les facteurs de risque de ce carcinome ?

- **A** L'exposition solaire cumulative
- **B** L'âge
- **C** Les plaies chroniques
- **D** Les phototypes IV et V
- **E** Les zones cutanées protégées telles que le tronc et les cuisses

Question 5

Parmi ces lésions, lesquelles sont des lésions précancéreuses de CEC ?

- **A** La kératose actinique
- **B** La kératose séborrhéique
- **C** Le pilomatricome
- **D** La leucoplasie
- **E** La maladie de Bowen

Question 6

En ce qui concerne l'épidémiologie des CEC, quelle(s) est (sont) la (les) proposition(s) correcte(s) ?

- **A** La prévalence des CEC est stable
- **B** La prévalence des CEC est en baisse grâce aux moyens préventifs de protection contre le soleil
- **C** La prévalence des CEC est en augmentation
- **D** L'incidence est stable depuis 20 ans
- **E** L'incidence est en augmentation

Question 7

Quel bilan d'extension local de première intention faites-vous pour ce patient ?

- **A** Une IRM parotidienne
- **B** Une TDM cervico-faciale
- **C** Un TEP-scan
- **D** Une TDM thoracique
- **E** Une TDM cérébrale

Question 8

Le bilan retrouve une adénopathie de 15 mm, suspecte dans la parotide superficielle droite. Le dossier du patient est étudié en réunion de concertation pluridisciplinaire.

Quel traitement proposez-vous en première intention ?

- **A** Une parotidectomie superficielle, un examen extemporané puis une totalisation et un curage ganglionnaire cervical
- **B** Une chirurgie d'exérèse de la lésion avec des marges à 1 cm
- **C** Une cryothérapie
- **D** Une radiothérapie exclusive sur le lit tumoral et la parotide car le patient est âgé
- **E** Une chimiothérapie car le patient est métastatique

Question 9

L'examen anatomopathologique confirme le diagnostic de CEC d'exérèse complète large avec des marges les plus proches à 7 mm pour la lésion de la tempe droite. Il existe des engainements périnerveux et une infiltration nerveuse. L'adénopathie parotidienne est une adénopathie métastatique de CEC sans rupture capsulaire classée 1 N + RC + /7 N parotidien. Il n'y a pas d'adénopathie cervicale métastatique au niveau II.

Que proposez-vous au patient ?

- **A** Une discussion du dossier en réunion de concertation pluridisciplinaire
- **B** Une chimiothérapie adjuvante après bilan oncogériatrique
- **C** Une radiothérapie sur le lit tumoral

D Une radiothérapie sur les aires ganglionnaires
E Une surveillance exclusive mais rapprochée tous les trois mois par son médecin généraliste

Question 10

Le patient bénéficie de son traitement adjuvant préconisé par la réunion de concertation pluridisciplinaire puis un suivi assidu auprès de son dermatologue.
Détaillez ce suivi :

A Surveillance clinique tous les six mois par son dermatologue
B Surveillance clinique tous les trois mois par son dermatologue
C Surveillance clinique tous les ans par son dermatologue
D Surveillance échographique parotidienne et cervicale tous les six mois
E Surveillance IRM parotidienne et cervicale tous les ans

Question 11

Son dermatologue vous le réadresse deux ans plus tard pour une masse cervicale de 3 cm de diamètre, dure, sus-omohyoïdienne droite fixée au plan profond, apparue il y a deux mois selon le patient. Vous évoquez naturellement une métastase cervicale de son CEC.
Que faites-vous ?

A Une présentation du dossier en réunion de concertation pluridisciplinaire et bilan d'extension complet
B Une adénectomie à visée diagnostique et un examen anatomopathologique extemporané
C Un curage d'emblée devant le caractère suspect de la lésion
D Une réirradiation
E Une chimiothérapie

Question 12

Ce patient est opéré et vous le surveillez. Lors d'une des consultations, il vous amène son épouse. Elle est âgée de 82 ans, et vient vous voir parce qu'elle présente à son tour une lésion sur la tempe de 1 cm de diamètre, nodulaire, qui ne saigne pas au contact, apparue il y a quelques mois et qu'elle a négligée pour s'occuper de son mari. Elle vous explique que, comme son mari, elle faisait les marchés et était donc souvent exposée au soleil. Cette lésion est perlée, légèrement télangiectasique en son centre, non douloureuse, et son évolution est lente. Il n'y a pas d'adénopathie retrouvée au niveau parotidien et cervical (fig. 14.11).
Quel diagnostic vous évoque cette lésion ?

A Un CEC, comme son mari
B Un carcinome basocellulaire
C Un carcinome de Merkel
D Un angiome veineux
E Un mélanome

Question 13

Le diagnostic de carcinome basocellulaire nodulaire est confirmé après résultat de la biopsie.

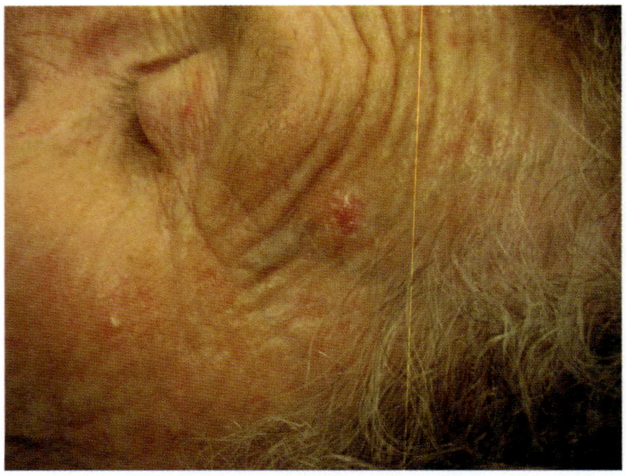

Fig. 14.11.

Quel bilan d'extension préconisez-vous pour cette patiente ?

A Une TDM crânienne afin de voir s'il existe une atteinte osseuse en profondeur
B Une échographie parotidienne bilatérale et cervicale bilatérale pour éliminer une adénopathie métastatique
C Pas d'examen complémentaire
D Une TDM cervico-faciale
E Une TDM thoracique

Question 14

Vous allez réaliser une exérèse chirurgicale de la lésion. Quelles marges sont recommandées pour ce type de lésions ?

A Une exérèse sans marge car il s'agit d'une tumeur de faible malignité
B Une exérèse avec des marges à 4 mm
C Une exérèse avec des marges à 6 mm
D Une exérèse avec des marges à 10 mm
E Une exérèse avec des marges à 2 cm

Question 15

Le carcinome basocellulaire est une tumeur à faible risque de récidive. Cependant, il existe des lésions dont le potentiel agressif est plus élevé.
Quelles sont-elles ?

A La lésion survenant chez une personne de plus de 80 ans
B La localisation péri-orificielle au niveau du visage
C Le sous-type histologique « nodulaire »
D La taille > 1 cm des localisations frontale et jugale
E Le type scérodermiforme

Question 16

Quel suivi dermatologique adopter pour cette patiente, après une exérèse complète ?

A Pas de suivi particulier compte tenu de l'âge de la patiente et du caractère peu agressif de cette tumeur
B Un suivi clinique tous les trois mois
C Un suivi clinique tous les six mois
D Un suivi clinique tous les douze mois
E Un suivi échographique tous les six mois

Question 17
Mise à part la chirurgie, quels sont les autres moyens thérapeutiques que l'on peut mettre en œuvre dans le cadre de CBC ?
A La radiothérapie externe
B La chimiothérapie intraveineuse après bilan onco-gériatrique
C La chimiothérapie *per os* de type vismodégib
D La photothérapie pour les carcinomes basocellulaires superficiels
E L'imiquimob (Aldara®) en application locale et quotidienne pendant six semaines

Dossier clinique 10

Monsieur M., 23 ans, vous est adressé par votre confrère odontologiste pour la prise en charge d'une tuméfaction cervicale intéressant la région submandibulaire droite, se poursuivant à la partie antérieure de la région sous-mentale (fig. 14.12).

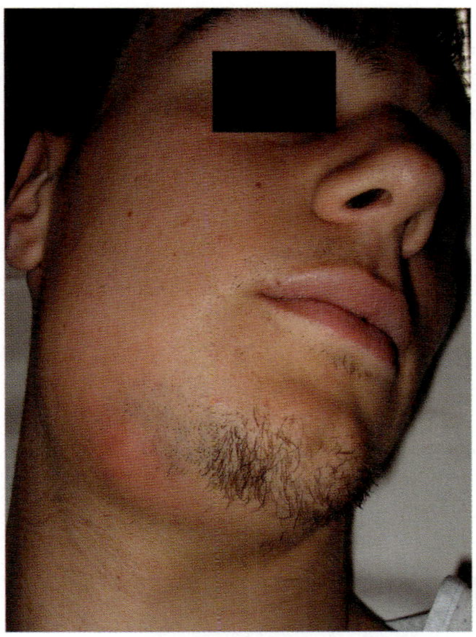

Fig. 14.12.

Cette tuméfaction est apparue il y a un peu plus de trois jours et s'est majorée progressivement malgré la prise de paracétamol et de kétoprofène. Elle fait suite à des douleurs mandibulaires droites ressenties par le patient depuis huit jours, mais qui jusque-là étaient maîtrisées par les médicaments. Il s'agit d'une tuméfaction ferme et extrêmement douloureuse à la palpation. Vous notez au niveau de la dent n° 47 une couronne délabrée, malgré une ouverture buccale limitée. Monsieur M. vous signale par ailleurs être traité pour un diabète insulinodépendant depuis l'âge de 15 ans. Le patient est fébrile à 38,5 °C et se plaint de nausées.

Question 1
Sur le plan facial, quelles sont vos hypothèses diagnostiques ?
A Réaction à une piqûre de guêpe
B Staphylococcie maligne de la face
C Submandibulite chronique
D Cellulite d'origine dentaire
E Hernie salivaire

Question 2
Quels sont les arguments en faveur d'une cellulite d'origine dentaire ?
A Nausées
B Douleurs dentaires dans les jours précédents
C Couronne délabrée de la dent n° 47
D Œdème cervical haut
E Apyrexie

Question 3
La dent n° 47 :
A Est une prémolaire
B Est une molaire
C A deux racines
D Est une dent définitive
E Est une dent maxillaire

Question 4
Le caractère rouge, ferme et douloureux de la tuméfaction submandibulaire :
A Est classique dans les cellulites d'origine dentaire au stade collecté
B Doit faire suspecter une lithiase salivaire
C Incite à une hospitalisation en urgence
D Va céder avec de la glace et des antibiotiques
E Est le signe d'une périwhartonite associée

Question 5
Quels signes recherchez-vous pour étayer l'origine dentaire de cette infection des tissus mous cervicaux ?
A Un test de vitalité pulpaire négatif sur la dent n° 47
B Un trismus
C Une douleur lorsque le patient penche sa tête en bas
D Une anesthésie du nerf V3 gauche
E Une voussure vestibulaire en regard de la dent n° 47

Question 6
Quelles sont les complications graves des cellulites cervicales ?
A La médiastinite
B La thrombophlébite du sinus caverneux
C La dyspnée par œdème des voies aériennes supérieures
D La septicémie
E L'amaurose

Question 7
Quels examens radiologiques prescrivez-vous ?
A Un orthopantomogramme (ou panoramique dentaire)
B Une incidence face basse
C Une incidence de Blondeau
D Un cliché rétroalvéolaire centré sur 47
E Un scanner cervico-facial

Question 8

Voici le panoramique dentaire (fig. 14.13).
Que vous permet d'affirmer son analyse ?

A Ce patient est porteur de toutes ses dents
B La dent n° 18 est incluse
C La dent n° 21 a bénéficié d'un soin dentaire
D La dent n° 26 est profondément cariée
E Il n'y a pas de lésion aux apex de la dent n° 47

Question 9

Quelle est votre conduite à tenir en urgence ?

A Une prise de rendez-vous en externe chez son dentiste, dans la semaine
B Une consultation anesthésique
C Une prescription d'un bilan biologique sanguin de débrouillage
D L'application de vessies de glace sur la joue
E Une prescription d'anticoagulants type Aryxtra®

Question 10

Concernant la prise en charge chirurgicale de ce patient, quelle(s) est (sont) la (les) proposition(s) correcte(s) ?

A Elle nécessitera une anesthésie
B Elle comprendra une avulsion de la dent responsable
C Elle comprendra un drainage de la collection
D Elle s'accompagnera de la prescription d'une antibiothérapie à large spectre
E Elle comprendra l'interruption du kétoprofène

Question 11

Compte tenu de son problème dentaire, le patient vous explique qu'il a arrêté de s'alimenter et d'injecter son insuline.
Vous allez probablement :

A Dépister une hypoglycémie
B Dépister une acidocétose
C Perfuser ce patient avec du sérum physiologique
D Perfuser ce patient avec du sérum glucosé
E Dépister une insuffisance rénale fonctionnelle

Question 12

Quels sont les organes dont la fonction est le plus souvent lésée par ce type de diabète ?

A Le foie
B L'œil
C Le rein
D L'os
E Le poumon

Question 13

Quels sont les facteurs de risque avérés du diabète de type 1 ?

A Les facteurs génétiques
B L'alimentation riche en lipides
C L'alimentation riche en glucides
D Les facteurs auto-immuns
E Les prises antibiotiques multiples

Question 14

Vous complétez votre examen clinique chez ce patient diabétique en recherchant plus spécifiquement :

A Une évaluation de la sensibilité superficielle
B Une recherche des pouls des membres inférieurs
C Une auscultation thoracique
D Une recherche d'un nystagmus
E La réalisation d'un fond d'œil

Question 15

Vous complétez votre bilan biologique chez ce patient diabétique en recherchant plus spécifiquement :

A Un pic monoclonal à l'électrophorèse des protéines
B Un dosage de l'hémoglobine A1c
C Un dosage des ANCA
D Une recherche des anticorps antiphospholipides
E Un calcul de la protéinurie des 24 heures

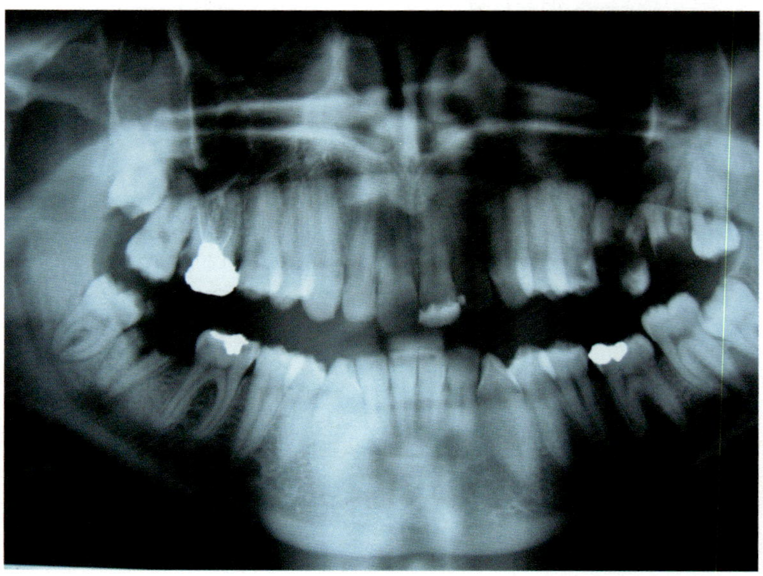

Fig. 14.13.

Dossier clinique 11

Vous recevez à votre consultation, Monsieur D., viticulteur retraité, 71 ans, avec cette lésion au niveau de la face (fig. 14.14). Il vous rapporte que cette lésion est apparue il y a 2 mois. À l'examen clinique, vous palpez également une adénopathie dure au niveau cervical droit. Il présente comme antécédent une greffe rénale en 2004, une HTA, une hypercholestérolémie.

Question 1

Que recherchez-vous à l'interrogatoire ?

- **A** Des antécédents d'expositions solaires
- **B** Des antécédents de VIH
- **C** Un contexte de greffe d'organe
- **D** L'évolutivité de la lésion
- **E** Des antécédents de cancers cutanés

Question 2

Comment décririez-vous la lésion sur les photographies présentées ?

- **A** Lésion nodulaire avec un aspect perlé des berges
- **B** Lésion bourgeonnante pédiculée
- **C** Lésion ulcérobourgeonnante
- **D** Lésion atteignant probablement l'os maxillaire du secteur 1
- **E** La lésion se situe dans une zone anatomique de bon pronostic

Question 3

Que recherchez-vous à l'examen clinique ?

- **A** Taille de la lésion
- **B** Extension en profondeur avec atteinte osseuse éventuelle
- **C** Adhérence au plan profond
- **D** Déficit nerveux
- **E** Adénopathie cervicale

Question 4

Que vous attendez-vous à trouver sur le prélèvement histologique de ce patient ?

- **A** Prolifération de cellules basaloïdes de grande taille organisées en lobules ou travées mal limités
- **B** Carcinome épidermoïde cutané *in situ*
- **C** Prolifération de cellules kératinocytaires organisées en lobules ou travées mal limités
- **D** Présence de cellules mélanocytaires sous forme de globes cornés
- **E** Index mitotique élevé sans atypies cytonucléaires

Question 5

Dans le cadre de cette lésion, quel est le bilan paraclinique à réaliser si vous le jugez nécessaire ?

- **A** Aucun examen paraclinique
- **B** TDM cervico-faciale et thoracique avec injection de produit de contraste iodé
- **C** Uniquement une échographie des aires ganglionnaires cervicales
- **D** Scintigraphie osseuse
- **E** Panoramique dentaire

Question 6

Vous réalisez un prélèvement avec une « carotte » de 1 cm d'épaisseur. L'histologie vous répond : « Prolifération de cellules kératinocytaires organisées en lobules atteignant l'hypoderme au sein d'un stroma inflammatoire fibreux abondant sur toute la hauteur de la biopsie. Il existe des mitoses nombreuses avec un index de différenciation faible. Il existe également des engainements péri-nerveux sans emboles vasculaires. Conclusion : carcinome épidermoïde cutané desmoplastique. »

Dans le cadre de cette lésion spécifiquement, quels sont les facteurs de mauvais pronostic histologiques ?

- **A** Une épaisseur > 3 mm
- **B** L'invasion péri-nerveuse
- **C** Le faible degré de différenciation cellulaire
- **D** La présence d'emboles vasculaires
- **E** L'index mitotique élevé

Question 7

Quelles auraient pu être les solutions pour éviter cette pathologie ?

- **A** Le dépistage systématique du carcinome épidermoïde cutané et de ses précurseurs recommandés après 40 ans

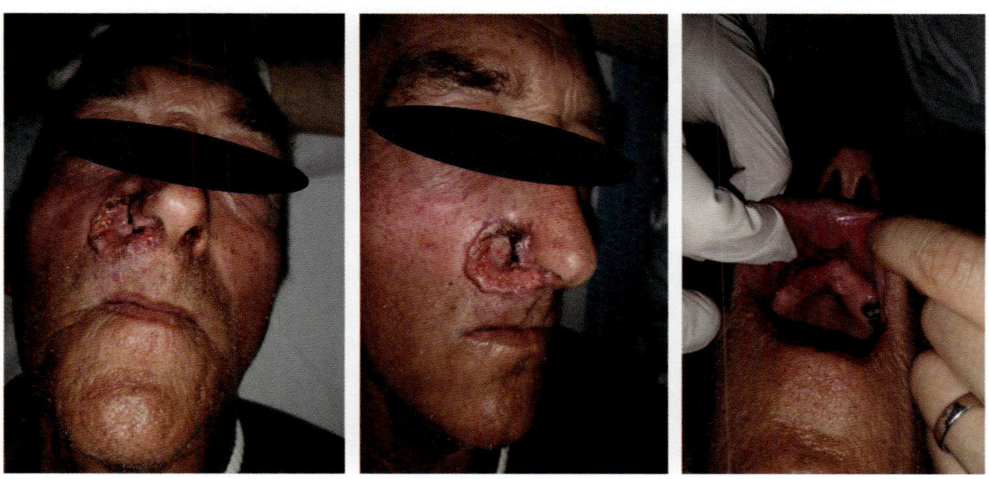

Fig. 14.14.

B Porter un chapeau lorsqu'il travaillait dans les vignes
C Protection solaire par crème
D Prise en charge chirurgicale précoce d'une lésion précancéreuse
E Protection solaire dès l'enfance

Question 8

Le patient est finalement opéré de ce CEC avec curage cervical homolatéral droit. Il bénéficie d'une radiothérapie adjuvante.
Quelle surveillance mettez-vous en place ?

A Comme il s'agit d'un CEC du groupe 1, il convient de mettre en place une surveillance par examen clinique annuel pendant au moins 5 ans
B Comme il s'agit d'un CEC du groupe 2, il convient de réaliser un examen clinique tous les 3 à 6 mois pendant une durée de 5 ans
C Comme il s'agit d'un CEC du groupe 2, il convient de réaliser une échographie des aires ganglionnaires cervicales tous les 6 mois pendant 5 ans
D Une échographie des aires ganglionnaires cervicales est primordiale tous les ans à tous les 2 ans à vie
E L'examen clinique à réaliser dans ce contexte-là doit se faire tous les mois pendant 6 mois puis tous les 3 mois pendant 1 an puis tous les 6 mois pendant 2 ans et de façon annuelle à vie ensuite

Question 9

Le patient revient 3 mois après la fin du traitement avec de nouveau une lésion de 1 cm ulcérobourgeonnante au niveau labiale à la limite de la zone de la première exérèse chirurgicale.
Quelle(s) est (sont) la (les) proposition(s) correcte(s) ?

A La zone en question n'est pas une zone à haut risque de récidive
B Il s'agit probablement d'une récidive de son CEC
C L'atteinte osseuse initiale était un facteur de mauvais pronostic et classait la lésion dans les CEC à haut risque de récidive
D La reprise chirurgicale reste le traitement de référence en l'absence d'autres lésions à distance
E Cette récidive est un critère de mauvais pronostic pour ce patient

Question 10

Vous réalisez de nouveau un bilan d'extension et vous constatez qu'il existe à nouveau des adénopathies cervicales mais cette fois-ci controlatérales avec plusieurs nodules pulmonaires.
Quelle(s) est (sont) la (les) proposition(s) correcte(s) ?

A Il s'agit d'une métastase ganglionnaire et pulmonaire de son CEC
B Il s'agit probablement de métastases ganglionnaires et pulmonaires de son CEC
C Ce stade de cancer relève d'une nouvelle chirurgie avec curage ganglionnaire cervical et lobectomie pulmonaire
D Une chimiothérapie peut être proposée au stade métastatique
E Les nodules pulmonaires sont probablement en rapport un cancer du poumon primitif
F Le CEC est un cancer très lymphophile, c'est en partie pour cela que ce patient a présenté de nouveau des adénopathies

Dossier clinique 12

Une patiente de 65 ans est adressée aux urgences pour apparition brutale d'une paralysie faciale droite deux heures auparavant. Il n'y avait aucun prodrome. Par ailleurs, la patiente présente un diabète de type 2 depuis dix ans traité par metformine, une hypertension artérielle traitée par inhibiteur calcique et bêtabloquant, ainsi qu'une endartériectomie carotidienne droite il y a six ans. Elle est également sous Kardégic®.

Question 1

Quel examen réalisez-vous en urgence ?

A Un ECG
B Un holter-ECG
C Une IRM cérébrale
D Un écho-doppler des axes carotidiens
E Une échographie cardiaque

Question 2

Quelle hypothèse diagnostique devez-vous suspecter en priorité devant ce tableau clinique ?

A Une paralysie faciale d'origine métabolique sur son diabète
B Une paralysie faciale d'origine vasculaire sur un accident vasculaire cérébrale
C Une paralysie faciale tumorale sur une tumeur parotidienne
D Une paralysie faciale sur un probable méningiome de l'angle pontocérébelleux
E Une paralysie faciale *a frigore*

Question 3

Finalement, l'IRM est normale de même que le reste du bilan vasculaire. Cela élimine donc l'étiologie vasculaire. L'interrogatoire retrouve une perte de poids de 6 kg depuis deux mois. La patiente se plaint également d'une sorte d'engourdissement de l'hémiface homolatérale d'apparition progressive.
Quels examens faut-il réaliser dans le cadre de son bilan étiologique ?

A Une échographie parotidienne
B Une hémoglobine glyquée
C Les sérologies EBV
D Un scanner thoraco-abdomino-pelvien
E Une échographie thyroïdienne

Question 4

Anatomiquement, la glande parotide est située :

A En dessous de la mastoïde
B En avant du conduit auditif externe
C En dessous du tronc du nerf facial
D En dessous de l'arcade zygomatique
E En dehors de la carotide externe

Question 5

Quant au nerf facial :

A Il prend son origine au niveau du tronc cérébral
B Il accompagne le nerf VI (nerf abducteur) dans son trajet intracrânien
C Dans sa partie exocrânienne, il scinde la glande parotide en lobes inférieur et supérieur
D Il présente trois parties dans sa portion intrapétreuse : labyrinthique, tympanique et mastoïdienne
E Il sort de la base du crâne par le trou stylomastoïdien

Question 6

Finalement, concernant la patiente, aucune étiologie n'est retrouvée et est donc retenue le diagnostic de paralysie faciale *a frigore*.
Quel traitement lui proposez-vous ?

A Une antibiothérapie à large spectre de type amoxicilline-acide clavulanique afin de couvrir des germes résistants
B Une corticothérapie à la dose de 1 mg/kg
C Une anticoagulation efficace dans le cadre de son syndrome métabolique
D Une protection oculaire par de la vitamine A
E Des larmes artificielles

Question 7

La patiente n'a pas de récupération de sa paralysie faciale au bout de quatre mois.
Que faites-vous ?

A Rien
B Un EMG afin de voir le potentiel de récupération
C Une intervention chirurgicale de type réanimation du sourire par anastomose VII–VII
D Une IRM cérébrale
E Un scanner de la parotide

Question 8

Six ans plus tard, vous êtes installé en ville et cette même patiente vient vous voir avec une paralysie frontale controlatérale. Cliniquement, vous constatez une voussure prétragienne.
Quels sont les critères cliniques en faveur d'une étiologie tumorale maligne chez cette patiente ?

A Apparition progressive de la paralysie faciale
B Perte de poids récente
C Voussure du pôle inférieur de la parotide
D Fièvre
E Kératite

Dossier clinique 13

Une patiente de 53 ans se présente à votre consultation pour lésion endobuccale apparue il y a quelques mois (fig. 14.15). Elle est représentante commerciale, mariée, et a deux enfants. Elle présente comme principaux antécédents un tabagisme actif (15 paquets-années), une cholécystectomie il y a 4 ans ; elle ne prend aucun traitement. À l'examen clinique, elle présente une tension artérielle à 130/70 mmHg, pèse 69 kg pour 1,65 m et présente une lésion bien circonscrite de la commissure intermaxillaire gauche, ne partant pas au grattage. Le reste de l'examen clinique est strictement normal, avec notamment des aires ganglionnaires cervicales libres.

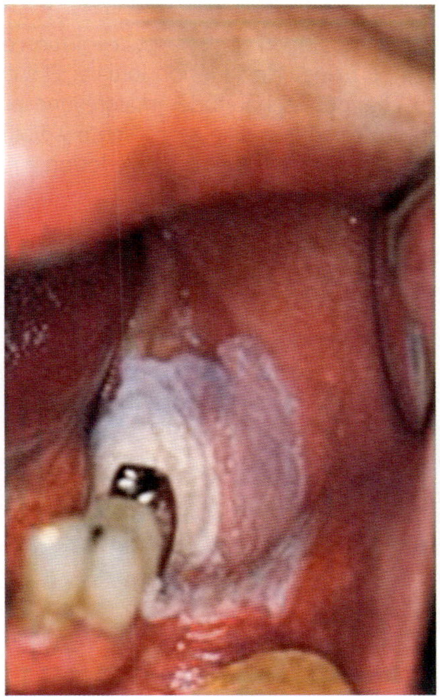

Fig. 14.15.

Question 1

Que vous évoque la lésion présentée par cette patiente ?

A Un lichen plan
B Une leucoplasie homogène
C Une leucoplasie verruqueuse proliférative
D Une érythroplasie
E Un carcinome épidermoïde

Question 2

La patiente est persuadée que c'est un cancer, d'autant plus qu'elle reconnaît avoir une consommation en vin trop élevée (une bouteille par jour).
Quel(s) facteur(s) de risque de cancer de la cavité buccale présente cette patiente ?

A Le tabagisme
B L'éthylisme chronique
C Le surpoids
D Le sexe féminin
E La présence d'une lésion muqueuse bénigne à potentiel malin

Question 3

Vous la rassurez quant à l'aspect actuel de la lésion (leucoplasie simple).
Quel peut être l'évolution de ce type de lésion ?

A La régression
B La stabilité
C L'apparition d'une forme inflammatoire et érosive
D Un cancer *in situ*
E Un carcinome épidermoïde invasif

Question 4

Vous la suivez de façon annuelle et l'évolution est plutôt stable au niveau de sa lésion initiale. Elle n'a que très peu changé ses habitudes malgré une prise en charge addictologique. Elle se présente à vous suite à l'apparition récente d'une nouvelle lésion endobuccale (fig. 14.16).

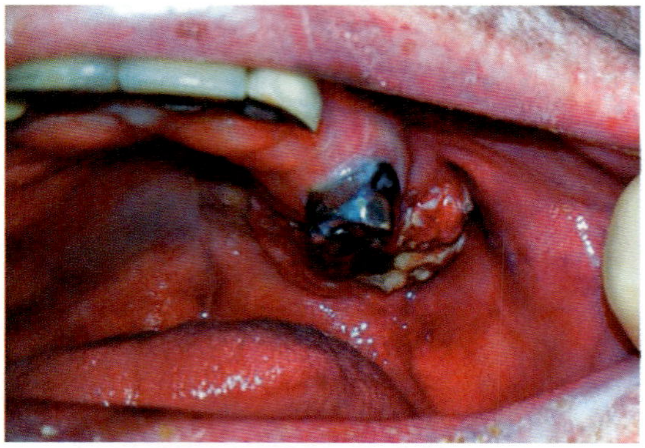

Fig. 14.16.

Quel(s) diagnostic(s) évoquez-vous ?

A Une diapneusie
B Une mucocèle
C Un carcinome épidermoïde gingival
D Un lichen plan érosif
E Un torus maxillaire

Question 5

Vous évoquez la possibilité de carcinome épidermoïde. Que savez-vous à propos de ce type de lésion ?

A Elle peut disparaître spontanément
B C'est une lésion fortement lymphophile
C C'est une lésion nécessitant un bilan d'extension avant toute prise en charge thérapeutique
D Elle nécessite une confirmation histologique en urgence
E Ce type histologique est retrouvé dans moins de 60 % des cas de cancer de la cavité buccale

Question 6

La biopsie confirme le diagnostic de carcinome épidermoïde invasif.

Parmi les examens suivants, quel(s) est (sont) celui (ceux) recommandés(s) chez cette patiente avant la présentation du dossier en réunion de concertation pluridisciplinaire (RCP) ?

A Une échographie cervicale
B Un scanner thoracique
C Une IRM cervico-faciale
D Une scintigraphie osseuse
E Une fibroscopie œsogastroduodénale.

Question 7

Vous lui expliquez la nécessité de réaliser une panendoscopie des VADS.

Que lui dites-vous à propos de cet examen ?

A C'est un examen sous anesthésie locale
B Il permet le dépistage de lésions synchrones des VADS
C Il permet d'examiner la tumeur de façon indolore pour le patient
D Il complète le bilan radiologique
E Il permet d'évaluer la topographie de la tumeur en vue du traitement

Question 8

Le bilan d'extension de ce carcinome épidermoïde retrouve une lésion de 4 cm de grand axe de la tubérosité maxillaire droite, atteignant la ligne médiane, avec ostéolyse maxillaire causant une communication bucco-sinusienne, sans extension aux muscles ptérygoïdiens. Trois ganglions bien circonscrits mais d'allure pathologique, <3 cm, sont observés dans l'aire submandibulaire droite. Aucune autre lésion à distance n'est observée.

Quel est le stade de ce cancer selon la classification TNM (AJCC, 8e version) ?

A T2
B Nx
C N1
D M0
E Mx

Question 9

Son dossier est discuté en réunion de concertation pluridisciplinaire.

Que savez-vous de ce type de concertation ?

A Elle permet de statuer sur le plan thérapeutique envisageable
B Elle est obligatoire avant d'entreprendre le traitement
C Elle prend en compte la résécabilité chirurgicale de la tumeur
D Elle prend en compte l'opérabilité et l'état général de la patiente
E Elle est constituée notamment d'un radiologue

Question 10

La décision thérapeutique en RCP est de pratiquer une exérèse chirurgicale première associée à un curage cervical bilatéral et une reconstruction.

Lors de votre consultation pour lui annoncer la proposition thérapeutique vous informez la patiente :

A De façon claire loyale et appropriée
B En présence de la personne de confiance, qui est obligatoire
C Que la radiothérapie peut être nécessaire en postopératoire
D Que la chimiothérapie peut être nécessaire en postopératoire
E Des autres possibilités thérapeutiques en cas de refus

Question 11

Suite à la chirurgie, au vu de l'envahissement osseux, un traitement adjuvant par radiothérapie est décidé.

Quelle(s) complication(s) aiguë(s) est (sont) possible(s) lors de ce traitement ?

A Une épithélite

B Une agueusie
C Une mucite
D Une candidose buccale
E Une xérostomie

Question 12
La patiente vous demande comment se déroulera la radiothérapie.
Que lui répondez-vous ?
A Elle sera délivrée avant la chirurgie
B Elle s'étalera sur plusieurs semaines (5 à 7 semaines)
C Elle repose sur le fractionnement des doses
D Elle nécessite un bilan odontologique préthérapeutique
E Elle peut être responsable d'un trismus chronique

Question 13
Lors d'une des consultations de contrôle dix-huit mois après la fin du traitement (chirurgie suivie d'une radiochimiothérapie), la patiente se plaint d'une douleur suite à l'extraction de la dent n° 43 trois mois auparavant. Vous remarquez une ulcération muqueuse sur le site d'extraction avec exposition osseuse.
Quel(s) diagnostic(s) devez-vous évoquer et que faites-vous ?
A Une récidive du carcinome épidermoïde
B Une ostéoradionécrose mandibulaire
C Une prescription d'une radiographie panoramique dentaire à la recherche d'une lyse osseuse
D La réalisation une biopsie
E Une surveillance clinique simple à trois mois

Question 14
Le diagnostic est finalement celui d'une ostéoradionécrose.
Que dites-vous à la patiente à propos de cette maladie ?
A C'est une complication liée à la radiothérapie
B Elle ne survient que très rarement plus d'un an après la fin du traitement
C Elle peut occasionner des fractures spontanées sur os pathologique
D Elle peut être déclenchée par un traumatisme local
E C'est une pathologie qui peut également atteindre l'os maxillaire

Question 15
Un curetage chirurgical permet d'obtenir une cicatrisation locale satisfaisante.
Que dites-vous à la patiente quant à l'évolution et au suivi de cette ostéoradionécrose mandibulaire ?
A Une surveillance odontologique pluriannuelle est indispensable
B Le port des gouttières fluorées peut être arrêté
C Une bonne hygiène buccodentaire stricte doit être poursuivie à vie
D Le risque de récidive est exceptionnel
E Elle peut causer une fistule cutanée locale en cas d'évolution

Question 16
Lors du suivi, vous observez l'apparition d'une masse cervicale droite isolée, fixée et indolore, sans inflammation cutanée en regard. Vous demandez une imagerie en urgence et obtenez le résultat suivant (fig. 14.17).
À quoi correspond cette imagerie et que remarquez-vous ?
A C'est un scanner cervico-facial injecté
B Les clichés présentés sont une coupe axiale et une coupe coronale
C La lésion refoule le cartilage laryngé
D La flèche montrant la lésion sur les deux coupes évoque une métastase ganglionnaire cervicale droite
E La flèche montre une lésion en arrière de la veine jugulaire interne droite

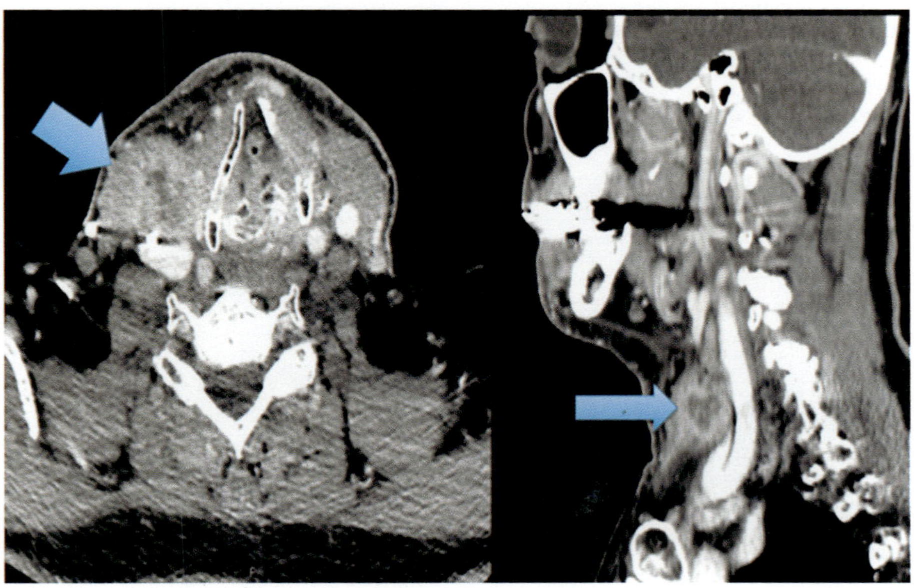

Fig. 14.17.

Dossier clinique 14

Vous voyez une patiente de 67 ans pour une tuméfaction non douloureuse de l'angle mandibulaire gauche évoluant depuis plusieurs semaines.

Question 1

Quel est le seul signe qui vous fait suspecter une lésion intraosseuse maligne ?

A Une limitation de l'ouverture buccale
B Une paralysie faciale
C Une fracture mandibulaire
D Une mobilité dentaire
E Un trouble de l'articulé dentaire

Question 2

Parmi les examens complémentaires ci-dessous, lesquels demandez-vous en premier ?

A Cliché occlusal
B Cliche rétroalvéolaire
C Panoramique dentaire
D *Cone Beam*
E IRM

Question 3

Vous réalisez un orthopantomogramme (fig. 14.18). Que permet d'affirmer son analyse ?

A La dent n° 25 a un traitement endodontique
B La dent n° 38 est incluse
C Il existe un kyste au niveau de l'angle mandibulaire droit
D Il existe un granulome au niveau de l'angle mandibulaire
E Il existe un bridge entre les dents n° 34 et n° 37

Question 4

Afin de mieux analyser les lésions, vous effectuez une tomodensitométrie (fig. 14.19).
Compte tenu des résultats, vous diriez que :

A Il existe une lésion ostéolytique
B Les contours sont mal limités
C Il existe une réaction périostée avec des spicules
D Il s'agit d'un kyste inflammatoire
E Il s'agit d'un kyste dentigère

Question 5

Dans le cas de cette patiente :

A Le panoramique dentaire et la tomodensitométrie suffisent
B Une IRM est nécessaire pour analyser l'extension en dehors et en dedans de la mandibule
C Une scintigraphie au technétium 99 est nécessaire pour savoir s'il s'agit d'une tumeur polyostotique
D Un TEP-scan est nécessaire pour rechercher d'autres localisations
E Il faut effectuer une tomodensitométrie avec injection de produit de contraste

Question 6

Concernant les kystes des mâchoires, quelle(s) est (sont) la (les) proposition(s) correcte(s) ?

A Les kystes inflammatoires sont les plus fréquents
B Le kyste apical a pour origine des débris épithéliaux
C Dans le kyste résiduel, la dent causale est présente
D Le kyste folliculaire est d'origine inflammatoire
E Radiologiquement, le kyste est radio-opaque

Question 7

Concernant les kystes épidermoïdes des mâchoires (kératokystes), quelle(s) est (sont) la (les) proposition(s) correcte(s) ?

A Les kystes épidermoïdes sont liés à des anomalies du développement
B Les kystes épidermoïdes sont comme les carcinomes épidermoïdes
C La localisation maxillomandibulaire fait rechercher une neurofibromatose de type 1
D La localisation maxillomandibulaire fait rechercher un syndrome de Gorlin
E La localisation maxillomandibulaire faire rechercher une nævomatose basocellulaire

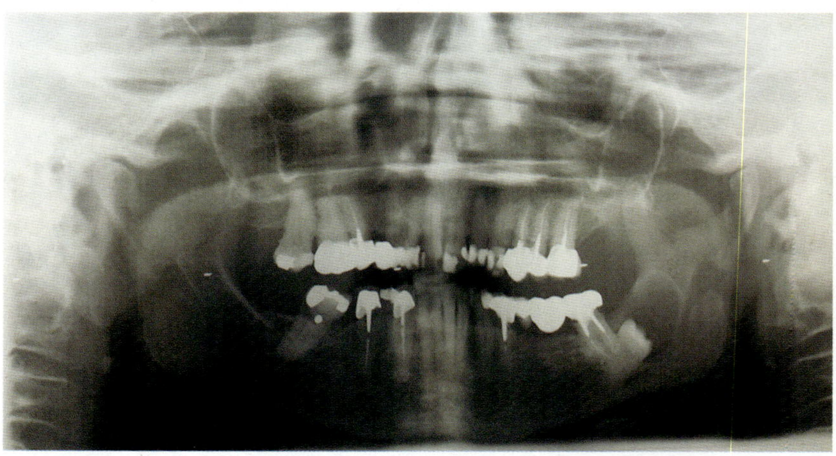

Fig. 14.18.

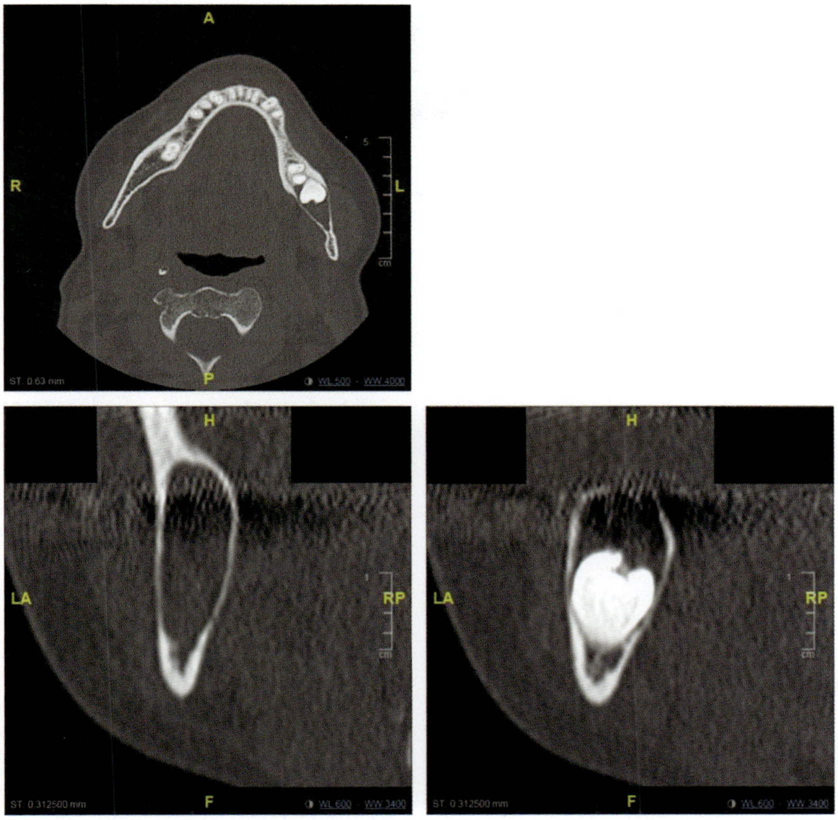

Fig. 14.19.

Question 8

Quelles sont les différences entre les kystes d'origine dentaire et les kystes d'origine non dentaire ?

A Les kystes fissuraires sont d'origine dentaire

B Les kystes folliculaires sont des kystes liés au débris épithéliaux

C Les kystes fissuraires sont liés à une inclusion épithéliale

D Les kystes globulomaxillaires siègent médianement

E Les kystes du canal nasopalatin se traduisent radiologiquement par une lacune rétromolaire

Question 9

Vous pensez qu'il s'agit d'un améloblastome.

Concernant ce type de tumeurs, quelle(s) est (sont) la (les) proposition(s) correcte(s) ?

A Les améloblastomes sont des tumeurs d'origine dentaire

B Les améloblastomes dérivent des cémentoblastes

C Les améloblastomes se situent majoritairement au niveau du maxillaire

D Les améloblastomes se situent préférentiellement dans la région angulomandibulaires

E Les améloblastomes sont des tumeurs à malignité locale

Dossier clinique 15

En janvier 2020, Monsieur B. vous consulte pour des douleurs hémifaciales gauches. Ces douleurs s'accompagnaient d'une sensation de mobilité de la dent n° 26. Dans ses antécédents, on note :

- un état anxiodépressif (traité par citalopram, zopiclone) avec troubles du sommeil ;
- une HTA (traitée Aspirine protect®, Coveram®, Elisor®) ;
- un asthme (traité par Innovair®, Inorial®, Ventoline®) ;
- des kystes rénaux ;
- un syndrome d'apnées du sommeil ;
- une coronaropathie.

Question 1

Quel examen complémentaire proposez-vous en première intention ?

A. Un panoramique dentaire

B. Une IRM cérébrale

C. Une scintigraphie osseuse

D. Une arthroscopie de l'ATM

E. Une TDM cervico-faciale

Question 2

Voici le panoramique dentaire (fig. 14.20).

Où se situe la dent n° 26 ?

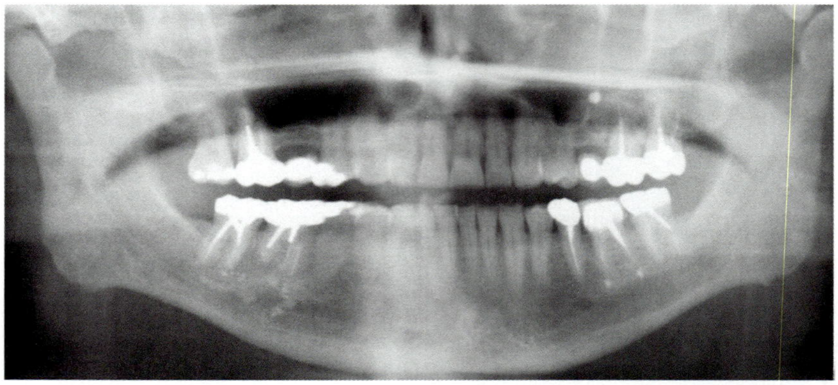

Fig. 14.20.

Question 3

Est-ce que la dent n° 26 est traitée ?

A. Oui
B. Non

Question 4

Vous suspectez une sinusite maxillaire gauche.
Quelles sont les caractéristiques d'une douleur typique de sinusite maxillaire ?

A. Elle irradie dans les dents sous-jacentes et l'orbite
B. Elle est de type pulsatile avec une sensation de pesanteur ou de tension
C. Elle est aggravée par l'effort
D. Elle est améliorée par la position tête en bas
E. Elle est déclenchée par la palpation du nerf infraorbitaire

Question 5

Quel examen complémentaire prescrivez-vous au patient ?

A. Une échographie cervicale
B. Une TDM thoracique
C. Une panendoscopie des VADS
D. Un Dentascan
E. Une radiographie de Blondeau

Question 6

En mars, quand vous le revoyez, le Dentascan ne montre aucun signe de sinusite mais les douleurs ont persisté et leur intensité est allée croissant. Monsieur B. les décrit comme « des douleurs terribles et insupportables », coté 10/10 sur une EVA
Le patient s'est renseigné sur internet : il est sûr d'avoir une algie vasculaire de la face. Parmi les signes cliniques suivants, quels sont ceux caractéristiques de l'algie vasculaire de la face ?

A. Une douleur périorbitaire
B. Une rhinorrhée
C. Un myosis et un ptosis
D. Un larmoiement
E. Une douleur intense sévère et unilatérale

Question 7

Dubitatif, vous poussez l'interrogatoire et l'examen clinique de votre patient qui rapporte des douleurs hémifaciales gauches, survenant par vagues, qui durent quelques minutes. Il y a deux jours, avant la consultation, il a eu un épisode très intense, bref en durée, irradiant vers le crâne et vers la mâchoire, après sollicitation d'une zone gâchette au niveau de la lèvre supérieure gauche. Depuis, il évite de toucher cette partie du visage, car la douleur a été vraiment insupportable. Il n'a pas d'hypoesthésie dans le territoire du trijumeau ; le reste de l'examen neurologique est sans particularité.
Suite à l'interrogatoire et à l'examen clinique que vous avez réalisé, qu'évoquez-vous ?

A. Une algie vasculaire de la face
B. Une sinusite maxillaire gauche
C. Une stomatodynie
D. Une tumeur des glandes salivaires accessoires palatines
E. Une névralgie du trijumeau gauche du territoire du V2

Question 8

Parmi les propositions suivantes, quel(s) est (sont) l'(les) étiologie(s) des névralgies secondaires du trijumeau ?

A. Une prolifération tumorale de l'extrémité céphalique
B. Une mononeuropathie post-zostérienne
C. La sclérose en plaques
D. Un conflit vasculo-nerveux pontocérébelleux
E. Une styloïde longue

Question 9

Devant une symptomatologie de névralgie classique du trijumeau, quel(s) examen(s) complémentaire(s) allez-vous proposer à votre patient ?

A. Une biopsie de la muqueuse gingivale autour de la dent n° 26
B. Une TDM cervico-faciale et thoracique injectée
C. Une échographie cervicale
D. Une biopsie des glandes salivaires accessoires
E. Une IRM cérébrale

Question 10

L'IRM objective un conflit vasculo-nerveux entre la racine du trijumeau et une artère cérébelleuse.
Quelle(s) est (sont) la (les) proposition(s) correcte(s) ?

A. L'imagerie confirme que le patient a une névralgie classique du trijumeau
B. En l'absence de contre-indication, vous lui proposez un traitement médicamenteux par carbamazépine
C. Vous l'adressez chez un confrère pour un traitement chirurgical d'emblée de décompression vasculaire microchirurgicale.
D. Il n'existe aucun traitement de la névralgie classique du trijumeau
E. La carbamazépine peut avoir comme effet secondaire une somnolence, des troubles de l'équilibre, une sensation d'ébriété

Dossier clinique 16

Un homme de 27 ans, sans antécédents particuliers, vient consulter pour des douleurs sourdes, sous-orbitaires gauches, évoluant de façon plus ou moins chroniques depuis 3 mois, sans rythme précis. Il existe un mouchage purulent homolatéral. Le patient est apyrétique et ne présente pas d'altération de l'état général.

Question 1

Quels sont les signes exobuccaux en relation avec la symptomatologie décrite ?

A. Une ouverture buccale en baïonnette
B. Une douleur réapparaissant lors du laçage des chaussures
C. Une hypoacousie gauche
D. Une douleur à la pression jugale gauche
E. Un claquement articulaire temporo-mandibulaire gauche

Question 2

Quels sont les signes endobuccaux en relation avec la symptomatologie décrite ?

A. La dent n° 15 délabrée
B. Une fistule muqueuse en regard des apex de la dent n° 26
C. Un pertuis muqueux visible au niveau de l'alvéole déshabitée de la dent n° 24
D. Un jetage postérieur purulent
E. La dent n° 18 en désinclusion

Question 3

À l'examen clinique, il n'existe pas d'œdème, ni de rougeur au niveau de la pommette gauche. À la palpation endobuccale, le cul-de-sac vestibulaire supérieur gauche est libre et indolore. L'examen endobuccal montre une bonne denture, avec présence de peu de dents anciennement cariées, correctement traitées. Les dents n°s 17, 26, 37 et 28 sont porteuses de soins dentaires. Il n'y a pas de communication bucco-sinusale. Il existe un écoulement mucopurulent sur la paroi pharyngée postérieure.
Quels clichés radiographiques convient-il d'obtenir pour confirmer le diagnostic ?

A. Incidence face basse
B. Orthopantomogramme
C. TDM des sinus maxillaires
D. IRM sinusienne
E. Échographie parotidienne

Question 4

Voici l'orthopantomogramme (fig. 14.21).
Que retrouve votre analyse ?

A. La dent n° 17 est dévitalisée
B. Il existe une image apicale au niveau de la dent n° 26
C. Les 4 deuxièmes prémolaires sont présentes
D. Les 4 canines sont absentes
E. La dent n° 38 peut être à tout moment le point de départ d'un accident infectieux

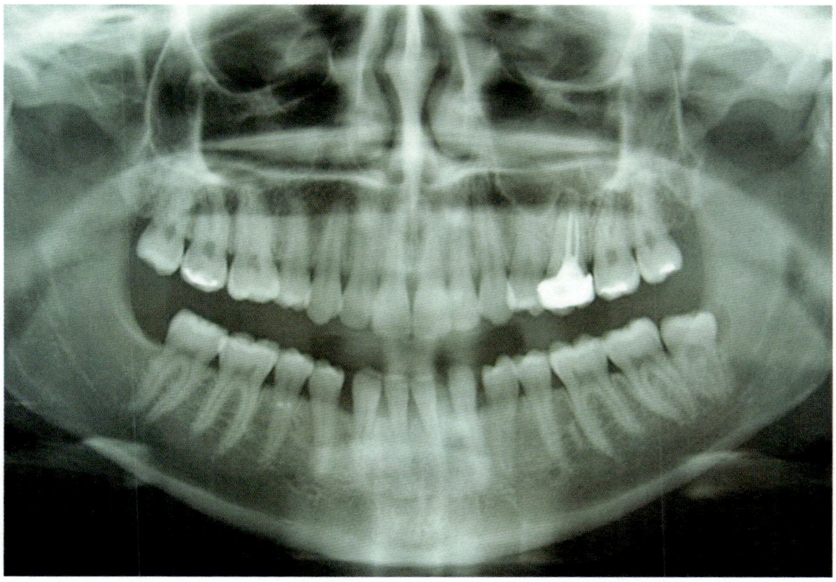

Fig. 14.21.

Question 5
Voici deux images tomodensitométriques (fig. 14.22 et 14.23).

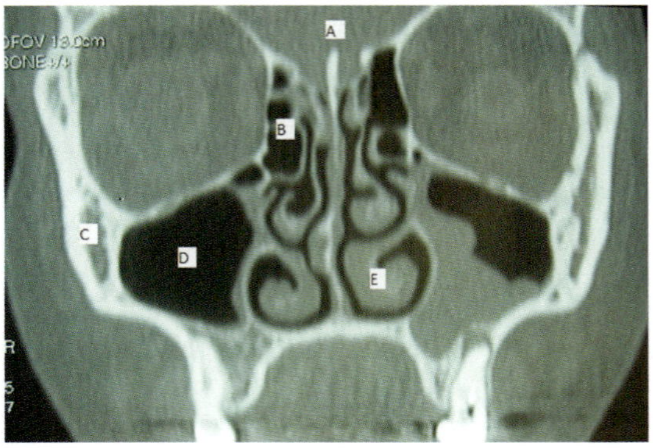

Fig. 14.22.

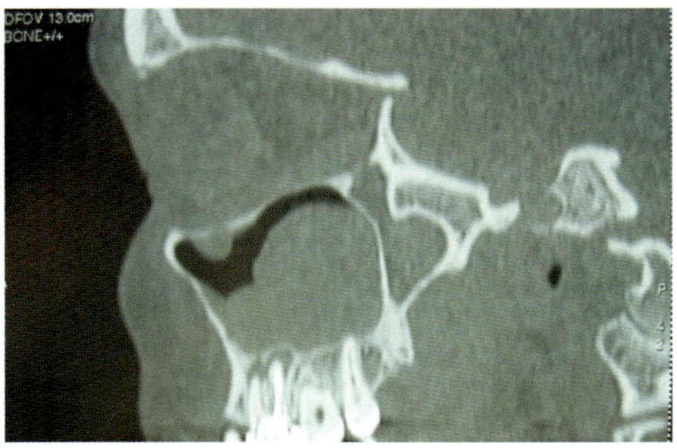

Fig. 14.23.

Quelles sont les structures anatomiques repérées sur la figure 14.22 ?

A. Apophyse crista galli
B. Labyrinthe sphénoïdal
C. Os maxillaire
D. Sinus maxillaire
E. Cornet moyen

Question 6
Que déduisez-vous de leur examen ?

A. Il s'agit d'une pansinusite
B. La dent n° 26 est bien en cause
C. Les deux racines de la dent n° 26 sont porteuses de lésions apicales
D. Il s'agit d'une coupe coronale et d'une coupe axiale
E. Il existe une fracture du plancher de l'orbite gauche

Question 7
Quelle est alors l'attitude thérapeutique ?

A. Mise en place d'aérosols et nouveau rendez-vous de consultation dans 3 mois
B. Prévoir l'avulsion de la dent causale
C. Prévoir le drainage du sinus
D. Prévoir la réalisation d'une septoplastie
E. Mise en place d'une antibiothérapie adaptée

Réponses

Dossier clinique 1

Question 1
Réponse : A, B, C, E.
Recherche des éléments engageant le pronostic vital ou fonctionnel.

Question 2
Réponse : B, C.
Analyse du cas clinique. Aucune symptomatologie évoquant une fracture zygomatique droite.

Question 3
Réponse : B, C.
Connaissances anatomiques de base.

Question 4
Réponse : B, C.
Le V3 a un trajet intraosseux mandibulaire. Si une fracture survient sur ce trajet, une lésion nerveuse, temporaire ou définitive, peut apparaître.

Question 5
Réponse : A, C, D, E.
Les fractures du secteur denté, lorsqu'elles sont déplacées, se manifestent par une modification du contact des arcades.

Question 6
Réponse : A, C, E.
L'orthopantomogramme ne peut être réalisé que debout ou assis. L'IRM n'a pas d'intérêt en traumatologie osseuse faciale en urgence.

Question 7
Réponse : A, C, D.
La limitation de l'ouverture buccale peut être d'origine mécanique (obstacle) ou musculaire (trismus réflexe). Les fractures du condyle entraînent une limitation de l'ouverture buccale par trismus réflexe.

Question 8
Réponse : C, D.
Aucun signe de fracture de Lefort (proposition A). Compte tenu de la fracture zygomatique gauche, C et D sont logiques.

Question 9
Réponse : C, D.
La lésion du nerf V2 est dépistée aux urgences par le médecin de garde. Un examen ophtalmologique est toujours indiqué en cas de traumatisme du tiers médian.

Question 10
Réponse : C.
Le test de Lancaster permet d'objectiver la diplopie

Question 11
Réponse : A, B, C, D, E.

Analyse de cette TDM en coupe coronale, fenêtres osseuses.

Question 12
Réponse : B, D.
Il s'agit d'une plaie accessible à une suture sous anesthésie locale. La prévention antitétanique est systématique.

Question 13
Réponse : A, B, C.
Hypoaccousie et vertiges sont des risques des traumatismes de l'oreille moyenne et interne.

Question 14
Réponse : A, B, C, E.
L'alimentation peut se faire sur un mode liquide ou mou par la bouche ou par sonde nasogastrique en cas de vastes plaies endobuccales.

Question 15
Réponse : A, C, D, E.
Il n'y a pas lieu d'envisager la possibilité d'un ptosis par atteinte du releveur (pas de plaie ni de voie d'abord palpébrale supérieure).

Dossier clinique 2

Question 1
Réponse : A, B, C, D.
Recherche des signes de gravité chez un traumatisé facial.

Question 2
Réponse : A, C, E.
Le releveur de la paupière s'insère sur la paupière supérieure. Il n'y a pas de relation évidente entre le nerf vestibulocochléaire et la plaie palpébrale inférieure.

Question 3
Réponse : A, B, E.
Analyse des données cliniques de l'énoncé. Certaines fractures de la portion dentées peuvent s'accompagner d'une anesthésie labiale inférieure homolatérale

Question 4
Réponse : A, C, D, E.
B : il n'y a pas de suspicion d'embolie pulmonaire

Question 5
Réponse : A, B, E.
L'apex de la dent n° 46 (première molaire mandibulaire droite) est sain. Il n'y a pas de dents de sagesse incluses.

Question 6
Réponse : A, B, C, E.
La béance est controlatérale par raccourcissement de la branche montante du côté de la fracture.

Question 7
Réponse : B, C, D.
L'artère maxillaire est profondément située en arrière du condyle et du maxillaire. Il n'y a pas d'élément dans l'énoncé en faveur d'un trouble acquis de la coagulation.

Question 8
Réponse : A, C, E.
Connaissances médicales de base. Il existe une inhibition de la toux.

Question 9
Réponse : A.
La fracture est visible en postérieur, les autres lésions décrites ne sont pas retrouvées.

Question 10
Réponse : A, D, E.
Connaissances médicales de base (le score normal est de 15).

Question 11
Réponse : B, C, E.
Pas de gestes invasifs inutiles !

Question 12
Réponse : A, B, C.
Pas d'indication de nouvelle TDM systématique en absence de signe d'appel. Les indications d'ostéosynthèse se posent pour certains volets costaux instables ou pour des fractures très déplacées.

Question 13
Réponse : A, B, C.
La prise en charge est une urgence (fracture ouverte). En l'absence de fracture dentaire ou de dent délabrée, il n'y a pas d'indication d'avulsion.

Question 14
Réponse : B, C, E.
Connaissances classiques de la question. Le V3 n'est pas intéressé par les fractures condyliennes. La latérodéviation se produit du côté de la fracture.

Question 15
Réponse : A, B, C.
Le sinus maxillaire n'est pas impliqué dans ce type de fracture. Il n'y a pas de raison particulière à l'installation d'une dysgueusie.

Question 16
Réponse : B, C, D.
Les hospitalisations sont de courte durée en l'absence de complication (1 à 3 jours); les sports de contact pourront être repris après consolidation des fractures (aux risques et périls du patient).

Dossier clinique 3

Question 1
Réponse : A, C, D.
Les plaies péri-orificielles ont tendance à la déformation des orifices; les plaies atteignant les organes nobles nécessitent des techniques spécialisées de réparation, les plaies par morsure sont souillées et sujettes à des surinfections.

Question 2
Réponse : A, B, D.
Connaissances épidémiologiques de base. Les adultes sont moins mordus que les enfants (sensation de danger) et les automutilations se voient en cas de maladie psychiatrique.

Question 3
Réponse : B, D.
La plaie de la muqueuse n'est pas une complication (c'est une probabilité); une branche terminale du facial peut être lésée; le conduit parotidien est plus postérieur; le conduit submandibulaire est au niveau du plancher buccal.

Question 4
Réponse : B, C, D.
Connaissances anatomiques de base. Le conduit parotidien s'ouvre en regard de la première ou de la deuxième molaire supérieure.

Question 5
Réponse : A, B, D.
Connaissances anatomiques de base. Les muscles élévateurs de la mandibule sont innervés par le nerf V.

Question 6
Réponse : B, C.
Les nerfs V2 et V3 distaux sont sensitifs; l'artère faciale n'a pas de rôle dans la mobilité.

Question 7
Réponse : A, D.
Le masséter et le ptérygoïdien sont plus postérieurs que les plaies. Ni les corps musculaires ni l'innervation motrice ne sont responsables du déficit d'ouverture buccale.

Question 8
Réponse : E.
Compte tenu de l'anamnèse et de l'examen clinique, aucun examen complémentaire n'est indiqué.

Question 9
Réponse : A, B, C, E.
Les chiens peuvent être porteurs de *Brucella* (*Brucella canis*) mais la bactérie ne se retrouve pas dans la salive, contrairement aux autres propositions.

Question 10
Réponse : B, C, D.
C'est une urgence chirurgicale et médicale. Un avis psychiatrique n'est pas indiqué de prime abord.

Question 11
Réponse : B, C, E.
Compte tenu de l'importance des plaies et de leur nature, une anesthésie locale est insuffisante pour une prise en charge optimale. Le parage des plaies de la face est toujours économe.

Question 12
Réponse : B, D, E.
Recommandations des centres antirabiques.

Question 13
Réponse : C.
Seul diagnostic à évoquer compte tenu des antécédents et de la présentation clinique.

Question 14
Réponse : A, B, D, E.
La patiente doit être prise en charge en milieu chirurgical et surveillée.

Question 15
Réponse : B, C, D, E.
Les cicatrices évoluent durant six à 24 mois selon l'âge des patients.

Dossier clinique 4

Question 1
Réponse : A, B, E.
L'examen clinique recherche des signes de tumeur parotidienne (plicature de l'oreille) et de malignité (limitation de l'ouverture buccale, paralysie faciale). L'ouverture en baïonnette évoque une pathologie de l'ATM, la sudation anormale, un syndrome de Lucie Frey (complication post-parotidectomie).

Question 2
Réponse : A, B, D.
Bilan sémiologique d'une tumeur parotidienne (infiltration, consistance lésionnelle, ganglions satellites). Le déficit sensitif du lobule de l'oreille est une conséquence de la parotidectomie. Le plancher buccal est susceptible d'être infiltré dans les tumeurs malignes des glandes submandibulaires ou sublinguales.

Question 3
Réponse : A, B, D.
En accord avec la sémiologie clinique de tumeur bénigne et la fréquence.

Question 4
Réponse : B, D, E.
Connaissances de base de la symptomatologie clinique lithiasique salivaire.

Question 5
Réponse : A, D, E.
Anatomie topographique de la glande parotide. La glande parotide est située en avant et à la partie inférieure du méat acoustique externe et en dehors du rideau stylien.

Question 6
Réponse : A, C.
Le nerf spinal est en dessous de la glande; le SCOM est en arrière, la veine faciale est en avant de la glande.

Question 7
Réponse : B, C, D.
Le conduit submandibulaire (ou canal de Wharton) est le conduit excréteur de la glande submandibulaire. Le canal se cathétérise très aisément, y compris à l'état vigile.

Question 8
Réponse : B, D, E.
Les examens radiologiques utiles en cas de tumeur de la glande parotide sont l'échographie, la TDM, l'IRM. La scintigraphie donne une idée de la fonction excrétrice.

Question 9
Réponse : A, D, E.
La lésion est en hypersignal, intragladulaire.

Question 10
Réponse : A, B, D, E.
Le caractère unilatéral et unifocal n'est pas déterminant car d'autres lésions bénignes le sont aussi (adénome pléomorphe) et la bilatéralité des cystanénolymphomes est fréquente.

Question 11
Réponse : C, D, E.
Le schwannome est d'origine nerveuse. Le rhabdomyosarcome est une tumeur maligne d'origine conjonctive.

Question 12
Réponse : D.
La biopsie transcutanée est formellement contre-indiquée. Seule l'exploration chirurgicale permet la certitude diagnostique.

Question 13
Réponse : A, C, D.
Ce sont les recommandations de la SFAR en cas de chirurgie sous anesthésie générale chez un patient de 66 ans, fumeur.

Question 14
Réponse : A, B, E.
Informations à donner au patient. L'ablation d'une glande salivaire a un retentissement minime sur la sécrétion prandiale. Le nerf V3 n'a aucune raison d'être lésé.

Question 15
Réponse : B, C.
Les cystanénolymphomes, contrairement aux adénomes pléomorphes, ne présentent pas de risque de dégénérescence donc d'atteinte du nerf facial. La déformation du pavillon disparaît avec l'ablation de la glande tumorale.

Dossier clinique 5

Question 1
Réponse : C, D, E.
Sémiologie classique d'une lithiase submandibulaire. Il y a une légère prédominance masculine et cette pathologie peut survenir à tout âge.

Question 2
Réponse : B, D.
Description classique d'une hernie salivaire (pas de douleur de colique; pas de signe infectieux) correspondant à une obstruction canalaire incomplète.

Question 3
Réponse : C, D, E.
Les glandes salivaires ont toutes une sécrétion mixte (salive et Ig, amylase, sels minéraux, etc.). La glande sublinguale est une glande salivaire principale au même titre que glande parotide et glande submandibulaire.

Question 4
Réponse : A, B, E.
Les vaisseaux linguaux sont plus profondément situés, dans les muscles linguaux. Le nerf spinal est latéral et postérieur par rapport à la glande (à la partie profonde du muscle hyoglosse).

Question 5
Réponse : A, D.
L'examen clinique spécifique de la recherche d'une lithiase de la glande submandibulaire inspecte le plancher buccal et le palpe de manière bimanuelle. L'échographie est un examen complémentaire.

Question 6
Réponse : D, E.
La sialographie à la recherche de lithiase ne se pratique plus. La scintigraphie salivaire a un objectif dévaluation fonctionnelle.

Question 7
Réponse : A, C.
Traitement médical classique d'une hernie salivaire non compliquée. Du paracétamol peut être proposé en cas de douleur (ce qui n'est pas le cas des hernies) mais pas des morphiniques.

Question 8
Réponse : A, C, D, E.
La lithotripsie est réservée à quelques centres en France. La submandibulectomie n'est proposée qu'en cas d'échec de retrait du calcul ou de glande non fonctionnelle douloureuse. L'abstention thérapeutique expose aux risques de complications.

Question 9
Réponse : B, D, E.
Le syndrome sec rentre dans le cadre d'une pathologie générale auto-immune, de prise médicamenteuse, de radiothérapie, etc. Les lithiases urinaires sont d'origine métaboliques.

Question 10
Réponse : A, B.
Comme le statut du calcul n'est pas connu (expulsion spontanée ?), devant ce tableau clinique le diagnostic de cellulite d'origine dentaire doit être évoqué (fréquence élevée).

Question 11
Réponse : A, C.
Toutes les dents couronnées (donc *a priori* traitées !) ne sont pas responsables d'accident infectieux. Trismus et limitation de la protraction linguale sont des signes communs aux deux pathologies.

Question 12
Réponse : A, D, E.
L'évolution du phénomène infectieux se fait vers l'aggravation (dysphagie, détresse respiratoire) et/ou la résolution au moins partielle (fistulisation de l'abcès).

Question 13
Réponse : A, B, D.
Bilan morphologique (calcul ? abcès ?) ; bilan biologique. Orthopantomogramme systématique pour visualiser un calcul radio-opaque et faire le bilan dentaire. La sialographie est formellement contre-indiquée dans le contexte.

Question 14
Réponse : D.
Complication infectieuse aiguë et lithiase inaccessible en conservant la glande.

Question 15
Réponse : B, C.
Suites classiques de la submandibulectomie. L'ablation d'une glande salivaire a un retentissement minime sur la sécrétion prandiale. Le nerf V3 n'a aucune raison d'être lésé.

Dossier clinique 6

Question 1
Réponse : A.
Les adénocarcinomes, lymphomes, sarcomes et mélanomes n'ont pas comme facteurs de risque tabac et alcool, ni le mauvais état buccodentaire. Ces autres types tumoraux sont beaucoup plus rares que les CEC.

Question 2
Réponse : A, C, D.
Facteurs de risque classiques des CEC.

Question 3
Réponse : A, B, C.
Signes classiques de cancer de la cavité buccale.

Question 4
Réponse : B, D.
Dans le contexte, le praticien recherche des adénopathies métastatiques, l'infiltration tumorale

Question 5
Réponse : B.
Seule la biopsie assure le diagnostic positif de CEC de la cavité buccale.

Question 6
Réponse : B, D.
Éléments classiques du bilan d'extension d'un CEC de la cavité orale. Pas de scanner cérébral en l'absence de signe d'appel.

Question 7
Réponse : B, E.
La panendoscopie se fait sous anesthésie générale en ventilation spontanée (sans intubation). Elle permet l'exploration des VADS dont ne fait pas partie le duodénum.

Question 8
Réponse : B.
Il n'y a aucune dent saine ! La n° 23 (canine supérieure gauche) est absente. Il reste les dents n°s 31, 32, 33, 34, 35 et 37 dans le secteur 3.

Question 9
Réponse : B, C, D.
La douleur peut être absente ou modérée, et le diagnostic peut être tardif. Il n'y a pas de retentissement de ces tumeurs sur l'odorat (et très peu sur le goût).

Question 10
Réponse : A, D.
Recommandations de la SFAR. Les autres consultations seront orientées par les signes d'appel, l'interrogatoire, l'examen clinique.

Question 11
Réponse : B, C, E.
Prévention du syndrome de sevrage de l'alcool et du tabac.

Question 12
Réponse : A.
Compte tenu de l'état des racines dentaires (toutes les dents sont porteuses de couronnes avec de nombreuses caries évolutives sous-jacentes) fait porter l'indication d'édentation totale chez ce patient négligent qui va être irradié.

Question 13
Réponse : A.
Suivi classique de ce type de pathologie.

Question 14
Réponse : A, C, D, E.
Ce patient va être édenté.

Question 15
Réponse : B, C, D.
Les glandes lacrymales ne seront pas dans les champs d'irradiation ; les globes oculaires non plus.

Dossier clinique 7

Question 1
Réponse : B, D.
Trois quarts de paquet par jour pendant 30 ans ; facteur de risque reconnu de CEC de la cavité buccale.

Question 2
Réponse : B, E.
Éléments classiques de l'examen clinique d'un patient porteur d'une tumeur de la cavité buccale.

Question 3
Réponse : C, E.
Compte tenu des facteurs de risque et de l'aspect clinique de la lésion, le diagnostic le p us probable est celui de carcinome épidermoïde plus ou moins différencié.

Question 4
Réponse : B, D, E.
Bilan classique en cas de diagnostic de CEC. A et C ne sont envisagés qu'en cas de reconstruction par lambeau de péroné (A)/demande du médecin anesthésiste-réanimateur ou du cardiologue (C).

Question 5
Réponse : A, B, D.
Le but est le bilan précis de la lésion (palpation indolore) et la recherche d'une lésion synchrone.

Question 6
Réponse : C, D, E.
Classification des divers groupes ganglionnaires cervicaux (cf. fig. 2.12). Les ganglions sous-digastriques sont dans le groupe IIa. N2b : adénopathies multiples homolatérales de taille inférieure à 6 cm (classification TNM, UICC, 2009).

Question 7
Réponse : B, C, E.
Bilan général, anesthésique, stomatologique.

Question 8
Réponse : A, D, E.
Recommandations de l'INCa

Question 9
Réponse : B.
Recommandations de l'INCa. Les délais admis entre l'établissement du diagnostic et le début du traitement sont de cinq semaines. La décision se fait au cours d'une réunion de concertation polydisciplinaire qui peut se faire sur dossier.

Question 10
Réponse : A, E.
Notions de prise en charge de l'addiction tabagique.

Question 11
Réponse : A, B, D, E.
Les leucokératoses correspondent à une anomalie de maturation de l'épithélium et ne sont pas détachables au grattage.

Question 12
Réponse : A, B, C.
L'arrêt de l'exposition aux facteurs de risque de cancer de la cavité orale peut faire régresser les lésions précancéreuses.

Question 13
Réponse : B, C.
Le tableau clinique fait évoquer une ostéoradionécrose (ostéite postradique) mais une récidive lésionnelle ou une deuxième lésion doit toujours être évoquée.

Question 14
Réponse : B, E.
Dans un premier temps, c'est un bilan lésionnel local qui doit être programmé.

Question 15
Réponse : C, D, E.
Réalimentation, traitement médical symptomatique et anti-infectieux doivent être envisagés aussitôt que possible.

Dossier clinique 8

Question 1
Réponse : A, C.
Facteurs de risque classiques du mélanome.

Question 2
Réponse : B, C, E.
Facteurs de risque classiques du mélanome.

Question 3
Réponse : A, C, E.
Connaissances de base. Pas encore d'amélioration des courbes de mortalité malgré l'apparition des thérapies ciblées en renfort des chimiothérapies.

Question 4
Réponse : B, E.
A pour asymétrie ; C pour couleur (polychromie) et D pour dimension.

Question 5
Réponse : C.
Recommandation de la HAS.

Question 6
Réponse : A, B, C, D, E.
Après une biopsie exérèse, les critères histologiques décrits dans les réponses vont déterminer les marges de l'exérèse définitive.

Question 7
Réponse : C, D.
Le bilan classique d'un mélanome du thorax comprend, outre l'examen clinique complet, un scanner corps entier avec injection de produit de contraste, à la recherche de métastases viscérales.

Question 8
Réponse : C, D.
La recherche du ganglion sentinelle se fait dans le cadre d'essais clinique car son prélèvement systématique n'a pas mis en évidence d'amélioration de la survie des patients. Son statut histologique (sain/envahi) a toutefois une valeur pronostique.

Question 9
Réponse : D.
Un indice de Breslow à 2,3 mm implique une marge d'exérèse à 2 cm.

Question 10
Réponse : A, E.
Le traitement initial de ce mélanome est exclusivement chirurgical et local. Le dépistage des récidives et évolutivité par la surveillance trimestrielle est primordial.

Question 11
Réponse : D.
Classique facteur de risque pour les descendants directs.

Question 12
Réponse : A, D.
La protection solaire définitive et l'autosurveillance sont les piliers de la prévention individuelle en cas d'antécédent de lésion cutanée cancéreuse induite par le soleil.

Question 13
Réponse : C.
Le diagnostic à éliminer (mais aussi le plus probable dans le contexte) est celui d'évolutivité tumorale. Le seul moyen pour en avoir la certitude est l'analyse histologique d'une partie ou de la totalité du nodule.

Question 14
Réponse : B, D.
La patiente est polymétastatique mais jeune et pauci-symptomatique. Il faut essayer de préserver sa qualité de vie : le statut *BRAF* permettra de l'inclure peut-être dans un essai thérapeutique (thérapies ciblées) et le protocole décarbazine-fotémuscine est le standard dans le cas de cette patiente.

Dossier clinique 9

Question 1
Réponse : C, E.
Les CBC sclérodermiformes ne sont ni ulcérés ni bourgeonnants. Certains mélanomes acromiques peuvent avoir une présentation trompeuse.

Question 2
Réponse : B.
Le rameau frontal du nerf facial, situé latéralement, est régulièrement envahi dans ce type de lésion. Le muscle frontal est plus médial, le nerf sus-orbitaire est sensitif.

Question 3
Réponse : E.
Seule l'histologie fera la preuve de la nature maligne et du type de lésion.

Question 4
Réponse : A, B, C.
Facteurs de risque classiques.

Question 5
Réponse : A, D, E.
Kératose séborrhéique et pilomatricome sont des lésions d'origine épidermique sans potentiel dégénératif.

Question 6
Réponse : C, E.
Connaissances épidémiologiques de base. L'augmentation de l'exposition solaire et le vieillissement de la population sont en cause.

Question 7
Réponse : B.
La tomodensitométrie cervico-faciale donnera des renseignements précis sur la présence d'adénopathies parotidiennes et cervicales ainsi que sur l'étendue en profondeur de la lésion.

Question 8
Réponse : A, B.
Le traitement curatif des CEC est la chirurgie de la tumeur avec marges de sécurité et des aires ganglionnaires de drainage (ici parotide et cervical niveau II, éventuellement III et IV).

Question 9
Réponse : A, C.
Le traitement chirurgical du site tumoral est insuffisant, compte tenu du caractère agressif de la lésion. En revanche, le statut des aires ganglionnaires permet d'éviter à ce patient la morbidité d'une irradiation cervicoparotidienne.

Question 10
Réponse : B, D.
La surveillance est avant tout clinique (inspection cutanée et palpation des aires ganglionnaires cervicales). L'échographie semestrielle dépistera des adénopathies profondes.

Question 11
Réponse : A, B.
Après réalisation du bilan, si la lésion est isolée, le diagnostic sera assuré par l'analyse du ganglion. Si l'état du patient le permet et après réponse extemporanée, un curage cervical complétera le geste.

Question 12
Réponse : B.
C'est un aspect typique du cancer cutané le plus fréquent.

Question 13
Réponse : C.
Les CBC ne donnent pas de métastases (ou exceptionnellement). Il n'y a pas lieu de prescrire d'examen complémentaire radiologique.

Question 14
Réponse : B.
Pour les CBC sans facteur d'agressivité, c'est la marge recommandée par la HAS.

Question 15
Réponse : B, E.

Question 16
Réponse : D.
Malgré son âge, cette patiente doit bénéficier d'une surveillance, dans la mesure où elle a présenté une lésion cutanée cancéreuse. Toutefois, compte tenu de la lenteur d'évolution de ces lésions, une surveillance annuelle est suffisante.

Question 17
Réponse : A, C, D, E.
Les indications de radiothérapie externe sont rares, mais existent. La chimiothérapie hors vismodégib est inefficace.

Dossier clinique 10

Question 1
Réponse : D.
Seule la réponse D est adaptée. Le caractère chronique de la proposition C l'élimine.

Question 2
Réponse : B, C, D.
Sont retenus les arguments infectieux et dentaires.

Question 3
Réponse : B, C, D.
Il s'agit de la deuxième molaire inférieure droite

Question 4
Réponse : A, C.
Il s'agit d'une cellulite submandibulaire d'origine dentaire collectée.

Question 5
Réponse : A, E.
Le trismus n'est pas spécifique de l'origine dentaire. Les cellulites y compris à point de départ mandibulaire postérieur n'entraînent pas d'anesthésie du nerf V3.

Question 6
Réponse : A, C, D.

Question 7
Réponse : A, E.
L'orthopantomogramme est le cliché de base. Le cliché rétroalvéolaire sera malaisé en raison du trismus. Le scanner servira à visualiser les collections purulentes.

Question 8
Réponse : A, B, C, D.
Ce patient est porteur de toutes ses dents même si certaines sont délabrées. Une lésion inflammatoire ostéolytique est visible aux apex de la dent n° 47.

Question 9
Réponse : B, C, D.
Ce patient doit être hospitalisé en urgence pour prise en charge chirurgicale.

Question 10
Réponse : A, B, C, D, E.
Prise en charge classique des cellulites d'origine dentaire au stade collecté.

Question 11
Réponse : B, D, E.
Il est recommandé de poursuivre l'hydratation sucrée et les injections d'insuline.

Question 12
Réponse : B, C.
La souffrance vasculaire au cours du diabète concerne l'intégralité des vaisseaux de l'organisme, quels que soient leur taille et les tissus qu'ils irriguent. Cette souffrance a parfois une traduction clinique : on distingue classiquement les complications microangiopathiques (rein, œil, nerf) des complications macroangiopathiques, qui consistent en une athérosclérose accélérée.

Question 13
Réponse : A, D.
Les seuls facteurs de risque du diabète de type 1 reconnus sont des facteurs génétiques et auto-immuns.

Question 14
Réponse : A, B, E.
Recherche de signes de micro- et macroangiopathie.

Question 15
Réponse : B, E.
Recherche des signes d'équilibre glycémique et de signes de lésions rénales.

Dossier clinique 11

Question 1
Réponse : A, B, C, D, E.
L'interrogatoire doit rechercher les antécédents du patient en termes d'exposition solaire (fréquence, durée d'exposition, dose totale d'UV reçue sur toute la vie), les antécédents de lésions cancéreuses (mélanomes, carcinomes épidermoïdes, carcinomes basocellulaires) et précancéreuses (kératose actinique, maladie de Bowen, leucoplasie muqueuse), intoxication tabagique, maladies génétiques, source d'immunodépression (greffes d'organes, traitements immunosuppresseurs, VIH), autres facteurs de risque de CEC (traumatismes extérieurs : plaies chroniques et brûlures, contamination par l'HPV…).

Question 2
Réponse : C, D.
Il s'agit d'une lésion d'environ 4 cm de diamètre bourgeonnante en périphérie et ulcérée en son centre, voire creusante. Cette lésion semble agressive puisqu'elle semble progresser en profondeur avec atteinte de la gencive du maxillaire du secteur 1 et par contiguïté une probable atteinte osseuse. Le pied de l'aile narinaire droite est en réalité une zone de fusion des bourgeons embryonnaires et par conséquent une zone de mauvais pronostic où le risque de récidive est élevé.
Un aspect perlé et nodulaire d'une lésion est plutôt en faveur d'un carcinome basocellulaire et non d'un CEC.

Question 3
Réponse : A, B, C, D, E.
L'examen clinique devra rechercher la zone anatomique (zone de bon ou mauvais pronostic), la taille de la lésion, son aspect pouvant orienter vers l'origine histologique (ulcérobourgeonnante, nodulaire… ?), l'épaisseur et l'adhérence aux plans profonds.
Les aires ganglionnaires de drainages devront être soigneusement examinées par une palpation cervicale minutieuse.
Il faut également rechercher d'autres localisations de cancers cutanés puisque la probabilité d'avoir un cancer cutané chez un patient en présentant déjà un est plus importante que la population générale.

Question 4

Réponse : C.

On s'attend à retrouver l'histologie d'un carcinome épidermoïde cutané avec prolifération kératinocytaire plus ou moins bien différencié organisées en lobules ou travées mal limités avec un index mitotique élevé avec ou sans envahissement péri-nerveux et emboles vasculaires. L'histologie retrouve des atypies cytonucléaires et des différenciations kératinisantes sous forme de globes cornés.

Question 5

Réponse : B.

Les dernières recommandations au sujet des CEC émises par la Société Française de Dermatologie en accord avec l'INCa et validées par la HAS datent de 2009 et préconisent que pour les carcinomes épidermoïdes cutanés de petites tailles, sans critères de mauvais pronostic et donc à faible risque de récidive et sans adénopathies palpables (groupe 1), un simple examen clinique avec une histologie suffit pour réaliser la prise en charge des patients (exérèse chirurgicale). En revanche, chez les patients présentant un CEC avec des critères de mauvais pronostic et donc à haut risque de récidive et/ou des adénopathies palpables, il convient de réaliser un bilan paraclinique avec au minimum une échographie des aires ganglionnaires de drainage. Dans ce cas clinique, la suspicion d'atteinte osseuse (critère d'agressivité de la tumeur) fait qu'il est préférable de réaliser une TDM cervico-faciale et thoracique avec injection de produit de contraste iodé pour apprécier l'atteinte osseuse maxillaire tout en vérifiant la présence ou non d'adénopathies cervicales.

Question 6

Réponse : A, B, C, D, E.

Il s'agit de l'histologie d'un CEC. Il existe en effet des marqueurs de mauvais pronostic sur cette histologie, notamment l'épaisseur tumorale > 3 mm, classant la lésion dans les lésions à haut risque de récidive. Le faible degré de différenciation cellulaire, les engainements péri-nerveux, les emboles vasculaires, l'index mitotique élevé sont des signes de mauvais pronostics pour cette histologie.

Question 7

Réponse : B, C, D, E.

Le dépistage des CEC n'est pas systématique mais recommandé après 50 ans, tout comme ses précurseurs. Toutes les méthodes de protection contre les UV sont évidemment indispensables pour éviter cette pathologie. Le risque de CEC est beaucoup plus fréquent chez les patients greffés.

Question 8

Réponse : B, C.

La Haute Autorité de Santé recommande un examen clinique annuel seulement pendant au moins 5 ans pour les CEC du groupe 1 et un examen clinique tous les 3 mois à 6 mois selon les critères pronostiques de la lésion pendant 5 ans puis sur une durée à évaluer selon les critères de gravité pour les CEC du groupe 2 ; cet examen clinique devra être associé à une échographie des aires de drainages (cervicales) tous les 6 mois pendant 5 ans.

Question 9

Réponse : B, C, D, E.

Même si l'exérèse initiale de la lésion pouvait être R0 (marges saines) sur le bilan anatomopathologique, il peut subsister des lésions malignes microscopiques résiduelles que la radiothérapie n'a pas réussi à atteindre, ou encore des engainements péri-nerveux qui permettent la diffusion de cellules malignes et augmentent le risque de récidive.

Il s'agit donc d'une probable récidive de ce CEC qui rend le pronostic du patient défavorable.

Question 10

Réponse : A, C, E.

Ce CEC est au stade métastatique où la chirurgie n'est plus adaptée. Un traitement systémique doit être proposé.

Les nodules pulmonaires ne sont pas en faveur d'une origine primitive car ils sont multiples, d'apparition récente (absent sur le bilan d'extension initiale) et que le patient présente une récidive locale et cervicale de son carcinome épidermoïde cutané.

Dossier clinique 12

Question 1

Réponse : A, C.

Question 2

Réponse : B.

Question 3

Réponse : A, B, C.

Question 4

Réponse : B, D.

Question 5

Réponse : A, D, E.

Question 6

Réponse : B, D, E.

Question 7

Réponse : B.

Question 8

Réponse : A, B.

Dossier clinique 13

Question 1

Réponse : B.

Question 2

Réponse : A, B, E.

Question 3

Réponse : A, B, C, D, E.

Question 4
Réponse : C.

Question 5
Réponse : B, C, D.

Question 6
Réponse : B, C, E.

Question 7
Réponse : B, C, D, E.

Question 8
Réponse : D.
La tumeur est T4N2bM0.

Question 9
Réponse : A, B, C, D, E.

Question 10
Réponse : A, C, D, E.

Question 11
Réponse : A, B, C, D, E.

Question 12
Réponse : B, C, D, E.

Question 13
Réponse : A, B, C, D.

Question 14
Réponse : A, C, D, E.

Question 15
Réponse : A, C, E.

Question 16
Réponse : A, C, D.

Dossier clinique 14

Question 1
Réponse : B.

Question 2
Réponse : C, D.

Question 3
Réponse : A, B, E.

Question 4
Réponse : A, E.

Question 5
Réponse : A.

Question 6
Réponse : A.

Question 7
Réponse : A, D, E.

Question 8
Réponse : B, C, D.

Question 9
Réponse : A, D, E.

Dossier clinique 15

Question 1
Réponse : A.

Question 2
Réponse : fig. 14.24.

Question 3
Réponse : oui.

Question 4
Réponse : A, B, C, E.

Question 5
Réponse : D.

Question 6
Réponse : A, B, C, D, E.

Question 7
Réponse : E.

Question 8
Réponse : A, B, C.

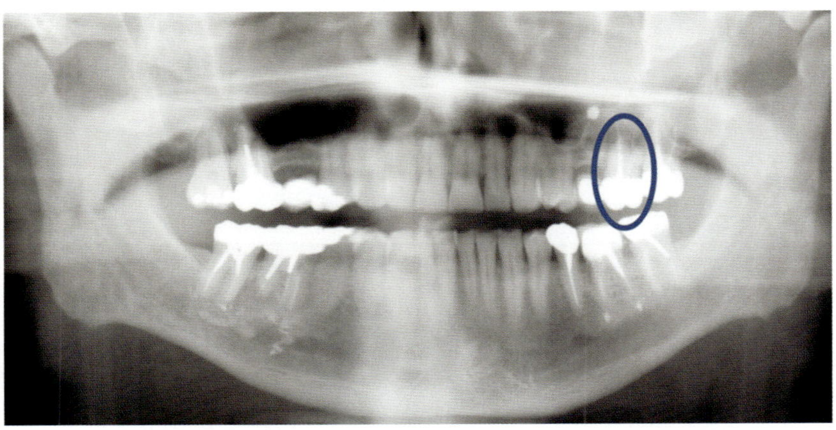

Fig. 14.24.

Question 9
Réponse : E.

Question 10
Réponse : A, B, E.

Dossier clinique 16

Question 1
Réponse : B, D.
A est fausse : il s'agit d'une symptomatologie articulaire; B est vraie : la position déclive aggrave la douleur; C est fausse : symptomatologie otologique; D est vraie : sensibilité dans le territoire du V2; E est fausse : il s'agit d'une symptomatologie articulaire.

Question 2
Réponse : B, C, D.
A est fausse : deuxième prémolaire droite; B est vraie : signe indirect de nécrose et d'infection de la dent n° 26; C est vraie : signe une communication bucco-sinusienne gauche; D est vraie : sécrétions purulentes coulant dans le nasopharynx; E est fausse : troisième molaire droite.

Question 3
Réponse : B, C.
A est fausse : pas d'analyse sinusienne ou dentaire fiable; B est vraie : analyse dentaire; C est vraie : analyse sinusienne; D est fausse : pas d'indication dans le contexte; E est fausse : pas d'indication dans le contexte.

Question 4
Réponse : B, C, E.
A est fausse : soin superficiel, dent vivante sans signe de mortification; B est vraie : image arrondie apicale; C est vraie : compter et reconnaître les dents; D est fausse : les n° 33 et 43 sont absentes; E est vraie : réaction péri-coronaire dans la branche montante, la dent n° 38 est en désinclusion.

Question 5
Réponse : A, D.
A est vraie : apophyse crista galli; B est fausse : labyrinthe ethmoïdal; C est fausse : os zygomatique; D est vraie : sinus maxillaire; E est fausse : cornet inférieur.

Question 6
Réponse : B, C.
A est fausse : il s'agit d'une sinusite maxillaire gauche; B est vraie : la dent n° 26 est bien en cause; C est vraie : les deux racines de la dent n° 26 sont porteuses de lésions apicales; D est fausse : il s'agit d'une coupe coronale et d'une coupe sagittale; E est fausse : il s'agit d'un épaississement muqueux.

Question 7
Réponse : B, C, E.
A est fausse : il faut une prise en charge chirurgicale; B est vraie : prévoir l'avulsion de la dent causale; C est vraie : prévoir le drainage du sinus; D est fausse : le septum est rectiligne; E est vraie : mise en place d'une antibiothérapie adaptée.

CHAPITRE

15

QRM

Questions

QRM 1

Le conduit parotidien :

A Croise le nerf lingual sur son trajet

B Traverse le muscle mylohyoïdien avant de s'ouvrir dans la cavité buccale

C Traverse le muscle buccinateur avant de s'ouvrir dans la cavité buccale

D Se projette sur une ligne unissant le lobule de l'oreille et l'aile du nez

E A un ostium visible de part et d'autre du frein lingual

QRM 2

Les muscles suivants s'insèrent sur le ramus mandibulaire :

A Digastrique

B Ptérygoïdien médial

C Masséter

D Génioglosse

E Temporal

QRM 3

Le parodonte (ou tissu de soutien de la dent) comprend :

A Le ligament alvéolodentaire

B La dentine

C L'os alvéolaire

D La gencive

E Le muscle intrinsèque

QRM 4

Concernant l'articulation temporomandibulaire, quelle(s) est (sont) la (les) proposition(s) correcte(s) ?

A Elle est constituée d'une partie osseuse mobile et d'une partie osseuse fixe

B La partie mobile est supérieure

C C'est une articulation bicondylaire

D Elle comprend un ménisque biconcave

E La partie fixe est constituée de l'os zygomatique

QRM 5

Le nerf facial :

A Émerge du crâne au niveau du foramen stylomastoïdien

B Innerve les muscles peauciers

C Innerve les muscles manducateurs

D Se termine régulièrement en trois branches

E A un rôle sensitif au niveau du pavillon de l'oreille

QRM 6

La mandibule :

A Est le seul os mobile de la face

B Latéralement, s'articule avec l'os temporal

C Est pauvre en insertions musculaires, en particulier à sa partie postérieure

D Est traversée par un canal contenant un pédicule vasculonerveux

E A une hauteur symphysaire variable selon qu'elle est porteuse de dents ou pas

QRM 7

L'os zygomatique :

A Est un des pare-chocs de la face

B A une composante orbitaire

C A une composante nasale

D A une composante sinusienne maxillaire

E Est porteur des dents supérieures et postérieures

QRM 8

Concernant la vascularisation de la face, quelle(s) est (sont) la (les) proposition(s) correcte(s) ?

A Elle est essentiellement assurée par le système carotidien interne

B Les anastomoses entre les diverses branches artérielles sont nombreuses

C Riche, elle est responsable d'hémorragies importantes en cas de traumatisme

D L'artère faciale, branche de la carotide externe, chemine dans le sillon nasogénien

E Les systèmes coronaires (labiaux, palpébraux) ne se rejoignent pas sur la ligne médiane

QRM 9

Concernant les divers tissus qui constituent une paupière, quelle(s) est (sont) la (les) proposition(s) correcte(s) ?

A Ils sont inconstants d'un individu à l'autre
B La peau est très fine
C Le tarse est un tissu cartilagineux élastique qui rigidifie la paupière
D Les méats lacrymaux sont situés à peu de distance du canthus externe
E Le releveur de la paupière supérieure est innervé par le nerf V

QRM 10

Les éléments participant au plancher de la cavité buccale sont :

A La muqueuse
B La glande sublinguale
C Le muscle digastrique
D Le muscle mylohyoïdien
E Le nerf lingual

QRM 11

Lors de votre examen clinique, vous voulez tester les muscles innervés par le nerf facial. Quelle(s) est (sont) la (les) proposition(s) correcte(s) ?

A Vous demandez au patient d'ouvrir les paupières
B Vous demandez au patient de serrer fort les dents
C Vous demandez au patient de gonfler les joues
D Vous demandez au patient de fermer les paupières
E Vous demandez au patient de hausser les sourcils

QRM 12

Vous voulez explorer la sensibilité faciale. Quelle(s) est (sont) la (les) proposition(s) correcte(s) ?

A Vous testez la sensibilité de l'aile du nez pour explorer la fonction du nerf infraorbitaire
B Vous testez la sensibilité du front pour explorer la fonction du nerf ophtalmique
C Vous testez la sensibilité de la conque pour explorer la fonction du plexus cervical superficiel
D Vous testez la sensibilité de la lèvre inférieure pour explorer la fonction du nerf mandibulaire
E Vous testez la sensibilité de l'angle mandibulaire pour explorer la fonction du nerf mandibulaire

QRM 13

Vous recevez en consultation un enfant présentant un traumatisme orbitaire. Vous craignez une fracture de la paroi inférieure de l'orbite avec incarcération du muscle droit inférieur. Comment menez-vous votre examen clinique pour conforter votre diagnostic ?

A Vous recherchez un trouble de l'oculomotricité avec un ophtalmomètre de Hertel
B Vous recherchez un blocage de l'élévation du globe en réalisant un test de duction forcée en consultation
C Vous recherchez une hypoesthésie dans le territoire du nerf infraorbitaire en testant la sensibilité de la joue et de la lèvre supérieure
D Vous évaluez la fonction de la Ire paire crânienne en testant l'oculomotricité
E Vous testez l'oculomotricité en demandant au patient de suivre votre doigt dans toutes les directions, en en particulier vers le haut

QRM 14

Concernant l'examen des glandes salivaires, quelle(s) est (sont) la (les) proposition(s) correcte(s) ?

A L'examen de l'orifice du conduit submandibulaire se fait en examinant le plancher buccal
B La recherche d'un calcul salivaire submandibulaire intracanalaire distal se fait en palpant la région submandibulaire en exobuccal
C L'examen de l'orifice du conduit parotidien se fait en examinant la face interne des joues
D L'examen de l'orifice du conduit sublingual se fait en examinant la région du plancher buccal de part et d'autre du frein lingual
E L'examen d'une tumeur intraparotidienne se fait en bimanuel, avec un doigt sur le plancher buccal et un doigt en exobuccal

QRM 15

Vous recevez un jeune garçon présentant une plaie de la joue suite à une morsure de chien. Voici une photographie de votre patient (fig. 15.1).
Vous recherchez des lésions d'organes nobles en relation avec les plaies visibles sur cette photographie. Comment allez-vous procéder à votre examen clinique ?

A Vous cathétérisez les canaux salivaires de part et d'autre du frein lingual
B Vous demandez à votre patient de lever les sourcils
C Vous demandez à votre patient de sourire
D Vous demandez à votre patient de fermer fort les paupières
E Vous demandez à votre patient de gonfler les joues

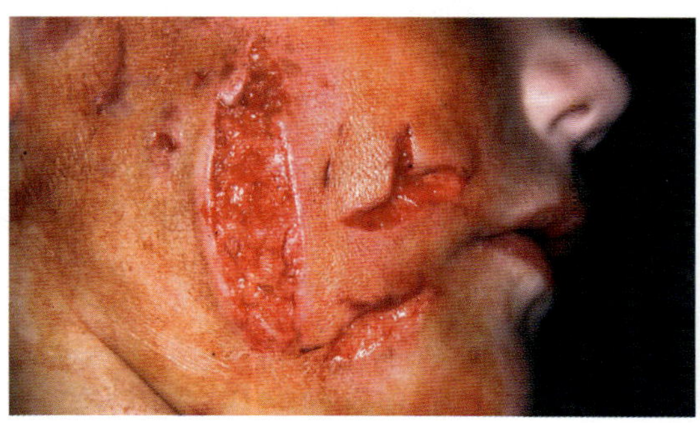

Fig. 15.1.

QRM 16

À propos de ces examens complémentaires (fig. 15.2), quelle(s) est (sont) la (les) proposition(s) correcte(s) ?

A L'examen A correspond à une tomodensitométrie en fenêtre osseuse, coupe axiale

B L'examen B correspond à radiographie de Gosserez

C L'examen C correspond à radiographie de Blondeau

D L'examen D correspond à un orthopanthomogramme

E L'examen E correspond à une IRM en pondération T1, coupe axiale

QRM 17

À partir de ce panoramique dentaire fait chez un enfant (fig. 15.3), quel âge doit-il avoir ?

A 4–6 ans

B 5–7 ans

C 7–8 ans

D 10–12 ans

E 12–14 ans

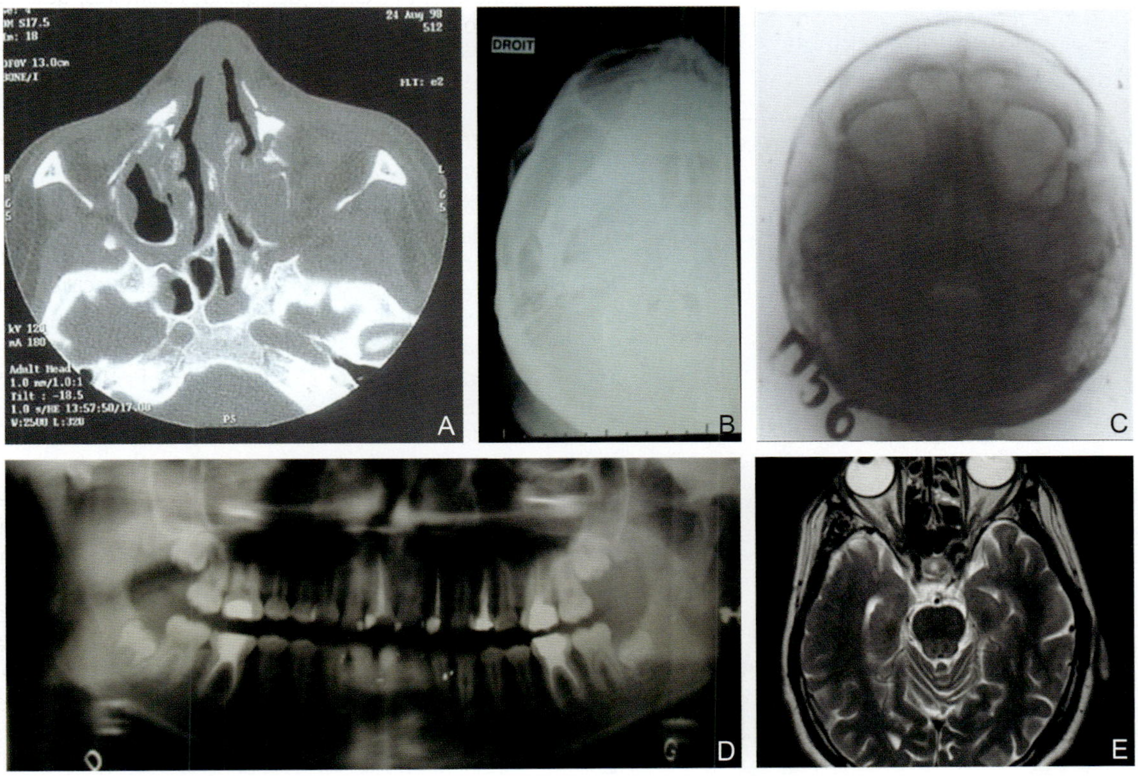

Fig. 15.2.

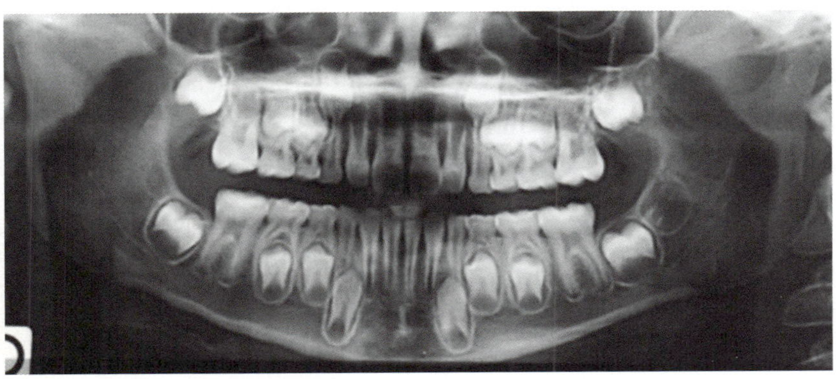

Fig. 15.3.

QRM 18

Vous réalisez un examen des articulations temporomandibulaires. Comment menez-vous votre examen clinique ?

A Vous mesurez l'ouverture buccale au pied à coulisse, qui doit être normalement de 25–35 mm
B Vous testez la fonction du muscle temporal en demandant au patient de réaliser des mouvements de diduction
C Vous palpez en endobuccal l'articulation temporomandibulaire à la recherche d'un ressaut à l'ouverture buccale
D Vous auscultez la région prétragienne à la recherche d'un craquement à l'ouverture buccale
E Vous testez les mouvements de diduction, propulsion et rétropulsion de la mandibule

QRM 19

Quelle(s) est (sont) les correspondances vraies (fig. 15.4) ?

A A correspond au voile
B B correspond au voile
C C correspond au tonsille linguale
D D correspond à l'uvule palatine
E E correspond au nerf V lingual

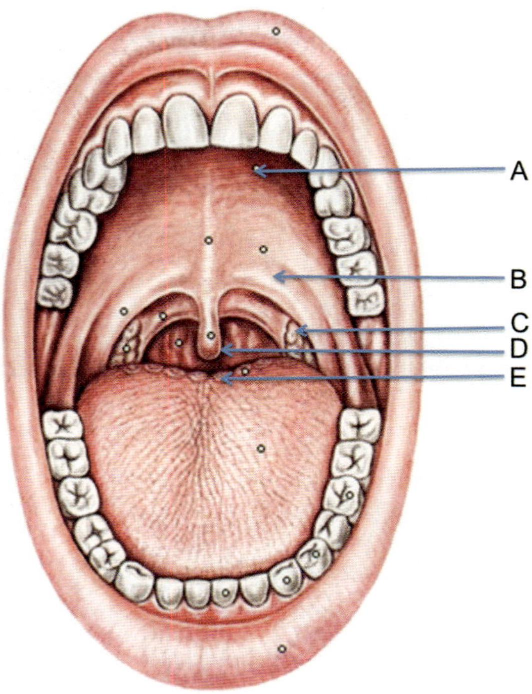

Fig. 15.4.

QRM 20

Concernant les indications des examens complémentaires d'imagerie, quelle(s) est (sont) la (les) proposition(s) correcte(s) ?

A Le *Cone Beam* (CBCT) est le meilleur examen pour le diagnostic des tumeurs osseuses du massif facial supérieur
B Le scanner sans injection de produit de contraste est le meilleur examen pour le diagnostic des fractures de l'étage moyen de la face
C Le scanner avec injection de produit de contraste est le meilleur examen dans le diagnostic des tumeurs de la parotide
D L'IRM est le meilleur examen dans le diagnostic des tumeurs des tissus mous
E L'IRM est un bon examen pour analyser l'envahissement médullaire des tumeurs osseuses

QRM 21

Concernant les dentitions et la denture, quelle(s) est (sont) la (les) proposition(s) correcte(s) ?

A La denture définitive comporte 20 dents
B Les dents n° 51, 61, 71, 81 se mettent en place entre 12 et 18 mois
C Les dents n° 53 et 63 se mettent en place entre 18 et 24 mois
D Les dents n° 6, 26, 36, 46 se mettent en place vers 6 ans
E La denture définitive comporte deux incisives, une canine, une prémolaire et quatre molaires par cadran

QRM 22

Les troisièmes molaires :

A Sont également appelées dents de sagesse
B Peuvent se compliquer de péricoronarites
C Ont un rôle important dans l'occlusion dentaire
D Peuvent se compliquer de kyste marginal postérieur
E Sont rarement en conflit avec les deuxièmes molaires

QRM 23

Les anomalies de croissance maxillomandibulaire :

A Ne retentissent pas sur l'articulé dentaire
B Peuvent intéresser l'étage squelettique ou alvéolaire
C Sont souvent dépistées à partir de la troisième décennie
D N'ont aucun retentissement esthétique facial
E Présentent régulièrement un risque vital

QRM 24

Les craniosynostoses :
A Ne touchent que certaines sutures crâniennes
B Sont la traduction clinique d'une fusion prématurée des sutures
C Sont toujours héréditaires
D Peuvent engendrer un défaut de développement céphalique
E Conduisent systématiquement à un geste chirurgical

QRM 25

Concernant les dents de lait, quelle(s) est (sont) la (les) proposition(s) correcte(s) ?
A Elles sont au nombre de 24
B Elles comprennent des incisives, des canines et des molaires
C Les molaires sont les premières à apparaître sur l'arcade
D Les canines sont fréquemment incluses
E La prise d'un biberon sucré le soir favorise l'apparition de caries

QRM 26

Le bourgeon nasofrontal va évoluer en :
A Bourgeon nasal médian
B Bourgeon maxillaire
C Bourgeon nasal inférieur
D Bourgeon mandibulaire
E Bourgeon frontal

QRM 27

Les fentes du palais primaire intéressent :
A Le voile
B Le palais en avant du canal incisivopalatin
C La lèvre
D La paupière inférieure
E L'alvéole maxillaire

QRM 28

Les kystes faciaux embryonnaires :
A Siègent au niveau des zones de fusion des bourgeons
B Disparaissent avec le temps
C Sont exclusivement médians
D Siègent souvent au niveau de la queue du sourcil
E Sont des inclusions ectodermiques

QRM 29

La prise en charge des fentes labio-maxillo-vélaires :
A Est pluridisciplinaire
B Débute durant la deuxième année de vie
C Nécessite en règle plusieurs interventions chirurgicales
D Comprend une prise en charge psychologique des parents et de l'enfant
E Est du ressort exclusif du pédiatre

QRM 30

Concernant les kystes et fistules congénitaux du cou, quelle(s) est (sont) la (les) proposition(s) correcte(s) ?
A Ils sont médians ou latéraux
B Médians, ils doivent faire évoquer en premier lieu un kyste du premier arc
C Ils présentent un risque de surinfection
D Certaines fistules du deuxième arc nécessitent l'ablation de l'amygdale
E Une fistule du premier arc peut se manifester dans le conduit auditif externe

QRM 31

Les conséquences classiques des hyposialies chroniques sont :
A Les candidoses buccales
B Les caries des collets
C Les mobilités dentaires diffuses
D Une rougeur des orifices des conduits salivaires
E Des difficultés d'élocution (discours prolongés)

QRM 32

Les lithiases salivaires :
A Se développent préférentiellement dans la glande sublinguale
B Peuvent être responsables d'accidents infectieux inauguraux
C Ont le plus souvent une composante calcique
D Sont constituées par la précipitation d'acide urique
E Ne nécessitent pas systématiquement l'ablation de la glande dans leur prise en charge

QRM 33

Quels sont les signes des manifestations salivaires d'un syndrome de Gougerot-Sjögren ?
A Des douleurs cervicales lors de l'alimentation
B Une augmentation du volume des glandes parotides
C Une sensation de sécheresse buccale
D Une tuméfaction de l'ostium du conduit parotidien
E Une induration du plancher buccal antérieur

QRM 34

Quelles sont les origines possibles d'une hyposialie ?
A La radiothérapie cervico-faciale
B La chimiothérapie au méthotrexate
C Les médicaments psychotropes
D Une pathologie auto-immune type maladie fibrosclérosante à IgA
E Un carcinome épidermoïde œsophagien

QRM 35

La sialodochite du conduit submandibulaire, ou whartonite :

A Est une complication mécanique d'une lithiase parotidienne
B Est une complication infectieuse d'une lithiase submandibulaire
C Se manifeste par une douleur importante associée à de la fièvre
D S'accompagne d'une hyposialie
E Peut évoluer en abcès du plancher buccal

QRM 36

Vous prévoyez de réaliser un bilan à la recherche d'une deuxième localisation chez un patient présentant un cancer de la langue. Votre bilan comprendra :

A Une échographie hépatique
B Un scanner thoracique
C Une laryngoscopie en suspension
D Une œsophagoscopie
E Une scintigraphie osseuse

QRM 37

Pour prévenir les complications dentaires de la radiothérapie, vous réalisez des gouttières fluorées. Quelles sont les consignes d'utilisation que vous donnez à votre patient ?

A Port des gouttières tous les jours
B Port des gouttières à vie
C Pendant chaque séance de radiothérapie pour protéger les dents pendant la séance d'irradiation
D Deux à trois heures par jour
E Port des gouttières à débuter une semaine avant le début de la radiothérapie

QRM 38

Par quels mécanismes, s'il n'y a pas de prophylaxie fluorée, l'odontonécrose survient-elle ?

A Apparition de caries dentaires
B Sur les faces occlusales
C Agression directe des rayons sur l'émail dentaire
D Hyposialie
E Défaut d'hygiène buccodentaire

QRM 39

Classez selon la classification TNM une tumeur du bord de langue de 3 cm d'induration avec un ganglion homolatéral de 4 cm et avec un bilan d'extension négatif :

A T1
B T2
C N1
D N2a
E N2b

QRM 40

Quels sont les différents types d'évidement ganglionnaire pouvant être réalisés lors du traitement chirurgical d'un carcinome de la langue ?

A Un évidement cervical explorateur
B Un évidement cervical sus-omo-hyoïdien
C Un évidement cervical radical
D Un évidement cervical fonctionnel
E Un évidement axillaire homolatéral

QRM 41

Concernant les caractéristiques des tumeurs bénignes des maxillaires (TBM), quelle(s) est (sont) la (les) proposition(s) correcte(s) ?

A Leur croissance est rapide
B Elles peuvent entraîner des fractures mandibulaires
C Elles peuvent entraîner des mobilités dentaires
D Elles sont souvent d'origine dentaire
E La plus fréquente est le kyste globulomaxillaire

QRM 42

Vous découvrez cette image de manière fortuite lors d'un orthopantomogramme systématique (fig. 15.5).

Vous pouvez éliminer :

A Un ostéome
B Une dysplasie fibreuse
C Un kyste solitaire osseux
D Un kyste radiculodentaire
E Un améloblastome

QRM 43

Les éléments qui vous font évoquer la malignité de cette lésion mandibulaire (fig. 15.6) sont :

A Une lésion lytique à contours flous
B Un signe de Vincent
C Un mauvais état buccodentaire
D Un comblement vestibulaire
E Un trismus

QRM 44

Concernant l'améloblastome, quelle(s) est (sont) la (les) proposition(s) correcte(s) ?

A C'est une tumeur dérivée des cellules produisant le cément
B C'est une tumeur encapsulée
C Les pseudopodes s'infiltrent le long des canaux de Havers
D Elle se développe préférentiellement au niveau des régions angulomandibulaires
E Le traitement à visée curative est exclusivement chirurgical

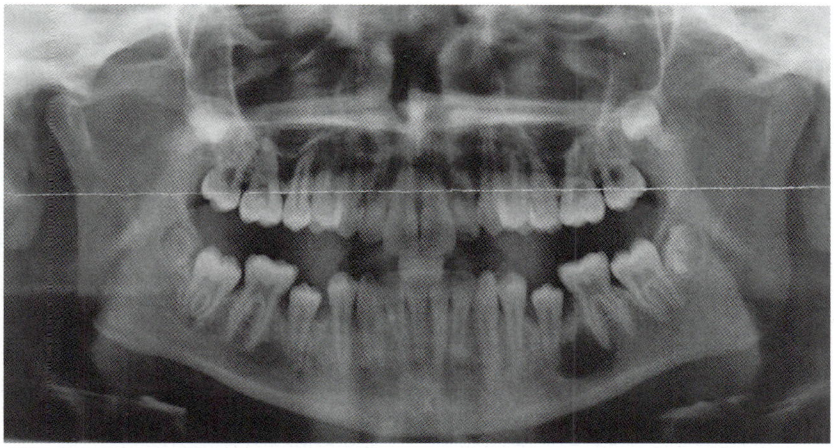

Fig. 15.5.

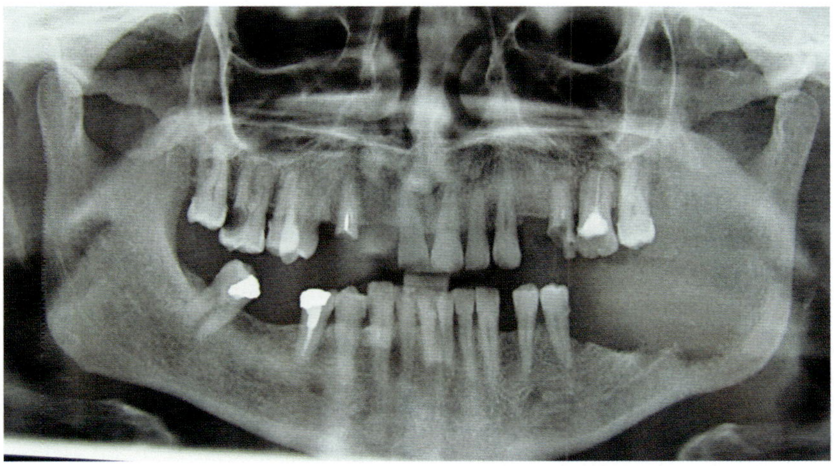

Fig. 15.6.

QRM 45

Les kystes radiculodentaires (ou inflammatoires) :

A Sont très fréquents
B Se développent sur dent nécrosée
C Peuvent se surinfecter et entraîner l'apparition de cellulites d'origine dentaire
D Sont entourés d'une réaction périostée
E Ont des limites floues et imprécises

QRM 46

À propos des nævus, quelle(s) est (sont) la (les) proposition(s) correcte(s) ?

A Le nævus commun est une tumeur mélanocytaire bénigne
B Les nævus bleus peuvent mimer un mélanome
C Les nævus atypiques ne nécessitent pas d'exérèse chirurgicale
D Les nævus congénitaux ont un fort potentiel de dégénérescence en mélanome
E Sur une exérèse de nævus commun, l'examen anatomopathologique n'est pas nécessaire.

QRM 47

À propos du dépistage et de la prévention des mélanomes, quelle(s) est (sont) la (les) proposition(s) correcte(s) ?

A Un prélèvement histologique est indispensable en cas de lésion pigmentée douteuse
B Le nombre de nævus supérieur à 20 est un marqueur de risque de mélanome
C Les antécédents personnels et familiaux sont des marqueurs de risque de mélanome
D Les phototypes IV et V sont des marqueurs de risque de mélanome
E La photoprotection et l'autosurveillance sont les deux principaux éléments de l'éducation préventive chez les sujets à risque

QRM 48

À propos du carcinome à cellules de Merkel, quelle(s) est (sont) la (les) proposition(s) correcte(s) ?

A C'est une tumeur neuroendocrine cutanée
B Elle survient principalement chez les sujets jeunes
C Cliniquement, elle se caractérise par une lésion pigmentée, ressemblant à un mélanome
D C'est une tumeur agressive sur le plan locorégional et à distance
E La radiothérapie est un outil thérapeutique dans cette pathologie

QRM 49

À propos du dermatofibrosarcome de Darier-Ferrand, quelle(s) est (sont) la (les) proposition(s) correcte(s) ?

A C'est une tumeur très agressive qui donne fréquemment des métastases
B C'est une tumeur du sujet âgé
C Dans un cas sur deux, la location est le tronc
D Les récidives locales sont fréquentes
E La prise en charge se discute systématiquement en réunion de concertation pluridisciplinaire

QRM 50

À propos des carcinomes basocellulaires (CBC), quelle(s) est (sont) la (les) proposition(s) correcte(s) ?

A Ce sont des tumeurs cutanées bénignes
B Ils représentent 70 % des carcinomes cutanés
C Un des facteurs de risque principaux est une exposition courte mais intense au soleil
D L'aspect typique est celui d'une lésion perlée, télangiectasique arrondie et de croissance lente.
E Il existe des sous-groupes, tel que le CBC sclérodermiforme, plus agressif

QRM 51

Les angiomes :

A Se classent en hémangiomes infantiles et malformations vasculaires
B Affectent le système vasculaire
C Touchent toutes les composantes en même temps
D Quelle que soit leur nature, régressent
E Quelle que soit leur nature, s'aggravent

QRM 52

Les hémangiomes immatures :

A Peuvent être présents à la naissance
B Ont une évolution sur plusieurs mois
C Se stabilisent à l'adolescence
D Correspondent à une multiplication des cellules endothéliales
E Régressent spontanément en quelques années dans la majorité des cas

QRM 53

Les hémangiomes immatures :

A Situés au niveau des paupières comportent un risque d'amblyopie
B Situés au niveau d'une lèvre provoquent une macrochéilie
C Ne présentent pas de risque d'ulcération
D Situés au niveau du nez peuvent déplacer les cartilages alaires
E Situés au niveau du cuir chevelu doivent faire rechercher une localisation intracrânienne

QRM 54

Concernant les malformations vasculaires de la face, quelle(s) est (sont) la (les) proposition(s) correcte(s) ?

A Elles peuvent se classer en fonction de leur débit
B Les malformations capillaires et lymphat ques sont à bas débit
C Les malformations veineuses sont à haut débit
D Les malformations artérioveineuses sont à haut débit
E L'échographie Doppler couleur permet de quantifier le débit

QRM 55

Concernant le syndrome de Sturge-Weber-Krabbe, quelle(s) est (sont) la (les) proposition(s) correcte(s) ?

A Il s'agit d'une angiomatose encéphalotrigéminée
B Le territoire cutané atteint est celui du nerf V3
C Une des complications majeures est l'épilepsie
D Il existe un risque de cataracte juvénile
E La surveillance est clinique, radiologique et électroencéphalographique

QRM 56

Les éléments évoquant l'origine dentaire d'une sinusite maxillaire sont :

A La rhinorrhée claire
B La rhinorrhée unilatérale
C La douleur jugale à la position déclive
D La présence d'une dent n° 25 délabrée
E Un comblement d'un seul sinus maxillaire

QRM 57

Une desmodontite aiguë :

A Est liée à une infection de la gencive
B Se manifeste par des douleurs pulsatiles
C Se manifeste par une sensation de dent longue
D Est calmée par la position en occlusion dentaire maximale
E Entraîne une légère mobilité de la dent

QRM 58

Les causes d'hypertrophie gingivale sont :

A La radiothérapie externe
B La grossesse
C Certains antiépileptiques
D L'aspirine
E Certains immunosuppresseurs

QRM 59

Concernant les cellulites séreuses, quelle(s) est (sont) la (les) proposition(s) correcte(s) ?

A Elles sont les formes de début
B Leur développement implique une mortification pulpaire préalable
C Elles se traitent initialement par anti-inflammatoires stéroïdiens
D Elles peuvent régresser après une prise en charge de la dent causale
E Elles s'accompagnent immédiatement d'un trismus serré

QRM 60

Parmi les cardiopathies à haut risque d'endocardite (en particulier à point de départ dentaire), vous retenez :

A La coronaropathie stentée
B La communication interauriculaire
C La valve mitrale mécanique
D L'insuffisance aortique en attente de chirurgie
E Le prolapsus valvulaire mitral sans fuite

QRM 61

Une ulcération de la muqueuse buccale :

A Est toujours douloureuse
B Doit être palpée
C Peut être la conséquence d'une infection par Treponema pallidum
D Peut être post-traumatique
E Chronique et recouverte de fibrine, n'est pas hémorragique

QRM 62

Les érosions de la muqueuse buccale :

A Sont les lésions profondes
B Sont fréquemment d'origine virale
C Peuvent se voir en cas de lichen buccal
D Sont le mode de présentation habituel des carcinomes épidermoïdes
E Laissent en règle des séquelles cicatricielles

QRM 63

L'ulcération traumatique :

A Repose sur une base indurée
B A toujours une cause clairement identifiée
C Guérit spontanément en deux semaines environ après disparition de la cause
D Nécessite une biopsie systématique
E Chronique, peut dégénérer en carcinome

QRM 64

La survenue d'une candidose buccale est favorisée par :

A Le diabète
B la colopathie fonctionnelle
C L'immunodépression
D La prise d'antibiotiques à large spectre
E La prise de paracétamol

QRM 65

Les manifestations buccales des infections herpétiques comprennent :

A Une ulcération unique, indurée
B Une gingivostomatite dysphagiante
C Un bouquet de vésicules labiales
D Une gingivite hypertrophique
E Des exulcérations hémipalatines associées à des douleurs du nerf V2

QRM 66

Les douleurs de la face peuvent emprunter des voies sensitives le long des trajets des nerfs suivants :

A Nerf trijumeau (V)
B Nerf facial (VII)
C Nerf glossopharyngé (IX)
D Nerf vague (X)
E Nerf hypoglosse (XII)

QRM 67

L'examen radiologique le plus adapté en première intention à la recherche étiologique d'une douleur faciale est :

A La TDM du massif facial sans injection de produit de contraste
B La tomographie volumique à faisceau conique (CBCT)
C L'IRM
D Le panoramique dentaire (orthopantomogramme)
E La TDM du massif facial avec injection

QRM 68

La cause la plus fréquence de douleur buccale est :

A La lithiase submandibulaire
B La carie dentaire
C Le carcinome épidermoïde de la cavité buccale
D La parodontite aiguë
E L'algie dysfonctionnelle de l'appareil manducateur

QRM 69

Concernant les dysfonctionnements de l'appareil manducateur, quelle(s) est (sont) la (les) proposition(s) correcte(s) ?

A Ils concernent les articulations temporomandibulaires et les muscles manducateurs
B Ils peuvent se traduire par des douleurs faciales, une limitation de l'ouverture buccale, des signes sensitifs, des céphalées
C La symptomatologie articulaire peut se traduire par des bruits, des douleurs, un ressaut des articulations temporomandibulaires
D L'examen radiologique principal d'exploration des algies dysfonctionnelles de l'appareil manducateur (ADAM) est la tomodensitométrie des articulations temporomandibulaires
E Les douleurs évoquant une ADAM doivent faire rechercher une carie dentaire

QRM 70

La stomatodynie :

A Est une sensation de brûlure intraorale pour laquelle aucune cause médicale ou dentaire n'est prouvée
B N'intéresse que la langue
C S'accompagne de signes neurologiques à type de troubles sensoriels
D Concerne essentiellement le sexe féminin à partir de la sixième décennie
E S'accompagne toujours d'une hyposialie

QRM 71

Quel est le principal critère pronostique dans les mélanomes ?

A L'index mitotique
B Le statut histologique du ganglion sentinelle
C L'épaisseur tumorale mesurée histologiquement, ou indice de Breslow
D Le sexe masculin
E L'ulcération clinique ou histologique

QRM 72

Concernant le suivi des mélanomes, quelle(s) est (sont) la (les) proposition(s) correcte(s) ?

A Le risque de récidive du mélanome justifie une surveillance à vie quelle que soit l'épaisseur du Breslow
B Un suivi par un examen clinique complet (notamment tout le tégument et les aires ganglionnaires) est nécessaire après exérèse d'un mélanome
C Il faut éduquer le patient au dépistage d'un nouveau mélanome mais également à l'autodétection d'une récidive
D Des examens paracliniques de suivi sont nécessaires quel que soit le stade de la maladie
E Il est nécessaire de rappeler les règles de photoprotection aux patients

QRM 73

Concernant le carcinome de Merkel, quelle(s) est (sont) la (les) proposition(s) correcte(s) ?

A Cette tumeur maligne apparaît souvent comme un nodule saillant ou comme une plaque rouge violacée avec télangiectasies superficielles
B Cette tumeur n'a aucun ou que très peu de potentiel de métastases à distance
C Cette tumeur ne survient pas, contrairement aux autres tumeurs malignes cutanées, au niveau de zones photoexposées
D La technique du ganglion sentinelle est recommandée lors de la chirurgie d'exérèse pour préciser le stade de la lésion
E Une échographie des aires ganglionnaires cervicales est suffisante avec l'examen clinique pour réaliser le bilan complet des carcinomes de Merkel

QRM 74

Concernant les carcinomes basocellulaires (CBC), quelle(s) est (sont) la (les) proposition(s) correcte(s) ?

A Les CBC sont des lésions avec un potentiel métastatique non négligeable
B Des expositions solaires courtes et répétées sur phototype clair augmentent le risque de développer des CBC
C L'incidence des CBC diminue après 85 ans
D Le xeroderma pigmentosum ou encore le syndrome de Gorlin favorisent l'apparition des CBC
E Le risque de développer un CBC est accru chez les patients greffés rénaux

QRM 75

Concernant les CBC, quelle(s) est (sont) la (les) proposition(s) correcte(s) ?

A L'aspect clinique fréquent d'un CBC nodulaire est celui d'une lésion ulcérobourgeonnante, creusante, saignant au contact
B Il existe des formes de CBC nodulaires, superficiels et sclérodermiformes
C L'analyse histologique après exérèse n'est pas obligatoire si le CBC est bien limité
D À l'histologie, on retrouve une prolifération de cellules kératinocytaires organisées en lobules ou travées mal limités
E La chirurgie de Mohs est préférable quand le CBC est mal limité

QRM 76

Concernant les CBC, quelle(s) est (sont) la (les) proposition(s) correcte(s) ?
A Les CBC nécessitent comme pour tout cancer, un bilan d'extension à distance systématique
B Les localisations péri-orificielles des CBC sont des zones de mauvais pronostic
C La maladie de Bowen est un précurseur de CBC
D Les formes sclérodermiformes de CBC ont un pronostic équivalent aux formes nodulaires
E Les plaies chroniques (ulcères, cicatrices de brûlures) peuvent favoriser le développement de CBC

QRM 77

Quelle(s) est (sont) la (les) proposition(s) correcte(s) ?
A La kératose actinique n'est pas un précurseur du carcinome épidermoïde cutané (CEC)
B La maladie de Bowen est un carcinome épidermoïde intraépithélial (*in situ*)
C Les leucoplasies muqueuses (lèvres) peuvent être dues au tabac et aux UV
D La maladie de Bowen est une lésion qui se présente sous la forme d'une plaque érythémateuse plus ou moins pigmentée, squameuse ou croûteuse
E Une kératose actinique est une lésion photo-induite

QRM 78

Quels sont les facteurs cliniques de mauvais pronostic des CEC ?
A Les zones péri-orificielles, tout comme dans les CBC
B La zone anatomique du cuir chevelu
C Les CEC de plus de 2 cm
D L'infiltration en profondeur (adhérence au plan profond)
E L'immunodépression

QRM 79

Quelle(s) est (sont) la (les) proposition(s) correcte(s) ?
A Le dépistage du CEC ou de ses précurseurs n'est pas recommandé après 50 ans
B L'échographie des aires ganglionnaires de drainage du CEC peut compléter l'examen clinique des CEC du groupe 2
C La TDM cervico-faciale est indiquée à titre systématique dans les CEC en cas d'adénopathies palpables
D Le traitement des CEC non métastatiques est la plupart du temps chirurgical
E Les marges de sécurité à prendre pour les CEC du groupe 1 sont de 4 à 6 mm et pour ceux du groupe 2, de plus de 2 cm

QRM 80

Concernant le dermatofibrosarcome de Darrier-Ferrand, quelle(s) est (sont) la (les) proposition(s) correcte(s) ?
A C'est une tumeur majoritairement de l'adulte jeune
B Le risque de récidive est principalement local
C Le traitement est à discuter en réunion de concertation pluridisciplinaire
D Le traitement de référence est la radiothérapie
E Les marges de sécurité d'exérèse peuvent être réduites si une technique de Mohs est utilisée

QRM 81

Concernant la fonction motrice du nerf facial, il innerve les muscles :
A Stylomastoïdien
B Styloglosse
C Orbiculaire des paupières
D Releveur des paupières
E Ventre postérieur du muscle digastrique

QRM 82

Concernant les différentes fonctions du nerf facial, quelle(s) est (sont) la (les) proposition(s) correcte(s) ?
A Sa fonction sensorielle consiste en l'innervation des deux tiers antérieurs de la langue
B Sa fonction motrice consiste en l'innervation des deux tiers antérieurs de la langue
C Sa fonction sensorielle se fait *via* la corde du tympan et le nerf lingual
D Les fibres sensitives innervent la partie supérieure de l'hélix de l'oreille
E Les sécrétions lacrymales font partie de l'activité parasympathique du nerf facial

QRM 83

Concernant le nerf facial, quelle(s) est (sont) la (les) proposition(s) correcte(s) ?
A L'exploration physiologique du nerf facial se fait par un test de Schirmer pour quantifier les sécrétions salivaires
B L'exploration physiologique du nerf facial nécessite une IRM pour éliminer une lésion parotidienne
C La zone de Ramsey-Hunt correspond au tympan, à la paroi postérieure du conduit auditif externe et à la conque du pavillon de l'oreille
D Le nerf facial innerve le releveur de la paupière supérieure
E Le nerf facial innerve l'orbiculaire des lèvres

QRM 84

Parmi ces signes cliniques de la moitié supérieure de la face, quels sont ceux qui rentrent dans le cadre d'une paralysie faciale droite ?
A Atteinte cornéenne droite
B Effacement des rides frontales droites
C Lagophtalmie gauche
D Épiphora droit
E Défaut d'élévation du sourcil gauche

QRM 85

Parmi ces signes cliniques de la moitié inférieure de la face, quels sont ceux qui rentrent dans le cadre d'une paralysie faciale droite ?

A Disparition du sillon nasogénien gauche
B Au sourire, la ligne bicommissurale est oblique en bas et à gauche
C Hyperactivité des muscles zygomatiques à gauche
D Sillon nasogénien marqué à gauche
E Impossibilité de gonfler les joues à droite

QRM 86

Concernant les étiologies traumatiques de paralysies faciales, quelle(s) est (sont) la (les) proposition(s) correcte(s) ?

A Elles sont la cause la plus fréquente chez les jeunes de moins de 65 ans
B Une plaie prétragienne doit faire rechercher une atteinte du nerf facial
C Une plaie temporale doit être explorée à la recherche d'une atteinte du rameau frontal du nerf facial
D Toutes plaies du nerf facial situées en avant d'une ligne verticale à l'aplomb du canthus externe nécessitent une suture chirurgicale
E Il n'est pas possible de rechercher une paralysie faciale chez un sujet dans le coma

QRM 87

Concernant les étiologies de paralysies faciales, quelle(s) est (sont) la (les) proposition(s) correcte(s) ?

A Les paralysies faciales *a frigore* sont les plus fréquentes
B Les paralysies faciales congénitales peuvent être syndromiques
C L'étiologie métabolique la plus souvent retrouvée est le diabète
D La cause tumorale est la plus fréquente
E Le VIH ne donne pas de paralysie faciale

QRM 88

Devant l'apparition brutale d'une paralysie faciale isolée chez un sujet de 50 ans, sans antécédents notables, quel examen complémentaire est à réaliser en urgence ?

A Une IRM cérébrale
B Un scanner du massif facial
C Une IRM parotidienne
D Des sérologies VIH, HSV et Lyme
E Aucun examen

QRM 89

Concernant les tumeurs parotidiennes, quelle(s) est (sont) la (les) proposition(s) correcte(s) ?

A Une paralysie faciale d'apparition progressive impose la recherche d'une tumeur parotidienne maligne
B Certaines tumeurs parotidiennes malignes ne donnent pas de paralysies faciales
C Les adénomes pléomorphes peuvent être responsables de paralysie faciale
D Le rameau mentonnier du nerf facial peut être atteint en cas de tumeur du pôle inférieur de la parotide
E Les adénomes pléomorphes sont les tumeurs les plus fréquentes de la parotide

QRM 90

Concernant les traitements palliatifs de la paralysie faciale, quelle(s) est (sont) la (les) proposition(s) correcte(s) ?

A La réanimation du sourire peut être proposée lorsqu'il n'y a pas de récupération de la mobilité faciale après six mois
B Un lambeau pédiculé de transposition du muscle temporal peut être proposé pour la réanimation du sourire
C Une anastomose nerveuse VIII–IX peut être proposée
D La réanimation du sourire est purement statique
E La transposition du muscle pectoral permet une réanimation du sourire

QRM 91

Quelle (s) complication(s) chronique(s) peut (peuvent) être causée(s) par la radiothérapie de la région buccopharyngée ?

A L'epithélite
B La dysgueusie
C La xérostomie
D Le trismus
E Des caries dentaires

QRM 92

La prévention et le dépistage de l'ostéoradionécrose des mâchoires reposent sur :

A Une surveillance stomatologique au long cours
B L'éradication des foyers infectieux dentaires avant l'irradiation
C L'application quotidienne de gouttière fluorée
D Une hygiène buccale rigoureuse
E L'éviction d'anesthésiants locaux vasoconstricteurs lors des soins endobuccaux

QRM 93

Concernant les carcinomes épidermoïdes des VADS, quelle(s) est (sont) la (les) proposition(s) correcte(s) ?

A Ils représentent plus de 95 % des cancers de la cavité buccale
B Ils sont des tumeurs malignes d'origine épithéliale
C Ils ont une lymphophilie faible
D Ils touchent plus les femmes que les hommes
E Ils touchent plus fréquemment la population au Nord et à l'Est de la France

QRM 94

À propos de l'HPV dans les cancers des VADS, quelle(s) est (sont) la (les) proposition(s) correcte(s) ?

A C'est un facteur de risque dans la survenue des adénocarcinomes de l'ethmoïde
B Il est responsable de 30 à 40 % des cancers de la cavité buccale
C Il induit une surexpression de la protéine P16 par les cellules tumorales
D Les cancers HPV^+ sont de meilleur pronostic que les HPV^-
E L'HPV peut être responsable de cancer chez des patients non buveurs et non fumeurs

QRM 95

La (les) structure(s) anatomique(s) suivante(s) fait (font) partie de l'oropharynx :

A Les tonsilles palatines
B La base de langue
C L'uvule
D Le cavum
E La commissure intermaxillaire

QRM 96

Le pronostic des carcinomes épidermoïdes des VADS est considéré comme mauvais car :

A Le diagnostic est fréquemment fait trop tardivement
B L'âge moyen du diagnostic est jeune (environ 60 ans)
C La survie globale à 5 ans des hommes atteints est de 15 %
D La survie globale à 5 ans des femmes atteintes est de 50 %
E La survenue de cancers des VADS synchrones et métachrones est de l'ordre de 20 %

QRM 97

Le(s) facteur(s) suivant(s) augmente(nt) le risque de survenue de cancer de la cavité buccale :

A Le tabagisme
B L'éthylisme chronique
C L'alimentation épicée
D Un reflux gastro-œsophagien
E La chique de bétel

QRM 98

À propos du traitement chirurgical d'un carcinome épidermoïde invasif T4N2aM0 de la cavité buccale, quelle(s) est (sont) la (les) proposition(s) correcte(s) ?

A Il implique un traitement systématique des aires ganglionnaires cervicales comme la technique du ganglion sentinelle
B Il inclut fréquemment une chirurgie réparatrice par technique de lambeau libre
C Il implique des marges chirurgicales d'au moins 10 mm.
D Il peut être suivi d'une radiothérapie adjuvante
E Il peut être suivi une radiochimiothérapie

QRM 99

Quel(s) examen(s) est (sont) recommandé(s) pour le bilan d'extension des carcinomes épidermoïdes de la langue ?

A Un scanner thoracique
B Un scanner cervico-facial
C Une panendoscopie des VADS
D Une scintigraphie osseuse
E Une IRM

QRM 100

La (les) lésion(s) bénigne(s) suivante(s) est (sont) considérée(s) comme à potentiel malin :

A La leucoplasie inhomogène
B Un lichen plan buccal érosif
C Un aphte
D Une leucoplasie verruqueuse proliférative
E Une fibrose orale sous-muqueuse

QRM 101

Concernant l'hémangiome, fréquent au niveau du visage, quelle(s) est (sont) la (les) proposition(s) correcte(s) ?

A C'est une malformation vasculaire
B Présente à la naissance
C Dont le risque hémorragique est important
D Dont le risque nécrotique est faible
E Dont le traitement est chirurgical

QRM 102

Cliniquement, l'hémangiome superficiel se caractérise par :

A Une tuméfaction rouge violacée
B Dépressible à la pression
C Soufflante à l'auscultation
D De consistance élastique non indurée
E À la chaleur locale augmentée

QRM 103

Au niveau du visage, l'hémangiome peut avoir des conséquences fonctionnelles selon sa localisation, justifiant alors une prise en charge thérapeutique urgente : quelle(s) est (sont) cette (ces) localisation(s) ?

A Front
B Occiput
C Oreilles
D Paupières
E Lèvres

QRM 104

La suspicion clinique d'un hémangiome doit être confirmée par un ou plusieurs examens paracliniques : lequel ou lesquels ?

A Biopsie
B Échographie-doppler
C TDM
D IRM
E Aucun

QRM 105

Concernant l'angiome plan, quelle(s) est (sont) la (les) proposition(s) correcte(s) ?

A C'est une malformation capillaire
B Présente à la naissance
C Reproduisant volontiers au visage un territoire anatomique trigéminal
D Sensible à la vitropression
E Sans souffle, ni frémissement, ni battement

QRM 106

Affectant le territoire du V1 (hémifront et paupière supérieure), l'angiome plan peut s'inscrire dans le cadre d'un syndrome de Sturge-Weber-Krabbe. Ce dernier se caractérise par une ou plusieurs des complications suivantes :

A Épilepsie
B Retard psychomoteur
C Hémorragie intracérébrale
D Glaucome
E Paralysie faciale

QRM 107

Concernant les malformations veineuses du visage, quelle(s) est (sont) la (les) proposition(s) correcte(s) ?

A Ce sont des anomalies vasculaires présentes dès la naissance
B Mais dont la révélation clinique peut être tardive
C Elles sont strictement sous-cutanées ou sous-muqueuses
D Gonflant en position déclive lors des efforts ou des cris
E Elles peuvent évoluer vers la calcification et donner naissance à des thrombolithes parfois douloureux

QRM 108

Concernant le lymphangiome, quelle(s) est (sont) la (les) proposition(s) correcte(s) ?

A C'est une tumeur kystique du système lymphatique
B Parfois suspecté en anténatal
C Qui affecte volontiers l'aire cervicale
D Volontiers révélé par une infection intercurrente
E Quelquefois spontanément involutif

QRM 109

Concernant les malformations artérioveineuses de la face, potentiellement graves en raison de leur évolutivité non maîtrisée, quelle(s) est (sont) la (les) proposition(s) correcte(s) ?

A Ce sont des tuméfactions chaudes et battantes
B Responsables d'un thrill (perçu à la palpation)
C Parfois audible à l'auscultation ou par le sujet lui-même
D Leur évolution est volontiers hormonodépendante
E L'échographie-doppler confirme le haut débit des flux vasculaires

QRM 110

Concernant le traitement d'une malformation artérioveineuse de la face, quelle(s) est (sont) la (les) proposition(s) correcte(s) ?

A Il relève, dans son indication, du spécialiste d'organe
B Il dépend d'un avis multidisciplinaire (RCP)
C Il n'intervient que s'il y a risque hémorragique
D Il relève exclusivement de la radiologie interventionnelle (embolisation)
E Il relève d'un traitement médical par propranolol

QRM 111

À propos des fractures du plancher de l'orbite, quelle(s) est (sont) la (les) proposition(s) correcte(s) ?

A. Une douleur intense est systématique en cas de fracture du plancher de l'orbite
B. La fracture en « trappe » est plus fréquente chez l'enfant
C. En cas de suspicion clinique, l'examen paraclinique à demander en première intention est un scanner non injecté du massif facial avec reconstructions coronale et sagittale
D. L'énophtalmie est systématique en cas de fracture en « trappe »
E. Dans tous les cas, la prise en charge est une urgence chirurgicale non différable

QRM 112

Concernant les fractures mandibulaires, quelle(s) est (sont) la (les) proposition(s) correcte(s) ?

A. Cliniquement, on peut objectiver une modification de l'articulé dentaire

B. En cas de fracture condylienne unilatérale, on peut retrouver un contact molaire prématuré du côté opposé à la fracture
C. Une chute sur le menton peut entraîner une fracture du ou des condyles
D. Une otorragie associée doit faire suspecter une fracture de l'os tympanal
E. La prise en charge chirurgicale des fractures de mandibule est toujours différée d'une semaine pour permettre la résorption de l'œdème avant l'intervention

QRM 113

Concernant les signes cliniques associés aux fractures de l'os zygomatique, quelle(s) est (sont) la (les) proposition(s) correcte(s) ?
A. Enfoncement du relief de la pommette
B. Épistaxis homolatéral
C. Hypoesthésie dans le territoire du nerf infraorbitaire
D. Hémorragie sous-conjonctivale externe
E. Trismus

QRM 114

Concernant les plaies de la face, quelle(s) est (sont) la (les) proposition(s) correcte(s) ?
A. Elles peuvent générer un saignement important, mettant en jeu le pronostic vital, par atteinte d'une des branches de l'artère carotide interne
B. Même lorsqu'elles sont causées par une morsure, notamment animales, elles doivent être explorées, lavées, drainées et suturées
C. Situées au canthus interne, elles nécessitent une exploration des voies lacrymales
D. Une plaie transfixiante de la joue justifie d'explorer le conduit parotidien
E. Une plaie profonde de la face peut induire une paralysie faciale centrale

QRM 115

Concernant les traumatismes de l'étage moyen de la face, quelle(s) est (sont) la (les) proposition(s) correcte(s) ?
A. Les fractures du nez peuvent se compliquer d'épistaxis
B. Les fractures du CNEMFO peuvent se compliquer d'un télécanthus
C. Les fractures du CNEMFO ne se compliquent généralement pas d'épistaxis
D. Les fractures de Le Fort I peuvent se compliquer d'une brèche méningée
E. En cas de fracture de Le Fort, les processus ptérygoïdiens de l'os sphénoïde sont systématiquement fracturés

QRM 116

Quelle est la principale cause de douleurs buccales ?
A. La gingivite
B. Le carcinome épidermoïde linguale
C. La sinusite maxillaire
D. La carie dentaire
E. La fracture de mandibule

QRM 117

Que peut être une lésion ulcérée endobuccale ?
A. Un carcinome épidermoïde
B. Une ulcération traumatique
C. Un aphte
D. Une dent ectopique
E. Une hypertrophie gingivale

QRM 118

Concernant les douleurs caractéristiques de la névralgie du trijumeau, quelle(s) est (sont) la (les) proposition(s) correcte(s) ?
A. Elles sont paroxystiques
B. Elles sont de faible intensité
C. Elles peuvent être spontanées
D. Elles peuvent être induites
E. Elles durent plusieurs heures

QRM 119

Concernant la maladie de Horton, quelle(s) est (sont) la (les) proposition(s) correcte(s) ?
A. Il n'y a jamais d'altération de l'état général
B. La pathologie concerne majoritairement les sujets jeunes
C. Le patient peut présenter une claudication intermittente de la mandibule
D. Il y a un risque de cécité
E. Le patient peut présenter des céphalées

QRM 120

Concernant une luxation unilatérale de l'ATM, quelle(s) est (sont) la (les) proposition(s) correcte(s) ?
A. On palpe une vacuité de la cavité glénoïde du côté homolatéral
B. On observe une latérodéviation homolatérale à la luxation
C. On observe une latérodéviation controlatérale à la luxation
D. Le patient arrive en consultation bouche fermée
E. La réduction se fait selon la manœuvre de Nélaton

QRM 121

Un patient vous consulte pour une tuméfaction submandibulaire droite, rouge, douloureuse. Cette tuméfaction est apparue il y a un peu plus de 3 jours et s'est majorée progressivement malgré la prise de paracétamol et de kétoprofène. Elle fait suite à des douleurs mandibulaires droites ressenties par le patient depuis 8 jours, mais qui jusque-là étaient maîtrisées par les médicaments. Il s'agit d'une tuméfaction ferme et extrêmement douloureuse à la palpation.

Quels sont les arguments en faveur d'une cellulite d'origine dentaire ?

A. Test de vitalité pulpaire négatif sur la n° 47
B. Trismus
C. Douleur lorsque le patient penche sa tête en bas
D. Anesthésie du V3 gauche
E. Voussure vestibulaire en regard de la n° 47

QRM 122

Quelles sont les complications graves des cellulites cervicales développées à partir des dents mandibulaires ?

A. Médiastinite
B. Thrombophlébite du sinus caverneux
C. Dyspnée par œdème des voies aériennes supérieures
D. Septicémie
E. Amaurose

QRM 123

Concernant les caractéristiques cliniques des cellulites séreuses, quelle(s) est (sont) la (les) proposition(s) correcte(s) ?

A. Ce sont les formes de début
B. Leur développement est possible sur dent vivante
C. Elles se traitent initialement par anti-inflammatoires stéroïdiens
D. Elles peuvent être résolutives sous antibiothérapie et traitement endodontique de la dent causale
E. Elles s'accompagnent d'un œdème blanc, mou, dépressible

QRM 124

Concernant une cellulite dentaire développée à partir de la dent n° 13, quelle(s) est (sont) la (les) proposition(s) correcte(s) ?

A. Elle se situe à gauche
B. Elle peut cliniquement se confondre avec un abcès de la lèvre
C. Elle nécessite dans son bilan la réalisation d'un orthopantomogramme
D. Elle entraîne souvent un œdème palpébral inférieur homolatéral
E. En l'absence de traitement, elle présente un risque évolutif de thrombophlébite de la veine faciale

QRM 125

Cette patiente, âgée de 50 ans, est admise aux urgences car elle présente depuis 5 jours une tuméfaction douloureuse progressivement croissante de la joue gauche (fig. 15.7). La patiente vous informe qu'elle ne présente aucune allergie. Elle n'est pas allée chez le dentiste depuis plus de 10 ans car elle en a peur…

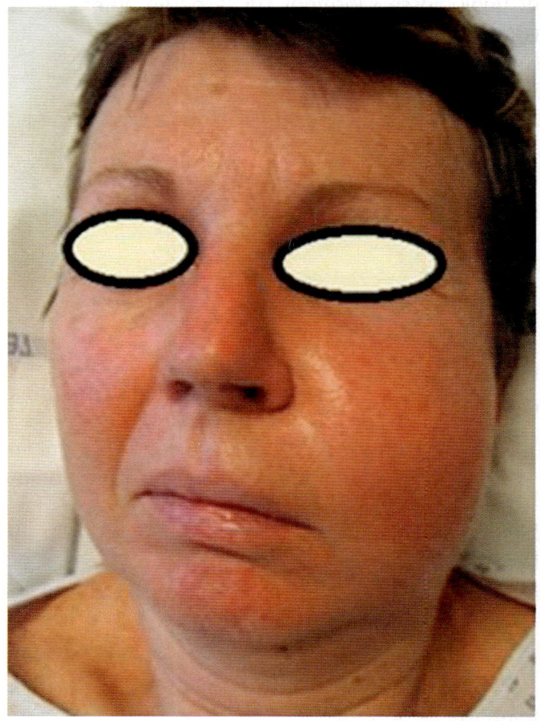

Fig. 15.7.

Concernant l'examen clinique endobuccal, quelle(s) est (sont) la (les) proposition(s) correcte(s) ?

A. Il peut être rendu difficile par la limitation de l'ouverture buccale
B. Il recherche des foyers infectieux dentaires
C. Il s'oriente en premier lieu vers l'aspect de l'écoulement salivaire aux ostiums submandibulaires
D. Il peut retrouver un comblement fluctuant maxillaire gauche
E. Il va retrouver une dent n° 48 délabrée

Réponses

QRM 1

Réponse : C, D.
Ne pas confondre les items concernant le conduit submandibulaire (ABE) et ceux concernant le conduit parotidien.

QRM 2

Réponse : B, C, E.
Connaissances anatomiques de base. Digastrique et génioglosse s'insèrent sur la partie antérieure du corpus.

QRM 3

Réponse : A, C, D.
Tissu de soutien de la dent comprend le cément, le ligament alvéolodentaire, l'os alvéolaire, la gencive.

QRM 4

Réponse : A, C, D.
La partie supérieure est constituée par la base du crâne (os temporal).

QRM 5

Réponse : A, B, E.
Les muscles manducateurs sont innervés par le nerf V. Le nerf facial se termine par des rameaux multiples.

QRM 6

Réponse : A, B, D, E.
Le ramus (partie postérieure) est entièrement tapissé de muscles manducateurs.

QRM 7

Réponse : A, B, D.
L'os zygomatique est latéral, ne participe pas à la constitution des fosses nasales ni à l'occlusion.

QRM 8

Réponse : B, C, D.
La vascularisation faciale est riche et anastomotique sur la ligne médiane, essentiellement d'origine carotide externe.

QRM 9

Réponse : B, C.
La structure palpébrale est constante. Les méats lacrymaux sont situés au tiers interne des paupières. Le releveur de la paupière est innervé par le nerf III.

QRM 10

Réponse : A, B, D, E.
Le muscle digastrique est antérieur puis cervical. Il ne participe pas à la constitution du plancher buccal

QRM 11

Réponse : C, D, E.
Les muscles peauciers, innervés par le facial, sont testés.

QRM 12

Réponse : A, B, D.
La sensibilité de la conque est sous la dépendance du nerf VII, la sensibilité de l'angle mandibulaire sous celle du plexus cervical.

QRM 13

Réponse : C, E.
L'ophtalmomètre mesure l'exophtalmie et non l'oculomotricité; le test de duction forcée se pratique sous anesthésie générale; la Ire paire crânienne est le nerf olfactif.

QRM 14

Réponse : A, C.
Les calculs salivaires se recherchent par palpation bidigitale; il n'y a pas d'orifice sublingual individualisé; la parotide est latérofaciale.

QRM 15

Réponse : C, E.
Les plaies jugales sont susceptibles de sectionner le conduit parotidien. Paupières et sourcils sont sous la dépendance de la branche temporofrontale, plus haute que cette plaie.

QRM 16

Réponse : A, C, D.
Connaissances radiologiques de base. C est un Hirtz latéralisé. E est une IRM en pondération T2.

QRM 17

Réponse : C.
Les premières molaires définitives et toute la denture lactéale sont présentes sur l'arcade, ce qui correspond à l'âge de 7–8 ans.

QRM 18

Réponse : D, E.
L'ouverture buccale normale est à plus de 40 mm; la diduction est provoquée par la contraction des ptérygoïdiens latéraux; le ressaut se palpe en prétragien.

QRM 19

Réponse : B, D, E.
A est le palais; C est la tonsille palatine.

QRM 20

Réponse : B, D, E.
Le CBCT est un bon examen mais analyse un volume limité contrairement à la TDM classique; l'IRM est l'examen de référence pour l'analyse des tumeurs parotidiennes.

QRM 21

Réponse : C, D.
Connaissances de base concernant dentitions et denture.

QRM 22

Réponse : A, B, D.
Elles se mettent en place sur l'arcade après l'âge de 18 ans en général (« dents de sagesse »). Comme elles sont souvent incluses ou enclavées, elles sont sujettes à complications : péricoronarites; kyste marginal postérieur, conflit avec les deuxièmes molaires.

QRM 23

Réponse : B.
Les conséquences des anomalies de croissance maxillomandibulaires sont fonctionnelles (trouble de l'articulé dentaire, dysfonction ATM) et esthétiques (maxillaire rétrus, prognathie mandibulaire, etc.). Leur dépistage se fait souvent à l'adolescence. Les patients n'ont pas de risque vital.

QRM 24

Réponse : B, D.
Toutes les sutures peuvent être touchées par une fusion prématurée. Lorsque la diminution du volume de la boîte crânienne est notable, la croissance cérébrale est limitée. Certaines craniosynostoses limitées et diagnostiquées tardivement ne sont pas opérées.

QRM 25

Réponse : B, E.
Il y a 20 dents lactéales, les premières à apparaître sont les incisives. Les canines définitives sont fréquemment incluses, pas celles de lait.

QRM 26

Réponse : A, E.
Le bourgeon nasofrontal va donner les bourgeons frontal, nasal médian, nasal latéral. Les bourgeons maxillaire et mandibulaire sont autonomes.

QRM 27

Réponse : B, C, E.
Le voile est intéressé par les fentes du palais secondaire, la paupière inférieure est intéressée dans d'autres types de fentes faciales (en particulier la fente n° 4).

QRM 28

Réponse : A, D, E.
L'apoptose cellulaire ne se fait pas de manière complète lors de la coalescence des bourgeons : les cellules résiduelles s'organisent, sécrètent (pas de tendance à la disparition avec le temps). Le siège est médian ou latéral.

QRM 29

Réponse : A, C, D.
Les spécialités qui interviennent, outre le pédiatre, sont les chirurgiens maxillo-faciaux, les anesthésistes, les ORL, les orthodontistes, etc. Le début de la prise en charge se fait dès la naissance (gestion de l'alimentation, etc.).

QRM 30

Réponse : A, C, D, E.
Les kystes congénitaux cervicaux médians les plus fréquents sont les kystes du tractus thyréoglosse et les kystes dermoïdes.

QRM 31

Réponse : A, B, E.
Les mobilités dentaires diffuses se retrouvent dans les parodontopathies chroniques ; la rougeur de l'ostium des conduits parotidiens se retrouve dans la rougeole.

QRM 32

Réponse : B, C, E.
Le développement le plus fréquent des lithiases salivaires est la glande submandibulaire. Celles-ci sont constituées de sels de calcium.

QRM 33

Réponse : B, C.
Les douleurs cervicales lors de l'alimentation évoquent une colique salivaire (origine lithiasique), l'induration du plancher buccal antérieur évoque une tumeur, une infection, etc.

QRM 34

Réponse : A, C, D.
Causes classiques d'hyposialie. Le carcinome épidermoïde œsophagien, par la dysphagie qu'il induit, peut donner l'impression d'une sécrétion salivaire augmentée.

QRM 35

Réponse : B, C, E.
C'est une complication infectieuse d'une lithiase submandibulaire. Comme à l'habitude, lorsqu'une pathologie ne touche qu'une glande salivaire, il n'y a pas de retentissement sur la sécrétion salivaire.

QRM 36

Réponse : B, C, D.
Éléments classiques du bilan d'extension d'un cancer de la cavité orale. Le bilan hépatique est fait par TDM (TDM thoracoabdominale). La scintigraphie osseuse n'est pas indiquée en l'absence de signe d'appel.

QRM 37

Réponse : A, B.
Le port des gouttières fluorées est douloureux pendant la radiothérapie du fait de la mucite. L'application du gel fluoré se fait durant 15 à 30 minutes par jour.

QRM 38

Réponse : A, D, E.
Les caries liées à l'hyposialie touchent les collets dentaires. Il n'y a pas d'agression particulière de l'émail par les rayons

QRM 39

Réponse : B, D.
Voir classification TNM des cancers de la cavité buccale.

QRM 40

Réponse : A, B, C, D.
Le type d'évidement cervical dépend du statut N. En revanche, il n'y a pas d'indication d'évidement axillaire.

QRM 41

Réponse : B, C, D.
La croissance des TBM est souvent lente. La TBM la plus fréquente est le kyste apicodentaire ou kyste inflammatoire.

QRM 42

Réponse : A, B.
Sont éliminables les tumeurs radiocondensantes (radio-opaques) : ostéome et dysplasie fibreuse.

QRM 43

Réponse : A, B, E.
Caractéristiques classiques des tumeurs malignes d'origine osseuse. Le signe de Vincent est l'anesthésie labiale inférieure par atteinte du nerf alvéolaire inférieur. Le comblement vestibulaire peut être retrouvé en cas de TBM.

QRM 44

Réponse : C, D, E.
L'améloblastome est une tumeur dérivée des améloblastes (cellules de l'émail) qui n'est pas entourée d'une capsule.

QRM 45

Réponse : A, B, C.
Ce sont les TBM les plus fréquentes. Il n'y a pas de réaction périostée périphérique (retrouvée dans les sarcomes). Les limites sont nettes, accompagnées d'une fine bordure d'ostéocondensation périphérique.

QRM 46

Réponse : A, B.
Le diagnostic différentiel entre nævus bleu et mélanome peut nécessiter une analyse histologique. L'exérèse de toute lésion cutanée nécessite une histologie.

QRM 47

Réponse : A, C, E.
Les phototypes IV et V sont les carnations les plus mates avec des cheveux et des yeux bruns/noirs, peu sensibles aux coups de soleil.

QRM 48

Réponse : A, D, E.
L'aspect de la lésion est plutôt rosé ou violacé et nodulaire, survenant chez les sujets âgés ou immunodéprimés.

QRM 49

Réponse : C, D, E.
Il s'agit de lésions à développement lent, à malignité locale, pouvant survenir dès la deuxième décennie. Leur caractère mal limité explique la fréquence des récidives en cas de marges d'exérèse insuffisantes.

QRM 50

Réponse : B, C, D, E.
C'est le cancer cutané le plus fréquent, lié à l'âge et à l'exposition solaire. Certaines formes (ulcérées, sclérodermiformes, etc.) ont un potentiel évolutif plus agressif.

QRM 51

Réponse : A, B.
Les angiomes peuvent ne toucher que la composante veineuse, ou lymphatique. Les malformations vasculaires ont tendance à l'aggravation ; les hémangiomes infantiles régressent.

QRM 52

Réponse : A, B, D, E.
Ils se stabilisent bien avant l'adolescence, au cours de la première année de vie.

QRM 53

Réponse : A, B, D.
Les lésions, en particulier les formes cutanées pures, peuvent s'ulcérer. Il n'y a pas d'association particulière entre hémangiome immature du cuir chevelu et une lésion associée de la pie-mère (comme cela peut se voir dans le syndrome de Sturge-Weber-Krabbe ou angiomatose encéphalotrigéminée).

QRM 54

Réponse : A, B, D, E.
Les malformations veineuses et lymphatiques sont à bas débit.

QRM 55

Réponse : A, C, E.
Le territoire atteint est celui du nerf V1. Le risque oculaire est celui de glaucome.

QRM 56

Réponse : B, D, E.
La sinusite maxillaire d'origine dentaire est unilatérale.

QRM 57

Réponse : B, C, E.

QRM 58

Réponse : B, C, E.
Il s'agit de causes classiques.

QRM 59

Réponse : A, B, D.
La prescription de corticoïdes est contre-indiquée dans la prise en charge des processus infectieux d'origine dentaires. Le caractère serré du trismus est différé (stade suppuré).

QRM 60

Réponse : C, D.
Les cardiopathies à haut risque sont représentées par les patients porteurs de valves, porteur de pathologie valvulaire en attente de chirurgie, porteur de cardiopathie congénitale cyanogène ou aux antécédents d'endocardite infectieuse.

QRM 61

Réponse : B, C, D.
Les ulcérations de la syphilis et certaines formes de carcinome épidermoïde cutané (CEC) ne sont pas douloureuses. La palpation doit se faire avec des gants. Une ulcération chronique peut être bien sûr hémorragique (prise d'anticoagulants ou d'antiagrégants par le patient ; érosion de petits vaisseaux).

QRM 62

Réponse : B, C.
Les érosions sont des lésions superficielles, épithéliales, mettant plus ou moins à nu la partie superficielle du chorion. Les CEC se présentent classiquement comme des ulcérations (lésions profondes) indurées, hémorragiques au contact. Les érosions cicatrisent sans séquelles le plus souvent.

QRM 63

Réponse : C, E.
L'ulcération traumatique est souple à la palpation. Secondaire à une morsure accidentelle ou à un traumatisme alimentaire (os, arête de poisson), elle peut ne pas avoir de cause identifiée. Si l'ulcération n'a pas de caractère suspect de cancer et guérit entre deux consultations éloignées de 15 jours, il n'y a pas lieu d'envisager de biopsie.

QRM 64

Réponse : A, C, D.
Colopathie fonctionnelle et paracétamol isolés ne sont pas des facteurs de risque d'émergence de candidose buccale.

QRM 65

Réponse : B, C, E.
L'ulcération unique indurée évoque en premier lieu un CEC. Les gingivites hypertrophiques sont des pathologies chroniques liées à des prises médicamenteuses, des déséquilibres hormonaux, parfois des hémopathies. Les érosions hémipalatines associées à des douleurs du nerf V2 évoquent un zona de la branche nerveuse citée (lié à un herpesviridae).

QRM 66

Réponse : A, B, C, D.
Le nerf trijumeau est le nerf sensitif le plus important de la face. Le nerf facial sensitif prend en charge la zone de Ramsay-Hunt. Le nerf glossopharyngé, comme son nom l'indique, assure la sensibilité de la partie postérieure de la langue et celle du pharynx. Le nerf vague a un rôle très important dans l'innervation sensitive du larynx et du pharynx. Le nerf XII est purement moteur.

QRM 67

Réponse : D.
Compte tenu de sa simplicité, de sa facilité d'accès et du nombre de renseignements qu'il donne, le panoramique dentaire est le premier examen radiologique de débrouillage.

QRM 68

Réponse : B.
La fréquence de la carie dentaire en fait la première cause de douleur orofaciale.

QRM 69

Réponse : A, B, C, E.
Pour explorer les dysfonctions de l'ATM, les examens radiologiques recommandés sont l'orthopantomogramme (débrouillage et élimination d'une lésion osseuse passée inaperçue) et l'IRM qui seule montrera des anomalies du ménisque (statiques ou dynamiques).

QRM 70

Réponse : A, C, D.
Les stomatodynies peuvent intéresser le palais, les lèvres, etc. L'hyposialie est la cause de douleurs buccales mais n'accompagne pas les stomatodynies sine materia (douleurs buccales idiopathiques).

QRM 71

Réponse : C.

QRM 72

Réponse : A, B, C, E.
Actualisation des recommandations de prise en charge du mélanome stades I à III (Annales de dermatologie et de vénéréologie, 2016).

QRM 73

Réponse : A, D.
Il est recommandé de réaliser un scanner du massif facial, cervical et thoraco-abdomino-pelvien.

QRM 74

Réponse : B, D, E.
Le potentiel métastatique des CBC est très faible, contrairement au CEC.

QRM 75

Réponse : B, E.
L'aspect clinique est une lésion perlée en relief, arrondie, rouge ou rosée, avec des télangiectasies. L'histologie des CBC retrouve une prolifération de cellules basaloïdes dans le derme sous forme d'amas avec un agencement variable et une disposition palissadique des noyaux en périphérie.

QRM 76

Réponse : B, E.
Les CBC non agressifs, de petite taille, ne nécessitent pas de bilan d'extension à titre systématique, notamment et compte tenu du faible potentiel métastatique. Les CBC sclérodermiformes ont un pronostic moins favorable que les formes nodulaires du fait de la difficulté à délimiter ces lésions qui continuent d'évoluer de façon insidieuse.

QRM 77

Réponse : B, C, D, E.
La maladie de Bowen est une lésion maligne pouvant donner des CEC. Il s'agit d'ailleurs d'un carcinome épidermoïde *in situ*.

QRM 78

Réponse : A, B, C, D, E.
Les CEC de plus de 1 cm sur les zones à haut risque sont des facteurs de mauvais pronostic.

QRM 79

Réponse : B, C, D.
Le dépistage du CEC et de ses précurseurs est recommandé après 50 ans. Les marges de sécurité à prendre pour les CEC du groupe 1 sont de 4 à 6 mm et pour ceux du groupe 2 de plus de 6 mm (1 cm si possible).

QRM 80

Réponse : A, B, C, E.
L'exérèse doit emporter le plan profond aponévrotique. La technique de Mohs permet une réduction des marges d'exérèse ; cette technique est fortement recommandée au niveau de la face.

QRM 81

Réponse : B, C, E.

QRM 82

Réponse : A, C, E.

QRM 83

Réponse : C, E.

QRM 84

Réponse : A, B, D.

QRM 85

Réponse : C, D, E.

QRM 86

Réponse : B, C.

QRM 87

Réponse : A, B, C.

QRM 88

Réponse : A.

QRM 89

Réponse : A, B, D, E.

QRM 90

Réponse : B.

QRM 91

Réponse : A, B, C, D, E.

QRM 92

Réponse : A, B, C, D, E.

QRM 93

Réponse : A, B, E.

QRM 94

Réponse : C, D, E.

QRM 95

Réponse : A, B, C.

QRM 96

Réponse : A, B, D.

QRM 97

Réponse : A, B, E.

QRM 98

Réponse : B, C, D, E.

QRM 99
Réponse : A, B, C, E.

QRM 100
Réponse : A, D, E.

QRM 101
Réponse : D.

QRM 102
Réponse : A, B, D, E.

QRM 103
Réponse : D, E.

QRM 104
Réponse : E.

QRM 105
Réponse : A, B, C, E.

QRM 106
Réponse : A, B, D.

QRM 107
Réponse : A, B, D, E.

QRM 108
Réponse : B, C, D, E.

QRM 109
Réponse : A, B, C, D, E.

QRM 110
Réponse : B.

QRM 111
Réponse : B, C.

QRM 112
Réponse : A, C, D.

QRM 113
Réponse : A, B, C, D, E.

QRM 114
Réponse : B, C, D.

QRM 115
Réponse : A, B, E.

QRM 116
Réponse : D.

QRM 117
Réponse : A, B, C.

QRM 118
Réponse : A, C, D.

QRM 119
Réponse : C, D, E.

QRM 120
Réponse : A, C, E.

QRM 121
Réponse : A, B, E.

QRM 122
Réponse : A, C, E.

QRM 123
Réponse : A, D, E.

QRM 124
Réponse : B, C, D, E.

QRM 125
Réponse : A, B, D.

Index

W

X

Z

Elsevier Masson SAS
65, rue Camille-Desmoulins,
92442 Issy-les-Moulineaux Cedex
Dépôt Légal : Septembre 2021

Composition : Straive

Imprimé en Italie par Printer Trento